Friedrich Wolter

Das Auftreten der Cholera in Hamburg in dem Zeitraume von 1831-1893

Verlag
der
Wissenschaften

Friedrich Wolter

Das Auftreten der Cholera in Hamburg in dem Zeitraume von 1831-1893

ISBN/EAN: 9783957007070

Auflage: 1

Erscheinungsjahr: 2016

Erscheinungsort: Norderstedt, Deutschland

Hergestellt in Europa, USA, Kanada, Australien, Japan
Verlag der Wissenschaften in Hansebooks GmbH, Norderstedt

Cover: Sandro Botticelli "Die Verleumdung des Apelles" (1495)

Das Auftreten

der

Cholera in Hamburg

in dem

Zeitraume von 1831—1893

mit

besonderer Berücksichtigung der Epidemie des Jahres 1892.

Ein Beitrag zur Epidemiologie der Cholera

Dr. med. **Friedrich Wolter,**
prakt. Arzt in Hamburg.

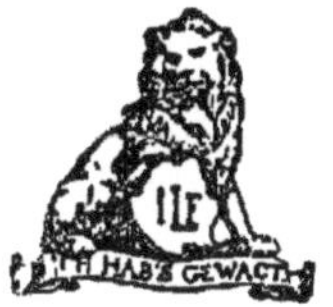

München 1898.
Verlag von J. F. Lehmann.

Sr. Excellenz

Herrn Geh. Rat
Prof. Dr. Max von Pettenkofer

in Ehrfurcht und Dankbarkeit

gewidmet.

Vorwort.

Bei der vorliegenden Bearbeitung des Auftretens der Cholera in Hamburg in dem Zeitraume von 1831 bis 1893 mit besonderer Berücksichtigung der Epidemie des Jahres 1892 ist mir das Wort eine Richtschnur gewesen, mit welchem Herr Prof. Immermann-Basel auf dem Kongresse für innere Medizin im Jahre 1893 die Cholera-Debatte einleitete:

„Soll unsere Diskussion eine wirklich Nutzen bringende sein, was wir ja alle inständigst hoffen, so ist es unabweisbar, dass auch der reiche epidemiologische Schatz und die Frucht der Arbeit eines Jahrhunderts über die Cholera dabei nicht unberücksichtigt bleibe. Denn nur Dem enthüllt sich die Wahrheit über das Jetzt und über die Dinge, wie sie sind, völliger und verständlicher, der die nämlichen Dinge zugleich auch im Spiegel der Vergangenheit zu betrachten nicht verabsäumt. Und nur so ist es ja überhaupt wohl möglich, dass wir über das, was augenblicklich die Meinungen der Berufenen noch auseinanderhält und was sich auf den relativen Wert diverser ätiologischer Faktoren bezieht — ich meine: über die Valenz des x, des y und des z der v. Pettenkofer'schen Gleichung für Cholerafall, wie andererseits für Cholera-Epidemie, zu einer befriedigenden Verständigung vielleicht gelangen.“

Die Bedeutsamkeit dieses Wortes und die Notwendigkeit einer solchen Betrachtungsweise war mir klar geworden bei der Bearbeitung der früheren Cholera-Epidemien Hamburgs, mit welcher ich gegen Ende der Epidemie des Jahres 1892 von der Cholera-Kommission des hamburgischen Senates betraut wurde und zu welcher mir die amtlichen und privaten Quellen über die früheren Epidemien in liberalster Weise zugänglich gemacht wurden.

So habe ich die ebenso schwierige wie wichtige Aufgabe, welche mir in der Bearbeitung der Cholera-Epidemie Hamburgs im Jahre 1892 gestellt war, dahin aufgefasst, dass die Thatsachen des Verlaufes der Epidemie, wie sie in dem Gaffkyschen Berichte festgestellt sind, nicht nur darauf zu prüfen wären, ob und inwieweit die vom bakteriologischen Standpunkte ergriffenen Bekämpfungsmassnahmen sich nachweislich wirksam erwiesen haben, sondern auch darauf, inwieweit alle jene örtlich-zeitlichen Faktoren, welche die epidemiologische Choleraforschung in der wissenschaftlichen Arbeit beinahe eines Jahrhunderts als notwendig zum Entstehen eines epidemischen Erkrankens an Cholera festgestellt hat, im Jahre 1892 vorhanden waren und den Verlauf der Epidemie nachweislich beeinflusst haben.

Ich hatte die ausserordentliche Freude, dass meinen ursprünglich nur für ein grösseres Publikum bestimmten Veröffentlichungen auch in den berufensten wissenschaftlichen Kreisen Beachtung geschenkt wurde; vor allem war es der Nestor der epidemiologischen Choleraforschung, Herr Geh. Rat Prof. Dr. von Pettenkofer, Excellenz, welcher mir gleich nach Veröffentlichung meines „Rückblickes auf Hamburgs frühere Cholera-Epidemien" in unumwundenster und liebenswürdigster Weise bezeugte, dass das Ergebnis meiner Arbeit sich in vollständiger Uebereinstimmung mit den Feststellungen der epidemiologischen Choleraforschung befinde; in gleicher Weise haben Se. Excellenz meine Arbeit seither mit dem freundlichsten Interesse begleitet. Auch von der Kritik der Fachpresse (z. B. der „Hygienischen Rundschau" und der Monatsschrift: „Fortschritte der öffentlichen Gesundheitspflege") wurde meine Arbeit wohlwollend aufgenommen, und im Dezember 1895 wurde mir von der „von Pettenkofer-Stiftung" in München unter dem Ausdrucke des einstimmigen Einverständnisses der Preis der Stiftung verliehen. Wie ich aus einer Reihe persönlicher Anfragen und Zuschriften ersehe, hat meine Arbeit auch im Auslande Beachtung gefunden.

Diese Zeichen der Anerkennung und Zustimmung sind es vor Allem gewesen, welche mich veranlasst haben, das ganze auf die früheren Hamburger Epidemien und diejenige des Jahres 1892 bezügliche Material noch einmal in zusammenhängender Weise zu bearbeiten und dabei auf alle von gegnerischer Seite hervorgehobenen streitigen Punkte einzugehen und alles das, was in der Diskussion in Frage gestellt und widerlegt ist oder fraglich zu bleiben schien, noch einmal zu berühren.

Der Direction der „Neuen Börsenhalle" zu Hamburg, in deren Verlage meine früheren, für ein grösseres Publikum bestimmten Veröffentlichungen erschienen sind, danke ich auch an dieser Stelle verbindlichst für die mir durch Herrn Direktor Rosatzin gütigst erteilte Erlaubnis des Wiederabdruckes.

Die vorliegende Arbeit enthält in ihrem speziellen Teile die bisher noch nicht veröffentlichte geschichtliche Darstellung des Auftretens der Cholera in Hamburg in der Zeit von 1831—1873, welche das Ergebnis jener Bearbeitung der früheren Epidemien darstellt, welche ich im Auftrage der Cholera-Kommission des hamburgischen Senates und auf Grund aller vorhandenen amtlichen und privaten Quellen im Winter 1892/93 ausgeführt habe. Diese Arbeit wurde nach ihrer Fertigstellung von Herrn Med.-Rat Dr. Reincke nachgeprüft, welcher nur einige formelle Ausstellungen machte, und sodann Herrn Prof. Dr. Gaffky vorgelegt, welcher mir in einem sehr anerkennenden Briefe bezeugte, dass dieselbe „reich an wertvollem Material" sei, und die Drucklegung in Aussicht stellte. Indessen wurde von dieser Drucklegung Abstand genommen, wie Herr Prof. Gaffky in seinem Berichte über die Epidemie des Jahres 1892 (S. 94 Anm. 1) sagt, „nachdem ich meinen Rückblick auf Hamburgs frühere Cholera-Epidemien veröffentlicht hatte" (Juli, 1893). In diesem Rückblicke war ich allerdings darauf hinausgekommen, dass die Thatsachen des Verlaufes der früheren Epidemien durchaus den grossen Thatsachen der Cholera-Epidemiologie entsprächen, und dass, was im besonderen den Einfluss der Wasserversorgung beträfe, der Verlauf der Cholera-Epidemien Hamburgs seit 1853, von welchem Jahre an die Stadt ausschliesslich von der Stadtwasserkunst mit unfiltriertem Elbwasser versorgt wurde, durchaus keine Anhaltspunkte für die Annahme böte, dass in irgend einer Epidemie (bis zum Jahre 1873) etwa eine Ausstreuung der Krankheitsursache über das ganze Gebiet der Stadt erfolgt sei. — Im Jahre 1894 erschien sodann eine Bearbeitung der früheren Epidemien von Herrn Med.-Rat Dr. Reincke: „Die Cholera in Hamburg und ihre Beziehungen zum Wasser", welche in den Thatsachen des Verlaufes der

früheren Epidemien eine Bestätigung der bakteriologischen Auffassung der Choleragenese im Sinne Kochs nachweisen zu
können glaubte.

Auf die verschiedenen Punkte der Reincke'schen Beweisführung bin ich bei der Neubearbeitung meines Rückblickes auf
die früheren Epidemien eingegangen, welche den ersten Hauptteil des allgemeinen Teiles der vorliegenden Arbeit bildet.
In dem zweiten Hauptteil folgt sodann die Bearbeitung der Epidemie des Jahres 1892, durch welche ich dargethan zu haben
glaube, dass die im Gaffky'schen Berichte festgestellten Thatsachen einer Deutung vom epidemiologischen Standpunkte aus
in viel befriedigenderem Masse fähig sind als vom bakteriologischen. Die Neubearbeitung dieses Teiles hat mir die Gelegenheit gegeben, auf alle Punkte der gegnerischen Beweisführung
einzugehen.

Die hohe Bedeutung, welche der Hamburger Epidemie des
Jahres 1892 für die Cholera-Forschung zugeschrieben wird, findet
sich am deutlichsten in dem Vorworte zu dem Gaffky'schen
Werke ausgesprochen, wo es heisst: „Die grosse Epidemie in
Hamburg bedeutet, das dürfen wir heute schon aussprechen, für
uns den Beginn eines neuen Abschnittes in der Geschichte der
Cholera." Aber nicht nur für die Cholerafrage, sondern für die
epidemiologische Forschung überhaupt, im besonderen für die
Typhus-Epidemiologie, scheint die Hamburger Cholera-Epidemie
von 1892 eine verhängnisvolle Bedeutung zu gewinnen. Auch
aus diesem Grunde musste eine umfassende Bearbeitung des Auftretens der Cholera in Hamburg vom epidemiologischen Standpunkte aus dringend erwünscht erscheinen.

Herr Geh. Rat von Pettenkofer hat dem Plane und der
Ausführung dieser Neubearbeitung dasselbe freundliche Interesse
entgegengebracht, mit welchem er meine früheren Veröffentlichungen über die Cholera in Hamburg aufgenommen hat. Als
ein besonderes Glück habe ich es im Laufe der mehrjährigen
Arbeit stets empfunden, mich des Einverständnisses unseres all-
verehrten Altmeisters erfreuen zu dürfen, und so gewährt es
mir auch eine ganz besondere Freude, bei der Herausgabe dieser
Arbeit vor allem seiner Zustimmung sicher zu sein. Meiner
aufrichtigen und herzlichen Dankbarkeit für soviel liebenswürdiges
Interesse möchte ich auch an dieser Stelle in dem Wunsche

Ausdruck geben, dass die vorliegende Arbeit dazu beitragen möge, die Erkenntnis zu befestigen, dass die epidemiologische Auffassung der Cholera-Entstehung, welcher Herr Geh. Rat von Pettenkofer eine Stätte in der Wissenschaft bereitet hat, in den Thatsachen des Auftretens der Cholera in Hamburg in dem Zeitraume von 1831 bis 1893 eine einwandsfreie Bestätigung findet. —

Zur leichteren Orientierung habe ich das Gesamtergebnis der Betrachtung am Schlusse des allgemeinen Teiles, Seite 176—201, in 44 Schlusssätzen zusammengefasst.

Hamburg, im Juli 1898.

Wolter, Dr.

Inhalt.

Seite

Spezieller Teil.

Anhang.

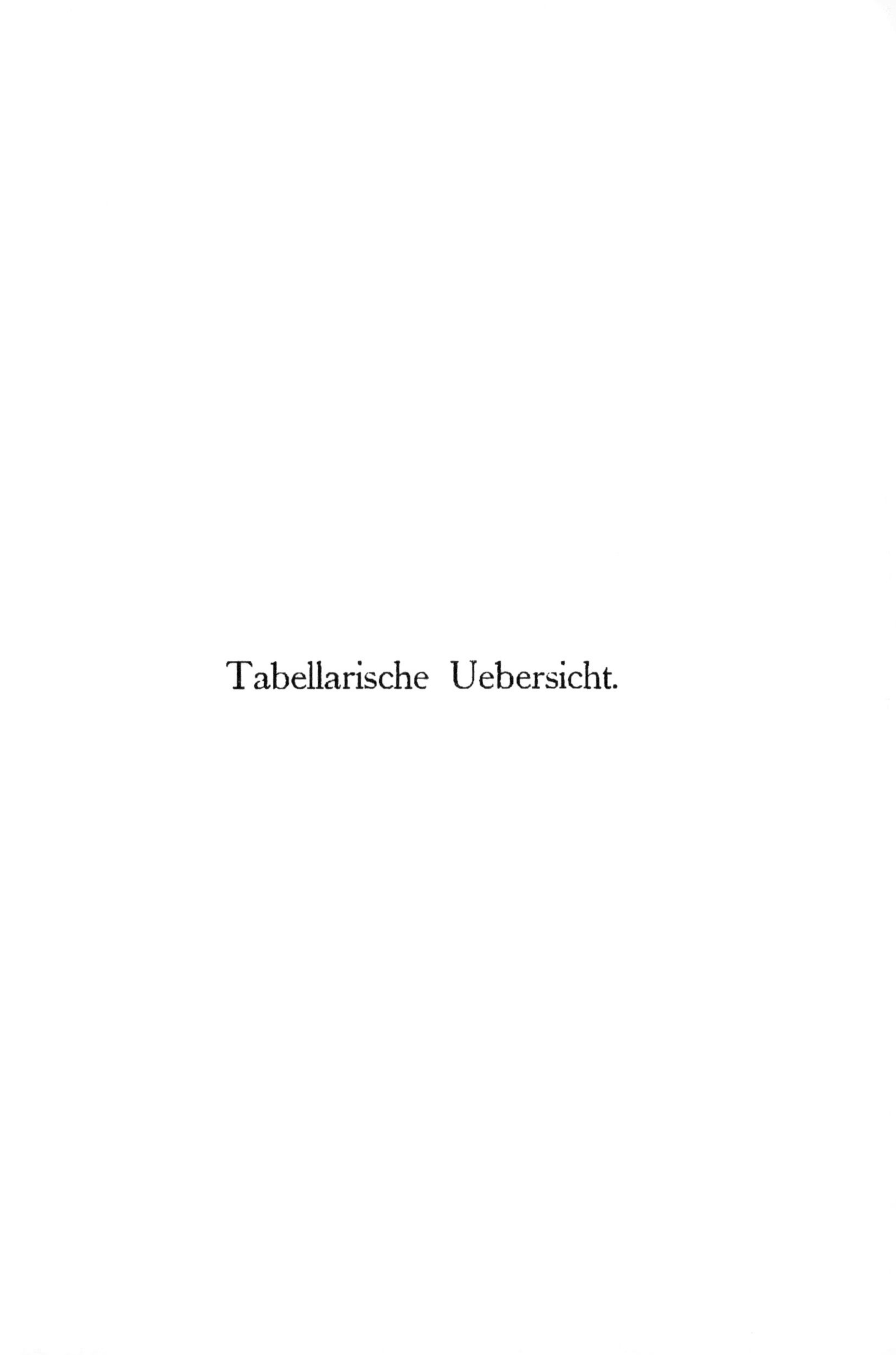

Tabellarische Uebersicht.

Tabellarische Uebersicht

der Cholera-Erkrankungen und -Sterbefälle im Hamburgischen Staatsgebiete (nach Reincke).

Jahr	Einwohner-zahl	Erkrankt	Gestorben	Erkrankt $^0/_{00}$	Gestorben $^0/_{00}$
1831	173943	940	498	5,11	2,86
1832	175220	3349	1652	19,11	9,43
1833	176498	?	48	—	0,27
1834	177776	?	155	–-	0,87
1835	179055		8	—	0,04
1836	180715	?	16	—	0,09
1837	182378	?	209	—	1,15
1848	210024	3687	1765	17,56	7,45
1849	208959	1191	593	5,70	2.84
1850	210710	794	440	3,77	2,09
1853	225102	558	301	2,48	1,34
1854	228952	478	311	2,09	1,36
1855	231604	358	204	1,52	0,88
1856	233880	121	78	0,52	0,33
1857	237043	765	491	3,23	2,07
1858	241967	7	?	0,03	—
1859	245095	2586	1285	10,55	5,24
1866	273484	2254	1158	8,24	4,23
1867	285057	?	15	—	0,26
1871	324161	175	141	0,53	0,43
1873	348127	1729	1005	5,00	2,89
1892	637686	16850	8576	26,32	13,44
1893	647479	202	60	0,31	0,09

Cholera-Sterblichkeit

der eigentlichen Stadt Hamburg und der Vorstädte St. Georg und St. Pauli in den 3 grössten Epidemien der Jahre 1832, 1848 und 1892.

(Die Tabelle zeigt die auffallende Uebereinstimmung der Prozentsätze.)

	1832 (nach dem Berichte v. Dr. Rothenburg)	1848 (nach d. Berichte v. Physik. Buek sen.)	1892 (nach dem Berichte von Prof. Gaffky)
Innere Stadt	11,2%/oo	10,9%/oo	14,12%/oo
Vorstadt St. Georg	8,7%/oo	10,9%/oo	10,92%/oo
Vorstadt St. Pauli	14,8%/oo	11,0%/oo	12,57%/oo
	11,57%/oo	10,93%/oo	12,54%/oo

Tabellarische Uebersicht

der Cholera-Erkrankungen und -Sterbefälle in Altona.

(Nach Reincke.)

Jahr	Einwohnerzahl	Erkrankt	Gestorben	Erkrankt %/oo	Gestorben %/oo
1831	ca. 25.000	22	ca. 15	0,88	0,60
1832	ca. 25,000	?	100		4,00
1859	44,923	373	165	8,29	3,67
1866	60,167	132	82	2,19	1,36
1867	65,155	59	44	0,91	0,68
1871	73,376		105		1,43
1873	77,725	145	102	1,86	1,31
1892	149,074	516	316	3,81	2,13
1893	151,487	14	10	0,09	0,06

Vergleichsweise Darstellung der Cholerafrequenz des hamburgischen Staatsgebietes in den einzelnen Cholerajahren Hamburg's.

Cholera-Erkrankungs- und Todesfälle auf 1000 Einwohner.

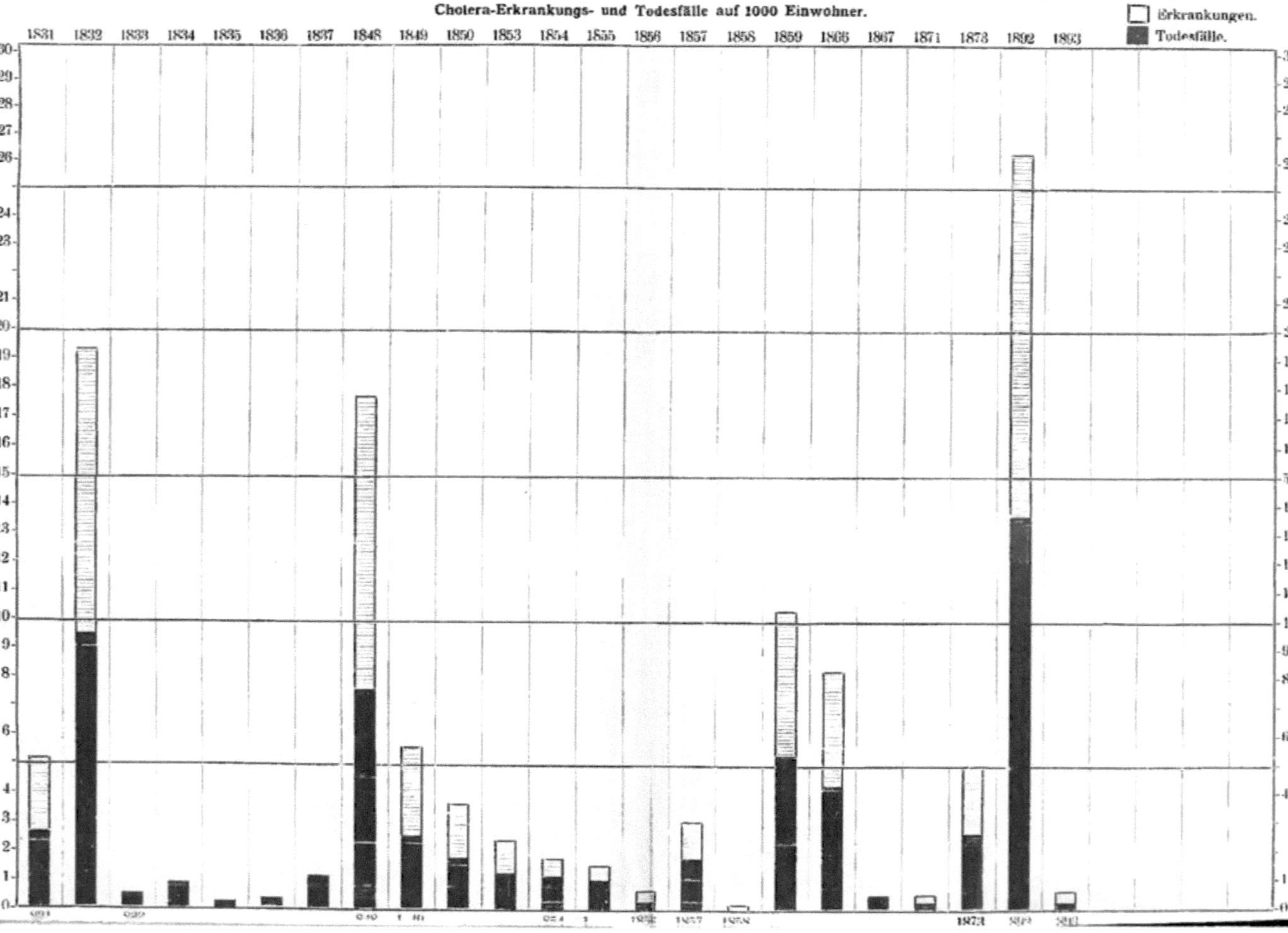

Vergleichsweise Darstellung der Cholera-Sterblichkeit (°/₀₀) der eigentlichen
Stadt und der beiden Vorstädte in den 3 grössten Epidemien Hamburgs.

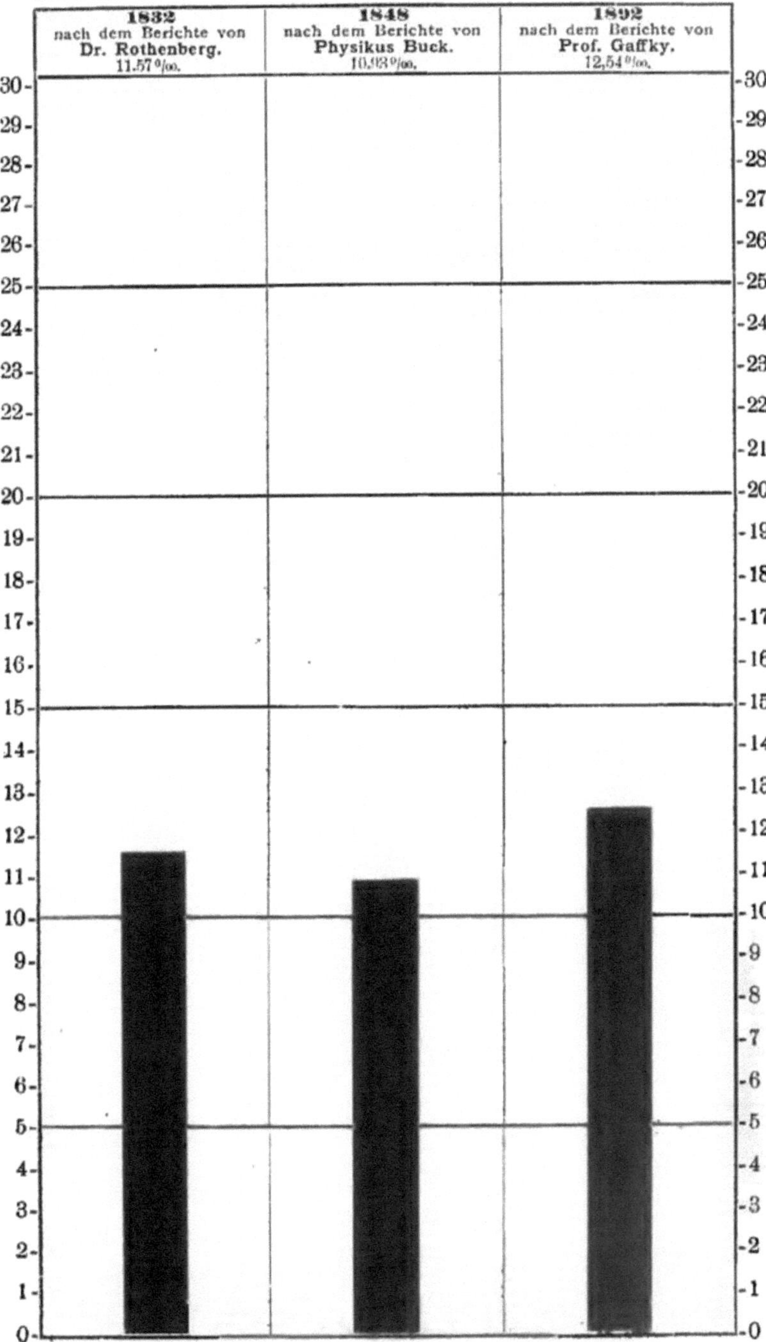

Allgemeiner Teil.

I.

Die Cholera in Hamburg in dem Zeitraume von 1831—1873.

Motto: „Soll unsere Discussion eine wirklich Nutzen
bringende sein, so ist es unabweisbar, dass auch
der reiche epidemiologische Schatz und die
Frucht der Arbeit eines Jahrhunderts über die
Cholera dabei nicht unberücksichtigt bleibe.
Denn nur Dem enthüllt sich die Wahrheit über
das Jetzt und über die Dinge wie sie sind,
völliger und verständlicher, der die nämlichen
Dinge zugleich auch im Spiegel der Vergangenheit zu betrachten nicht verabsäumt."

Prof. IMMERMANN-Basel.

A. Die Verbreitungsart der Cholera in Indien und der heutige Stand der Choleraforschung.

Die asiatische Cholera, die in diesem Jahrhundert zum ersten Male in Europa aufgetreten ist, hat sich früher jedenfalls weniger weit und weniger oft über die Grenzen ihrer Heimat Indien hinaus in der Weise verbreitet, wie es seit 1817 wiederholt der Fall gewesen ist. Es hat ein besonderes Interesse, zunächst etwas über die Verbreitungsart der Seuche in Indien selbst zu hören.

In einem beschränkten Teile Indiens, der die Mündungen des Ganges und Brahmaputra umschliesst, herrscht die Cholera alljährlich; man nennt diesen Teil den endemischen Bezirk. Im Gegensatze dazu spricht man in Indien von epidemischen Bezirken, in welchen die Seuche, nur zeitweise auftritt. Schon immer wusste man, dass die Cholera in Indien gewisse Gegenden und Orte besonders liebt, andere oft auffallend vermeidet, dass manche Orte fast alljährlich, andere hingegen erst in Zwischenräumen von vielen Jahren von Cholera-Epidemien heimgesucht werden. Es hat diese Beobachtung zu der Annahme geführt, dass die Cholerafrequenz mit örtlichen Bedingungen in irgend einer Weise zusammenhängen müsse (örtliche Disposition), dass diese Bedingungen aber ausserdem auch noch an gewisse Jahre gebunden seien, dass sie nur im endemischen Bezirke jedes Jahr gegeben sind und in den ausserhalb gelegenen, sogenannten epidemischen Bezirken sich nur zeitweise einstellen und dass nur zu solchen Zeiten die Cholera in epidemischer Form in diese Bezirke verpflanzt werden kann, zu einer anderen Zeit aber nicht (zeitliche Disposition). Die zeitliche Disposition ist eigentlich nur als ein Teil der örtlichen Disposition aufzufassen, und zwar als jener, der neben konstant bleibenden örtlichen Verhältnissen einem gewissen Wechsel unterliegt, wie z. B. Jahreszeit, Regenmenge u. s. w. (örtlich-zeitliche Disposition v. Pettenkofer's).

Was zunächst die örtliche Disposition betrifft, so zeigen die Cholera-Epidemien in Indien wie überall die gleiche Abhängigkeit von der Oertlichkeit, wie sich das in ihrer auffallenden örtlichen Begrenzung ausspricht. Besonders deutlich tritt das hervor, wenn man den Verlauf der Epidemien über grössere Ländergebiete und eine längere Reihe von Jahren verfolgt, wobei man findet, dass sich die Krankheit in den verschiedenen Epidemien stets auf einzelne Bezirke verteilt hat.

„In Bezug auf die Lage im engeren Sinne kommt es nach v. Pettenkofer nicht an auf hohe und tiefe Lage an sich, sondern darauf, dass die für Epidemien günstigen lokalen Umstände in tiefer Lage öfter und leichter als in hoher Lage sich einstellen; es können dieselben sich aber auch in hoher Lage einstellen, wenn auch seltener und schwieriger. v. Pettenkofer weist zur Erklärung darauf hin, dass sich mit der Annäherung ans Gebirge nicht etwa bloss die Erhebung über den Meeresspiegel, sondern auch die Bodenbeschaffenheit und manches andere und namentlich die Regenmenge ändere. Eine besondere Vorliebe hat die Cholera für Flussthäler, richtiger gesagt, für gewisse Strecken einzelner Flussthäler, wenn diese auch nicht im Geringsten Verkehrswege sind; die Flussthäler sind aber nicht zu allen Zeiten gleich empfänglich.

Von besonderem Interesse ist es, die örtlichen Verhältnisse des endemischen Bezirkes in Bengalen kennen zu lernen, indem uns dieselben ja einen Einblick in die Ursachen gewähren können, aus welchen die Seuche an gewissen anderen Orten unter ähnlichen Verhältnissen mit besonderer Vorliebe in epidemischer Ausbreitung auftritt. Der um die Choleraforschung hochverdiente englische Arzt Dr. Bryden beschreibt diesen Bezirk folgendermassen: „Diese Provinz besitzt ein Klima, welches ihr eigentümlich ist, und eine Bevölkerung, deren physisches Gepräge sich dem Klima angepasst zu haben scheint, und deren Krankheiten einen besonderen Anblick gewähren, welcher dazu in Beziehung steht. Die ganze Gegend steht unter Einflüssen von der See her, es ist eine Gegend ewiger Feuchtigkeit, sowohl von der Drainage der eigenen umringenden Berge, sowie als Auslass der enormen Wassermassen, die den Ganges und Brahmaputra bilden, welche die Fluten Indiens von der Wasserscheide zwischen Jamna und Satlej und von einem grossen Teile Centralindiens, von den nördlichen und südlichen Abhängen des Himálaya und von den Bergländern zwischen Assam und dem Thale des Irrawaddy fortführen. Sie empfängt überdies die volle Kraft des Regenwindes, des Monsun, ihr Regenfall (ca. 70 englische Zoll im Jahre) ist doppelt so gross im Vergleich zu irgend einer andern Provinz der Präsidentschaft und in hohen Lagen in Cherra und Dayling sind die Regenmengen fast unglaublich gross".

„Die Grundfeuchtigkeit (Grundwasser) findet sich immer einige Fuss oder Zoll von der Oberfläche, und es bedarf bloss des Wassers der Ueberschwemmung, welche vom Anschlagen des Monsun an die Berge herrührt, um grosse Strecken unter Wasser zu setzen, welche jedes Jahr so lange untergetaucht bleiben, bis das Wasser des Monsun und das Fallen der Flüsse ihnen wieder aufzutauchen gestattet. Es ist Thatsache, dass mit der Ueberschwemmung dieser Striche die Cholera verschwindet und mit ihrem Auftauchen aus dem Wasser, mit ihrem Wiedererscheinen auch die Cholera wieder auf dem angeschwemmten Boden und in den unmittelbar anliegenden Distrikten erscheint."

Den Gegensatz zwischen den unteren Provinzen, wo die Seuche e n d e m i s c h herrscht, und den oberen, wo sie nur z e i t w e i s e auftritt, schildert M a k i n n o n in folgenden Sätzen: „Die Winde, welche von der Bucht von Bengalen heraufwehen und in den unteren Provinzen (im e n d e m i s c h e n Bezirk) vorherrschen, sind beträchtlich mit Feuchtigkeit gesättigt; der Regen fällt da im grossen Ueberfluss, etwa 70 Zoll im Jahre, der Boden ist angeschwemmt, tiefliegend und grösstenteils durchschnitten von verschiedenen Behältern für Wasser und mit Grün bedeckt; die Vegetation ist kräftig und üppig, und da die Sonnenstrahlen senkrecht auffallen, treffen sie mit grosser Kraft die Erde. Die Hitze wird durch die Nähe des Meeres gemildert. — Fern im Nordwesten dagegen im e p i d e m i s c h e n Bezirk (z. B. im Panjáb) findet sich von alledem das Gegenteil. Die Winde sind trocken und sengend, der Regenfall ist spärlich und weniger regelmässig (kaum 20 Zoll fallen an den Ufern des Satlej); der Boden ist weniger angeschwemmt und trockener und steiniger in seinem Wesen, die Sonnenstrahlen fallen mehr im Winkel auf, aber dies wird aufgewogen durch die spärliche Vegetation in den heissen Monaten und durch die Entfernung vom Meere".

Wir wenden uns jetzt zur Besprechung der z e i t l i c h e n D i s position. In dieser Beziehung zeigen die Cholera-Epidemien überall eine scharfe Begrenzung nach Jahreszeiten. Im e n d e m i s c h e n Gebiete zunächst ist die zeitliche Regelmässigkeit, mit welcher sich die Seuche an den einzelnen Orten zu epidemischer Ausbreitung entwickelt, eine auffallend konstante.

So hat v. P e t t e n k o f e r für Calcutta festgestellt, dass die Verteilung der Cholerafälle auf die einzelnen Monate in den Jahren 1870—84 noch genau dieselbe war, wie sie Dr. M a c p h e r son für 1840—65 angibt, obwohl die Cholera-Sterblichkeit Calcuttas im Ganzen auffallend geringer war als in der früheren Periode. Minimum und Maximum der Cholerafrequenz fallen in Calcutta jetzt wie früher in dieselben Monate: Das Maximum in den April und das Minimum in den August. Für das e n d e mische Gebiet, wo der Cholerakeim als stets vorhanden anzunehmen ist, erhebt sich also sehr klar und bestimmt die Frage: Wie ist der jahreszeitliche Einfluss zu denken? Man ist zunächst geneigt, an die T e m p e r a t u r zu denken. Indessen zeigt dieselbe in Calcutta nicht den geringsten Einfluss auf die Cholerafrequenz. Dort ist es in jedem Monate warm genug für den Cholerakeim, so dass die Krankheit dort in jedem Monate vorkommt, und es sind durchaus nicht die cholerareichsten Monate etwa durch eine wesentlich höhere Temperatur vor den choleraärmsten ausgezeichnet. Die mittlere Temperatur des April, in welchem die Cholerafrequenz meistens ihr Maximum erreicht, ist in Calcutta 30° C, die mittlere Temperatur des August, in welchen das Minimum fällt, 28°; die Temperaturen sind also nahezu gleich.

Dagegen hat v. Pettenkofer darauf hingewiesen, dass in einem anderen klimatischen Faktor in Calcutta ein grosser Unterschied besteht, nämlich in den Regenmengen. Die mittlere Regenmenge beträgt nämlich dort im April, dem Monat des Cholera-Maximums, 60 Millimeter, im August aber, dem Monat des Cholera-Minimums, 365 Millimeter. Calcutta hat durchschnittlich im Jahre 1600 Millimeter Niederschläge; dieselben sind aber sehr ungleich auf die Jahreszeiten verteilt. Die Regenzeit beginnt dort mit dem Eintritt eines Passatwindes, des Südwest-Monsun, im Monate Mai und endigt Ende September oder im Oktober. Nach dem Aufhören der Regenwinde fällt oft 4—5 Monate lang kein Tropfen Regen. v. Pettenkofer hat nun die monatlichen Choleratodesfälle und die monatlichen Regenmengen in Kurven dargestellt: es ergibt sich, dass die beiden Kurven umgekehrt gehen. Diesen nachweislichen Einfluss der Regenzeit auf die Cholera in Calcutta bezieht v. Pettenkofer auf die Bodenfeuchtigkeit und weist als Analogon darauf hin, dass die monatliche Bewegung der Cholera im Königreich Preussen in ganz derselben auffallenden Weise mit dem dortigen Wechsel der Bodenfeuchtigkeit zusammenfalle. In Preussen und in ganz Norddeutschland zeigt nämlich die Cholera in gleicher Weise wie in ihrer indischen Heimat eine örtlich-zeitliche Regelmässigkeit ihres Auftretens, und zwar der Art, dass das Choleraminimum in den April fällt, welcher in Norddeutschland der bodenfeuchteste Monat ist, während das Maximum in den September, den dort bodentrockensten Monat, fällt*). Die Cholera-Maxima und -Minima Norddeutschlands fallen also gerade auf die entgegengesetzten Monate, wie in Niederbengalen, aber hier wie dort auf diejenigen Monate, welche sich durch geringste resp. grösste Bodenfeuchtigkeit auszeichnen.

Aus den Regenverhältnissen erklärt sich nach v. Pettenkofer auch, warum Hamburg und Berlin unter 27 Cholerazeiten noch nie Winterepidemien hatten, während in München solche unter 3 malen schon 2 mal eintreten konnten. Spätherbst und Winteranfang zeigen nämlich in Norddeutschland stets zunehmende Regenmengen gegenüber München, wo es gerade umgekehrt ist.

Ausserhalb des endemischen Gebietes ist die Frequenz der Cholera in Indien nach Jahreszeiten eine sehr verschiedene, aber doch für die einzelnen Orte und Gegenden durchschnittlich eine sehr regelmässige. In Bombay z. B., wo in der Regel auch die Südwestmonsuns mit ihren grossen Niederschlägen die Cholera verscheuchen, bis sie nach dem Aufhören der Regenzeit ihr

---

*) siehe Tabelle Seite 8.

Haupt wieder erhebt, kommen auch Jahre vor, in welchen die Cholera erst häufig wird, wenn die Regenzeit eintritt. Auch in einigen Teilen des nordwestlichen Indiens, im Pendschab, wo oft mehrere Jahre hinter einander keine Epidemien herrschen, bringt der Regen die Cholera, die ganz regelmässig mit dem Aufhören der Regenzeit wieder verschwindet. So steht die Cholerabewegung in Lahore, der Hauptstadt des Pendschab, in vollem Gegensatz zur Cholerabewegung in Calcutta: das Choleramaximum fiel z. B. in den 12 Jahren von 1870 81 in Lahore in den August, in welchen Monat in Calcutta gerade das Minimum fällt. Dabei fallen die Regenmaxima in Lahore und Calcutta zusammen in den Juli und August.

v. Pettenkofer illustriert an diesem Beispiel die epidemiologische Thatsache, dass nicht Regen und Wasser an sich, sondern gewisse Regenmengen und gewisse Feuchtigkeitszustände im Boden das Wesentliche bei dem Entstehen eines epidemischen Erkrankens an Cholera sind. Er weist darauf hin, dass eine grosse klimatische Differenz zwischen Calcutta und Lahore in der Beziehung besteht. dass die Regenzeit zwar die gleiche, aber die Regenmenge in Lahore eine 4 mal geringere und dabei das Sättigungsdefizit der Luft nochmal so gross als in Calcutta ist, so dass also eine grössere Menge der an sich erheblich geringeren Niederschläge in Lahore verdunstet. Daraus folgert v. Pettenkofer, dass der für die Cholera nötige Feuchtigkeitsgrad des Bodens in Lahore sehr vorübergehend erst während der Regenzeit eintritt, während die grosse Wassermenge in Calcutta einen Feuchtigkeitszustand herbeiführt, welcher in der Regenzeit der Vermehrung des Cholerakeimes oder seinem Uebergange zum Menschen ein Hindernis bereitet und erst in der trockenen Zeit nach dem Aufhören der grossen Niederschläge den geringeren Feuchtigkeitsgrad erreicht, welcher der Entwickelung des Cholerakeimes günstig ist.

In solcher Weise erachtet v. Pettenkofer auch so verschiedene Cholera-Rhythmen wie in Calcutta und Lahore durch die Feuchtigkeitsverhältnisse des Bodens bedingt. Es kann eben nach seiner Ansicht Orte und Zeiten geben, wo es zum Entstehen von Cholera-Epidemien zu nass oder auch zu trocken ist. In gleicher Weise wäre die Thatsache zu erklären, dass manche Orte (z. B. Calcutta) vorwaltend Frühlings-Cholera (Februar bis April), andere (z. B. Lahore) vorwaltend Monsun-Cholera (Mitte Juni bis Ende September), noch andere (z. B. Madras) Frühlings- und Sommer-Epidemien, und wieder andere vorwaltend Winter-Epidemien erleben (z. B. München).

Durch die Regenmengen und ihre zeitliche Verteilung wird eben in den betreffenden Jahreszeiten gerade der Grad von Bodenfeuchtigkeit erreicht, welcher der Entwicklung der Choleraepidemie günstig ist.

Auch der englische Arzt Dr. Bryden, welchem wir die exaktesten und umfangreichsten Untersuchungen über die Verbreitungsart der Cholera in Indien verdanken, und welchem das Verdienst gebührt, aus den epidemiologischen Thatsachen die Existenz einer örtlichen und zeitlichen Disposition für die Cholera in Indien festgestellt zu haben, betrachtet als das wesentlichste zeitliche Moment den Einfluss des Monsun, d. h. des Regenwindes. Die Regenmengen aber haben, um das noch einmal präcise auszusprechen, nach v. Pettenkofer eine epidemiologische Bedeutung nur in Bezug auf die Bodenfeuchtigkeit, und diese hängt wieder ab von der Temperatur und der Luftfeuchtigkeit resp. dem Sättigungsdefizit (d. h. der Zahl, welche angibt, wieviel Wasser noch in der Luft verdunsten kann). Dieses Sättigungsdefizit kann bei ganz gleicher relativer Feuchtigkeit bei verschiedenen Temperaturen höchst verschieden sein.

Es sei noch gestattet, aus v. Pettenkofer's Ausführungen hier den schon erwähnten thatsächlichen Beweis dafür anzuführen, dass auch bei uns, wie in Indien, ein jahreszeitlicher Einfluss auf die Cholerabewegung deutlich zu erkennen ist.

In der preussischen Monarchie sind von 1848—1859 Cholera

	erkrankt	gestorben	Verhältnis der Gestorbenen
vom 1.—15. April	71	50	1
16.—30. „	110	62	1,2
1.—15. Mai	192	112	2,2
16.—31. „	650	334	6,7
1.—15. Juni	3819	1961	39,2
16.—30. „	4894	2431	48,9
1.—15. Juli	6106	3050	61,0
16.—31.	10866	5430	108,6
1.—15. Aug.	21870	11674	233,4
16.—31. „	41758	21966	439,2
„ 1.—15. Sept.	57395	31048	620,9
„ 16.—30. „	45415	25513	510,2
1.—15. Okt.	35874	19462	389,2
16.—31. „	29903	15809	316,1
1.—15. Nov.	21215	11363	227,2
„ 16.—30.	11621	6267	125,3
„ 1.—15. Dez.	8100	4246	84,9
„ 16.—31. „	5665	3008	60,1
1.—15. Jan.	2857	1424	28,5
„ 16.—31. „	1719	893	17,8
1.—15. Febr.	909	510	10,2
„ 16.—28. „	687	332	6,6
1.—15. März	266	159	3,3
16.—31.	74	55	1,1

9

Pettenkofer begleitet diesen unumstösslichen Nachweis des jahreszeitlichen Einflusses auf die epidemische Ausbreitung der Seuche mit folgenden Worten: „Auch diese Sache verdient ein great fact — eine grosse Thatsache genannt zu werden. Wenn man die in Preussen in der ersten Hälfte des April vorgekommenen Choleratodesfälle als 1 nimmt, so steigt ihre Zahl mit einer schrecklichen Regelmässigkeit bis zur ersten Hälfte des September auf das 620 fache, und nimmt dann wieder mit der gleichen Regelmässigkeit von 15 zu 15 Tagen ab, bis sie in der zweiten Hälfte des März wieder bei 1,1 anlangt".

Der Einfluss von Ort und Zeit resp. von klimatischen Faktoren im weitesten Sinne wird von einer Reihe der Choleraforscher als allein massgebend für die Entstehung und Verbreitung der Cholera-Epidemien aufgefasst. Dieselben nehmen an, dass sich die Seuche wie in Indien, so auch ausserhalb desselben und auch bei uns in Europa, kurz überall, aus tellurischen und atmosphärischen und individuellen Verhältnissen (autochton) entwickle, dass sie als Cholera nostras in einzelnen Fällen immer vorkomme und sich nur zeitweise zu Epidemien steigere. Dieser Ansicht gegenüber steht die andere, dass die Cholera asiatica stets durch einen aus Indien durch den menschlichen Verkehr importierten spezifischen Infektionsstoff verursacht werde, wobei die einen annehmen, dass dieser spezifische Infektionsstoff vom Cholerakranken ausgehe und von diesem erzeugt werde, während die anderen die Infektion von der Cholera-Lokalität ableiten, welche allein den importierten Infektionsstoff epidemisch zu vermehren vermöge.

In Indien selbst sind die Ansichten der Aerzte über die Entstehung der Cholera-Epidemien und über die Verbreitungsart der Cholera in ähnlicher Weise geteilt wie in Europa. Die Mehrzahl der englischen Aerzte in Indien nimmt für die Entstehung einer Epidemie die Notwendigkeit einer örtlichen und zeitlichen Disposition an und betrachtet gleichzeitig den Verkehr als einen unter Umständen wirksamen und selbst notwendigen Faktor bei der Choleraverbreitung. Wie in Europa gibt es auch in Indien ausserdem eine Reihe von Forschern, welche den klimatischen Faktoren in ihrer örtlichen Einwirkung die Hauptrolle bei der Choleraverbreitung zuschreiben, während andere alles aus der Uebertragbarkeit erklären wollen.

Es ist indessen interessant, z. B. aus der nachfolgenden Statistik von Murray*) zu ersehen, wie unentschieden eigentlich die Frage der Uebertragbarkeit von den Aerzten in Indien noch angesehen wird, indem fast jede Ansicht eine grosse Majorität gewonnen hat. Auf die Frage nach der Art und Weise der

---

*) M. v. Pettenkofer. Verbreitungsart der Cholera in Indien. Braunschweig, 1871. S. 23.

Uebertragung haben im Jahre 1869 481 Aerzte in folgender Weise geantwortet. Die Frage hatte folgende Unterabteilungen:

1) Ob überhaupt übertragbar?

Darauf antworteten:

456 ja,
5 nein,
20 blieben unentschieden.

2) Ob von Person zu Person?

363 ja,
33 nein,
85 ?

3) Ob von Ort zu Ort?

415 ja,
15 nein,
51 ?

4) Ob durch die Atmosphäre?

391 ja,
12 nein,
78 ?

5) Ob durch das Wasser?

414 ja,
11 nein,
56 ?

6) Ob durch die Darmentleerungen?

442 ja,
5 nein,
34 ?

Aus diesen Abstimmungen lässt sich, wie v. Pettenkofer mit Recht bemerkt, gar nichts Positives entnehmen, als dass man die verschiedensten Möglichkeiten der Uebertragbarkeit zugibt. resp. dass man keine entschieden in Abrede zu stellen wagt.

Die auf so vieldeutigen Beobachtungen beruhende Ansicht von der Uebertragbarkeit der Cholera gewann eine ausserordentliche Bedeutung durch die im Jahre 1883 erfolgte Entdeckung Robert Koch's, dass in den Ausleerungen Cholerakranker sich ganz regelmässig ein Bazillus findet, welchen sein Entdecker „Komma, bacillus" nannte und als spezifischen Krankheitserreger ansprach, und durch den neuerdings an v. Pettenkofer's eigener Person erbrachten Nachweis, dass diese isoliert gezüchtete Bakterienart im stande ist, vom menschlichen Darmkanal aus einen Symptomen- komplex hervorzurufen, welcher vom Koch'schen Standpunkte aus als eine Cholera-Infektion leichteren Grades aufzufassen ist. Seit der Koch'schen Entdeckung führen in der Cholerafrage, welche im Grunde doch eine epidemiologische Frage ist, nicht mehr die Epidemiologen, sondern die Bakteriologen das Wort, und es ist in der That so, wie v. Pettenkofer schreibt: „Viele sehen nur mehr auf das Verhalten des Kommabazillus im Reagensglase und auf der Platte oder seinen Culturen und kümmern sich nicht im geringsten um das Verhalten der Cholera bei ihrer thatsächlichen epidemischen Verbreitung".

Man unterscheidet heute nicht genügend mehr zwischen „Cholerafall" und „Cholera-Epidemie". Die Koch'sche Entdeckung nimmt, wie es scheint, vor allem aus dem Grunde das ausschliessliche Interesse in der Cholerafrage in Anspruch, weil sie geeignet ist, die Uebertragbarkeit der Krankheit zu erklären: eine Lücke, welche die Epidemiologen nicht auszufüllen vermochten. Das ist nun durch die von Koch inaugurierte Bakteriologie, wie es scheint, in so vollständiger und einwandsfreier Weise geschehen, dass es allerdings erklärlich erscheint, wenn man in Versuchung kam, die Verhältnisse des einzelnen Cholerafalles auf die Entstehung der Cholera-Epidemien zu übertragen.

Gegen eine solche Schlussfolgerung aber wendet sich der entschiedene Einspruch, welcher von seiten der Epidemiologen durch v. Pettenkofer erhoben worden ist auf Grund der Resultate der epidemiologischen Forschung, wie sie sich aus den wissenschaftlich festgestellten Thatsachen früherer Epidemien ergeben haben. Welche Bedeutung diesem Einspruche in den Kreisen der deutschen Aerzte beigelegt wird, geht am besten aus den Worten hervor, mit welchen Professor Immermann-Basel im Jahre 1893 auf dem Kongresse für innere Medizin die Cholera-Debatte einleitete:

„Soll unsere Diskussion eine wirklich Nutzen bringende sein. was wir ja alle inständigst hoffen, so ist es unabweisbar, dass auch der reiche epidemiologische Schatz und die Frucht der Arbeit eines Jahrhunderts über die Cholera dabei nicht unberücksichtigt bleibe. Denn nur dem enthüllt sich die Wahrheit über das Jetzt und über die Dinge, wie sie sind, völliger und verständlicher, der die nämlichen Dinge zugleich auch im Spiegel der Vergangenheit zu betrachten nicht verabsäumt. Und nur so ist es ja überhaupt wohl möglich, dass wir über das, was augenblicklich die Meinungen der Berufenen noch auseinanderhält und was sich auf den relativen Wert diverser ätiologischer Faktoren bezieht — ich meine über die Valenz des x, des y und des z der v. Pettenkofer'schen Gleichung, für Cholerafall, wie andererseits für Cholera-Epidemie, zu einer befriedigenden Verständigung vielleicht gelangen".

Wie sehr in ärztlichen Kreisen eine solche Verständigung herbeigesehnt wird, um den ärztlichen Massnahmen in so weittragenden Fragen eine bestimmte Directive zu geben, findet sich in ebenderselben Rede in folgenden Worten ausgesprochen: „Wir wünschten, eine solche Verständigung wäre möglich, und wie sehr sie im allgemeinen Interesse läge, braucht hier nicht erst gesagt zu werden! Hängt doch von dem, was einhellig, als bedeutungsvoll in ätiologischer Beziehung anerkannt worden ist, auch jedenfalls das ab, einhellig, als Minimum, prophylaktisch gefordert werden muss, und ist doch, einer so flagranten Gefahr gegenüber, die Vorsicht ganz gewiss am Platze, dieses Minimum nicht allzuklein ausfallen zu lassen! — Lassen Sie uns also allen Ernstes darnach trachten, das Gute zu nehmen, wo es nur zu finden ist"!

In diesen Worten spricht sich zugleich die ganze Schwierigkeit aus, die aus der tiefgehenden Meinungsverschiedenheit zwischen den sachverständigen Autoren für das ärztliche Handeln überhaupt und insbesondere für die Sanitätsbehörden resultiert, welche berufen sind, die Regierungen in so wichtigen Fragen zu beraten.

Bei einem solchen nicht geklärten Stande unserer wissenschaftlichen Erkenntnis hat es ein besonderes Interesse, die Thatsachen reden zu lassen, und die Sprache, welche sie zu reden scheinen, mit derjenigen zu vergleichen, welche in früheren Zeiten sich der wissenschaftlichen Erkenntnis offenbarte. Es hat eine solche Betrachtung ein erhöhtes Interesse, wenn es sich um eine mit so elementarer Gewalt hereinbrechende Epidemie handelt, wie sie im Jahre 1892 Hamburg heimsuchte, und wenn sie eine Stadt betrifft, die als ein Centrum des Weltverkehrs schon so häufig und in den verschiedensten Stadien ihrer Entwicklung gerade von dieser todbringenden Seuche heimgesucht worden ist.

B. Die Entwicklung und die sanitären Zustände Hamburgs in der Zeit von 1831 bis 1873.

Als Hamburg im Jahre 1831 zum ersten Male von der Cholera heimgesucht wurde, zählte es mit den Vorstädten 145,363 Einwohner, im ganzen Staatsgebiet 175,220.

Die Lage der Stadt wird uns in dem Berichte von Dr. Fricke aus dem Jahre 1831 folgendermassen geschildert:

Das Gebiet von Hamburg wird von der Elbe, der Alster und der Bille durchschnitten. Die Elbe strömt von SO nach NW an Hamburg vorüber, zum Teil durch die Stadt hindurch, sie bildet in der Nachbarschaft von Hamburg durch mehrere natürliche Arme eine Menge kleiner Inseln, die dem Wasser früher abgewonnen, zum Teil sehr sumpfig und morastig sind, und, wo sie nicht durch Dämme (Deiche) geschützt liegen, häufig von den Fluten überschwemmt werden. Ein Teil der Stadt selbst steht auf solchen Elbinseln, ein anderer Teil, der grössere Teil der Altstadt und ein kleinerer der Neustadt, auf anderen künstlichen Inseln, welche durch vielfache, sich durchkreuzende Kanäle (Fleete) gebildet werden. — Die Elbe mit ihren sämtlichen sowohl natürlichen als künstlichen Armen ist bei Hamburg einer regelmässigen Flut und Ebbe unterworfen. Bei der Flut wird der Strom zurückgedrängt, fliesst aufwärts, steigt über seine vorige Höhe und bespült Stellen des Ufers, die vorhin trocken lagen; bei der Ebbe zieht die von der Küste abströmende Wassermenge den Strom der Elbe nach, die Strömung wird verstärkt, der Strom sinkt unter seinen Stand; Gegenden, die sonst vom Wasser bedeckt sind, werden entblösst. Dieses Steigen und Sinken des Wasserstandes, dieses Aufwärts- und Abwärtsströmen des Flusses kehrt in 24 Stunden 2 mal wieder. Der Unterschied des höchsten und niedrigsten Wassers beträgt im Durchschnitt bei Hamburg 6 Fuss 8 Zoll.

Die ursprünglichen Ufer der Elbe bestehen aus einer Reihe von Sandhügeln, deren Kette an dem nördlichen Ufer die Marsch begrenzt; mit ihr beginnt die Geest. Die fette, kleiige, häufig mit Torf untermischte Marsch ist jüngeren Ursprungs, sie ist nach und nach und wird noch jetzt fortwährend dem Wasser abgewonnen. Die trockene, aus Sand und Lehm bestehende Geest, in welcher Sandstrecken, Haide und Torfmoore mit fruchbarem Boden wechseln, ist älteren Ursprungs, sogenanntes aufgeschwemmtes Land.

Hamburg selbst liegt zum grösseren Teil auf dieser Hügelkette, die nur durch das Thal der Alster durchschnitten wird. Der grössere Teil der Neustadt, überhaupt der ganze nördliche Teil liegt daher auf der Geest, der südliche auf Marschboden. Letzterer liegt kaum 10 Fuss über dem mittleren Stande der Elbe und wird von den höheren Fluten grösstenteils überschwemmt; jener, der nördliche Teil, liegt bedeutend höher; der Rücken des höchsten Elbhügels, auf dem der Michaelisturm steht, liegt etwa 66 Fuss über dem mittleren Stande der Elbe, und 70 Fuss über dem Nullpunkte des Flutmessers; der andere Hügel, östlich vom Alsterthal, auf dem die Petrikirche steht, ist wohl nur wenige Fuss niedriger.

Das Alsterthal, welches beide Hügel trennt, ist in seinem nördlichen Teile bedeutend höher als in dem südlichen, wo es in das Elbthal übergeht.

Hamburg liegt dergestalt auf 2 Hügeln und in 2 Thälern, so dass die Stadt den Winden sowie der Einwirkung der Sonne eine viel grössere Fläche darbietet, als wenn sie in einer Ebene läge; bei heftigen Regengüssen wird ferner in einem grossen Teile der Stadt, mit wenigen Ausnahmen, durch die vielen Kanäle das Wasser schnell genug aufgenommen.

Die Wohnungsverhältnisse Hamburgs im Jahre 1831 werden uns folgendermassen geschildert: An Wohnungen zählte man etwa 8500 Häuser, 11,380 Säle, 3380 Buden und 1800 Wohnkeller. Auf diese ca. 25,000 Wohnungen verteilten sich die 145,363 Einwohner. Die Strassen werden uns in der Neustadt als gerade, breit und regelmässig, in der Altstadt aber als gekrümmt, enge, dumpf und durch hohe Häuser verdunkelt geschildert. Hinter den Häusern befanden sich Hofplätze, durch hoch übereinander getürmte kleine Wohnungen eingeschlossen. von denen die unteren Buden, die oberen Säle genannt wurden: und diese Hofplätze hiessen Höfe. Diese waren meistens sehr enge und schmal und von dem Auswurf und Unrat ihrer zahlreichen Bewohner verdorben. Zum Ueberfluss ging oft eine Kloake, Siel oder „Hasenmoor" genannt, mitten unter dem Hofe hindurch. Während die wohlhabenderen Einwohner die an der Strasse gelegenen Häuser bewohnten, lebte in diesen Höfen und Gängen die unbemittelte Klasse, Handwerker, Tagelöhner und Arbeiter; eine zahlreiche Klasse geringer, aber fleissiger, gewerbtreibender Bürger wohnte auch in niedrigen, feuchten Kellern. Diese Keller wurden im Jahre 2—4mal bei hohem Flutstande mit Wasser angefüllt, und es dauerte in der Regel 6—8 Stunden, ehe sie wieder vom Wasser befreit waren. Den Rest mussten die Bewohner dann selbst entfernen und, ohne dass die Wohnung ausgetrocknet war, dieselbe wieder beziehen. Dr. Fricke fügt dieser Schilderung hinzu: „Den verderblichen Einfluss dieser Wohnungen auf den Gesundheitszustand der Bewohner darf man aber in einzelnen Fällen nicht zu hoch anschlagen. denn die Erfahrung lehrt, dass eine grosse Zahl dieser Keller oft von 3—4 Generationen hintereinander bewohnt werden, von denen sehr viele Glieder ein hohes Alter erreichen.

In solchen Kellern, Höfen und Gängen wohnten wohl 30 bis 40,000 Menschen. Ausserdem befanden sich in der Stadt etwa 6—7000 Arme, die teils von der Armen-Anstalt, teils von anderen Wohlthätigkeits-Anstalten unterstützt wurden.

Bemerkenswert bezüglich der Verbreitung der Cholera über die einzelnen Teile der Stadt ist es, dass es in Hamburg eigentlich kein Stadtquartier gab, welches bloss von armen Leuten bewohnt wurde. Denn in dem scheinbar ärmsten Teile der Stadt, den Gängen der Neustadt, wohnten auch ganz wohlhabende Mittelstandsleute mitten unter den ärmsten, sowie in anderen (z. B. den so schwer betroffenen Vorsetzen") die ärmsten mitten unter sehr wohlhabenden, wohl sogar reichen Leuten.

Als die Cholera im Jahre 1848 von neuem in Hamburg auftrat, fand sie die Stadt im Vergleich zu den Verhältnissen der Jahre 1831/32 in mannigfacher Weise verändert.

Die Einwohnerzahl hatte sich um ca. 20,000 vermehrt, ohne dass sich die Stadt wesentlich über die Grenzen von 1831/32 hinaus räumlich ausgedehnt hatte. Der grosse Brand des Jahres 1842 hatte in den Wohnungsverhältnissen und in den sanitären Zuständen (Besielung, Wasserversorgung) mancherlei Veränderungen herbeigeführt. Der Neubau des abgebrannten Stadtteiles war vollendet.

Ein besonderes Interesse erweckt die Frage, in welchem

Grade diese neuerbauten Teile der Stadt bei der Epidemie von 1848 befallen waren im Vergleiche zur Epidemie von 1832. Wenn man die Zahlen der Erkrankungs- und Sterbefälle im Verhältnis zur Bewohnerzahl der einzelnen Strassen vergleichsweise für die Epidemien von 1832 und 1848 zusammenstellt, so ergibt sich folgendes: Von den 32 Strassen ist in 19 die per Mille berechnete Zahl der Erkrankungen und Sterbefälle pro 1848 geringer, und zwar zum Teil ganz erheblich geringer als 1832; für 13 Strassen aber sind die Zahlen pro 1848 höher. Bei diesem Vergleiche wie bei der Beurteilung der Wohnungsverhältnisse in ihrer Einwirkung auf die Ausbreitung der Cholera überhaupt darf aber nicht ausser Acht gelassen werden, dass sich in den neuerbauten Strassen nicht nur die Wohnungsverhältnisse verändert hatten, sondern auch die Bewohner und mit den Verhältnissen derselben auch die Art und die Dichtigkeit des Bewohnens; wo sich aber die Bewohnungsverhältnisse nicht gebessert oder gar verschlechtert hatten, konnten sich auch die günstigeren Verhältnisse des Neubaues nicht geltend machen.

Was die Anlagen der Strassen und die Einrichtung der neuerbauten Häuser betrifft, so erkennt man noch heute, dass sie sich von den früheren Zuständen jedenfalls sehr vorteilhaft unterschieden haben müssen. In sanitärer Beziehung bestand der Unterschied vor allem darin, dass die Besielung und die Wasserversorgung von vornherein reguliert war. Der nach dem Brande in Angriff genommene Bau der tiefliegenden Siele war derartig gefördert, dass 1848 alle im abgebrannten Stadtteile belegenen Strassen mit Sielen versehen waren. Die Besielung der übrigen Stadtteile wurde erst im Jahre 1853 in Angriff genommen und bis zum Jahre 1876 vollständig durchgeführt. Man begann zunächst in der oberen Altstadt, der Neustadt und der Vorstadt St. Georg; später, 1859, wurde dann die untere Altstadt (Inseldistrikt) und die Vorstadt St. Pauli besielt und endlich das Sielsystem über die ganze Stadt und die Vorstädte ausgedehnt. Bis Ende 1875 sind beiläufig 156,119 Meter oder 20,28 geographische Meilen Siele für die Summe von 13,275,000 M. gebaut worden. Während des Ausbaues dieses Sielsystems flossen die Schmutzwässer der noch nicht besielten Stadtteile also noch durch die Fleete, Hasenmoore und andere oberirdische Kanäle vielfach direkt oder indirekt der Elbe und Alster zu. Die Mündung des Sielsystems der neuerbauten Stadtteile lag, wie heute die Mündungen des gesamten Sielsystems, in der Nähe der Stelle, wo sich der bei Hamburg vorbeiströmende nördliche Arm der Elbe, die Norder-Elbe, mit der doppelt so mächtigen Süder-Elbe vereinigt, so dass die Schmutzabflüsse nahezu durch das gesamte Wasserquantum der vereinigten Stromarme verdünnt werden. Auch trägt die Meeresflut an dieser Stelle ganz wesentlich zur Ausgleichung und Spülung des ganzen Aestuariums bei.

Im Jahre 1849 trat die centrale Versorgung der ganzen Stadt von seiten der Stadtwasserkunst in Funktion, auf welche wir später im Zusammenhang der Wasserversorgung mit der Cholerafrequenz zurückzukommen haben; ebenda wird auch die Besielung der Stadt in ihrer Bedeutung für die Assanierung des Bodens noch näher zu erörtern sein.

In den 50er Jahren nahm die Einwohnerzahl Hamburgs langsam und stetig zu, indem sie sich von 171,013 Einwohnern im Jahre 1850 auf 196,747 im Jahre 1859 hob. In demselben Masse dauerte diese allmähliche Zunahme der Bevölkerung fort bis zum Jahre 1867, wo die Stadt 223,663 Einwohner zählte. Nahezu entsprechend der stetigen Bevölkerungsvermehrung schritt die Bebauung gleichmässig fort. Es ist von Dr. v. Halle*) dargethan worden, dass mit ganz geringen Ausnahmen der Grundbesitz sich zu jener Zeit nicht in den Händen von Spekulanten befand, sondern dass die Eigentümer selbst Nutzniesser waren, die ihr Haus selbst bewohnten und nur entbehrlichen Raum vermieteten. In diesen Verhältnissen trat mit dem Jahre 1867 durch die Freizügigkeit ein grosser Wandel ein: Die Bevölkerung Hamburgs in Stadt, Vorstädten und Vororten stieg von 256,612 Einwohnern im Jahre 1866 auf 315,000 im Jahre 1873, nahm also in 7 Jahren um ca. 60,000 Einwohner zu; mit Einschluss des Landgebietes erhöhte sich die Einwohnerzahl Hamburgs von 285,057 im Jahre 1866 auf 363,600 im Jahre 1873, also um ca. 80,000**).

Die Spekulation bemächtigte sich des Wohnungswesens, sobald sich der erste grosse Bevölkerungszuwachs zeigte. Man baute nicht, um zu wohnen oder zu vermieten, sondern nur um das bebaute Grundstück möglichst rasch mit Gewinn wieder zu veräussern. In kürzester Zeit schnellten die Grund- und Gebäude-Preise um ein Erhebliches in die Höhe und gegen das Jahr 1873 stand, wie in allen deutschen Grossstädten, auch in Hamburg die Wohnungsnot vor der Thür. Es ist bezüglich der Bedeutung der Wohnungsverhältnisse für die Verbreitung der Cholera von ausserordentlichem Interesse, dass trotz der in so kurzer Zeit plötzlich entstandenen Zunahme der Bevölkerung bei solcher Lage der Wohnungsverhältnisse die Cholera in den Jahren 1871 und 1873 in Hamburg eine so geringe Ausdehnung gewonnen hat, während sie z. B. im Jahre 1866, wo von einer solchen Uebervölkerung und Wohnungsnot noch keine Rede sein konnte, in so viel grösserer Verbreitung auftrat. Diese Erwägung lehrt uns, die Wohnfrage oder Bewohnungsfrage in Bezug auf die epidemische Ausbreitung der Cholera nicht zu überschätzen zu Ungunsten anderer Faktoren, welche unsere Aufmerksamkeit in höherem Grade verdienen.

---

*) Die Cholera in Hamburg. Teil I. S. 29 und 30.

**) Statistisches Handbuch für den Hamburgischen Staat. III. Ausgabe. Hamburg 1885. Tabelle 10 und 13.

C. Rückblick auf die früheren Cholera-Epidemien Hamburg's.

Hamburg ist in dem 42jährigen Zeitraume von 1831—1873 in 20*) verschiedenen Jahren von der Cholera heimgesucht worden. Die Ausbreitung, zu welcher die Seuche gelangte, war in den einzelnen Jahren eine sehr verschiedene; dagegen war ihr Auftreten hier wie in ihrer endemischen Heimat stets durch eine gewisse zeitliche Regelmässigkeit und durch das vorwiegende Befallensein bestimmter Oertlichkeiten charakterisiert.

Die Cholera-Epidemien Hamburg's, sowie Erkrankungen an asiatischer Cholera in Hamburg, sind stets in die Zeiten der epidemischen Wanderzüge der Cholera gefallen.

Die I. Cholera-Periode Hamburg's (1831, 1832, 1833, 1834, 1835, 1837) fiel in die II. Pandemie (1826—37).

Die II. Cholera-Periode Hamburg's 1848—1849—1850 und die III. Cholera-Periode Hamburg's (1853—1854—1855—1856—1857—1858—1859) fielen in die III. Pandemie 1846—61

Die IV. Cholera-Periode Hamburgs (1866—1867) die V. Cholera-Periode Hamburg's (1871) und die VI. Cholera-Periode Hamburg's (1873) fielen in die IV. Pandemie (1863—75)

Es ist von Interesse, das zeitliche Verhältnis der Cholera-Perioden Hamburg's zu den Cholera-Pandemien etwas näher zu betrachten.

Im Jahre 1831, wo die Cholera zum ersten Male in Hamburg auftrat, erschien sie überhaupt zum ersten Male in Europa. Sie hatte sich von Orenberg und Astrachan aus über Russland verbreitet und war in Danzig, Königsberg, Stettin und Berlin ausgebrochen, bevor am 5. Oktober der erste Cholerafall sich in Hamburg ereignete. Die Seuche herrschte in Europa noch bis zum Jahre 1837 in grosser Verbreitung, Hamburg nach der schweren Epidemie von 1831/32 noch in den Jahren 1833, 1834, (1835) und 1837 in geringerem Grade heimsuchend. Das erste Auftreten (1831) und das Erlöschen (1837) der Cholera in Hamburg fallen also zusammen mit dem Auftreten und Erlöschen der Seuche in Europa überhaupt.

Ebenso fällt das Wiedererscheinen der Cholera in Hamburg im Jahre 1848 zusammen mit ihrem Wiederauftreten in Europa. 1847 war die Seuche bis ans Kaspische Meer vorgedrungen und

---

*) Die Cholerafälle des Jahres 1836 sind hier nicht berücksichtigt, weil sie als Cholera nostras bezeichnet werden. Auch Reincke lässt es zweifelhaft, ob sie der asiatischen Cholera zuzurechnen sind.

verbreitete sich von dort über die europäische Türkei, das europäische Russland und Sibirien. Von Russland kam die Seuche 1848 im Anfang des Sommers nach Deutschland; in demselben Jahre breitete sie sich aus über England, Schottland, die Niederlande und Belgien. In Deutschland herrschte sie in den nächsten Jahren in grosser Ausdehnung, Hamburg nach der schweren Epidemie von 1848 noch in den Jahren 1849 und 1850 heimsuchend.

Im Jahre 1852 erlangte die Cholera in Europa und Asien wieder eine grössere Extensität. Mehr oder weniger verbreitet hielt sie sich in Russland bis zum Jahre 1862. Die norddeutsche Tiefebene hatte besonders in den Jahren 1853, 1855 und 1859 an einzelnen Punkten schwere Epidemien zu erleiden; Hamburg war in dem ganzen Zeitraume von 1853—59 alljährlich, allerdings in sehr verschiedenem Grade betroffen. Nach der schweren Epidemie des Jahres 1859 erlosch die Seuche in Hamburg und gleichzeitig auch im übrigen Deutschland. Nur in Russland hielt sie sich noch bis zum Ende der III. Pandemie (1861).

Im Jahre 1865 erschien die Seuche wieder in Russland, Italien, Südfrankreich und Spanien; Deutschland blieb bis auf das Auftreten der Seuche in Altenburg und im Pleissethal verschont, ebenso Hamburg trotz regster Verbindung mit dem verseuchten Italien und Südfrankreich.

Im Jahre 1866 dagegen, wo die Krankheit in Deutschland, Oesterreich, Belgien, den Niederlanden und Schweden zu epidemischer Ausbreitung gelangte, erlitt Hamburg eine schwere Epidemie. 1867 wiederum, wo die Seuche nur in den Rheinlanden, wo sie überwintert hatte, mit einiger Heftigkeit auftrat und in der Schweiz vereinzelte Erkrankungen hervorrief, hatte Hamburg nur eine geringe Zahl von Erkrankungen.

Nach dem allgemeinen Stillstand der Seuche in den Jahren 1869 und 1870 erschien die Cholera 1871 wieder in Russland, Galizien, Ungarn, Böhmen und Mähren, sowie in Preussen; in demselben Jahre trat sie wieder in Hamburg auf.

Im Jahre 1872 blieb Norddeutschland fast ganz frei von der Seuche, wurde aber 1873 von einem epidemischen Auftreten derselben betroffen. Ebenso war auch Hamburg 1872 verschont, hatte aber 1873 eine grössere Epidemie. Diese epidemische Ausbreitung der Seuche im Jahre 1873 bedeutete sowohl für Hamburg wie für Europa den Abschluss des epidemischen Erkrankens an der Cholera während der IV. Pandemie.

Während der 1883 in Aegypten beginnenden V. Cholera-Pandemie blieb Hamburg vollständig verschont, trotz des lebhaften Handelsverkehrs mit Italien, Spanien und Südfrankreich, wo die Seuche in den Jahren 1884, 1885 und 1886 zeitweise in epidemischer Ausbreitung herrschte. Wie Hamburg blieb auch ganz Deutschland bis auf einzelne Einschleppungen (1886: Breslau, Mainz), die kein weiteres Umsichgreifen der Seuche zur Folge hatten, cholerafrei.

Wie mannigfache Gelegenheit zur Einschleppung in Hamburg bei dem täglichen direkten Verkehr mit den verseuchten Ländern vorhanden war, ergibt sich des Näheren aus dem nachfolgenden kurzen Ueberblick über die V. Pandemie, welchen wir der Riedel'schen Darstellung entlehnen.

1884 erschien die Cholera, nachdem sie Egypten heimgesucht hatte, plötzlich in Toulon, verbreitete sich nach Marseille und wurde von da angeblich durch italienische Arbeiter nach Neapel verschleppt. In Italien erreichte sie 1884—85 eine grosse Verbreitung. In Spanien vermochte die Seuche 1884 nicht in grösserer Ausdehnung Boden zu fassen, herrschte aber 1885 als mörderische Epidemie.

1886 kamen in der ersten Hälfte des Jahres in Spanien und Frankreich nur noch in einigen Küstenbezirken Cholera-Erkrankungen vor. In Italien dagegen erlangte die Seuche wieder eine grosse Verbreitung. Sie erreichte von dort Triest und trat auch in Ungarn auf.

Deutschland blieb im Jahre 1886 verschont, da sowohl ein einzelner nach Breslau eingeschleppter Fall, wie auch eine kleine Epidemie mit 14 Todesfällen in der Nachbarschaft von Mainz kein weiteres Umsichgreifen der Seuche zur Folge hatte. Auch Hamburg blieb trotz der vielfachen Verkehrsbeziehungen zu Spanien und Italien vollständig cholerafrei.

Seit 1886 ist die Cholera nicht aus Europa gewichen: bis Anfang 1892 tauchte sie bald hier, bald da auf, z. B. plötzlich in Spanien. dann in Persien und Kleinasien. In den letzten Jahren hatte sie sich besonders in Persien eingenistet, wo sie sich namentlich in der warmen Jahreszeit zu Epidemien steigerte.

Wenn wir in dieser Weise die Perioden eines epidemischen Auftretens der Cholera in Hamburg im Zusammenhange der Pandemien betrachten, so ergibt sich ganz unzweideutig eine gewisse Uebereinstimmung ihres zeitlichen Verlaufes, ihrer Intensität und Extensität mit den Pandemien in der Art, dass man sich veranlasst fühlt, für die einzelnen Perioden wie für die Pandemien dieselben Faktoren als massgebend anzunehmen.

Es weist uns diese Uebereinstimmung offenbar darauf hin, dass die Faktoren, welche ein epidemisches Erkranken an Cholera hervorrufen, nicht etwa allein örtlicher Natur sein können, sondern dass dabei klimatische Verhältnisse im weitesten Sinne des Wortes mitwirken resp. die Hauptrolle spielen müssen.

Was die Entstehung des Auftretens der Cholera in Hamburg anbetrifft, so ist die Möglichkeit der Einschleppung für einen solchen Welthandelplatz während der Zeit einer Pandemie ja nicht von der Hand zu weisen. Die näheren Umstände der Einschleppung aber lassen sich für keine der Hamburger Epidemien mit Sicherheit feststellen. Es hat das offenbar seinen Grund in denselben Verhältnissen, welche auch an anderen Orten eine solche Feststellung unmöglich machten. Die Angaben über den Beginn der Epidemien pflegen nämlich stets und überall sehr unsicher zu sein; man ersieht das schon daraus, dass sich immer derselbe Streit darüber entspinnt, ob die ersten Fälle Cholera asiatica oder nostras seien. „Die offizielle Cholera kommt immer erst nach der wirklichen", wie einmal ein französischer Arzt ebenso richtig wie witzig gesagt hat.

Es verliert übrigens die Bestimmung des Zeitpunktes der Einschleppung bezüglich der Entstehung einer Epidemie erheblich an Bedeutung gegenüber der epidemiologischen Beobachtung, dass der in einen Ort eingeschleppte Cholerakeim oft ein längeres Stadium der Latenz hat, bis sich alle Bedingungen zu seiner Entwicklung und Weiterverbreitung einstellen.

Aus einem solchen Stadium der Latenz der Cholerakeime dürften sich auch jedenfalls zum Teil einzelne der Nachepidemien erklären, welche zumal in früheren Jahren den Hauptepidemien zu folgen pflegten, und für welche stets eine Neueinschleppung anzunehmen man wohl auf keiner Seite geneigt sein dürfte.

Die Ausbreitung, welche die Seuche in den verschiedenen Epidemien und Nachepidemien in Hamburg gewonnen hat, ist eine ganz ausserordentlich verschiedene gewesen. Es ergibt sich daraus, dass die Bedingungen, welche die epidemische Ausbreitung bestimmen, sehr wechselnde sind.

Dagegen tritt die Seuche in Hamburg, wie überall ausserhalb ihrer endemischen Heimat, offenbar stets mit einer gewissen zeitlichen Regelmässigkeit auf, wie sich aus der nachfolgenden Zusammenstellung der monatlichen Erkrankungsfälle in den einzelnen Cholera-Jahren Hamburgs ergibt.

Diese jahreszeitliche Regelmässigkeit ist sehr bemerkenswerter Weise ganz genau dieselbe, wie sie v. Pettenkofer für die Cholerabewegung in der preussischen Monarchie für die Jahre 1848—1859 festgestellt hat (s. S. 8.). Um einen Vergleich zwischen dem zeitlichen Auftreten in Preussen 1848—1859 und Hamburg 1831—1873 zu ermöglichen, haben wir zunächst aus der v. Pettenkofer'schen Zusammenstellung die Zahl der monatlichen Erkrankungsfälle bestimmt. Die Zahl der monatlichen Todesfälle lässt sich leider nicht für alle Hamburger Epidemien feststellen; auch ist es leider nicht möglich, für alle Hamburger Epidemien die vierzehntägigen Erkrankungs- und Sterbeziffern festzustellen, wie v. Pettenkofer es in seiner Zusammenstellung für Preussen gethan hat.

Für Preussen wie für Hamburg ergibt sich, wie die Tabelle auf Seite 22 zeigt, ganz genau derselbe jahreszeitliche Einfluss auf die Cholerabewegung. Wenn man nämlich die in Preussen resp. Hamburg im April vorgekommenen Erkrankungsfälle an Cholera als 1 nimmt, so steigt ihre Zahl mit einer schrecklichen Regelmässigkeit bis zum September auf das 568-

Die monatlichen Erkrankungsfälle in den einzelnen Cholerajahren Hamburgs.

Die Monate Januar, Februar und März beziehen sich auf "des folgenden Jahres".

Monat	1831	1832	1833	1834	1835	1837	1848	1849	1850	1853	1854	1855	1856	1857	1858	1859	1866	1867	1871	1873	1892	1893
April	—	18	—	—	—	—	—	—	—	—	—	—	—	—	—	—	—	—	—	—	—	—
Mai	—	221	—	(2 †)	—	—	—	3	1	—	—	—	—	—	—	—	—	—	—	—	—	1
Juni	—	**1480**	—	(2 †)	—	—	—	57	1	—	3	4	1	4	—	27	2	—	—	10	—	2
Juli	—	887	(2 † ?)	(4 †)	—	—	—	120	139	23	7	**168**	4	7	—	1018	273	—	—	116	—	—
August	—	368	(11 †)	(18 †)	(5 †)	—	—	259	**486**	238	48	141	10	202	—	**1294**	787	—	(12†)	**1189**	7427	4
September	—	209	(14 †)	(113 †)	(3 †)	**127**	1761	**658**	119	**279**	**257**	31	46	**331**	—	245	**1130**	(15†)	(123 †)	355	**9341**	160
Oktober	**520**	140	(15 †)	(16 †)	—	109	**1776**	76	34	17	145	9	**57**	177	—	2	62	—	(5 †)	55	181	37
November	360	25	(6 †)	—	—	3	122	13	7	1	18	—	3	44	—	—	—	—	(1 †)	4	7	1
December	33	1	—	—	—	—	28	2	5	—	—	—	—	—	—	—	—	—	—	—	42	—
Januar (des folgenden Jahres)	24	—	—	—	—	—	4	1	2	—	—	—	—	—	—	—	—	—	—	—	20	—
Februar (des folgenden Jahres)	1	—	—	—	—	—	—	—	—	—	—	—	—	—	—	—	—	—	—	—	2	—
März (des folgenden Jahres)	—	—	—	—	—	—	—	—	—	—	—	—	—	—	—	—	—	—	—	—	1	—
Summe der Erkrankungen	938	3349	?	?	?	239	3691	1195 (+ 2 ohne zeitl. Angabe)	794	558	478	353	121	765	7	2586	2254	?	?	1729	17021	205
Summe der Todesfälle	498	1652	48 oder 46	155	8	142	1765	593	440	801	311	204	78	491	?	1285	1158	15	141 †	1005	8622	61

— 22 —

fache in Preussen, resp. das 322fache in Hamburg, und nimmt
dann wieder mit der gleichen Regelmässigkeit von Monat zu
Monat ab, bis sie im März wieder bei 1,9 in Preussen, resp. bei
0 in Hamburg anlangt.

Eine Winter-Epidemie ist also in Hamburg bisher nicht beobachtet, eine Frühlings-Epidemie nur einmal im Jahre 1832, eine
Herbst-Epidemie zweimal (1831 und 1848); die Mehrzahl der
Hamburger Epidemien zeigt einen allmählichen Anfang im Juni,
eine grössere Zunahme im Juli, eine epidemische Ausbreitung
im August und September, ein allmähliches Abklingen im Oktober
und November und ein Erlöschen mit einzelnen Fällen im Dezember
und Januar. Auf Grund der bisherigen Erfahrungen kann man
also nur sagen, dass Hamburg mehr zu Sommer-Epidemien disponiert erscheint, ohne etwa gegen Frühjahrs- und Herbst-Epidemien absolut geschützt zu sein.

Nachweis

des jahreszeitlichen Einflusses auf die Cholerabewegung in
Preussen (1848—59) und Hamburg (1831—73).

Vergleich der Summen der monatlichen Erkrankungsfälle. *)

	Zahl der monatlichen Er-krankungsfälle.		Verhältnis d. Erkrankt. (Die Erkrankungszahl im April = 1 gesetzt).	
	Preussen (1848—59)	Hamburg (1831—73)	Preussen	Hamburg
April	181	18	1	1
Mai	842	227	4,4	12,6
Juni	8713	1591	45,9	88,4
Juli .	16972	2766	93,8	153,7
August	63628	5068	351,5	282,6
September	102810	5801	568,1	322.3
October	65777	3215	363,4	178,6
November	32836	607	181,4	33.7
Dezember	13765	69	76,0	3,8
Januar	4576	31	25,3	1,7
Februar	1596	1	8,8	0,1
März	340	0	1,9	0

Beiläufig möge noch erwähnt werden, dass die Monate der
geringsten Cholera-Frequenz Hamburgs, Februar bis Mai, zugleich
auch die Monate der geringsten Sterblichkeit an Durchfall und
Brechdurchfall sind, und dass die Monate Juli bis Oktober neben
der grössten Cholera-Frequenz auch die grösste Mortalität an den
genannten Affektionen aufweisen. Es scheint also eine gewisse Ver-
wandtschaft der Bedingungen zu bestehen, welche die Ausbreitung
der in Vergleich stehenden Krankheitserscheinungen bestimmen.

Der Verlauf der Hamburger Epidemien zieht sich am meisten
in die Länge, wenn ihr Beginn in den Frühling fällt, und ist

*) Die Summen der monatlichen Erkrankungsfälle für Hamburg sind
aus der vorigen Tabelle berechnet (s. S. 21.)

am kürzesten, wenn sie im Herbst ihren Anfang nehmen. Ebenso vollzieht sich der Anstieg der Erkrankungszahl zur Akme im Frühling und Vorsommer erheblich langsamer als im Spätsommer und Herbst, wo er sehr viel steiler ist.

Die Cholera-Epidemien Hamburgs bis Ende der 50er Jahre eröffneten, wie eben erwähnt, stets eine grössere Reihe von aufeinanderfolgenden Jahren, in welchen Hamburg alljährlich, allerdings in sehr verschiedenem Grade, von der Cholera heimgesucht wurde.

Seit dem Ende der 50er Jahre sind diese Nachepidemien weniger häufiger eingetreten: Die grosse Epidemie des Jahres 1859 blieb ganz ohne Nachläufer in den folgenden Jahren; der schweren Epidemie des Jahres 1866 folgten 1867 nur 15 Cholera-Todesfälle; nach der kleineren Epidemie von 1871 blieb das Jahr 1872 ohne Cholerafälle und nach der grösseren von 1873 waren die folgenden Jahre vollständig frei.

Es erhebt sich hier die interessante Frage, ob diese Aenderung in der Häufigkeit der Nachepidemien ihre Ursache hat in denselben klimatischen Bedingungen, welche in ganz derselben Weise den zeitlichen Verlauf der Pandemien begrenzten, oder ob die Erklärung in sonstigen Verhältnissen mehr örtlich-zeitlicher Natur zu suchen ist.

Die Thatsache, dass Hamburg in dem 42jährigen Zeitraume von 1831—1873 in 20 verschiedenen Jahren von der Cholera heimgesucht worden ist, weist darauf hin, dass in Hamburg in hervorragendem Masse die örtlichen Bedingungen vorhanden sein müssen, welche die klimatischen Faktoren, die den Gang der Epidemien bestimmen, zu der entsprechenden örtlichen Einwirkung gelangen lassen, aus welcher nach den Feststellungen der epidemiologischen Choleraforschung ein epidemisches Erkranken an Cholera resultiert. Als solche Charakteristica einer Cholera-Lokalität werden bekanntlich tiefe Lage und Nähe des Wassers bezeichnet, aus welchen beiden Momenten offenbar besondere Bodenverhältnisse resultieren, welche durch eine erhebliche Durchfeuchtung des Bodens charakterisiert sind. Dass Hamburg in dem eben bezeichneten Sinne der historisch ja schon feststehende Charakter einer Cholera-Lokalität zu vindicieren ist, kann durch keine auch noch so eingehende Beschreibung der örtlichen Verhältnisse zu so klarer Anschauung gebracht werden, wie durch ein aufmerksames Studium der dem Gaffky'schen Berichte über die Epidemie des Jahres 1892 beigegebenen Höhenkarte (Tafel IV). In Uebereinstimmung mit dieser Auffassung hat das Auftreten der Cholera in Hamburg sich stets von örtlichen Bedingungen abhängig gezeigt.

Die anfängliche Ausbreitung der Seuche erfolgte stets in den am Hafen liegenden Stadtteilen, auf den Elbinseln und in den von Kanälen durchzogenen, tiefliegenden Marschdistrikten an der Elbe und Bille. Diese Oertlichkeiten waren zugleich in allen Epidemien am schwersten heimgesucht.

Die ersten Erkrankungen in der Stadt selbst betrafen in einer Reihe von Cholerajahren Personen, welche in der Hafengegend wohnten oder am Hafen beschäftigt waren; in anderen Epidemien sind gerade bei den ersten Fällen Beziehungen zur Hafengegend nicht nachweisbar, so z. B. 1832, 1848 und 1849. Gleichzeitig mit den ersten Erkrankungen in der Hafengend traten ferner gewöhnlich Erkrankungen an verschiedenen Punkten der Stadt auf, ohne dass sich irgend welche Beziehungen zu den Ersterkrankten oder zur Hafengegend nachweisen liessen, und sobald die Erkrankungszahl in kürzerer oder längerer Zeit eine gewisse Höhe erreicht hatte, z e i g t e s i c h d a n n d a s g a n z e s t ä d t i s c h e G e b i e t b i s a n s e i n e G r e n z e n h e r a n v o n d e r S e u c h e e r g r i f f e n, sehr bemerkenswerter Weise schon in den Jahren vor 1853, wo eine zentrale Wasserversorgung der ganzen Stadt mit unfiltriertem Elbwasser noch nicht zur Erklärung herangezogen werden kann.

M i t d e n G r e n z e n d e s s t ä d t i s c h e n G e b i e t e s. z. B. m i t d e r A l t o n a e r G r e n z e, e r f u h r d i e C h o l e r a u r s a c h e s c h o n i n d e n J a h r e n 1 8 3 1 u n d 1 8 3 2 e i n e a u f f a l l e n d e A e n d e r u n g b e z w. H e r a b m i n d e r u n g, ohne dass man diese Thatsache damals etwa aus einer zentralen Versorgung Altonas mit filtriertem Elbwasser hätte erklären können. (s. Tafel III.)

Bei der Feststellung der ersten Erkrankungsfälle war die Aufmerksamkeit naturgemäss stets auf die Möglichkeit einer Einschleppung gerichtet, welche bei dem Weltverkehr der Stadt, zumal zur Zeit einer Cholera-Pandemie, ja immer als vorliegend erachtet werden musste. Die näheren Umstände einer etwa erfolgten Einschleppung aber haben sich sehr bemerkenswerter Weise für keine der früheren Epidemien feststellen lassen.

Bezüglich der Verbreitung über die e i n z e l n e n T e i l e d e r e i g e n t l i c h e n S t a d t ergibt sich, wie es auch R e i n c k e auf Tafel 7 seines Werkes sehr anschaulich dargestellt hat, dass die tiefgelegenen Stadtteile, die an der Elbe liegen und von ihren Armen vielfach bis zur Inselbildung durchschnitten werden, im Vergleich zu den höher gelegenen, der Elbe ferneren nördlichen Teilen stets durchweg schwerer betroffen waren. Diese Unterschiede zu Ungunsten der tiefer gelegenen südlichen Stadtteile an der Elbe waren in den Epidemien von 1831/32 und 1848 am grössten und wurden in den späteren Epidemien geringer, um sich in der Epidemie von 1873 nahezu zu verwischen (s. die dem R e i n c k e'schen Werke entnommene Tafel II).

Es stimmt diese allmähliche Abnahme der Unterschiede im Befallensein der höher und tiefer liegenden Distrikte überein mit einer gleichen Beobachtung, welche man in London gemacht hat.

Der englische Statistiker F a r r hat seiner Zeit eine Formel für die Cholerasterblichkeit von 1848/49 in London nach der Höhenlage der einzelnen Distrikte aufgestellt, nach welcher sich folgende Uebereinstimmung zwischen berechneter und beobachteter Mortalität ergab:

Erhebung über 0-Pegel Fuss	Cholerasterblichkeit pro 10,000	
	beobachtet	berechnet
0	177	174
10	102	99
30	65	35
50	34	34
70	27	27
90	22	22
100	17	20
350	7	6

Für die späteren Epidemien in London (1854/55 und 1866) stimmt die Farr'sche Formel immer weniger, nach v. Pettenkofer's Ansicht, weil die inzwischen erfolgten sanitären Verbesserungen an den ursprünglich vorhandenen örtlichen Zuständen da bald mehr, dort bald weniger geändert hatten. Diese Erklärung dürfte auch für Hamburg Geltung haben, wo durch den Neubau des abgebrannten Stadtteils, durch Besielung und zentrale Wasserversorgung mit günstiger gelegener Schöpfstelle für Verbesserung der sanitären Zustände und Assanierung des Bodens seit Mitte der 40er Jahre vieles geschehen war.

Mit dieser Erklärung würde für Hamburg sehr gut die Thatsache übereinstimmen, dass nämlich das Verhältnis der Erkrankungs- und Sterbefälle zur Bevölkerung von der ersten Epidemie der Jahre 1831/32 an bis zu der Epidemie von 1873 hin ein immer geringeres geworden ist. Es ergibt sich das mit ausserordentlicher Deutlichkeit aus der Betrachtung von Tafel 7 des Reincke'schen Werkes[1]), wenn man die Cholerafrequenz der einzelnen Stadtteile in den fünf grösseren Epidemien von 1832, 1848, 1859, 1866 und 1873 mit einander vergleicht.

Die beiden soeben festgestellten Thatsachen, nämlich die allmähliche Abnahme der Cholerafrequenz Hamburgs und das Geringerwerden der Unterschiede im Befallensein der höher und tiefer liegenden Distrikte, ergeben sich auch aus einer statistischen Bearbeitung der Epidemien von 1848, 1859 und 1866, welche von Physicus Gustav Buek jun. mit Berücksichtigung der Höhenlage der verschiedenen Strassen ausgearbeitet ist. Diese Statistik, welche einen sehr wertvollen Beitrag zur Geschichte der Cholera in Hamburg darstellt, ist dieser Arbeit angeschlossen.[2]) Physicus Buek stellt das Resultat derselben in folgender Tabelle zusammen, welche die allmähliche Abnahme der Cholerafrequenz und der Unterschiede im Befallensein der höher und tiefer liegenden Stadtteile deutlich erkennen lässt.

---

[1]) Wiedergegeben in Tafel II. [2]) s. Anhang Nr. I.

Resultat

einer vergleichenden Statistik der Cholerafrequenz der einzelnen Teile der eigentlichen Stadt in den Jahren 1848, 1859 und 1866, mit Berücksichtigung ihrer Höhenlage und ihrer Bodenverhältnisse (Geest oder Marsch).

Nach Physicus G. Buek jun.

Stadtteile gelegen auf	Höhe über Null	1848			1859			1866		
		Bewohner	Todesfälle	Mortalität ⁰/₀₀	Bewohner	Todesfälle	Mortalität ⁰/₀₀	Bewohner	Todesfälle	Mortalität ⁰/₀₀
A. Elbmarsch	13′-36′	42664	526	**12,33**	50639	379	**7,48**	60382	279	**4,62**
B. Alstermarsch	16′-23′	5461	33	**6,04**	6604	15	**2,27**	7033	6	**0,85**
C. Oestl. Geesthöhe . .	15′-58′	27186	138	**5,08**	32902	126	**3,83**	36105	124	**3,43**
D. Westl. Geesthöhe . . .	14′-77′	44347	357	**8,05**	50090	251	**5,01**	58318	192	**3,29**
Total	13′-77′	119658	1054	**8,81**	140235	771	**5,50**	161838	601	**3,71**

Die in Hamburg stets am ehesten und schwersten von der Seuche betroffenen Gegenden unterscheiden sich in örtlicher Beziehung von den anderen, mehr verschonten Stadtteilen durch tiefe Lage und Nähe des Wassers. Es resultieren aus diesen beiden Momenten offenbar besondere Bodenverhältnisse, welche durch eine erhebliche Durchfeuchtung des Bodens charakterisiert sind.

Die Feuchtigkeit des Bodens aber ist notorisch, wie schon Griesinger in seinem klassischen „Handbuch der Infektionskrankheiten" sagt, nach Erfahrungen an fast allen Orten, ein wichtiges örtliches Hilfsmoment der Cholera. „Man sieht dies an überschwemmt gewesenen Gegenden, an der Verbreitung der Cholera längs der Flüsse, an den Städten, die an besonders langsam fliessenden Stellen, an schlingenförmigen Biegungen der Flüsse und dergl. liegen, an manchen Orten an den starken Erkrankungszahlen unter den Bewohnern der Souterrains und Kellerwohnungen, an Häusern, die an feuchten Bergabhängen liegen, und „an den Strassen der Städte, welche einem Flusse am nächsten sind". Hier fügt Griesinger hinzu: „Zahllos sind von Indien an durch alle Epidemien die Erfahrungen dieser Art, sie sind zum Teil identisch mit den über Höhe und Tiefe beigebrachten. Ich will noch aus einer der ersten Epidemien ein Beispiel anführen. In Hamburg 1832 wurden im ganzen 2,26⁰/₀ der Einwohner befallen und 1,12⁰/₀ starben; in den dicht an der Elbe gelegenen Quartieren erkrankten 3,76⁰/₀ und starben 2,05⁰/₀; die Nähe des Wassers zeigte von allen bekannten Umständen den grössten Einfluss auf die Ausbreitung der Krankheit". — „Das Schädliche" fährt Griesinger fort, „ist wohl in allen diesen Fällen weit weniger die in der Nähe des Wassers grössere

Feuchtigkeit der Luft als vielmehr das Grundwasser, das Resultat der seitlichen Infiltration des Bodens, welches eine stete Feuchtigkeit des Fundamentes der Häuser, der Keller und unteren Stockwerke unterhält und die Fäulnis der organischen Materien im Boden mächtig befördert". Als Griesinger im Jahre 1856 dies schrieb, war v. Pettenkofer eben mit seinem inzwischen zur feststehenden epidemiologischen Thatsache gewordenen Versuche hervorgetreten, aus dem wechselnden Stande des Grundwassers die zeitlich wechselnden Dispositionen eines und desselben Ortes zur Cholera zu erklären. Nach v. Pettenkofer tritt die Seuche nur da epidemisch auf, wo das Grundwasser bedeutende Schwankungen in seinem Höhenstande zeigt; indem es zeitweise beträchtlich steigt und die mit organischen Resten imprägnierten Bodenschichten unter Wasser setzt, befördert es bei seinem Wiedersinken die rasche Verwesung derselben und leistet so dem Auftreten epidemischer Krankheiten Vorschub. Aus diesen Umständen dürften sich auch bezüglich der Cholera zum grossen Teil sowohl die Nachteile der niederen Lage als die besondere Empfänglichkeit eines Ortes zu einer gewissen Zeit erklären. Das Grundwasser aber, dessen wechselnder Stand eine Resultierende aus der Wechselwirkung so vieler meteorologischer Faktoren ist, wie Niederschlag, Verdunstung resp. Sättigungsdefizit, Temperatur, Luftbewegung, Bodenbeschaffenheit und vielleicht noch anderer, ist nicht bloss der Ausdruck, der Index für die im Boden sich abspielenden Feuchtigkeitsvorgänge, sondern seine Bedeutung als derjenige klimatische Faktor, in welchem so viele den Boden wie die Atmosphäre beeinflussende Faktoren sich in viel ausgeglichenerem, weil durch Widerstände des Bodens behindertem, resp. verzögertem Rythmus ausprägen, geht viel weiter. Das Grundwasser ist nicht nur der Ausdruck der Feuchtigkeit des Bodens, es ist der Ausdruck wichtiger klimatischer Veränderungen auf dem Erdball überhaupt. (Soyka.)

Es würde also für unsere Betrachtung ein ausserordentliches Interesse gehabt haben, nicht nur für das Befallensein der einzelnen Stadtteile in den einzelnen Cholerajahren, sondern überhaupt für die bald mehr, bald weniger grosse Ausbreitung, zu welcher die Seuche in den einzelnen Jahren in Hamburg gelangt ist, wenn regelmässige, an einer Anzahl geeignet gelegener Punkte gewonnene Beobachtungen über den Grundwasserstand aus früheren Jahren vorlägen. Das ist aber leider nicht der Fall.

Indessen hat Prof. Voller (a. a. O. S. 10 ff.) doch aus den vorhandenen Beobachtungen folgende bemerkenswerte Schlussfolgerungen ziehen können. — Was zunächst das Verhalten des Grundwassers auf dem Geestgebiete in der 13 jährigen Periode von 1880—1892 betrifft, so stellt Voller fest:

„1. Der Grundwasserspiegel weist in dem mässig hoch

(12,00 m über Null) gelegenen Geestgebiet in Eimsbüttel im Laufe eines Jahres starke, den Jahreszeiten sich anschliessende Schwankungen auf, welche bis fast 5,5 m betragen können; der höchste Stand fällt in die Frühjahrsmonate, der tiefste in die Herbstmonate.

2. Der Tiefenstand des Grundwassers wird sowohl bei den hohen Frühlingsständen wie den tiefen Herbstständen wesentlich durch den allgemeinen Wettercharakter des Jahres bestimmt, der Art, dass der Grundwasserspiegel in trockenen Jahren in der nämlichen Jahreszeit um 5 m tiefer liegen kann als in nassen Jahren.

3. Die jährliche Schwankung des Tiefenstandes ist bei durchschnittlich hohem wie auch bei durchschnittlich tiefem Stande am geringsten, wird dagegen sehr bedeutend bei durchschnittlich mittlerem Stande.

Bezüglich des Verhaltens des Grundwassers auf dem Geestgebiet bei verschiedener Höhenlage des Geländes kommt Voller (S. 12) zu folgendem Resultat:

4. Aus den vorstehenden Darlegungen ergibt sich, dass die Bewegungen des Grundwassers im Boden des Geestgebietes nicht ganz einfachen Gesetzen zu folgen scheinen.

Unverkennbar aber ist es, dass in gewissen Fällen das Sinken und Steigen des Wasserspiegels in um so grösserer Amplitude erfolgt, je höher die betreffenden Beobachtungspunkte liegen und je weiter sie von dem Flussbecken entfernt sind. Aber andere noch nicht bekannte Ursachen können dieses Verhalten vollständig ändern.

5. Für das Marschgebiet, d. h. für die nur wenig über den Wasserspiegel der Alster, Bille und Elbe sich erhebenden Gebietsteile, liegen bisher nur an einem einzigen Brunnen Beobachtungen vor, die einigermassen vor dem Jahre 1892 zurückliegen; sie sind seit dem 1. März 1891 in einem Brunnen in Barmbeck (Oberaltenallee) angestellt, welcher 3,7 m über dem mittleren Alsterspiegel liegt und etwa 950 m von der Alster und 450 m von der in die Alster fliessenden Eilbeck entfernt ist.

6. Die Grundwasserbewegung in diesem Brunnen, welcher 950 resp. 450 m von den benachbarten Flussläufen entfernt liegt, ist eine völlig verschiedene von derjenigen der übrigen Marschbrunnen, die näher an den Flussufern liegen. Die erstere erinnert vollständig an die Kurven des Brunnens in Eimsbüttel (s. ad 1.), also auf Geestgebiet (12 m über Null). Im Jahre 1891 stand das Grundwasser in Barmbeck am 29. April am höchsten, 110 cm unter Terrain, sank dann rasch bis zum 24. Juni auf 360 cm, erhob sich wieder bis zum 20. August auf 174 cm und erreichte das Herbstminimum am 17. November mit 448 cm, so dass die Jahresschwankung 338 cm betrug. Im Jahre 1892 zeigte

sich in Barmbeck — genau wie in Eimsbüttel — eine bedeutende Voreilung des Frühjahrsmaximums und dann ein stetes
Sinken bis Anfang Oktober, so dass das Sommermaximum aus-
fiel. Es stand der Wasserspiegel in Barmbeck am 13. Februar
bei 65 cm, am 5. Oktober bei 510 cm, am 15. November bis
516 cm; die Jahresschwankung betrug 415 cm.

7. Gegenüber diesen starken Veränderungen des Wasserstandes im Barmbecker Brunnen zeigen sämtliche in grösserer
Nähe der Flussufer gelegenen Brunnen nur ganz geringe Schwankungen des Grundwassers an. Während der letzten 7 Monate
des Jahres 1892 betrug der grösste beobachtete Standunterschied
im Brunnen:
Nr. IV rechts der Alster 32 cm, Nr. V links der Alster 25 cm,
Nr. VI am Bille-Bassin 38 cm, Nr. VII am Billbrack 34 cm,
Nr. VIII links der Elbe 60 cm, Nr. X rechts der Elbe 49 cm.

Das Verhalten der 6 Brunnen in den Flussthälern erinnert
ganz auffallend an dasjenige eines Brunnens oben auf dem Geest-
rande (am Zeughausmarkte) 24,57 m über Null, der in der Nähe
von dem am Hafenthor gelegenen Brunnen Nr. X liegt und
dessen Wasserspiegel mehr als 10 m höher steht als derjenige in
dem unten liegenden Brunnen.

8. Was den Stand des Grundwasserniveaus in den Flussthälern
im Vergleich zu dem Niveau der benachbarten Flüsse betrifft,
so hat Prof. Voller folgendes festgestellt:

Bei der Alster ist eine beträchtliche Uebereinstimmung des
Ganges der Wasserstände unverkennbar, woraus gefolgert werden
kann, dass die relativ geringen Aenderungen des Grundwasser-
spiegels in der Nähe dieses Flusses zum grossen Teil nur den
Niveauschwankungen desselben zu verdanken sind. Indessen
steht der Grundwasserspiegel keineswegs in gleicher Höhe mit
dem Alsterspiegel, sondern liegt tiefer. Das Alsterwasser steht
im Mittel etwa 50 cm höher als das benachbarte Grundwasser.

Bei der Bille ist die Lage des Grundwassers in beiden
Brunnen gegenüber dem Billstande eine ganz verschiedene. Der
Grundwasserspiegel in dem einen Brunnen (am Ankelmannsplatz)
liegt durchschnittlich etwa 1,5 m höher, derjenige in dem andern
Brunnen (Veddel) etwa 50 cm tiefer als der Spiegel des Bille-
wassers. Im übrigen weicht das Aussehen der Billewasserkurven
von dem der Grundwasserkurven stärker ab, als dies bei der
Alster der Fall ist, was mit dem schneller und stärker wechselnden Wasserstand der Bille zusammenhängt.

Bei der Elbe ist ganz besonders auffallend das Fehlen jedes
Einflusses von Ebbe und Flut auf den Grundwasserstand. Das
Fallen und Steigen des Elbwassers erfolgt offenbar viel zu schnell,
als dass sich dasselbe auf 50—80 m Entfernung durch den Erdboden hindurch noch geltend machen könnte. —

Erst im Jahre 1891 wurde die Anstellung regelmässiger Beobachtungen des Grundwasserstandes beschlossen und im Jahre 1892 zum ersten Male zur Ausführung gebracht. In dem Berichte über das erste Beobachtungsjahr 1892 nun kommt, wie schon hier erwähnt sein mag, Prof. Voller, der Direktor des physikalischen Staatslaboratoriums in Hamburg, zu dem bemerkenswerten Schluss: „Das Jahr 1892 war dadurch ausgezeichnet, dass die Veränderungen des Grundwasserstandes vielfach, selbst im Marschgebiete, — abgesehen von den in geringer Entfernung von den Flussbecken oder deren Abzweigungen gelegenen Oertlichkeiten — eine sehr beträchtliche Grösse erreichten. Dieses Verhalten des Grundwassers wurde wesentlich durch den allgemeinen meteorologischen Charakter des Jahres, insbesondere durch die Höhe der Luftfeuchtigkeit, die Niederschlagsmengen und die Lufttemperatur hervorgerufen."

Bei dem Fehlen regelmässiger Beobachtungen über den Grundswasserstand aus früherer Zeit müssen wir es für die früheren Epidemien Hamburg's bei der Feststellung der Thatsache des relativ stärkeren Befallenseins der in tiefer Lage und in Nähe des Wassers gelegenen Oertlichkeiten bewenden lassen, und was die klimatischen Verhältnisse betrifft, uns auf die Niederschlagsmengen und ihren Einfluss auf die Cholerafrequenz beschränken.

Während in den südlichen Teilen der eigentlichen Stadt, wie wir gesehen haben, wohl unter dem allmählich sich geltend machenden Einfluss einer systematischen Boden-Drainage und sonstiger sanitärer Vorzüge sich die Cholerafrequenz in den einzelnen Epidemien mit der Zeit herabminderte, blieb sie in den von Natur unter ähnlichen lokalen Bedingungen stehenden Marschlanden und auf den Elbinseln, wo solche sanitäre Vorzüge (Besielung, zentrale Wasserversorgung mit weiter von der Stadt entfernter Schöpfstelle) fehlten resp. erst spät und nur teilweise eintraten, andauernd hoch, so dass diese Oertlichkeiten noch im Jahre 1873 viermal so schwer betroffen waren als die eigentliche Stadt (s. Tafel II).

Im Laufe der 42 Jahre, welche zwischen 1831 und 1873 liegen, waren in der eigentlichen Stadt grosse Aenderungen der Bodenverhältnisse eingetreten, wie sie sich in Folge der fortschreitenden Assanierungsarbeiten (Besielung) allmählich einstellen mussten.

Bis zu Anfang der vierziger Jahre hatte Hamburg keine systematische Bodendrainage oder Sielanlage. Alle älteren Sielanlagen dienten nur zur Entwässerung der Oberfläche; eine Drainierung oder vollständige Trockenlegung des Baugrundes bis unter die Kellersohle konnte damit nicht erreicht werden. Erst nach dem grossen Brande von 1842 wurde bei dem Wiederaufbau des eingeäscherten Stadtteiles demselben ein planmässiges System von tiefliegenden Sielen (Abzugskanälen) gegeben, das 1848 fertiggestellt und eröffnet wurde. Im Jahre 1853 wurde mit dem weiteren Ausbau dieses Sielsystems begonnen, zunächst in der oberen Altstadt, in der Neustadt und in der Vorstadt St. Georg und später 1859 in der unteren Altstadt (Inseldistrikt) und in der Vorstadt St. Pauli, bis endlich das Sielsystem über die ganze Stadt und die Vorstädte ausgedehnt worden ist. Zur Entwässerung des Landgebietes wurde in den Jahren 1871—75 das Geest-Stammsiel erbaut und demselben bis Ende der siebziger Jahre nahezu die sämtlichen städtisch bebauten Vororte angeschlossen. Der Ausbau dieses Sielsystems bedeutet zweifellos eine fortschreitende Assanierung des Bodens, welche sich allerdings erst allmählich geltend machen konnte. Derselben entspricht jedenfalls zeitlich die allmähliche Abnahme der Cholerafrequenz in dem Gebiete der eigentlichen Stadt.

Am spätesten wurde die Besielung der tiefliegenden Marschdistrikte des Hammerbrooks und Billwärder-Ausschlags in Angriff genommen. In ihrer assanierenden Wirkung kommen diese Sielanlagen für die Epidemien bis zum Jahre 1873 jedenfalls noch nicht in Betracht.

Die übrigen Marschdistrikte entbehrten noch im Jahre 1873 grösstenteils, die Elbinseln aber vollständig einer zweckmässigen Anlage von Abzugskanälen, so dass die Schmutzwässer in die Gräben und Kanäle flossen, denen die Bevölkerung vielfach ihr Gebrauch- und Trinkwasser entnahm. Diese Oertlichkeiten waren, wie schon erwähnt, noch im Jahre 1873 viermal so schwer betroffen wie die eigentliche Stadt (s. Tafel II), deren südliche Teile von Natur unter ähnlichen lokalen Bedingungen standen, aber schon seit längerer Zeit sich einer systematischen Bodendrainage und sonstiger sanitärer Vorzüge erfreuten.

Wie wenig auf den Elbinseln, welche in der Geschichte der Entstehung und anfänglichen Ausbreitung der Choleraepidemien Hamburg's stets eine hervorragende Rolle gespielt haben, für die Assanierung des Bodens geschehen war, wird am besten illustriert durch nachstehende Beschreibung der Elbinsel Steinwärder von Dr. Kerling, welche wir dem Physikatsberichte Dr. Gernets pro 1868 entnehmen: „Die unmittelbare, allen Winden ausgesetzte Lage, 25 Fuss über Null, das Vorhandensein einer Menge von Kanälen geben dem Steinwärder einen bedeutenden Wasserreichtum, infolge dessen eine ungewöhnlich starke Wasserverdunstung stattfindet. Im Sommer ist hier die Wärme, im Winter die Kälte bedeutender als in der Stadt und in den Vorstädten. Nach einer anderen Richtung hin sind die hier befindlichen Guano- und Schwefelsäure-Fabriken nicht ganz ohne Nachteil, besonders für die nächste Umgebung, welche bei gewissen Windrichtungen sehr davon zu leiden hat; doch das alles kommt nicht in Betracht gegen die territoriale Unkultur, die hier noch herrscht und vermöge welcher wir noch hinter vielen Dorfbewohnern zurückstehen. Von Strassenbau, Sielbau, Wasserleitung ist hier keine Rede, Brunnen sind zur Unmöglichkeit geworden, und so kommt es häufig, dass wir, rings von Wasser umgeben, den grössten Mangel an trinkbarem Wasser leiden. Beim Ostwinde liegen die Kanäle, in welche das Wasser erst bei drei Fuss über Null tritt, ganz trocken, so dass man nur den Schlamm sieht, mit welchem sie reichlich versehen sind. Siele sind nicht vorhanden, ebensowenig Gassenkummerwagen; es existiert nur ein Polizei-Verbot, Unrat in die Kanäle zu werfen. Die berüchtigten Schwindgruben finden sich allerwegs bei vielen Wohnungen, bei manchen aber nicht, und müssen die Bewohner auf andere Weise sich der Abgänge zu entledigen suchen. Das Resultat davon ist, wie das denn trotz des Polizei-Verbotes auch nicht anders sein kann, dass die Abgänge dennoch in die Kanäle geworfen werden. Aus diesen Kanälen schöpft nun die grössere Zahl der Arbeiterfamilien ihr Trinkwasser und wird dasselbe meistens unfiltriert verbraucht, denn die hier im Jahre 1866 während der Cholera-Epidemie gebräuchlichen Kohlenfilter haben sich als unpraktisch gezeigt. Bei der grossen Unreinlichkeit des Wassers verschlammen sie leicht und können nur bei Anwendnng besonderer Reinlichkeit einigermassen genügen, welche man aber bei den eben erwähnten Leuten nicht voraussetzen darf."

Die Bedeutung der Wassernähe für die in allen Epidemien zuerst und am schwersten heimgesuchten Oertlichkeiten Hamburg's ist dann noch mit Rücksicht darauf zu erörtern, ob dem Wasser nicht selbst als Träger der Krankheitsursache eine epidemiologische Bedeutung zu vindizieren ist. Für diese ebenso schwierige wie praktisch wichtige Frage enthält die Geschichte des Verlaufes der früheren Cholera-Epidemien jedenfalls viele interessante Beiträge.

Während der ersten Cholera-Periode Hamburg's (1831—37) gab es noch keine centrale Wasserversorgung für die ganze Stadt und auch im Jahre 1848 war dieselbe noch nicht in Funktion. Eine Anzahl Strassen der niedriggelegenen Teile der Stadt, wo damals die wohlhabenden Kaufleute zu wohnen pflegten, wurden von hochgelegenen Quellen aus der Umgebung der Stadt durch die sog. „Feldbrunnenleitungen" mit Quellwasser versorgt. Diese Brunnenleitungen waren aus Privatmitteln angelegt und unterhalten und kamen hauptsächlich ihren wohlhabenden Interessenten zu Gute. In den Epidemien von 1831 und 1832 waren die von diesen Brunnenleitungen versorgten Strassen durchweg geringer befallen als der betreffende Stadtteil im Durchschnitt, und ganz erheblich geringer als die in dem betreffenden Stadtteile am schwersten heimgesuchten Strassen ohne solche Quellwasserversorgung. Es ist dabei allerdings zu bedenken, dass die an den Quellwasserleitungen Anteil habenden Strassen bezüglich der Verhältnisse ihrer wohlhabenden Einwohner und der Art und der Dichtigkeit des Bewohntseins sehr wahrscheinlich sehr viel günstigere Bedingungen darboten.

An der Wasserversorgung der niedrig gelegenen Stadtteile in der Mitte der Stadt beteiligten sich ferner seit dem 16. Jahrhundert „Wasserkünste", welche durch Wasserräder getrieben, aus der durch Dämme von der Elbe getrennten und gestauten Alster Wasser hoben. So versorgte die am jetzigen alten Jungfernstieg gelegene ältere Wasserkunst 160 Grundstücke, die neuere ebendaselbst belegene Kunst ca. 200 Grundstücke und die am jetzigen Graskeller belegene ca. 100 Grundstücke mit Alsterwasser. Der Alster aber flossen bei dem Fehlen jeder Sielanlage die Schmutzwässer der Nachbarschaft vielfach zu.

Eine Beeinflussung der Cholerafrequenz durch die Versorgung mit Alsterwasser in den Jahren 1831 und 1832 erscheint nicht nachweisbar. Es lässt sich nur sagen, dass die Stadtteile, in welchen einzelne Strassen mit Alsterwasser versorgt waren, 1831 mehr verschont und 1832 mehr befallen waren. Es ergibt sich das aus einem Vergleiche der nachstehend bezeichneten Tafeln des Reincke'schen Buches: Tafel 1, welche das Röhrennetz der Alsterwasserkünste darstellt; Tafel 6,*) welche die Cholerasterbeziffer der einzelnen Strassen im Jahre 1832 enthält, und Tafel 7,*) welche einen Vergleich der Cholerafrequenz der einzelnen Stadtteile in den Jahren 1831/32 gestattet.

Von der ganzen übrigen Stadt wurde nur der nördliche und mittlere Teil der Neustadt von der Bieber'schen Wasserkunst mit Elbwasser versorgt, welches der Elbe im Niederhafen entnommen wurde, wo die seewärts kommenden Schiffe lagen, wo also die etwaige Gefahr einer Einschleppung der Krankheitsursache besonders gross war. Diese Teile der Neustadt waren von allen übrigen Stadtteilen in den Jahren 1831/32 am glücklichsten, trotz der Versorgung mit Elbwasser und obwohl dort in dem Labyrinth der Gänge viele Arme zusammenwohnten.

Es ergibt sich das mit ausserordentlicher Anschaulichkeit aus einer vergleichenden Betrachtung der Tafeln 1 und 6 des Reincke'schen Werkes.*) Wir sehen hier das auffallende Verschontsein der hochgelegenen nördlichen und mittleren Teile der Neustadt, über welche sich das Netz der Bieber'schen Wasserkunst allein ausdehnte, im Gegensatze zu dem schweren Befallensein des tiefgelegenen, zum Teil der Marsch angehörigen südlichen Teiles der Neustadt, in welchen nur ein öffentlicher Brunnen der Bieber'schen Wasserkunst eingezeichnet ist. Auffallend tritt auch das schwere Befallensein der an Altona grenzenden Hamburger Vorstadt St. Pauli im Jahre 1832 hervor (s. Tafel 6)*), während sich dort damals nur ein öffentlicher Brunnen der Bieber'schen Wasserkunst befand (s. Reincke, Tafel 1.)

---

*) Die Tafel 6 des Reincke'schen Werkes ist in Tafel III wiedergegeben; Tafel 7 in Tafel II.

Für die zweite Cholera-Periode (1848—50) kommen folgende Aenderungen in der Wasserversorgung der Stadt in Betracht (s. Reincke, Tafel 2).

Das Rohrnetz der Bieber'schen Wasserkunst war in dem Masse ausgedehnt worden, dass es neben dem grösseren Teile der Neustadt auch die Vorstadt St. Pauli versorgte. Neben der Schöpfstelle dieser Wasserkunst lag von 1848—53 die Ausmündungstelle des 1848 eröffneten Sielsytsems des abgebrannten Stadtteiles. Bei der staatsseitigen Uebernahme der Wasserkunst im Jahre 1852 fanden sich Filtrationseinrichtungen vor, von welchen leider nicht festzustellen ist, seit wann sie funktionierten und in welchem Grade sie geeignet waren, den in den Jahren 1848—1852 jedenfalls besonders starken Verunreinigungen entgegen zu wirken. Das Wasser wurde vermittelst eines Pumpwerkes aus zwei Ablagerungsbassins entnommen, welche mit der Tide gefüllt wurden, jedoch war auch direkte Entnahme aus der Elbe möglich. Die Steigerohre führten in eine auf dem Plateau des ehemaligen Hornwerkes (wo jetzt Wiezels Hotel steht) in einem Gebäude aufgestellte Kumme von 141 cbm Inhalt. In einem turmartigen Gebäude auf der Anhöhe waren mehrere Filter vorhanden, auf welche eine 8pferdige Dampfmaschine das Wasser pumpte; von hier aus floss es unter entsprechendem Druck in das Rohrnetz. Die Filterkasten sollen nach mündlicher Ueberlieferung etwa 1,7 m hoch gewesen sein; das Filtermaterial soll, von oben gerechnet, aus Elbsand, Holzkohle und Kies bestanden haben; nähere Nachrichten fehlen.*)

In die Wasserversorgung der Altstadt teilten sich im Jahre 1848, wie Reincke es auf Tafel 2 seines Werkes sehr anschaulich dargestellt hat:

1. Die Smith'sche Wasserkunst, welche auf dem Grasbrook, einer der Stadt vorgelagerten Elbinsel, in der Nähe des jetzigen Pariser Bahnhofes gelegen, grössere Teile der Altstadt und der Vorstadt St. Georg mit unfiltriertem Elbwasser versorgte (s. Reincke, Tafel 2), dem seit Eröffnung der Siele (1848) bei jeder Flut, auch im Winter, Sielinhalt beigemischt war.

2. Die vereinigten drei Alsterwasserkünste, welche sämtlich durch den grossen Brand des Jahres 1842 zerstört waren, deren Röhrennetz aber durch eine am Reesendamm aufgestellte Maschine mit Alsterwasser gespeist wurde (Fölsch a. a. O. S. 8 und 9). Seit Oktober 1848 verteilten nach Reincke (a. a. O. S. 10) auch diese Alsterwasserkünste Elbwasser.

3. Die ihrer Vollendung entgegengehende Stadtwasserkunst lieferte im Oktober 1848 das erste Wasser zur Stadt durch die mittlerweile gelegte 20 zöllige Hauptleitung von Rothenburgsort her; indessen war erst am Ende des Jahres 1848 das Ganze so-

---

*) Die vorstehenden Mitteilungen verdanke ich Herrn Oberingenieur F. A. Meyer in Hamburg.

weit vollendet, dass die regelmässige Versorgung des von Röhren
durchzogenen Distriktes (in der Altstadt) mit abgeklärtem Elbwasser beschafft werden konnte. (Fölsch a. a. O. S. 10).

Die Quellwasserleitungen bestanden wie 1831/32.

Wenn man nun die Cholerafrequenz der Jahre 1832 und
1848 in Bezug auf diese mannigfachen Aenderungen in der
Wasserversorgung Hamburgs vergleicht, so ergibt sich Folgendes.
Zunächst finden wir eine auffallende Uebereinstimmung der
Cholera-Sterbeziffer, welche für die eigentliche Stadt und die
beiden Vorstädte St. Pauli und St. Georg 1832: 11.2⁰/₀₀; und
für 1848: 10,9—11,0⁰/₀₀ betrug.

Vergleichen wir ferner auf Tafel 7 des Reincke'schen Buches
die Cholerafrequenz derjenigen Stadtteile miteinander, welche im
Gegensatze zu 1832 jetzt mit Elbwasser versorgt waren, so
finden wir die Cholerafrequenz der Vorstadt St. Pauli im Jahre
1848 eher niedriger als 1832, obwohl St. Pauli inzwischen Elb-
wasserversorgnng bekommen hatte von der Bieber'schen Wasserkunst; ebenso ist die Cholerafrequenz des südlichen Teiles der
Neustadt 1848 niedriger als 1832, obwohl das Rohrnetz der
Bieber'schen Elbwasserleitung jetzt auf denselben ausgedehnt war.

Besonders auffallend ist das Verschontsein der einzelnen
Teile der Altstadt im Jahre 1848, und zwar auch derjenigen,
in welchen die günstigeren Verhältnisse des Neubaus nicht in Betracht kamen. Im Jahre 1832 waren ausser den an den Quellwasserleitungen Anteil habenden Strassen nur eine kleinere Anzahl von Strassen in der Altstadt mit Alsterwasser versorgt gewesen. Im Jahre 1848 wurden grössere Teile der Altstadt von
der Smith'schen Wasserkunst mit unfiltriertem Elbwasser versorgt: seit Oktober ferner wurde nach Reincke das Rohrnetz
der Alsterwasserkünste mit Elbwasser gespeist, indem die Stadtwasserkunst im Oktober ihr erstes Elb-Wasser zur Stadt, d. h.
zur Altstadt, lieferte. Trotz dieser reichlicheren Verteilung von
Elbwasser in allen Teilen der Altstadt war die Cholerafrequenz in
der Altstadt durchweg ganz erheblich geringer als 1832. (s. Tafel II.)

Auch die Unterschiede im Befallensein der Vorstadt St.
Georg sind zu gering, als dass bei dem stärkeren Befallensein
im Jahre 1848 (8,75⁰/₀₀) im Vergleiche zu 1832 (5,25⁰/₀₀) etwa
die inzwischen eingetretene Versorgung mit unfiltriertem Elbwasser
das die Cholerafrequenz bestimmende Moment gewesen sein könnte.

Bezüglich der Wasserversorgung Hamburgs vor 1849 ist
hier noch eine Bemerkung ʻvon allgemeiner Bedeutung einzu-
fügen.

Vor Eröffnung der centralen Wasserleitung entnahm die
Bevölkerung ihr Trinkwasser zahlreichen Pumpen und „Gesund-
heitsbrunnen". Aus den Wasserwagen, welche täglich Brunnen-
und Quellwasser durch die Strassen fuhren, wurden die in jeder
Küche obligatorischen Wassertonnen gefüllt. Wenn man die

alten Hamburger von der früher üblichen Trinkwasserversorgung sprechen hört, so gewinnt man den Eindruck, dass vor Eröffnung der centralen Wasserversorgung die hamburgische Bevölkerung viel mehr Gewicht auf ein gutes Trinkwasser gelegt hat. Nur die alten Leute in den ärmeren Bevölkerungskreisen geben ganz bestimmt an, dass die Anwohner der Elbe und Bille früher ihr Wasser diesen Flüssen und Nebenarmen direkt entnommen haben.

Im Jahre 1849 wurde die städtische Wasserkunst in Betrieb gesetzt. Neben derselben blieben zunächst die Privatwasserkünste noch in Funktion, bis dieselben in den Jahren 1851/53 staatsseitig übernommen und ihr Röhrennetz der zentralen Wasserkunst angeschlossen wurde. Es bedeutete diese zentrale Wasserversorgung jedenfalls insofern eine Verbesserung, als die Schöpfstelle der neuen Wasserkunst 2 Kilometer oberhalb der Stadt und 6 Kilometer oberhalb der Ausmündungen des immer mehr ausgebauten städtischen Sielsystems lag, während die Schöpfstelle der Bieber'schen Kunst neben der Sielausmündung sich befand und diejenige der Smith'schen Wasserkunst bei jeder Flut für die Sielabflüsse erreichbar war. Diese Uebelstände dauerten also in den Jahren 1849 und 1850 für die von den Privatwasserkünsten versorgten Teile der Stadt noch fort, ohne dass es möglich wäre, etwa ein auffallend stärkeres Befallensein dieser Stadtteile zu konstatieren.

Für die späteren Epidemien seit 1853 kommt dann nur die zentrale Wasserversorgung von seiten der Stadtwasserkunst in Betracht und die mit dem Ausbau des Sielsystems (seit 1853) immer fortschreitende Verunreinigung des Elbwassers. In dem Zeitraume von 1853—1873 herrschte die Cholera in 11 verschiedenen Jahren in der Stadt; sie kam aber nur 4 mal zu grösserer epidemischer Ausbreitung, ohne dass sie sich wieder zu der Höhe der Jahre 1832 und 1848 entwickelt hätte. Auch an dem bisherigen Typus ihres Auftretens, ihrer ersten Entstehung und anfänglichen Ausbreitung in der Hafengegend, der allmählichen Zunahme der Erkrankungsfälle bis zur Akme und dem in ähnlicher Weise sich vollziehenden Abfall war seit der zentralen Wasserversorgung keine Aenderung zu konstatieren; in der Intensität schien sich sogar, wenn man, wie oben geschehen ist, die Prozentsätze der grösseren Epidemien von 1859, 1866 und 1873 vergleicht, eine allmähliche Abnahme bemerkbar zu machen. Der Verlauf der Cholera-Epidemien Hamburgs in den ersten 20 Jahren der zentralen Wasserversorgung bietet also keine Anhaltspunkte für die Annahme, dass in irgend einer Epidemie etwa eine Ausstreuung der Krankheitsursache von der Centralstelle der Stadtwasserkunst aus über das ganze Gebiet der Stadt erfolgt sei.

Es ist das   so bemerkenswerter, als in den grösseren

Epidemien der Jahre 1866 und 1873 gerade die Nachbarschaft der Schöpfstelle besonders stark befallen war; 1866 kam hier der 13. Teil aller Erkrankungen vor. Allerdings ist hervorzu-heben, dass die Sielabflüsse dieser Gegend an einer von der Schöpfstelle der Stadtwasserkunst entfernteren Stelle, nämlich am Venloer Bahnhof, in die Elbe übergepumpt wurden, so dass eine direkte Verunreinigung der Schöpfstelle durch die Schmutzwässer aus ihrer näheren Umgebung nicht stattfinden konnte.

Wenn nun auch der Gang der Cholera-Epidemien Hamburgs im allgemeinen bis zum Jahre 1873 sich nicht durch die zentrale Wasserversorgung mit unfiltriertem Elbwasser trotz fortschreitender Verunreinigung desselben durch die Siele beeinflusst zeigt, so ist dabei doch zu bedenken, dass die Schöpfstelle damals 2 Kilo-meter oberhalb der Stadt und 6 Kilometer oberhalb der Ausmündung des Sielsystems lag, so dass die Schmutzwässer in einer so erheblichen Verdünnung an die Schöpfstelle ge-langten, dass, wie R e i n c k e bezüglich des Typhus ange-nommen hat, z. B. „die Stühle aller Typhuskranken der Stadt zusammengenommen ungleich weniger gefährlich waren als ein Typhusstuhlgang, der oberhalb der Schöpfstelle, etwa von einem Elbkahn aus, in den Fluss gelangte". Der Verdacht gegen den Einfluss des Wassers auf die Ausbreitung der Cholera ist also dahin präziser auszusprechen, o b d a s W a s s e r d u r c h e i n e s p e z i f i s c h e V e r u n r e i n i g u n g a n e i n z e l n e n S t e l l e n T r ä g e r d e r K r a n k h e i t s u r s a c h e werden und somit der A u s b r e i t u n g d e r S e u c h e V o r s c h u b leisten kann.

Es ist in dieser Beziehung darauf hinzuweisen, dass in den in allen Epidemien am schwersten heimgesuchten Teilen der Hafengegend, in den vielfach von Wasserarmen durchzogenen Marschdistrikten und auf den Elbinseln die Bevölkerung nach den amtlichen Berichten noch im Jahre 1873 vielfach auf das Wasser der Kanäle angewiesen war, welche die Abwässer der Fabriken und die Schmutzwässer der Häuser und Aborte auf-nahmen und zugleich Trink- und Gebrauchwasser lieferten. Ferner ist bezüglich der stets zahlreichen Erkrankungsfälle unter den Besatzungen der Schiffe und unter den Hafenarbeitern zu bemerken, dass die Verunreinigung des Elbwassers im Hafen mit dem Ausbau des Sielsystems eine stets zunehmende war. Ande-rerseits ist aber auch in Betracht zu ziehen, dass das Befallen-sein derselben Gegenden und derselben Bevölkerungskategorien ein ebenso vorwiegendes war in den Epidemien vor 1848, wo eine derartige Verunreinigung des Elbwassers durch Sielab-flüsse noch nicht statthatte und nur die Verunreinigungen durch den Schiffsverkehr und die Zuflüsse der Kanäle und Fleete in Betracht kamen.

Jedenfalls lag schon den sanitätspolizeilichen Massnahmen für die Elbinseln im Jahre 1873 die Idee zu Grunde, dass in

den Nebenarmen der Elbe und in den Kanälen das Wasser
der Ausbreitung der Seuche Vorschub leisten könne, weil es dort
der Strömung entbehrt und dabei notorisch durch die Abwässer der
Nachbarschaft und der Schiffe verunreinigt wird, gleichzeitig aber
der Bevölkerung und den Mannschaften der kleineren Fahrzeuge
(Oberländer Kähne) das Trink- und Gebrauchswasser liefert.

Für eine solche Annahme scheint besonders die anfängliche
Ausbreitung der Seuche in den Jahren 1871 und 1873 zu sprechen. In beiden Jahren gelangte die Krankheit zu grösserer
Verbreitung zunächst unter der 1700 Köpfe starken Arbeiterabteilung, welche mit dem Bau des Venloer Bahnhofs am Oberhafen beschäftigt war; ebenso waren die Arbeiter in den Baggerschuten im Oberhafen und die Insassen der dort liegenden Oberländer Kähne besonders befallen. In den Oberhafen aber wurden
damals vermittelst der Sielpumpe bei Brandshof die Sielabflüsse
des Hammerbrooks übergepumpt. Nach unseren obigen Ausführungen über den notorischen Einfluss tiefer Lage und Wassernähe muss es jedoch dahingestellt bleiben, ob das Wasser als
Trinkwasser oder ob andere in den Bodenverhältnissen zu suchende
und vielleicht gerade bei solchen Erdarbeiten am Wasser wirksam
werdende Faktoren für das stärkere Auftreten der Seuche unter
dieser Arbeiterschar in Anspruch zu nehmen sind. Ähnlich sind
folgende Zahlen zu beurteilen. Reincke hat in seinem Werke
„Die Cholera in Hamburg und ihre Beziehungen zum Wasser" sich bemüht, in den einzelnen Epidemien, soweit es
möglich war, die Zahl derjenigen Fälle festzustellen, welche
auf den Wasserverkehr zurückzuführen wären, indem die
Erkrankten auf oder an dem Wasser beschäftigt waren. Es
waren 1831 und 1832 „mehr als $^1/_7$ der Gesamtzahl"; 1848
„mindestens $^1/_{10}$ aller Fälle"; 1873 „etwa $^1/_7$ aller erkrankten
Männer".

Es möge hier beiläufig erwähnt werden, dass die Verwaltung der Stadtwasserkunst sich im Jahre 1871 zur Beruhigung
der öffentlichen Meinung veranlasst fühlte, eine Untersuchung des
an der Schöpfstelle entnommenen Wassers vornehmen zu lassen.
Dieselbe wurde von Dr. Haussmann in Berlin und dem Chemiker
Dr. Ulex in Hamburg ausgeführt und hatte folgendes Resultat:

Dr. Haussmann fasste sein Urteil dahin zusammen:

„Nach dem Erfolge der Untersuchungen muss das frische
Wasser als mikroskopisch von ausgezeichneter Reinheit betrachtet
werden, da es ausser spärlichen und für den menschlichen Körper
in keiner Weise nachteiligen Algen, eine verschwindende Zahl
von Infusorien und gar keine Vibrionen und Bakterien, die schädlichsten und gefährlichsten mikroskopischen Beimengungen, enthält. Die Untersuchung des Wassers nach längerem Stehen lehrt
aber ferner, dass es in einem gut verschlossenen Gefässe erst
4 Tage nach seiner Entnahme reichlicher Schizomyceten enthält."

Und Dr. Ulex gab sein Urteil dahin ab „Der chemischen Untersuchung zufolge ist das abgeklärte Elbwasser ungemein rein, und enthält weniger Salze in Lösung als die meisten Ströme Europas.

Dass Phosphorsäure, Salpeter und salpetrige Säure und Ammoniak, wesentliche Bestandteile faulender Auswurfstoffe, nicht nachgewiesen werden konnten, beweist die unendliche Verdünnung verunreinigender Zuflüsse durch die mächtige Wassermasse unserer Elbe.

Nach 14 Tagen war das in offenen und verschlossenen Gefässen aufbewahrte Probewasser noch geruch- und geschmacklos.

Wenn man also nach dem Jahre 1873 etwa die Cholerafrequenz Hamburgs im Zusammenhange der Entwicklung der Wasserversorgung der Stadt betrachtete, so musste man zu dem Schlusse kommen, dass die Cholerafrequenz und der Gang der Epidemien wesentlich durch andere Momente örtlich-zeitlicher Natur bestimmt würden, und dass bei der damaligen (1873) Entfernung der Schöpfstelle von der Stadt, von der Ausmündungsstelle des Sielsystems und dem Schiffsverkehr des Hafens dem Wasser nicht jene Bedeutung für die epidemische Ausbreitung der Seuche zu vindizieren wäre, welche man ihm schon damals in den Kanälen der Marschdistrikte und auf den Elbinseln für die dortige Ausbreitung zuzuschreiben geneigt war.

Die Betrachtung des Verlaufes der früheren Cholera-Epidemien Hamburgs weist uns hier wie an vielen anderen Stellen wieder bezüglich der epidemischen Ausbreitung der Seuche auf den entscheidenden Einfluss klimatischer Faktoren hin. Unter denselben wird, wie schon in der Einleitung hervorgehoben wurde, von den Epidemiologen den Regenmengen und ihrer zeitlichen Verteilung ein hervorragender Einfluss auf die Cholerafrequenz zugeschrieben.

Wir haben also zu untersuchen, welche Bedeutung die Regenmengen vermittelst ihres Einflusses auf die Bodenfeuchtigkeit für den Gang der Hamburger Epidemien gehabt haben mögen. Es fehlen uns zu solchem Nachweise leider, wie erwähnt, vor allem regelmässige Beobachtungen über das Grundwasser, aus dessen wechselndem Stande wir die Wirkung nicht allein der Niederschläge, sondern auch der übrigen meteorologischen Faktoren auf die Bodenfeuchtigkeit ersehen würden. Es fehlen uns ferner genaue Angaben über die Temperatur und die Feuchtigkeit resp. das Sättigungsdefizit der Luft. In dieser Beziehung ist nur im allgemeinen zu konstatieren, dass die Feuchtigkeit der Luft in Hamburg eine sehr bedeutende ist, und dass in keinem anderen Verhältnisse eine grössere Konstanz herrscht. Die Witterung ist unbeständig; die Zahl der Regentage verhältnismässig gross. Sehr charakteristisch ist für Hamburg die überaus grosse Häufigkeit der Nebel und die Seltenheit und Eigentümlichkeit der Gewitter.

Bezüglich der Niederschläge hat Reincke (a. a. O. S. 65) eine Tabelle zusammengestellt, welche die monatlichen Niederschläge in Millimetern für die Jahre 1841—89 enthält (s. S. 41). Die Zahlen für die Jahre 1841—54 beziehen sich auf Hamburg und sind von den Herren Wm Campbell & Co. in Hamburg festgestellt; die Zahlen für 1857—67 beziehen sich auf Altona und sind von Dr. Scharenberg berechnet; die Zahlen für 1868—75 betreffen Hamburg und haben sich aus den Beobachtungen der Seewarte ergeben; für 1876—77 sind die Zahlen aus den „Meteorologischen Beobachtungen Deutschland, angestellt an 17 Stationen zweiter Ordnung" entnommen; für die spätere Zeit aus den monatlichen Witterungs-Uebersichten der deutschen Seewarte.

Bei den Untersuchungen über den Einfluss der Regenverhältnisse auf die Cholerafrequenz ist bekanntlich nach v. Pettenkofer zu berücksichtigen, dass es für die Bodenfeuchtigkeit nicht so sehr auf die jährliche Regenmenge als auf die Verteilung des Regens auf die einzelnen Monate ankommt. Niederschläge im Winter und Vorfrühling sind für die Bodenfeuchtigkeit viel wirksamer als Niederschläge im Hochsommer; 100 mm im März und April machen viel mehr aus als 150 und 200 mm im Juni und Juli. Die jährliche Menge kann ferner in einem durch viele Monate trockenen Jahre erhöht werden durch einzelne regenreiche Monate.

Für das Entstehen von Cholera-Epidemien kommt in Betracht, dass zu grosse Nässe und zu grosse Trockenheit in gleicher Weise eine Immunität gegen Cholera erzeugen kann und dass, wie je nach Verteilung und Menge des Regens die Feuchtigkeitsverhältnisse des Bodens verschiedene sind, sich so auch die zeitlichen und örtlichen Unterschiede im Rythmus der Cholera erklären dürften (Epidemien in verschiedenen Jahreszeiten). Nach Zeiten grösserer Trockenheit können die Regen die Cholera zunächst steigern, drücken sie dann aber, wenn sie bis zu einem gewissen Grade fortdauern, sicher herab. Plötzliche Exacerbationen der Cholera nach Regengüssen kommen nur da vor, wo sich der Cholerakeim bereits im Orte befindet und sich darin schon bis zu einer gewissen Grösse entwickelt hat.

Wenn wir nun die einzelnen Cholerajahre Hamburgs seit 1848 (für die früheren Jahre fehlen leider die Niederschlagsmengen) von diesen Pettenkofer'schen Gesichtspunkten aus zu betrachten uns anschicken, so muss dabei im Voraus bemerkt werden, dass man nicht etwa in jedem Jahre denselben Einfluss der Regenmengen auf die Cholerafrequenz nachweisen zu können erwarten darf, weil die Regenmengen ja nur vermittelst ihres Einflusses auf die Bodenfeuchtigkeit auf die Cholerafrequenz einzuwirken vermögen; die Bodenfeuchtigkeit aber, wie schon oben ausgeführt worden ist, noch von mancherlei anderen meteorologischen Faktoren beeinflusst wird, z. B. Verdunstung resp.

Niederschläge in Millimetern in Hamburg.

(Entnommen aus Reincke's „der Typhus in Hamburg": Seite 65, Anlage V.)

	Januar	Februar	März	April	Mai	Juni	Juli	August	September	Oktober	November	Dezember	Jahr
1841	47,7	9,1	28,9	25,9	28,4	86,4	130	82,8	68	125,5	66,5	63,8	763,3
1842	11,5	11,5	71,4	—	—	—	—	—	34,3	33	20,3	51,1	—
1843	45,2	41,9	2,5	39.4	100,1	97,8	27,9	64,8	31,8	130,8	71,4	30,2	739,3
1844	35,0	78,7	32,5	14,2	74	48	64,3	204,5	32,3	78,2	61,0	13,2	745
1845	19,1	13,7	40.6	20,3	69,9	45	96,8	105,4	32	100,1	56,7	122,7	710,6
1846	93,4	51,8	38,6	106,1	44,5	41.4	83,3	6,1	15,2	83,3	19,1	30,5	612,1
1847	7,1	33,5	18.1	53,3	43,7	24,4	19,3	13,2	57,2	74,2	73,5	30,5	473,2
1848	—	50.8	20,3	50.8	8,9	64,8	50,3	78	47	43,2	64,8	18,3	497,1
1849	59,7	49,8	21,8	39,4	62,3	77,5	64,3	76,2	38,1	80	30,5	38,1	637
1850	22,9	36,9	—	—	—	—	—	—	—	—	—	—	—
1851	—	—	—	—	27,9	91,4	42,4	45,7	15,2	41,9	72,4	—	—
1852	—	—	—	22,3	67,3	58,4	15	29,4	105,4	127	42,6	72,9	—
1853	82,9	28,7	10,2	48,3	44	108,7	61,3	40,9	26,9	36,9	20,3	21,6	475,3
1854	20,8	31,8	8,9	—	27,9	—	25,2	23,7	—	—	—	—	—
1855	—	—	—	—	—	—	—	—	—	—	—	—	—
1856	—	—	—	—	—	—	—	—	—	—	—	—	—
1857	33,6	11,9	38,9	30,3	24,2	22,8	114,3	18,1	38,4	15,6	9,1	62,0	419,2
1858	34,2	13,8	29,5	7,6	59,0	49,7	90,2	48,8	22,0	40,2	25,7	27,9	448,6
1859	27,5	33,4	84,7	81,0	38,3	41,2	16,6	42,1	97,3	9,2	50,8	49,1	571,2
1860	49,4	62,2	53,4	15,4	84,8	104,0	56,5	88,7	86,7	81,4	28,2	35,6	746,3
1861	33,4	30,9	67,9	29,8	34,5	79,4	92,6	87,4	97,4	5,3	94,9	25,5	679,0
1862	64,2	57,2	49,9	39,2	91,9	103,0	85,7	40,3	14,4	43,4	41,4	66,2	696,8
1863	55,2	18,2	61,0	26,8	7,0	114,2	85,6	104,5	65,0	22,2	31,5	70,3	661,9
1864	26,0	51,0	44,2	12,6	55,4	91,6	43,0	135,0	83,0	25,8	43,4	0,5	612,3
1865	65,3	31,0	15,1	4,2	13,4	40,2	109,4	52,4	23,7	54,3	43,8	11,6	464,4
1866	48,0	122,0	22,2	77,3	59,1	39,8	89,1	91,6	63,2	4,5	96,5	47,6	760,9
1867	138,9	62,7	63,2	128,4	69,6	95,8	166,6	50,9	61,8	72,2	45,0	63,8	1018,9
1868	59,9	38,6	59,0	73,2	20,7	27,5	35,8	70,7	69,2	90,0	39,0	158,2	740,8
1869	32,7	59,1	33,0	40,6	77,8	69,2	16,0	76,3	69,4	88,6	150,3	94,5	807,5
1870	25,4	8,8	46,3	28,8	38,0	93,5	56,6	158,8	53,9	80,1	37,9	35,9	664,0
1871	18,2	45,4	16,7	107,3	36,8	116,6	56,3	39,8	103,2	36,0	36,2	37,5	650,0
1872	34,9	16,5	47.4	39,5	82,4	45,1	83,2	54,2	126,3	61,2	76,2	84,7	751,6
1873	30,8	10,8	29,4	42,2	63,2	68,4	80,6	76,8	59,4	58,7	41,6	58,9	615,3
1874	38,7	15,6	82,7	80,4	51,9	69,9	34,0	40,9	78,6	42,8	36,4	68,5	590,4
1875	75,6	13,5	31,8	31,8	74,5	141,8	38,2	55,6	55,2	66,7	109,7	22,7	717,1
1876	23,3	94,2	94,9	52,7	42,6	68,7	48,2	57,8	121,1	31,0	61,4	133,8	829,7
1877	72,0	112,9	63,5	15,1	51,3	65,8	89,3	94,9	58,1	105,4	43,7	78,1	850,1
1878	73	23	86	37	57	67	118,0	127,0	58,0	29,0	58	49	782
1879	29	66	49	40	81	177	112	58	51	62	52	39	816
1880	30	56	42	43	28	134	164	38	120	162	86	149	1052
1881	24	44	79	12	28	18	141	103	62	92	46	47	697
1882	32	34	62	23	44	85	91	89	22	48	99	43	672
1883	36	23	19	8	40	11	93	67	63	74	60	92	586
1884	92	33	26	32	50	67	77	40	98	105	62	77	759
1885	42	50	29	27	75	60	13	71	71	88	33	24	593
1886	83	12	42	64	44	74	59	44	43	29	33	72	599
1887	3	11	25	22	85	10	78	26	55	74	30	46	465
1888	38	48	89	54	43	81	129	113	31	55	76	32	789
1889	27	72	41	42	—	—	—	—	—	—	—	—	—
Mittel:	43,4	40,3	43,6	40,3	51,4	71,4	75,9	68,9	59,7	63,8	54	55,7	626,8

Sättigungsdeficit, Temperatur, Luftbewegung und Bodenbeschaffenheit. Das Wirksamsein dieser klimatischen Faktoren dürfen wir in der nachfolgenden Betrachtung vielleicht in den wenigen Jahren annehmen, wo wir in den Regenverhältnissen Hamburgs allein keine genügende Erklärung für die Cholerafrequenz finden, wo uns aber das gleichzeitige Befallensein resp. Verschontsein Norddeutschlands resp. Europas auf den Einfluss klimatischer Faktoren hinweist.

Dem Cholerajahre 1848 war das sehr trockene Jahr 1847 vorausgegangen, dessen jährliche Regenmenge (473,2) erheblich unter dem Mittel blieb. — Das Jahres-Mittel der Niederschläge für Hamburg, berechnet aus den Jahren 1841—1889, beträgt nach Reincke 626,8 mm. — Auch das Jahr 1848 war ein sehr trockenes, sowohl bezüglich der jährlichen Menge als auch der monatlichen Verteilung der Niederschläge; zumal die Monate März und Mai blieben erheblich unter dem betreffenden monatlichen Mittel. Auch die Hauptepidemie-Monate September und Oktober hatten vergleichsweise geringe Niederschlagsmengen; dagegen brachte der November, in welchem die Cholerafrequenz steil abfiel, eine das Monatsmittel überschreitende Regenmenge. Der Dezember, welcher noch 28 Cholerafälle brachte, hatte sehr geringe Niederschläge; die Monate Januar und Februar dagegen reichlichere, das Monatsmittel überschreitende Regenmengen: im Januar erlosch die Seuche mit den letzten 4 Fällen. Der März 1849 war ebenso trocken wie der des Vorjahres, der April erreichte nahezu das Monatsmittel, der Mai überschritt dasselbe. Im Mai ereigneten sich die ersten 3 Cholera-Erkrankungen; in den Monaten Juni, Juli und August trat bei vergleichsweise grösseren Regenmengen eine kontinuierliche Zunahme der Cholerafrequenz ein, deren Akme im September erreicht wurde, dessen Regenmenge erheblich geringer als in den vorhergehenden vier Monaten und als das Monatsmittel war. Der plötzlichen Abnahme der Cholerafrequenz im Oktober entsprach eine reichlichere Regenmenge. Die Monate November, Dezember und Januar hatten bei geringeren Niederschlagsmengen noch immer einzelne Fälle und die Seuche erlosch erst im Januar 1850.

Für das Jahr 1850 fehlen uns die Regenmengen; als prognostisch ungünstig musste aber jedenfalls der verhältnismässig sehr trockene Winter 1849/50 betrachtet werden.

Wir wenden uns jetzt zu den Regenmengen des Jahres 1853. Die vier letzten Monate des Vorjahres 1852, zumal der September und Oktober, hatten grosse Regenmengen gebracht; die Monate Januar und Februar 1853 dagegen waren verhältnismässig trocken. Sehr regenarm war der März; April und Mai brachten etwa dem Mittel entsprechende Niederschlagsmengen, der Juni war regenreich. Im Juli, wo sich die ersten 23 Cholera-Erkrankungen zeigten, blieben die Niederschlagsmengen unter dem Mittel. Der zunehmenden Cholerafrequenz im August und September entsprachen immer geringer werdenden Regenmengen, so dass die Akme der Epidemie im September mit der geringsten Regenmenge zusammenfiel. Der Oktober war vergleichsweise noch regenarm und der November, wo die Seuche erlosch, sehr trocken, Die geringe Cholerafrequenz (1,34 °/oo †) des Jahres 1853, dessen Niederschlagsmengen (475,3) weit unter dem Mittel (626,8) blieben, dürfte also in der allzu grossen Trockenheit eine Erklärung finden.

Der Winter 1853/54 war sehr trocken, so dass die Niederschlagsmengen kaum die Hälfte der monatlichen Mittel erreichten, auch März und Mai waren sehr regenarm, ebenso der Juli und August, wo die Regenmengen nur ein Drittel der monatlichen Mittel betrugen. Im September und Oktober kam dann die Cholera zu grösserer Ausbreitung, nachdem sich seit Juni eine ganz allmähliche Zunahme der Erkrankungsfälle gezeigt hatte.

Ueber die Regenverhältnisse der letzten vier Monate des Jahres 1854, sowie der Jahre 1855 und 1856 sind wir nicht unterrichtet.

Das Jahr 1857 ist das regenärmste in dem ganzen Zeitraum von 1841 bis 1889; seine Regenmenge (419,2) blieb weit unter dem Mittel (626,8). Die Cholerafrequenz entsprach etwa derjenigen des Jahres 1850, betrug also kaum den fünften Teil der Cholera-Erkrankungen des Jahres 1848. Bezüglich der Verteilung des Regens auf die einzelnen Monate ist zu bemerken, dass, nachdem im Januar die Regenmenge unter dem Mittel geblieben und der Februar vergleichsweise sehr trocken gewesen war, die für die Bodenfeuchtigkeit besonders wichtigen Monate März und April annähernd dem Mittel entsprechende Regenmengen brachten. Mai und Juni waren dann sehr regenarm, der Juli aber brachte grosse Niederschläge: den vier Cholerafällen im Juni folgten im Juli nur 7 Erkrankungen. Im August aber, der ausserordentlich regenarm war, erhob sich die Zahl der Erkrankungsfälle auf 202 und im September, dessen Regenmenge ebenfalls weit unter dem Mittel blieb, wurde die Akme mit 331 Fällen erreicht. Auch der sehr trockene Oktober hatte noch 177 Fälle und der noch regenärmere November immerhin noch 44 Fälle. Der Dezember hatte bei grösseren Regenmengen keine Cholera-Erkrankungen mehr.

Das nahezu vollständige Freisein des zwischen den beiden Cholerajahren 1857 und 1859 liegenden Jahres 1858 lässt sich aus der geringen Menge der Niederschläge erklären. Es war ein sehr regenarmes Jahr; nach einem trockenen Winter und Vorfrühling begannen im Mai Niederschläge, welche nur im Mai und Juli das Mittel überstiegen, sonst aber erheblich unter demselben blieben und in mittlerer Menge bis Oktober anhielten. So liegt der Gedanke nahe, dass die Immunität durch allzu grosse Trockenheit der beiden auf einander folgenden Jahre erzeugt worden ist.

Auf die beiden Jahre grosser Trockenheit folgte sodann das Jahr 1859, in welchem Hamburg die drittschwerste seiner früheren Cholera-Epidemien erlebte. Auch in diesem Jahre blieb die jährliche Niederschlagsmenge unter dem Mittel. Der Winter 1858/59 war ungewöhnlich trocken gewesen; die Monate März und April waren sehr regenreich (= dem Doppelten des Monatsmittels). Im Mai und Juni blieben die Niederschläge wieder unter dem Mittel; im Juni traten 27 Cholerafälle auf. Der Juli war ausserordentlich trocken: (16,6 mm Niederschläge, während das Mittel dieses Monats 75,9 mm beträgt); in diesem Monate erreichte die Seuche sehr schnell eine epidemische Verbreitung: die Zahl der Erkrankungen betrug 1018 gegen 27 im Juni. Auch der August, in welchen die Akme mit 1294 Erkrankungen fiel, war vergleichsweise regenarm. Der September aber, in welchem die Erkrankungszahl ziemlich steil auf 245 abfiel, war der regenreichste Monat des ganzen Jahres: er brachte eine das Mittel (59,7) weit überschreitende Niederschlagsmenge: 97,3. Der Oktober dagegen war wieder ausserordentlich trocken (9,2 gegen 63,8 als Mittel); trotzdem brachte er nur noch 2 Choleraerkrankungen.

Ein besonderes Interesse hat die Frage, warum nach einer solchen Epidemie wie diejenige des Jahres 1859 das folgende Jahr 1860 vollständig ohne Cholerafälle war, und inwiefern die Regenverhältnisse in dieser Beziehung etwa einen Anhalt gewähren. Der Winter 1859/60 hatte durchschnittlich mittlere Regenmengen gebracht, zumal im Februar und März wurde das monatliche Mittel übertroffen; der April hatte allerdings weniger Niederschläge; die folgenden Monate Mai bis Oktober hatten aber sämtlich grössere, das Mittel teils weit überschreitende Regenmengen, die z. B. zu den entsprechenden Zahlen des Vorjahres 1859 in einem auffallenden Gegensatz stehen. Auch die jährliche Regenmenge überschritt das Mittel bei weitem. Uebrigens erlosch die Seuche nach dem epidemischen Auftreten im Jahre 1859 auch im übrigen Deutschland..

Das der Epidemie des Jahres 1866 vorhergehende Jahr 1865 war ein sehr trockenes gewesen, die Regenverteilung in den für die Bodenfeuchtigkeit wichtigsten Frühjahrsmonaten (März, April, Mai) eine sehr spärliche, später war zumal der September sehr regenarm, kurz die Regenverhältnisse des Jahres 1865 schienen der Entwicklung der Cholera recht günstig; zudem bestand in den Herbstmonaten ein besonders lebhafter Verkehr mit Süditalien, wo die Cholera herrschte, durch die Fruchtschiffe. Trotz alledem wurden in Hamburg keine Cholerafälle beobachtet. Aus den Regenverhältnissen könnte man die Immunität des Jahres 1865 also nur in der Weise erklären, dass dasselbe zu trocken gewesen sei. Bemerkenswert ist im übrigen, dass auch ganz Deutschland im Jahre 1865 verschont blieb bis auf Sachsen, wo sich das epidemische Auftreten der Seuche auf ganz kurze Strecken des Pleisse-, Mulde- und Elsterthales an den Abhängen des Erzgebirges beschränkte.*)

Der Winter 1865/66 brachte im Januar und zumal im Februar erhebliche Niederschläge, ebenso im April und Mai; im Juni erreichten dieselben allerdings nur die Hälfte des Mittels etwa; Juli, August und September aber brachten wieder das Mittel überschreitende Regenmengen., trotzdem kam in diesen Monaten die Seuche zu epidemischer Ausbreitung, erreichte in dem durchaus nicht regenarmen September ihre Akme mit 1130 Erkrankungen und fiel in dem ausserordentlich trockenen Oktober steil auf 62 Erkrankungen ab. Im November, welcher grosse Regenmengen brachte, wurden Cholerafälle nicht mehr beobachtet. Während in den Regenverhältnissen des Jahres 1866 demnach eine Erklärung für die epidemische Ausbreitung der Cholera nur in dem Sinne zu finden ist, dass die Regenmengen (760,9) des Jahres 1866 nach der Trockenheit des Jahres 1865 zwar das Auftreten der Seuche nicht verhindern konnten, es aber doch in mässigen Grenzen (4,23 $^0/_{00}$ †) gehalten haben, lässt sich das beinahe vollständige Verschontsein des folgenden Jahres 1867 wieder sehr gut auf den grossen Regenreichtum (1018,9 mm) zurückführen und auf die zeitliche Verteilung der Niederschlagsmengen, die zumal im April das Dreifache des monatlichen Mittels übertrafen.

Für die kleineren Epidemien 1871 und 1873 lassen sich in der dem Mittel ungefähr entsprechenden jährlichen Regenmenge und in der zeitlichen Verteilung der Niederschläge auf die einzelnen Monate epidemiologische Anhaltspunkte nur in der Hinsicht finden, dass in beiden Richtungen die Regenverhältnisse der Art waren, dass sie der Ausbreitung der Seuche nur in geringem Grade Vorschub leisteten.

Aus dieser Betrachtung ergiebt sich also, dass auch in Hamburg für eine grössere Reihe von Cholerajahren ein gewisser Einfluss der Regenmengen und ihrer zeitlichen Verteilung auf den Gang der Cholera-Epidemien nachweisbar ist. Dieser Einfluss erscheint deutlicher in den vierziger und fünfziger Jahren als in den Jahren 1866, 1871 und 1873, vielleicht infolge der fortschreitenden Trockenlegung des Bodens durch das immer mehr ausgebaute Sielsystem, dessen assanierende Wirkung sich erst allmählich geltend machen konnte.

Es mag hier daran erinnert werden, dass Virchow für Berlin und Reincke für Hamburg bezüglich des Einflusses der

---

*) M. v. Pettenkofer. Zum gegenwärtigen Stand der Cholerafrage. München & Leipzig 1887. S. 159 ff.

Niederschläge in Millimetern in den einzelnen Cholera-Jahren Hamburgs seit 1848.

(Die Monate. in denen Cholerafälle vorkamen, sind durch Umrandung, die der epidemischen Ausbreitung durch fette Ziffern kenntlich gemacht.)

Monat (Die monatlichen Mittel der Niederschläge in Klammern.)	1848	1849	1850	1853	1854	1855	1856	1857	1858	1859	1866	1867	1871	1873	1892
Januar (43,4)		59,7	22,9	32,9	20,8	—	—	33,6	34,2	27,5	48,0	138,9	18,2	30,8	79
Februar (40,3)	50,8	49,8	36,9	23,7	31,8	—	—	11,9	13,8	33,4	122,0	62,7	45,4	10,3	31
März (43,6)	20,3	21,8	—	10,2	8,9	—	—	38,9	29,5	84,7	22,2	63,2	16,7	29,4	30
April (40,3)	50,8	39,4	—	48,3	—	—	—	30,3	7,6	81,0	77,3	128,4	107,3	42,2	15
Mai (51,4) .	8,9	62,3	—	44	27,9	—	—	24,2	59,0	38,3	59,1	69,6	36,8	63,2	51
Juni (71,4)	64,8	77,5	—	108,7	—	—	—	22,8	49,7	41,2	39,8	95,8	116,6	63,4	80
Juli (75,9)	50,3	64,3	—	61,3	25,2	—	—	114,3	90,2	16,6	89,1	166,6	56,3	80,6	21
August (68,9) .	78	76,2	—	40,9	23,7	—	—	18,1	48,8	42,1	91,6	50,9	39,8	76,8	53
September (59,7) .	47	38,1	—	26,9	—	—	—	38,4	22,0	97,3	63,2	61,8	103,2	59,4	46
October (63,8)	43,2	80	—	36,9	—	—	—	15,6	40,2	9,2	4,5	72,2	36,0	58,7	79
November (54)	64,8	30,5	—	20,3	—	—	—	9,1	25,7	50,8	96,5	45,0	36,2	41,6	15
December (55,7)	18,3	38,1	—	21,6	—	—	—	62,0	27,9	49,1	47,6	63,8	37,5	58,9	48
	497,1	637	—	475,3	—	—	—	419,2	448,6	571,2	760,9	1018,9	650,0	615,3	548

Die Monats-Mittel entsprechen dem Durchschnitt der Jahre 1841—89. Jahresmittel (1841—89) 626,8.

*) Die Zahlenangaben sind dem Reincke'schen Werke „Der Typhus in Hamburg" entnommen.

Niederschläge auf die Typhusfrequenz zu einem ähnlichen Resultate gekommen sind: „dass nämlich den Jahren mit geringen Niederschlägen schwere epidemische und typhöse Affektionen gegenüberstehen, den Jahren mit viel Feuchtigkeit aber geringere Typhussterblichkeit".

Reincke weist bei dieser Gelegenheit darauf hin, dass in den letzten Jahren in überzeugendster Weise dargelegt worden ist, wie in weiten Gebieten und über grosse Zeiträume hinaus die Schwankungen der Niederschläge eine ausserordentliche Gleichartigkeit und Gesetzmässigkeit zeigen, dass wir gleichmässig für ganz Europa, vielleicht für die ganze Erde, säculare Schwankungen des Klimas erleben, die ihrerseits wieder von kosmischen Vorgängen abhängig sind.

So scheint auch der in einer grösseren Reihe von Fällen nachweisbare Einfluss der Niederschläge auf die epidemische Ausbreitung der Cholera in Hamburg darauf hinzuweisen, dass der Gang der einzelnen Cholera-Invasionen wie derjenige der Pandemien und die Gleichzeitigkeit ihres Verlaufes in erster Linie von klimatischen Faktoren bestimmt wird.

Die Annahme eines solchen entscheidenden Einflusses klimatischer Faktoren auf die epidemische Ausbreitung der Seuche schliesst natürlich nicht aus, dass bei der Cholera wie bei anderen epidemisch auftretenden Krankheiten auch eine mittelbare oder unmittelbare Uebertragung statthabe. Es ist sogar in hohem Masse wahrscheinlich, dass beide Faktoren bei der Ausbreitung der Seuche in solchem Grade zusammenwirken, dass sich dadurch die ausserordentliche Schwierigkeit erklärt, diese beiden Momente des klimatischen Einflusses und der Uebertragung in ihrer Einwirkung auf die Ausbreitung der Seuche gegen einander abzuwägen. Die natürliche Schwierigkeit dieser Verhältnisse und der hohe Ernst ihrer praktischen Tragweite gemahnen uns, mit einer ganz besonderen Vorsicht und ohne vorgefasste Meinung in die Betrachtung der schweren Cholera-Heimsuchung einzutreten, welche das Jahr 1892 über Hamburg gebracht hat.

Die vorstehende Erörterung der mannigfachen Faktoren, von welchen sich das Auftreten eines epidemischen Erkrankens an Cholera in Hamburg bis zum Jahre 1873 abhängig gezeigt hat, findet eine nicht unwichtige Ergänzung in der nachfolgenden Betrachtung des so verschiedenen Verhaltens der Seuche in der Nachbarstadt Altona, welche uns manche Vergleichspunkte von hohem epidemiologischen Interesse zu bieten vermag.

Die Choleraerkrankungen Altonas sind in der Mehrzahl derjenigen Epidemien, über welche wir überhaupt Nachrichten haben,

Die Cholera-Frequenz Altonas im Vergleiche zu Hamburg.

Jahr	Einwohner-zahl	Erkrankte	Gestor-bene	Erkrankte $^0/_{00}$	Gestor-bene $^0/_{00}$	Dauer der Epidemien	
						Erster Fall	Letzter Fall
1831							
Hamburg	173943	940	498	5,11	2,86	5. Oktober 1831	2. Februar 1832
Altona	25000	22	c. 15	0,88	0,6	14. Oktober 1831	6. November 1831
1832							
Hamburg	175220	3349	1652	19,11	9,43	1. April 1832	17. Dezember 1832
Altona	25000	?	100	?	4,00	Nähere Zeitangabe fehlt	
1859							
Hamburg	245095	2586	1285	10,55	5,24	9. Juni 1859	5. Oktober 1859
Altona	44923	373	165	8,29	3,67	Juni 1859	Oktober 1859
1866							
Hamburg	273484	2254	1158	8,24	4,23	30. Juni 1866	22. Oktober 1866
Altona	60167	132	82	2,19	1,36	19. Juli 1866	Oktober 1866
1867							
Hamburg	285057	?	15	—	0,26	Juli bis	November 1867
Altona	65155	59	44	0.91	0,68	6. November 1867	25. Dezember 1867
1871							
Hamburg	324161	175	141	0,53	0.43	20. August	24. September 1871
Altona	73376	?	105	?	1,43	19. August	2. Oktober 1871
1873							
Hamburg	348127	1729	1005	5,00	2,89	14. Juni	8. November 1873
Altona	77725	145	102	1,86	1,31	17. Juli	24. Dezember 1873
1892							
Hamburg	637686	16850	8576	26,32	13,44	16. August 1892	3. März 1893
Altona	149074	516	316	3,81	2,13	(15) 19. August 1892	Februar 1893
1893							
Hamburg	647479	202	60	0,31	0,09	15. August 1893	16. November 1893
Altona	151487	14	10	0,09	0,06	Die Altonaer Erkrankungen erfolgten gleichzeitig September 1893	(Reincke.) November 1893 (Bockendahl.)

Ueber die Cholerafrequenz Altona's 1832 liegt nur eine Zeitungsnotiz vor, dass dort vom 1. Advent 1831 bis dahin 1832 100 Personen an Cholera gestorben seien. (s. Reincke, S. 33.)

Vom 4. August 1859 an, wo die Eröffnung des Altonaer Wasserwerkes erfolgte, wurde Altona mit durch Sand filtrirtem Elbwasser versorgt.

Die monatlichen Cholera-Erkrankungen (resp. Todesfälle) Altonas.

Monat	1831	1832	1859	1866	1867	1871	1873	1892	1893
Januar	—	—	—	—	—	—	—	—	16 (11 †)
Februar	—	—	—	—	—	—	—	—	24 (12 †)
März	—	—	—	—	—	—	—	—	—
April	—	—	—	—	—	—	—	—	—
Mai	—	—	—	—	—	—	—	—	—
Juni	—	—	}373	—	—	—	—	—	—
Juli	—	—		10	—	—	12 (7 †)	—	—
August	—	—		40	—	(44 †)	80 (52 †)	169 (	—
September	—	—		78	—	(59 †)	28 (22 †)	303 (186 †)	11 (7 †)
Oktober	}23	—		4	—	(2 †)	8 (8 †)	44 (39 †)	3 (2 †)
November		—	—	—	11 (7 †)	—	8 (6 †)	1 (1 †)	1 (1 †)
December	—	—	—	—	48 (37 †)	—	8 (7 †)	6 (5 †)	—
	23 († 15)	(100 †)	373 († 165)	132 († 82)	59 († 44)	(† 105)	144 († 102)	523 (322 †) dazu die Fälle von Januar, Febr. 1893: 40 (23 †)	25 (10 †)

zeitlich stets ungefähr mit denen Hamburgs zusammengefallen, allerdings nicht etwa so, dass die ersten und letzten Fälle in beiden Städten ganz gleichzeitig erfolgt wären, aber doch so, dass die Seuche in beiden Städten im gleichen Monate ihre Akme erreichte. Es ergibt sich das aus einer Betrachtung der beiden vorstehenden Tabellen.

Die Cholera kann sich indessen in Altona auch in einer gewissen zeitlichen Unabhängigkeit von Hamburg entwickeln, wie das Jahr 1867 zeigt, wo die Seuche in Altona erst dann auftrat und zu grösserer Ausbreitung kam, als die auch der Zahl nach viel geringeren, ganz vereinzelten Erkrankungen in Hamburg aufgehört hatten. Hamburg hatte in der Zeit von Juli bis Anfang November nur 15 Todesfälle gehabt, während in Altona nach dem ersten Falle vom 6. November sich im November und Dezember 59 Erkrankungen und 44 Todesfälle ereigneten.

Was die Intensität des Befallenseins Altonas im Vergleiche zu Hamburg betrifft, so hat sich die Seuche in Altona noch nie zu einer so schweren Epidemie entwickelt, wie die sonst unter denselben zeitlichen und klimatischen Verhältnissen lebende Nachbarstadt Hamburg sie wiederholt erlebt hat.

Schon in den Jahren 1831 und 1832 hat sich Altona, obwohl es damals noch keine Sandfiltration hatte, im Vergleiche zu Hamburg ganz erheblich verschont gezeigt. Sehr bemerkenswerter Weise wird schon in den damaligen Berichten das auffallende Verschontsein Altona's im Gegensatz zu dem Befallensein der unmittelbar angrenzenden Hamburger Vorstadt St. Pauli hervorgehoben, obwohl Altona damals noch nicht mit filtriertem, und St. Pauli noch nicht mit unfiltriertem Elbwasser versorgt war wie im Jahre 1892. Wir kommen darauf bei der Besprechung der Epidemie des Jahres 1892 noch näher zurück.

Diese Verschiedenheit der Cholerafrequenz der beiden Städte wurde durch die Versorgung Altona's mit filtriertem Elbwasser seit dem 4. August 1859 jedenfalls nicht zu Gunsten Altonas verändert, wie die Zahlen der vergleichenden Tabelle (S. 48) zeigen. In den Jahren 1867 und 1871 übertraf sogar die Cholerafrequenz Altona's diejenige Hamburg's.

In Vorkehrungen künstlicher Assanierung kann der Grund des relativen Verschontseins Altonas, wie es sich schon in den Jahren 1831 und 1832 geltend machte, nicht gesucht werden, denn Altona hat seine Sandfiltration erst 1859 erhalten und die systematische Entwässerung seines Bodens durch den allmählichen Ausbau des Sielsystems erst im Jahre 1857 begonnen und erst 1886 vollendet, während Hamburg seine Bodenentwässerung schon nach dem Brande des Jahres 1842 begann und 1876 abschloss.

Es scheint das relative Verschontsein Altonas vielmehr hinzuweisen auf natürliche Verhältnisse mehr örtlicher Natur (höhere Lage, geringere Bodenfeuchtigkeit), welche die den Gang der Epidemien bestimmenden klimatischen Faktoren in Altona nicht in demselben Grade zu örtlicher Einwirkung kommen lassen wie in Hamburg.

Die höhere Lage Altonas im Vergleiche zu Hamburg tritt besonders deutlich auf der dem Gaffky'schen Berichte beigegebenen Höhenkarte (Gaffky, Tafel IV) hervor; aus derselben Karte ergibt sich ferner mit grosser Klarheit der für die Bodenfeuchtigkeit ausserordentlich wichtige Unterschied zwischen dem von Wasserarmen vielfach durchschnittenen Hamburg und der Stadt Altona, wo nur eine einzige Strasse sich längs der Elbe hinzieht, im übrigen aber die Stadt hoch auf der Geest über der Elbe liegt und von keinem Wasserarm durchschnitten wird. So schreibt auch Reincke (a. a. O. S. 11): „Altona liegt höher als irgend ein Teil Hamburg's auf der Geest, die dort steil zur Elbe abfällt. Nur eine Strasse zieht sich unten am Fusse des Abhangs längs der Elbe hin; Kanäle gibt es nirgends."

In gleicher Weise heisst es in dem Berichte von Dr. Buchheister aus dem Jahre 1831 (S. 120):

„Die Cholera verschonte höher gelegene Gegenden fast gänzlich, ungeachtet des regsten Verkehrs, den diese mit den vorzüglich befallenen Distrikten unterhielten. Die Nachbarstadt Altona, die rücksichtlich ihrer Lage nur der höher gelegene Teil Hamburgs genannt werden kann, hatte im ganzen nur 23 Kranke, da doch täglich mindestens fünftausend Menschen Hamburg's und Altona's mit einander im regsten Verkehr standen."

In Bezug auf den Einfluss der Höhenlage ist es ferner von besonderem Interesse, dass sich auch in Altona wie in Hamburg die Gegenden wiederholt am schwersten betroffen zeigten, welche sich durch tiefe Lage und besondere Bodenverhältnisse (grössere Bodenfeuchtigkeit) von den mehr verschonten, höher und dem Wasser ferner gelegenen Gegenden unterschieden.

So heisst es in dem Berichte des Altonaer Arztes Dr. Behre aus dem Jahre 1831:

„Die Erkrankungsfälle in Altona kamen meistens in den tiefer gelegenen, dem Elbufer nahen Gegenden der Stadt vor; die höher gelegenen, vom Elbufer entfernten Gegenden wurden fast ganz verschont. So kamen die meisten Erkrankungsfälle im Ost- und Südteile vor, während im Nord- und Westteile nur je ein Fall sich ereignete."

Und Geh.-Rat Wallichs schreibt in seinem Berichte über die Epidemie des Jahres 1873:

Im Jahre 1873 war die Gegend an der Elbe, der südliche Abhang des hohen Flussufers, der niedrige Uferrand selbst (grosse Elbstrasse) und die sanfte östliche Abdachung (nach dem St. Pauli-Grenzgraben zu) am schwersten betroffen (Südteil: 3,04 °/oo), nächstdem die Strassenzüge an der Hamburger Grenze (Ostteil: 1,85 °/oo Erkrankungsfälle).

Für den Einfluss der Bodenverhältnisse auf die Cholerafrequenz Altonas dürfte schliesslich sprechen, dass in den Jahren 1867 und 1871, wo sich höhere und der Elbe fernere Teile Altonas von der Seuche schwerer betroffen zeigten, nach Ausweis der Berichte besondere örtliche Verhältnisse (grössere Bodenverunreinigung und Bodenfeuchtigkeit) das stärkere Befallensein jener Stadtteile erklärten.

Nach den Berichten von Wallichs und Bockendahl bildeten sich im Jahre 1867 in Altona 2 Choleraherde, der Kehrwiederhof im Westen der Stadt und der Gählersplatz und Umgebung. Der Kehrwiederhof bildete nach Bockendahl eine hofartige Sackgasse; von den 39 befallenen Häusern hatten nur 3 Sielanschluss.

Das Gebiet am Gählersplatz schildert Bockendahl „als wasserreich und aufgeschüttet auf früheren Bleichen. Es war noch nicht besielt. Im Sommer 1867 war die Sielstrecke bis nahe an den Gählersplatz gelegt worden. Man musste das zu oberflächlich liegende Krankenhaussiel dicht unterhalb des Gählersplatzes abdämmen und sein Wasser in die Rinnsteine pumpen. Bei den bedeutenden Regenfällen des Jahres gab das, sobald die Pumpen dem Zufluss nicht genügten, eine Aufstauung im Siele, die sich über den Neuenweg hinaus bis in den Mühlendamm bemerklich machte. Das Grundwasser der Gegend kann dadurch verunreinigt sein, ebenso das Wasser der Pumpe am Gählersplatz".

Das Befallensein der einzelnen Stadtteile im Jahre 1871 schildert Wallichs folgendermassen: „Die Umgebung des (am tiefgelegenen, schmalen Uferrand der Elbe gelegenen) Fischmarktes war mehr befallen als die meisten anderen Stadtteile; aber die Zahl der hier vorgekommenen Fälle war im ganzen doch gering. Bei weitem die Ueberzahl der Erkrankungen fiel in den Nord- und Nordwestteil, in welchem vorzugsweise mittellose Einwohner in Mietskasernen leben. Zudem ist der Nordwestteil zum Teil auf aufgeschüttetem Boden (frühere Bleichen mit schmutzigen Gräben) erbaut und war nur noch zum kleinen Teil mit Sielen versehen. Von den 105 Toten gehörten 55 diesen beiden Stadtteilen an". -

*

Am Schlusse unserer Betrachtung dürfte es zweckmässig sein, das Resultat derselben, wie es sich nach der Epidemie des Jahres 1873 bei einem Rückblick auf die ganze Reihe der früheren Epidemien Hamburg's ergeben musste, in einigen wenigen Sätzen zusammenzufassen.

1. Das Auftreten der Cholera in Hamburg fiel stets in Zeiten, in welchen die Cholera überhaupt in Europa in epidemischer Ausbreitung auftrat. (Die Hamburger Invasionen waren stets Teilerscheinungen der Cholera-Pandemien.)

2. Was die Ursache des Auftretens der Cholera in Hamburg betrifft, so ist die Möglichkeit der Einschleppung bei dem Weltverkehr der Stadt, zumal in der Zeit einer Pandemie, nicht von der Hand zu weisen; die näheren Umstände einer etwa erfolgten Einschleppung aber haben sich für keine der früheren Epidemien feststellen lassen.

3. Die Ausbreitung, zu welcher die Seuche in Hamburg gelangte, war in den einzelnen Jahren eine sehr verschiedene; sie entsprach durchweg der Intensität und Extensität, mit welcher die Cholera in Europa und speziell in Nord-Deutschland überhaupt auftrat.

4. Auch der zeitliche Verlauf der Cholera-Perioden Hamburg's fällt in auffallender Weise zusammen mit dem Verlaufe der betreffenden Cholera-Pandemien.

Es weist das auf den entscheidenden Einfluss klimatischer

Faktoren hin, welche in örtlich-zeitlicher Einwirkung den Gang der einzelnen Invasionen wie denjenigen der Pandemien bestimmen. Unter diesen klimatischen Faktoren kommt, wie es auch in einer grösseren Reihe von Cholerajahren Hamburg's nachweisbar ist, den Niederschlagsmengen und ihrer zeitlichen Verteilung in ihrer Einwirkung auf die Bodenfeuchtigkeit eine besondere Bedeutung auch für das Auftreten der Cholera in Hamburg zu.

5. Die Cholera ist in Hamburg stets mit einer gewissen jahreszeitlichen Regelmässigkeit aufgetreten. Die Mehrzahl der Hamburger Epidemien zeigt einen allmählichen Anfang im Juni eine grössere Zunahme im Juli, eine epidemische Ausbreitung im August und September, ein allmähliches Abklingen im Oktober und November und ein Erlöschen mit einzelnen Fällen im Dezember und Januar. Im allgemeinen erscheint Hamburg mehr zu Sommer-Epidemien disponiert, ohne dass es gegen Frühjahrs- und Herbst-Epidemien etwa absolut geschützt wäre. Nur eine Winter-Epidemie ist in Hamburg bisher nicht beobachtet worden.

6. Der Verlauf der Hamburger Epidemien zieht sich am meisten in die Länge, wenn ihr Beginn in den Frühling fällt, und ist am kürzesten, wenn sie im Herbst ihren Anfang nehmen. Ebenso vollzieht sich der Anstieg der Erkrankungszahl zur Akme im Frühling und Vorsommer erheblich langsamer als im Spätsommer uud Herbst, wo er sehr viel steiler ist.

7. Die örtliche Lage Hamburg's, sein Klima und seine Bodenverhältnisse zeigen gewisse Aehnlichkeiten mit den Oertlichkeiten, welche die Cholera überall notorisch bevorzugt.

Die in Hamburg stets am ehesten und schwersten betroffenen Oertlichkeiten sind durch tiefe Lage, Nähe des Wassers und besondere Bodenverhältnisse (Marschboden, Wasserreichtum), von den mehr verschonten Gegenden unterschieden: es sind die am Hafen liegenden Stadtteile, die Elbinseln und die von Kanälen durchzogenen, tiefliegenden Marschdistrikte an der Elbe und Bille.

8. Die Cholerafrequenz der eigentlichen Stadt zeigt, wenn man die 5 grösseren Epidemien von 1831/32, 1848, 1859, 1866 und 1873 vergleicht, eine kontinuierliche Abnahme

von der ersten Epidemie der Jahre 1831/32 an bis zu der Epidemie von 1873 hin. In gleicher Weise machte sich eine gewisse Abnahme der Unterschiede im Befallensein der höher und tiefer liegenden Distrikte geltend. Auch in der Häufigkeit der Nachepidemien, welche bis Ende der 50er Jahre stets in einer grösseren Reihe aufeinanderfolgender Jahre den Hauptepidemien zu folgen pflegten, trat eine Aenderung derart ein, dass seit Ende der 50er Jahre diese Nachepidemien weniger häufig oder gar nicht eintraten. Nach dem derzeitigen Stande der epidemiologischen Choleraforschung war man vollauf berechtigt, diese Abnahme der Cholerafrequenz, soweit sie sich nicht aus den auch den Gang der gleichzeitigen Pandemien bestimmenden klimatischen Faktoren erklärte, auf die allmählich zur Geltung kommende Assanierung des Bodens durch das seit Mitte der 40er Jahre ausgebaute Sielsystem, sowie auf sonstige sanitäre Verbesserungen (Neubau des im Jahre 1842 abgebrannten Stadtteils; zentrale Wasserversorgung mit einer 2 km von der Stadt und 6 km von der Sielausmündung entfernten Schöpfstelle) zurückzuführen.

9. Der Verlauf der Cholera - Epidemien Hamburgs seit 1853, von welchem Jahre an die Stadt ausschliesslich von der Stadtwasserkunst mit unfiltriertem Elbwasser versorgt wurde, bietet durchaus keine Anhaltspunkte für die Annahme, dass in irgend einer Epidemie (bis zum Jahre 1873) etwa eine Ausstreuung der Krankheitsursache von dieser Zentralstelle aus über das ganze Gebiet der Stadt erfolgt sei. Die Seuche herrschte in diesen ersten 20 Jahren der zentralen Wasserversorgung in 11 verschiedenen Jahren der Stadt, kam aber nur viermal zu grösserer epidemischer Ausbreitung, ohne sich jedoch wieder zu der Höhe der Jahre 1832 und 1848 zu erheben. An dem bisherigen Typus ihres Auftretens, ihrer ersten Entstehung und anfänglichen Ausbreitung in der Hafengegend, der allmählichen Zunahme der Erkrankungsfälle bis zur Akme und dem in ähnlicher Weise sich vollziehenden Abfall war seit Eröffnung der zentralen Wasserversorgung keine Aenderung zu konstatieren. In der Intensität machte sich sogar eine allmähliche Abnahme bemerkbar.

10. Ob das Wasser durch eine spezifische Verunreinigung an einzelnen Stellen, z. B. in den der Strömung entbehrenden Nebenarmen der Elbe, in den Kanälen und in der Nähe der Schiffe Träger der Krankheitsursache werden und durch Benutzung als Trinkwasser der Ausbreitung der Seuche Vorschub leisten könnte, musste dahingestellt bleiben.

11. In der Nachbarstadt Altona scheinen die Bedingungen für eine grössere epidemische Ausbreitung der Cholera nicht in demselben Masse vorhanden zu sein wie in Hamburg: jedenfalls hat sich die Seuche dort noch nie zu der Intensität und Extensität entwickelt wie in den grossen Epidemien Hamburg's. Bemerkenswert ist, dass sich Altona schon in den Jahren 1831 und 1832, wo es noch nicht mit filtriertem Wasser versorgt war, während der ersten schweren Epidemie Hamburg's in erheblichem Masse verschont zeigte, und dass sich auch in Altona wiederholt die Gegenden am ehesten und am schwersten betroffen zeigten, welche durch tiefe Lage, Wassernähe und besondere Bodenverhältnisse (grössere Feuchtigkeit und Verunreinigung des Bodens) von den mehr verschonten Stadtteilen unterschieden waren. Es scheint das darauf hinzuweisen, dass die klimatischen Faktoren, welche den Gang der Epidemien bestimmen, in Altona nicht in demselben Grade zu örtlicher Einwirkung kommen können wie in Hamburg.

12. Bei der Beurteilung des Erfolges der zur Unterdrückung der Seuche ergriffenen Massnahmen ist zu berücksichtigen, dass eine Reihe der früheren Hamburger Epidemien auch ohne im modernen Sinne vollgiltige Bekämpfungsmassnahmen abgelaufen sind und in den folgenden Jahren teils eine sehr geringe Cholerafrequenz, teils aber sogar ein vollständiges Erlöschen der Seuche zeigten. Nach der Epidemie des Jahres 1832, deren Sterblichkeitsziffer 9,43 pro mille betragen hatte, trat die Seuche in den beiden folgenden Jahren 1833 und 1834 mit so geringer Heftigkeit auf, dass die Sterblichkeitsziffern nur 0,27 pro mille resp. 0.87 pro mille betrugen; nach den Epidemien von 1850 (2,09 pro mille) und 1859 (5,24 pro mille) blieben die beiden folgenden Jahre vollständig ohne Cholerafälle; nach der Epidemie von 1866, deren Mortalität 4,23 pro mille be-

tragen hatte, hatte das Jahr 1867 nur 0,26 pro mille Cholerasterblichkeit und 1868 war ganz cholerafrei; nach der Epidemie von 1871 (0,43 pro mille) blieb das Jahr 1872 und nach der Epidemie von 1873 (2,89 pro mille) blieben die folgenden Jahre ganz frei von Cholerafällen.

Das etwa sind die Schlussfolgerungen, welche man in Hamburg nach der Epidemie des Jahres 1873 aus den Erfahrungen der früheren Choleraheimsuchungen ziehen musste. Dieselben mussten um so zuverlässiger erscheinen, als sie mit dem derzeitigen Stande der epidemiologischen Choleraforschung durchaus in Uebereinstimmung waren. Als dann Hamburg während der 1883 in Aegypten beginnenden V Cholera-Pandemie vollständig verschont blieb, trotz des lebhaftesten Handelsverkehrs mit Italien, Spanien und Südfrankreich, wo die Seuche 1884, 1885 und 1886 zeitweise in epidemischer Ausbreitung herrschte, hatte man in Hamburg jedenfalls keine Veranlassung, den örtlichen Verhältnissen zu misstrauen, wenn man sich allerdings auch sagen musste, dass der Hauptgrund des Verschontseins in denselben klimatischen Verhältnissen liegen müsse, durch welche das ganze Mittel-Europa verschont blieb, und wenn man sich auch nicht verhehlen konnte, dass im Falle eines epidemischen Auftretens der Cholera in Mittel-Europa, speziell in Nord-Deutschland, die Gefahr, soweit sie in der natürlichen Lage der Stadt begründet wäre, nicht als beseitigt betrachtet werden könnte.

Diese Schlussfolgerungen nun schienen zum Teil durch die Ereignisse des Jahres 1892 in Frage gestellt zu werden.

Die Aufregung der Zeit wurde vermehrt durch die tiefgehende Meinungsverschiedenheit zwischen den sachverständigen Autoren. Die Erfahrungsthatsachen der früheren Epidemien, die Lehren der Epidemiologie blieben der mit so elementarer Gewalt hereinbrechenden Katastrophe gegenüber unberücksichtigt, schon deshalb, weil sie eine direkte Handhabe zur Bekämpfung der so flagranten Gefahr nicht boten; und die augenblicklich in der Choleraforschung vorherrschende bakteriologische Auffassung, welche die Gefahr als etwas Bekanntes nachwies und so naheliegende Angriffspunkte bot, wurde dem Bekämpfungsplan zu Grunde gelegt, bei der Not jener Zeit und mit Rücksicht auf die in der Wissenschaft vorherrschende Ansicht gewiss mit Recht.

Der wissenschaftlichen Betrachtung des Verlaufes und der Bekämpfung der Epidemie aber erwächst die ebenso schwierige wie verantwortungsvolle Aufgabe, alle diejenigen Faktoren, welche bei jenem elementaren Ereignis zusammengewirkt haben, gegen einander abzuwägen und jedem die ihm gebührende Rolle zuzuweisen.

Allgemeiner Teil.

II.

Die Epidemie des Jahres 1892.

Die Gesichtspunkte, aus denen das Auftreten eines epidemischen Erkrankens an Cholera in Hamburg im Jahre 1892 zu betrachten ist.

Die asiatische Cholera hat, wie die Geschichte der früheren Epidemien lehrt, bei ihrem früheren Auftreten in Hamburg wiederholt ein gewisses zeitliches Zusammentreffen mit der Influenza, der ausgeprägtesten Form des epidemischen Erkrankens, gezeigt, in ähnlicher Weise, wie die grossen epidemischen Wanderzüge beider Seuchen wiederholt in dieselben Zeiträume gefallen sind.

Es scheint dieses zeitliche Zusammentreffen beider Seuchen darauf hinzuweisen, dass in solchen Zeiträumen die Bedingungen für ein epidemisches Erkranken überhaupt vorhanden zu sein pflegen.

Schon mit der ersten Ausbreitung der Cholera in Europa im Jahre 1831 fiel eine Influenza-Epidemie zusammen resp. ging ihr an manchen Orten (Hamburg) unmittelbar voraus. Diese Influenza-Epidemie war von den 11 Influenza-Epidemien des XVIII. Jahrhunderts und der ersten des XIX. (1800—1803) durch einen fast 30 jährigen Zeitraum getrennt. In Hamburg*) trat sie in den Monaten Mai bis Mitte August 1831 mit anfänglich grosser Heftigkeit auf, worauf dann Anfang Oktober die Cholera ausbrach. — Auch im Jahre 1833 ging den Cholera-Erkrankungen in den Monaten August bis November eine Influenza-Eqidemie im April und Mai vorher.**) — Im Jahre 1837, wo Hamburgs Cholera-Erkrankungen in die Monate September bis November fielen, war ganz Deutschland im Sommer von der Influenza heimgesucht.

Dem zweiten Auftreten der Cholera in Hamburg (1848—50) war eine Influenza-Epidemie vorangegangen, welche sich Ende November und Anfang Dezember 1847 über Deutschland (München, Berlin, Erlangen, Stuttgart), die Schweiz, Oberitalien

---

*) Zimmermann a. a. O. S. 6—7.
**) Hachmann. Die Influenza in Hamburg im Mai 1833. Mitteilungen aus dem Gebiete der gesammten Heilkunde. II. Band. Hamburg 1833. S. 287 ff.

und Frankreich verbreitet hatte und im Januar 1849 in Spanien und Flandern herrschte.

Zwischen der zweiten Cholera-Periode Hamburg's (1848—50) und der dritten (1853—59) liegt die Influenza-Epidemie der Jahre 1850/51, welche im Dezember 1850 in Schweden unmittelbar nach der Cholera-Epidemie aufgetreten war und das nördliche Deutschland (Berlin) im Januar 1851 erreichte.

Im Verlaufe der dritten Cholera-Periode Hamburg's (1853—59) verbreitete sich die Influenza-Epidemie (1857/58) im Dezember 1857 über Russland, Deutschland, Belgien, Frankreich und im Januar 1858 über Italien.

Die IV., V. und VI. Cholera-Periode Hamburg's (1866/67, 1871 und 1873) zeigen keine zeitlichen Beziehungen zur Influenza, aber es ist doch bemerkenswert, dass gegen Ende der IV. Cholera-Pandemie (1863—75), deren Teilerscheinungen diese Hamburger Perioden waren, sich in den Jahren 1874/75 eine Influenza-Epidemie über die Vereinigten Staaten, Oesterreich, Südwestdeutschland, Frankreich, Norditalien und Schweden verbreitete.

Wie die einzelnen Cholera-Perioden, z. B. Hamburg's, so zeigen auch die grossen Pandemien gewisse zeitliche Beziehungen zu den grossen Influenza-Pandemien.

Cholera-Pandemien.	Influenza-Pandemien.
	1830/31.
II. Pandemie: 1826—37	1833.
	1836/37.
	1847/48.
III. Pandemie: 1846—61	1850/51.
	1857/58.
IV. Pandemie: 1863—75	1874/75.

Der Verlauf der im Jahre 1883 in Aegypten beginnenden V Cholera-Pandemie war bis zum Jahre 1889 von einem gleichzeitigen Auftreten der Influenza vollständig frei. 1889/90 aber folgte dann jene grosse Influenza-Epidemie, welche, von der Mitte Asiens ausgehend, von Osten her die Erde mit ihren gewaltigen Armen umfasste, wobei sie auf der westlichen Hemisphäre, die ja relativ wenig festes Land besitzt, etwas später als auf der östlichen Halbkugel erschien; nachdem sie von Russland her Europa, vornehmlich seinen mittleren und nördlichen Teil, befallen und gleichzeitig Amerika von Norden nach Süden durchwandert hatte, durcheilte sie dann in östlicher, also der Anfangsrichtung entgegengesetzter Direktion Südeuropa, Asien und Australien und durchmass zu gleicher Zeit Afrika.

Es ist nicht ohne Interesse auch für unsere Cholerabetrachtung, das Auftreten der Influenza während dieser die ganze bewohnte Erde umfassenden Pandemie der Jahre 1889/90 etwas genauer zu verfolgen und dabei auf ihr epidemisches Ver-

halten etwas näher einzugehen; wir werden dabei mancherlei
Züge finden, welchen wir bei der Cholera wieder begegnen.*)

Die Influenza-Epidemie begann im Mai 1889 in Buchara,
erreichte um die Mitte Oktober Wjatka und Tomsk und trat
etwa zu gleicher Zeit in Moskau, Riga, Wilna, Sebastopol und
Kaluga auf. In Moskau herrschte sie Ende Oktober schon epidemisch; ebenso Anfang November in Petersburg, wo beiläufig
bemerkt, Prof. Dr. Zdekauer grosse Cholerafurcht durch die
öffentlich gethane Aeusserung erregte, dass die Influenza der
Vorläufer der Cholera sein könne. Mitte November zeigte sich
die Influenza epidemisch in Lodz, Krakau und Warschau.

Nach Warschau sollte die Krankheit durch ein junges aus
Südrussland zugereistes und bereits krank ankommendes Mädchen „verschleppt" worden sein. Ueber Polen weiterziehend
erschien die Influenza etwas früher in Berlin als in Wien; in
Berlin erreichte sie in der vierten Dezemberwoche ihren Höhepunkt. Der Ausbruch in den einzelnen Teilen Deutschlands trat
in drei dicht aufeinander folgenden Zeitabschnitten ein, deren
Repräsentanten Berlin, Frankfurt a. M. und Köln waren; zugleich konnte, trotzdem in jeder der drei Etappen Städte befallen wurden, die weiter nach Osten zurücklagen, doch der un-
aufhaltsam westlich gerichtete Zug der Epidemie erkannt werden;
Ruhemann vergleicht denselben mit einer Springprozession, bei
welcher, trotzdem oft wieder einige Schritte zurückgesprungen
wird, doch eine Progression stattfindet; aber nicht nur ein solcher retrograder Fortschritt, sondern auch eine radiäre Ausbreitung charakterisierte den Lauf der Influenza in dieser wie in
vielen früheren Epidemien. Die ersten Fälle, der Beginn der
Epidemie wird meist zunächst aus den grossen und grössten
Städten berichtet, dann zeigen die umliegenden Oerter und Ortschaften, endlich die kleinen Dörfer. Flecken und einsamen Ge-
höfte das Einsetzen der Influenza.

In analoger Weise, wie die Ausbreitung der Epidemie in
Deutschland erfolgte, stellte sie sich auch in Frankreich dar.
Etwas später als in Frankreich liegt der Beginn der Epidemie
in Spanien, später als der Beginn der spanischen Epidemie, doch
früher als der der italienischen, liegt die Invasionszeit der Vereinigten Staaten Amerikas. Von New-York aus verbreitete sich
die Epidemie nach Norden, Canada befallend, während sie zu
gleicher Zeit auch den Süden heimsuchte. In Guatemala, Central-
amerika, begann die Epidemie Ende Januar, zu derselben Zeit,
wo sie in Athen ihren Anfang nahm und in Italien zur epide-

*) Anmerkung: Die nachfolgenden Ausführungen über die Influenza
sind dem Werke von Dr. J. Ruhemann entnommen: „Die Influenza-Epidemie
in dem Winter 1889/90 nebst einem Rückblick auf die früheren Influenza-
Pandemien." Von der Berliner Hufeland'schen Gesellschaft preisgekrönte
Schrift. Leipzig. Verlag von Georg Thieme. 1891.

mischen Ausbreitung gelangte. Ende Februar trat die Seuche in Konstantinopel auf. In Persien herrschte sie von der zweiten Hälfte des Januar an. Ende Februar und Anfang März finden wir die Epidemie in den ostindischen Städten Delhi und Bombay, dann in Poona und Benares. Zu der Zeit, wo die Influenza in Konstantinopel herrschte, trat sie auch in der Kapstadt und in den Küstenstädten des Kaplandes auf, nachdem sie vielleicht etwas später in Cypern, etwas früher an der Nordküste Afrikas erschienen war. In Fez und Tunis herrschte sie bereits im Januar. Anfang Mai erschien sie an der Goldküste Afrika's.

Die Influenza bietet uns das Beispiel einer epidemischen Krankheit, welche nach mehr oder weniger langen Intervallen in einer relativ kurzen Zeit den grössten Teil der Menschheit befällt. Die als Pandemie auftretende Krankheit hat die seit vier Jahrhunderten konstatierte Eigenschaft, die beiden Erdhemisphären ziemlich gleichzeitig zu befallen, wobei ihr Gang, wenigstens bei den Pandemien, von Osten nach Westen gerichtet ist. Der Verlauf der epidemisch auftretenden Krankheit zeigt überall eine gewisse zeitliche Regelmässigkeit. Im Durchschnitt verweilt sie in grösseren Städten etwa 6—8 Wochen und erreicht unter gleichzeitiger Steigerung der Sterblichkeit ihren Höhepunkt meistens in der dritten bis fünften Woche.

Bei der Influenza werden wir nicht darüber im Zweifel sein können, dass eine mit so elementaren Verhältnissen und Grössen rechnende Krankheit nur in Verhältnissen ihre Ursache haben kann, welche, wie die Krankheit selbst, die ganze Erde betreffen, also klimatische Verhältnisse im weitesten Sinne des Wortes. Zu dieser Annahme kommen wir ohne weiteres, wenn wir die ganze Epidemie betrachten, und zumal, wenn wir die Geschichte der Krankheit im Auge haben. Ganz anders aber erscheint es, wenn wir nur lokal beobachten.

Es hat für unsere Cholerabetrachtung ein besonderes Interesse, dass nämlich auch bei der Influenza nicht nur eine ganze Reihe Beobachtungen in der Geschichte dieser Seuche sich finden, sondern auch aus der jüngsten Epidemie gemeldet werden, wonach einzelne Personen die Epidemie in eine Stadt, auf ein Schiff, auf eine Insel u. s. w. verpflanzt hätten, Personen, die aus erkrankten Gegenden oder selbst krank zugereist seien. Demgegenüber hat Dr. Ruhemann mit Recht darauf gewiesen, dass sehr vieles, was bei einer Erkrankung der halben Welt reiner Zufall ist, leicht als Gesetz aufgefasst werden kann, und dass im übrigen solche einzelnen Beispiele nicht beweiskräftig sein können gegenüber der einen, sicher beweisenden Thatsache, dass die Influenza in früheren Jahrhunderten ebenso schnell Verbreitung fand, wie heutzutage, wo man zehnmal schneller reist; die schnelle Verbreitung der Krankheit weist vielmehr darauf hin, dass dieselbe nur von einem Miasma herrühren könne, wobei ja das Vorhandensein contagiöser Eigenschaften nicht geschlossen sei.

Auch aus der Thatsache, dass die Influenza zuerst die grossen Städte und dann in sternförmiger Ausstrahlung die Umgegend befällt, hat man schliessen wollen, dass die Ausbreitung der Krankheit durch den Verkehr erfolgen müsse. Es ist dagegen von Ruhemann in sehr plausibler Weise geltend gemacht worden, dass die Krankheitsursache naturgemäss dort, wo viele Menschen wohnen, leichter und eher Erkrankungen veranlasse, als in Gegenden, wo die Menschen in weiteren Abständen und in geringerer Zahl vorhanden sind; die radiäre Ausbreitung der Seuche wäre demnach nur scheinbar vorhanden und nicht eine Folge des durch Contagion bedingten Fortschreitens der Seuche, sondern der Anordnung der Wohnplätze.

Bei der elementaren Gewalt der Influenza, gegen welche weder Stand noch Race, weder Armut noch Reichtum, weder die Stufe der Hygienie und Kultur noch Sanitätsmassregeln und Assanierungen schützen, ist es um so auffallender, dass gewisse Stellen von der Epidemie verschont bleiben, die neben stark befallenen Orten liegen. So blieben nach dem Bericht der Medizinal-Abteilung des Königl. preuss. Kriegsministeriums über die Influenza-Epidemie von 1889/90 22 Garnisonen ganz verschont, darunter das so dicht bei Berlin liegende Steglitz, und in der Umgebung des so arg von der Epidemie heimgesuchten Greifswald kamen nur sehr wenige und milde Erkrankungen vor.

Ruhemann weist mit Recht darauf hin, dass diese Immunität gewisser Gegenden in der Nähe stark befallener Orte besonders schwer für diejenigen zu erklären sei, welche dem Verkehr die Hauptbeteiligung an der Weiterverbreitung der Influenza zusprechen. Wir finden bekanntlich eine ähnliche Immunität bei der Cholera wieder.

Was die Ursachen einer in so kurzem Zeitraume die ganze bewohnte Erde heimsuchenden Seuche betrifft, so können wir, wie schon angedeutet, dieselben nur in klimatischen Verhältnissen suchen, welche gleichmässig die ganze Erde betreffen und vielleicht wieder von kosmischen Vorgängen abhängig sind.

Die weitere Frage, ob unter dem Einflusse solcher Verhältnise ein Krankheitsgift entstehe und ob dasselbe organisiert ist oder nicht, ob es miasmatisch oder contagiös oder beides zugleich ist, muss dahingestellt bleiben.

Wenn wir bei dieser Betrachtung die Unmöglichkeit erkannt haben, ein so verwickeltes Phänomen, wie es die beide Erdhemisphären ziemlich gleichzeitig befallende Influenza ist, aus einer einfacheren Theorie zu erklären, als es ihre Natur zulässt, so werden wir eher geneigt sein, auch bei dem Auftreten eines epidemischen Erkrankens an Cholera uns die ursächlichen Verhältnisse nicht zu einfach zu denken. Vor allem aber wird uns die Notwendigkeit klar, das Auftreten einer solchen epidemischen Krankheit an einem einzelnen Orte nicht für sich, sondern im Zusammenhange mit dem Auftreten der Seuche überhaupt zu betrachten, um nicht über örtlichen Hülfsursachen jene grösseren und wichtigeren Faktoren zu vernachlässigen, welche den Gang der einzelnen Invasionen, wie den der Epidemien bestimmen.

Auch der Rückblick auf Hamburg's frühere Cholera-Epidemien hat uns gezeigt, dass, wenn man die Perioden eines epidemischen Auftretens der Cholera in Hamburg im Zusammenhange der Pandemien betrachtet, sich ganz unzweideutig eine gewisse Uebereinstimmung ihres zeitlichen Verlaufes, ihrer Intensität und Extensität mit den Pandemien ergibt, und es hat uns diese Thatsache zu der Annahme geführt, dass ein epidemisches Erkranken an Cholera in Hamburg wie überall durch gewisse klimatische Faktoren bedingt würde und gewisse örtliche Verhältnisse zur Voraussetzung habe. Wir haben jetzt in die Prüfung einzutreten, ob diese Annahme, welche übrigens den Erfahrungsthatsachen der Epidemiologie entspricht, auch für die Hamburger Epidemie des Jahres 1892 zutreffend ist.

Es erscheint zweckmässig, der nachfolgenden Betrachtung zunächst eine Bemerkung voranzuschicken, welche geeignet sein dürfte, die Intensität, mit welcher die Seuche in der zur Erörterung stehenden Epidemie aufgetreten ist, im Vergleiche mit früheren Hamburger Epidemien zu illustrieren.

Die Epidemie des Jahres 1892 war allerdings die schwerste, welche Hamburg betroffen hat; die Cholerafrequenz im Jahre 1892 war indessen, wenn man sie mit der Frequenz der nächstgrossen Epidemien der Jahre 1832 und 1848 vergleicht, durchaus nicht vergleichsweise so gross, dass sie nur durch die Annahme zu erklären wäre, dass im Jahre 1892 die Krankheitsursache gewissermassen von einem Punkte aus, nämlich von der zentralen Wasserleitung, über das ganze städtische Gebiet ausgestreut wäre.

In den Jahren 1832 und 1848, wo es noch keine zentrale Wasserversorgung in Hamburg gab, betrug die Cholera-Sterblichkeit im städtischen Gebiete nach den Feststellungen von Dr. Rothenburg für 1832 und von Physikus Dr. Buek für 1848 11,2 pro mille resp. 10,9—11,0 pro mille; im Jahre 1892 nach Gaffky im städtisch bebauten Gebiete 14,22 pro mille. Für das ganze Hamburgische Staatsgebiet lauten die entsprechenden Zahlen für 1832: 9,43: für 1848: 7,45; für 1892: 13,44 pro mille.

Wenn man den Einfluss der Wasserversorgung durch einen solchen Vergleich konstatieren will, dürfte es sich empfehlen, dem Vergleiche die erste Zahlenreihe zu Grunde zu legen, wo dann die Cholerafrequenz des städtisch bebauten Gebietes in den einzelnen Jahren in Vergleich steht und wo für 1892 das städtisch bebaute Gebiet zugleich das Gebiet der zentralen Wasserversorgung ist. Bei der zweiten Zahlenreihe ist das ganze hamburgische Staatsgebiet, also die Cholerafrequenz der Marschlande und Geestlande und der Landherrenschaften Ritzebüttel (mit Cuxhaven) und Bergedorf mit berücksichtigt, also ein grosses Gebiet, auf welches sich die zentrale Wassersorgung nicht erstreckt.

Wenn man ganz korrekt sein will, so darf man bei einem solchen Vergleiche eigentlich nur die Cholerafrequenz der inneren Stadt und der beiden Vorstädte St. Georg und St. Pauli, die für die Zahlen von 1832 und 1848 allein in Betracht kommen, vergleichen; man erhält dann für 1832: 11,57 pro mille; für 1848: 10,93 pro mille; für 1892: 12,54 pro mille Cholera-Sterblichkeit.

Die annähernde Gleichmässigkeit dieser Prozentsätze in den 3 schwersten Epidemien, welche Hamburg bisher gehabt hat, widerspricht a priori der Annahme, dass im Jahre 1892 im Gegensatze zu den Jahren 1832 und 1848 die Cholerafrequenz durch eine Infektion der zentralen Wasserleitung bestimmt worden wäre, und lenkt unsere Aufmerksamkeit auf Faktoren von grösserer Konstanz und grossartigerer Gesetzmässigkeit hin, aus welchen trotz jener notorisch so verschiedenartigen Wasserversorgung jene auffallende annähernde Gleichmässigkeit der Cholerafrequenz in diesen 3 grössten Epidemien Hamburgs resultiert.

Eine ähnliche Uebereinstimmung der in Rede stehenden Epidemie werden wir auch bezüglich der Art des Auftretens und des zeitlichen Verlaufes der Seuche finden, wenn wir dieselbe mit den früheren Epidemien Hamburgs und mit der Art, in welcher die Cholera in grossen Städten aufzutreten pflegt, vergleichen.

Der Einfluss von Ort und Zeit, resp. von klimatischen Faktoren in örtlich-zeitlicher Einwirkung, wird, wie wir bei Gelegenheit des Rückblicks auf Hamburg's frühere Epidemien des Näheren ausgeführt haben, von einer Reihe der Choleraforscher als allein massgebend für die Entstehung und Verbreitung der Cholera-Epidemien aufgefasst. Dieselben nehmen an, dass sich die Seuche wie in Indien, so auch ausserhalb desselben und auch bei uns in Europa, kurz überall, aus tellurischen und atmosphärischen und individuellen Verhältnissen (autochthon) entwickle, dass sie als cholera nostras in einzelnen Fällen immer vorkomme und sich nur zeitweise zu Epidemien steigere. Der hervorragendste Vertreter dieser Ansicht ist Dr. James Cuningham, welcher 33 Jahre lang als Arzt und Medizinalbeamter in Indien thätig war und 20 Jahre lang (bis 1884) an der Spitze des Sanitäts-Departements der indischen Regierung stand. Derselbe hat seine langjährigen, reichen Beobachtungen und Erfahrungen in einem verhältnismässig wenig umfangreichen Buche: „Die Cholera. Was kann der Staat thun, sie zu verhüten?“

(Braunschweig, 1885, F. Vieweg & Sohn) niedergelegt, welches von Geh.-Rat v. Pettenkofer als ein Eckstein der epidemiologischen Forschung in vieler Bezichung bezeichnet worden ist, aber in unserer Zeit der bakteriologischen Aera leider nicht die Beachtung gefunden hat, welche man ihm bei allen massgebenden Personen und Behörden wünschen müsste. Cuningham fasst die grossen die Cholera in Indien betreffenden Thatsachen in folgender Weise zusammen:

„Die Cholera ist in Indien seit den frühesten Zeiten bekannt. In Niederbengalen ausgebreitet über ein Gebiet, dessen Grenzen nicht scharf bestimmbar sind, ist die Ursache oder sind die Ursachen, welche Cholera erzeugen, immer mehr oder weniger gegenwärtig. Ausserhalb dieses Gebietes sind diese Ursachen in verschiedenen Teilen des Landes mit verschiedenen Graden der Intensität beständig vorhanden. In einigen dieser Landesteile ist die Cholera verhältnismässig unbekannt, und nur in wenigen isolierten Fällen gegenwärtig. In allen Teilen sowohl innerhalb wie ausserhalb des endemischen Gebietes ist die Cholera zu gewissen Jahreszeiten am meisten, zu anderen Jahreszeiten am wenigsten vorherrschend, auch ist dies Vorherrschen in manchen „epidemisch" genannten Jahren viel grösser, als in anderen „nicht epidemisch" genannten. Die Gebiete, welche von Cholera heimgesucht werden, und die, welche von ihr verschont bleiben, werden in keiner Weise durch die Leichtigkeit oder Schwierigkeit des menschlichen Verkehrs bestimmt und die verbesserten Verkehrsmittel der neueren Zeit haben weder an der Richtung oder Häufigkeit der Epidemien, noch auch an der Geschwindigkeit ihres Vorwärtsschreitens etwas zu ändern vermocht. Quarantäne und Cordons haben sich als vollständig wirkungslos erwiesen, Schutz gegen die Krankheit zu gewähren oder deren Vorwärtsschreiten zu verhindern. Die Choleraausbreitung steht sowohl in ihrer Richtung wie in der Geschwindigkeit ihres Vorwärtsschreitens in keinem Zusammenhange mit dem menschlichen Verkehr oder dem Umgange mit Kranken. Die unbekannte Ursache oder Ursachen, welche Cholera erzeugen, sind, wenn sie sich auch in weitem Umkreise offenbaren, doch keineswegs überall gegenwärtig, selbst nicht in einem von einer schweren Epidemie heimgesuchten Gebiete, sondern sie sind auf merkwürdige Weise lokalisiert. Sanitäre Verbesserungen — Verbesserungen in dem Zustande der Lokalität — sind der beste Schutz gegen Cholera". (Cuningham l. c. S. 30 und 31).

Die Thatsachen, welche die Cholera ausserhalb Indiens betreffen, fasst Cuningham folgendermassen zusammen (l. c. S. 59): „In Europa und Amerika ist, soweit bekannt, kein endemisches Gebiet, in dem die Cholera mehr oder weniger vorherrschend ist, es müsste sich denn bei näherer Prüfung der Osten Russlands als ein solches herausstellen; aber

allen anderen Beziehungen stimmt die Erfahrung dieser Länder,
so wie sie sich in den grossen Thatsachen der letzten 55 Jahre
ausdrückt, vollständig mit den in Indien gesammelten Daten überein. Sie zeigen uns:

1. dass die Cholera in den frühesten Zeiten in anderen
   Ländern gekannt war, und dass mehr oder weniger vereinzelte Fälle jährlich in allen Ländern vorkommen:
2. dass Schiffe die Cholera nicht von Indien nach anderen
   Ländern tragen;
3. dass Länder mit ganz direktem innigem und beständigem
   Verkehr mit Indien am wenigsten gelitten haben;
4. dass die westlichen Länder nicht mehr als früher unter
   der Cholera zu leiden hatten, seit direkter, beständiger
   und rascher Verkehr mit Indien besteht;
5. dass kein Zusammenhang besteht zwischen der Leichtigkeit des Verkehrs und dem Vorwärtsschreiten einer Epidemie;
6. dass Quarantäne und ärztliche Inspektion, Cordone, Isolierung der Kranken und Desinfektion keinen Schutz gewährt haben;
7. dass diese Massnahmen, während sie nichts Gutes hervor-
   brachten, viel Unheil anrichteten durch die Lahmlegung
   des Handels, die Erregung einer gedankenlosen Panik und
   durch Abziehung der Aufmerksamkeit der Menschen und
   der öffentlichen Mittel von sanitären Verbesserungen; und
8. dass durch sanitäre Verbesserungen allein der unbekannten
   Ursache oder den Ursachen, welche Cholera hervor-
   bringen, entgegengearbeitet werden kann; Ursachen,
   welche nirgends ganz fehlen, wie isolierte Fälle beweisen,
   die sich aber in epidemischer Stärke nur in unbestimmten
   Zwischenräumen offenbaren".

Der Cuningham'schen Ansicht steht am nächsten die Ansicht v. Pettenkofer's. Für beide sind örtliche und zeitliche
Disposition zum Entstehen eines epidemischen Erkrankens an
Cholera unentbehrlich; während aber nach Cuningham die
Choleraursache am Orte (autochthon) entsteht, gehört nach
v. Pettenkofer ein spezifischer Cholerakeim dazu, welcher aus
Indien durch den menschlichen Verkehr verschleppt und durch
gewisse örtlich-zeitliche Verhältnisse epidemisch vermehrt wird,
so zwar, dass der in einen Ort eingeschleppte Cholerakeim ein
längeres Stadium der Latenz haben kann, bis sich alle örtlich-
zeitlichen Bedingungen zu seiner Entwicklung einstellen.

Diese beiden Ansichten können offenbar recht gut neben
einander bestehen und werden in den praktischen Massnahmen
sich kaum je befehden, denn sie unterscheiden sich ja nur dadurch von einander, dass Cuningham annimmt, dass wir zeitweise doch Cholera bekämen, auch wenn man Indien aus der

Welt geschafft hätte, während v. Pettenkofer meint, ohne Verkehr mit Indien gäbe es zwar keine Cholera-Epidemie ausserhalb Indiens, eine bloss zeitweise oder stellenweise Ueberwachung des Verkehrs aber sei aus dem Grunde ohne jeden Nutzen, weil, wie die ganze Geschichte der Cholera lehre, der menschliche Verkehr sich doch nie pilzdicht gestalten liesse, im übrigen aber für das Auftreten eines epidemischen Erkrankens an der Seuche örtliche und zeitliche Verhältnisse erster Linie entscheidend seien.

Diesen beiden Ansichten steht nun bekanntlich die Koch'sche Auffassung gegenüber, welche zur Zeit in der Wissenschaft die vorherrschende ist. Nach Koch's Annahme geht der aus Indien durch den menschlichen Verkehr importierte spezifische Infektionsstoff vom Cholera-Kranken resp. Scheinbar-Gesunden aus und veranlasst die epidemische Ausbreitung dadurch, dass er in ein Medium gelangt, welches allen zugänglich ist und so allen die Krankheitsursache vermittelt. Als ein solches Medium wird das Wasser angesprochen. Nach dieser Annahme erfolgt der Ausbruch der Epidemie, sobald der eingeschleppte Keim in das betreffende Medium gelangt ist und so die Bedingungen zu allgemeiner Verbreitung gefunden hat. Oertliche und zeitliche Verhältnisse werden dabei nur insoweit in Betracht gezogen, als durch erhöhte Wasser-Temperaturen eine Vermehrung der in dasselbe gelangten spezifischen Krankheits-Keime begünstigt werden könnte und insofern, als der wärmeren Jahreszeit das Bedürfnis nach reichlicherer Wasseraufnahme ein grösseres ist und durch die im Zusammenhange mit der höheren Lufttemperatur stehenden vermehrten Verdauungsstörungen das Zustandekommen von Infektionen erleichtert werden könnte.

Nach dieser Auffassung bedingt der einzelne Cholerakranke und jeder aus einem Choleraorte kommende Gesunde, der notorisch Cholerabacillen beherbergen kann, eine Gefahr nicht nur für die Personen seiner nächsten Umgebung, sondern auch für die Gesamtheit, indem er den Anlass zu dem Auftreten eines epidemischen Erkrankens an Cholera geben kann, sobald die von ihm ausgehenden Krankeitskeime in ein allen zugängliches Medium wie das Wasser gelangen.

Die natürliche Folge dieser Auffassung ist jene ausserordentliche Cholerafurcht, welche das Zeichen der Epidemie des Jahres 1892 war, und welche nicht nur in dem Cholerakranken, sondern in jedem aus einem Cholera-Orte kommenden Gesunden, ja in allen aus solchen Orten kommenden Gegenständen nicht nur die Gefahr einer persönlichen Uebertragung, sondern auch die Gefahr des epidemischen Auftretens der Seuche erblickte und die Behörden zu Massnahmen veranlasste, welche in ihrer Handel und Wandel lahm legenden Wirkung noch weit überboten wurden durch die Panik, welche die gesamte Bevölkerung ergriffen hatte.

Die ausserordentliche Schnelligkeit, mit welcher die K o c h -
sche Auffassung der Cholera-Entstehung die entgegenstehenden
Ansichten überwand und in der Choleraforschung die vorherrschende wurde, erklärt sich aus dem hohen Ansehen, welches
die von K o c h inaugurierte Bakteriologie zur Zeit in der wissenschaftlichen Welt geniesst und welches resultiert aus der Be-
wunderung, welche die Entdeckungen der Bakteriologie weit über
die ärztlichen Kreise hinaus erregen mussten. Die Auffindung
konstant vorkommender, wohl charakterisierter Mikroorganismen
bei den Erkrankungen an Milzbrand, Typhus und Tuberkulose
und vor allem die segensreichen Fortschritte in der Verhütung
der Wundinfektionskrankheiten haben das wissenschaftliche Interesse in einem so hohen Grade der Bakteriologie zugewandt,
dass man sich auf den übrigen Forschungsgebieten der wissenschaftlichen Medizin bereits in der Notlage sieht, sich gegen
bakteriologische Uebergriffe zu verteidigen und die begeisterten
Vertreter der Bakteriologie darauf hinzuweisen, dass die Bakteriologie ihren Platz wohl neben, aber nicht über ihren mindestens gleichberechtigten medizinischen Schwestern habe. In einer
solchen Notlage befindet sich die medizinische Klinik, in welcher
man die Thatsachen des Krankheitsverlaufes gegen die Hypothesen der Bakteriologen geltend macht, und in einer solchen
Lage befindet sich auch die Epidemiologie, vor allem bezüglich
der Cholera, wo man verlangt, dass die Thatsachen, welche die
wissenschaftliche Arbeit beinahe eines Jahrhunderts bezüglich der
Entstehung und des Verlaufes der Seuche festgestellt hat, sich
in Einklang mit den Hypothesen der Bakteriologen bringen lassen
müssen, bevor man diese Hypothesen zur Richtschnur der Ver-
hütungs- und Bekämpfungsmassnahmen zu nehmen habe. Diese
Forderung der Epidemiologen, die, wie z. B. Geh.-Rat v. P e t t e n -
k o f e r , ihre Lebensarbeit dem Studium der Cholerafrage gewidmet haben, erscheint um so mehr berechtigt, je mehr man in
Erwägung zieht, wieviel Menschenglück und Nationalwohlstand
von den zur Verhütung und Bekämpfung der Seuche ergriffenen
Massnahmen abhängt. Andererseits scheint es allerdings auch
geboten, allen Ernstes zu prüfen, inwieweit die von den Bakteriologen gegebene Erklärung der Uebertragbarkeit der Krankheit in den Thatsachen des Verlaufes der Epidemie ihre Bestätigung findet und inwieweit dieselbe geeignet erscheint, das Entstehen nicht etwa nur einzelner Erkrankungsfälle, sondern auch
des epidemischen Auftretens der Seuche zu erklären.

Die im Jahre 1883 erfolgte Entdeckung R o b e r t K o c h s ,
dass in den Ausleerungen Cholerakranker sich ganz regelmässig
ein Bacillus findet, welchen sein Entdecker „Kommabacillus“
nannte und als spezifischen Krankheitserreger ansprach, nimmt
zur Zeit vor allem aus dem Grunde das ausschliessliche Interesse
in der Cholerafrage in Anspruch, weil sie geeignet erscheint,

die Uebertragbarkeit der Krankheit zu erklären: eine Lücke, welche die Epidemiologen nicht auszufüllen vermochten. Das ist nun durch die von K o c h inaugurierte Bakteriologie, wie es scheint, in so vollständiger und einwandsfreier Weise geschehen, dass es allerdings erklärlich erscheint, wenn man in Versuchung kam, die Verhältnisse des e i n z e l n e n C h o l e r a f a l l e s auf die Entstehung der Cholera-E p i d e m i e n zu übertragen.

Gegen eine solche Schlussfolgerung aber wendet sich der entschiedene Einspruch, welcher von Seiten der Epidemiologen durch v. P e t t e n k o f e r erhoben worden ist auf Grund der Resultate der epidemiologischen Forschung, wie sie sich aus den wissenschaftlich festgestellten Thatsachen früherer Epidemien ergeben haben.

Dass die staatlichen Behörden des Reiches und Hamburgs und die sie beratenden Medizinal-Behörden, als wenige Tage nach erfolgter amtlicher Feststellung des Choleraausbruches die Katastrophe in jenen Augusttagen des Jahres 1892 mit elementarer Gewalt über Deutschlands erste Handelsstadt hereinbrach, der ausserordentlichen Gefahr und der ungeheuren Verantwortlichkeit gegenüber nicht anders konnten, als die in der Wissenschaft zur Zeit vorherrschende K o c h'sche Auffassung zu der ihrigen zu machen und dieselbe zur Richtschnur der Bekämpfungsmassnahmen zu nehmen, muss von vornherein als ausserhalb aller Diskussion stehend betrachtet werden. Es musste das um so mehr geboten erscheinen, als die K o c h'sche Schule die Ursache und Verbreitungsweise der Krankheit erkannt zu haben und damit naheliegende Angriffspunkte zur Bekämpfung der Seuche zu bieten schien. So wurden denn unter persönlicher Mitwirkung des Herrn Geh.-Rat K o c h die zu ergreifenden Massnahmen angeordnet und bis ins Einzelne entsprechend der bakteriologischen Auffassung durchgeführt. Der von K o c h inaugurierten bakteriologischen Richtung in der Choleraforschung war also hier Gelegenheit gegeben, an dem Beispiel eines verhältnismässig leicht zu übersehenden grossen städtischen Gemeinwesens, dessen reiche Mittel nicht wohl vollständiger zur Durchführung der angeordneten Bekämpfungsmassnahmen bereit gestellt werden konnten, zu zeigen, wie sich ihre aus den Laboratoriums-Experimenten erschlossenen Hypothesen mit den epidemiologischen Thatsachen in Einklang bringen lassen.

Die Bearbeitung der Epidemie des Jahres 1892 vom K o c h'chen Standpunkte liegt nun in dem amtlichen Berichte von Prof. Dr. G a f f k y bekanntlich bereits vor; das Resultat derselben fasst G a f f k y in seiner Vorrede in folgenden Sätzen zusammen, welche mit ausserordentlicher Deutlichkeit die hohe Bedeutsamkeit illustrieren, welche der Hamburger Epidemie von 1892 für die Choleraforschung zugeschrieben wird:

„Die grosse Epidemie in Hamburg bedeutet, das dürfen wir

heute schon aussprechen, für uns den Beginn eines neues Abschnittes in der Geschichte der Cholera. Seit der Entdeckung des Krankheitserregers trat die Seuche hier zum ersten Male wieder in einer schreckenerregenden Heftigkeit und Ausbreitung auf, als ob sie zeigen wollte, dass Menschenmacht, aller wissenschaftlichen Fortschritte ungeachtet, ihr gegenüber ohnmächtig geblieben sei. Aber die Epidemie wurde ihres unheimlichen Charakters entkleidet, indem in unanfechtbarer Weise der Hauptweg ihrer Verbreitung klargelegt wurde; die von dem grossen Brande versprühenden Funken wurden überall, bevor sie erheblicheres Unheil anrichten konnten, gelöscht; und die Erfahrungen der inzwischen verflossenen beiden Jahre haben uns gezeigt, dass die in erster Linie auf die Kenntnis des Krankheitserregers und seiner Eigenschaften begründeten neuen Massregeln bei frühzeitiger und umsichtiger Anwendung neue Brände in ihren Anfängen zu ersticken vermögen.‟

Einer so weitgehenden Schlussfolgerung ist nun aber schon a priori auf Grund der Geschichte der früheren Hamburger Epidemien entgegenzuhalten, dass, wenn frühere Berichterstatter, etwa 2 Jahre nach der unter ihren Auspicien geschehenen Bekämpfung der Hamburger Epidemien der Jahre 1832, 1850, 1859, 1866, 1871 und 1873, Aehnliches am Schlusse ihrer Beschreibungen der damaligen Epidemien gesagt hätten, sie dies offenbar mit ganz demselben Anschein von Berechtigung hätten thun können, wie jetzt Prof. Gaffky 2 Jahre nach der Epidemie von 1892, denn auch damals erloschen die Epidemien in ganz ähnlicher Weise und die von den Bränden versprühenden Funken verglimmten gleichfalls. Es ergibt sich dies auf deutlichste, wenn wir die Cholerafrequenz der auf jene Epidemiejahre folgenden Jahre betrachten.

Ich lege dabei die von Reincke für das gesamte hamburgische Staatsgebiet berechneten Ziffern der einzelnen Cholerajahre zu Grunde. Nach der Epidemie des Jahres 1832, deren Sterblichkeitsziffer 9,43 pro mille betragen hatte, trat die Seuche in den beiden folgenden Jahren 1833 und 1834 mit so geringer Heftigkeit auf, dass die Sterblichkeitsziffern nur 0,27 pro mille, resp. 0,87 pro mille betrugen; nach den Epidemien von 1850 (2,09 pro mille) und 1859 (5,24 pro mille) blieben die beiden folgenden Jahre vollständig ohne Cholerafälle; nach der Epidemie von 1866, deren Mortalität 4,23 pro mille betragen hatte, hatte das Jahr 1867 nur 0,26 pro mille Cholerasterblichkeit und 1868 war ganz cholerafrei; nach der Epidemie von 1871 (0,43 pro mille) blieb das Jahr 1872 und nach der Epidemie von 1873 (2,89 pro mille) blieben die folgenden Jahre ganz frei von Cholerafällen.

Diese Erwägung weist uns am Eingange unserer Betrachtung der Epidemie des Jahres 1892 wieder hin auf jenes Immermann'sche

Wort, welches wir unserer Arbeit als Motto vorgesetzt haben, und mahnt uns, die Thatsachen des Verlaufes der Epidemie nicht nur an sich, sondern „zugleich auch im Spiegel der Vergangenheit zu betrachten." Zu einer solchen Betrachtung stellt der in dem ersten Teile dieses Werkes gegebene Rückblick auf Hamburgs frühere Cholera-Epidemien die notwendige Vorarbeit dar, welche uns manche wichtige Vergleichspunkte zu bieten vermag. Zugleich ist dieser Rückblick bestimmt, uns die grossen Thatsachen der Cholera-Epidemiologie gegenwärtig zu halten. Denn als die Hauptaufgabe der nachfolgenden Betrachtung muss es erachtet werden, die Thatsachen des Verlaufes der Epidemie nicht nur darauf zu prüfen, ob und inwieweit sich die ergriffenen Bekämpfungsmassnahmen nachweislich wirksam erwiesen haben, sondern auch darauf, inwieweit alle jene örtlich-zeitlichen Faktoren, welche die epidemiologische Choleraforschung in der wissenschaftlichen Arbeit beinahe eines Jahrhunderts als notwendig zum Entstehen eines epidemischen Erkrankens an Cholera festgestellt hat, im Jahre 1892 vorhanden waren und den Verlauf der Epidemie nachweislich beeinflusst haben.

Der Verlauf der Epidemie und die ihn bestimmenden Faktoren.

Im April und Mai 1892 war die Cholera, nachdem sie sich seit mehreren Jahren ausser dem von ihr stets beherrschten Gebiet in Ostindien auch in Persien gezeigt und sich dort namentlich in der warmen Jahreszeit zu Epidemien gesteigert hatte, wieder heftig in Afghanistan und Persien aufgetreten. Um dieselbe Zeit (April 1892) zeigte sie sich sehr bemerkenswerter Weise in der Umgegend von Paris, ohne dass es möglich wäre, das Auftreten hier und dort in irgend einen Zusammenhang durch Verkehrsbeziehungen zu bringen. Doch davon später. Nach kurzer Zeit trat die Seuche im europäischen Russland auf. In Baku erfolgte Anfangs Juni ein heftiger Choleraausbruch; Ende Juni erschien die Seuche im Wolga-Gebiete, wo gleichzeitig mit dem Auftreten in Astrachan die ersten Erkrankungen aus Saratow und Anfang Juli aus Samara und Kasan gemeldet wurden. Zu gleicher Zeit (Anfang Juli) zeigte sich die Seuche im Don-Gebiet und Ende Juli im Dnjeper-Gebiet. In Nischni-Nowgorod erfolgten in der zweiten Hälfte des Juli die ersten und während der Messe im August und September etwa 900 Erkrankungen.

Da auch schon in der zweiten Juli-Hälfte in Petersburg und Moskau die Seuche ausbrach, so kann die Messe zu Nischni-Nowgorod mit der Verbreitung der Krankheit nach den beiden Hauptstädten nicht im Zusammenhang stehen. Im August wurde die Umgebung und das Zwischengebiet zwischen Petersburg und Moskau von der Seuche heimgesucht und in der zweiten Hälfte des August trat die Seuche in den mehr westlich gelegenen Teilen Russlands auf.

Während des geschilderten Auftretens eines epidemischen Erkrankens an Cholera im Osten, hatte sich die Seuche auch im Westen entwickelt: bereits im April 1892 war sie in der Umgebung von Paris aufgetreten. Wie sie dahin gekommen, ist für diejenige Richtung in der Choleraforschung, welche das Auftreten eines epidemischen Erkrankens an der Seuche nur vom Verkehr abhängig denkt, ein unlösbares Rätsel, während diese Thatsache des gleichzeitigen Auftretens der Seuche im Osten wie im Westen Europas entschieden für diejenige Auffassung sprechen dürfte, welche annimmt, dass sich die Cholera überall aus tellurischen, atmosphärischen und individuellen Verhältnissen autochthon entwickeln kann.

Im April raffte eine im Zuchthause von Nanterre, westlich von Paris herrschende Cholera-Epidemie 49 von 51 Erkrankten hinweg. Im Mai und Juni beschränkte sich die Seuche auf die nordwestliche Bannmeile von Paris und trat in der Stadt selbst zuerst Anfang Juli, in ausgedehnterer Weise Ende August auf. — In Havre ereignete sich der erste Cholerafall am 5. Juli, der zweite am 13. Juli und am 14. Juli wurde der erste Todesfall an Cholera konstatiert, der zweite Todesfall am 2. August, von welchem Tage an die Zunahme eine rapide war. Da keine Anzeigepflicht bestand, so wurden die zuständigen Behörden erst am 11. August in Kenntnis gesetzt, also 1 Monat nach der ersten Erkrankung. Es war nunmehr nicht möglich, so heisst es, die Ankunft von 30 000 Menschen zu dem Feste am 15. August zu verhindern, ein Zusammenfluss von Menschen, welcher auf den Gang der Epidemie einen sehr verderblichen Einfluss hatte. Vorsichtiger ausgedrückt muss das heissen: mit jenem Zusammenfluss von Menschen fällt zeitlich das Epidemisieren der seit einem Monate sich bemerkbar machenden Cholera zusammen. Die Epidemie von Havre ist durch eine ausserordentlich hohe Sterblichkeit ausgezeichnet: vom 14. August ab lieferten die 50 ersten Kranken 48 Sterbefälle. Im weiteren Verlaufe ergab sich bei den in Krankenhäusern Verpflegten eine Sterblichkeit von 80 %.

Dem Auftreten der Cholera in Havre folgte am 15. August das Auftreten der Seuche in Antwerpen, wohin sie angeblich durch den am 15. August von Havre dort eintreffenden Dampfer „St. Paul" eingeschleppt wurde, ohne dass die Antwerpener Behörden irgend welche Vorkehrungen hätten treffen können, weil, wie es in der Erklärung des Vorsitzenden des Gesundheitsamtes, Dr. Desguin, heisst, „die Stadt Havre ihren Gesundheitszustand bis zum 18. August sorgfältig verheimlicht hatte."

Es war in der That für auswärtige Behörden ausserordentlich schwierig, ein richtiges Bild von der Ausdehnung der Seuche in Frankreich zu gewinnen. Das Auftreten der Seuche in einzelnen Fällen und ihr Beschränktbleiben im April, Mai und Juni auf die Umgebung von Paris, ohne dass die Stadt selbst ergriffen wäre, liess offenbar die französischen Behörden daran zweifeln, ob es sich wirklich um asiatische Cholera handle, und veranlasste sie, jedenfalls mit der Erklärung des Auftretens epidemischer Cholera zu zögern, obwohl schon in den ersten bekannt gewordenen Fällen der Kommabacillus sicher festgestellt war. Erst als die Seuche später einen intensiveren Charakter annahm, als sie an verschiedenen Punkten des Landes zum Ausbruch kam, und als sich die Erkrankungsfälle in Paris selbst häuften, wurde in den wöchentlich veröffentlichten „Bulletins de statistique municipale" der Pariser Gesundheitsbehörde das Vorhandensein der Cholera anerkannt. Bis dahin wurden die choleraverdächtigen Todesfälle in den amtlichen Berichten als „diarrhée aux-dessus de cinq ans", „affection cholériforme", „diarrhée choleriforme", „cholérine" bezeichnet.

Von Seiten derjenigen Forscher, welche dem Verkehr die Hauptbeteiligung an der Verbreitung der epidemischen Cholera zuzuschreiben geneigt sind, ist den französischen Behörden aus diesem Verhalten ein Vorwurf gemacht worden. Wenn man indessen in der Geschichte der Cholera verfolgt, wie es oft bei einzelnen Fällen überhaupt oder doch längere Zeit bleibt, so wird man es verstehen, wenn die Behörden mit der folgenschweren amtlichen Erklärung des Vorhandenseins asiatischer Cholera überall da zögern, wo der Nachweis der epidemischen Ausbreitung der Seuche noch fehlt.

Aus diesem Ueberblick über das Auftreten der Cholera im Osten und Westen Europas im Jahre 1892 ergibt sich also, dass die Seuche im April d. J. zu derselben Zeit, wo sie in Afghanistan und Persien erschien, zugleich in Frankreich auftrat, und dass sie sowohl im europäischen Russland wie in Frankreich wiederum gleichzeitig in der zweiten Hälfte des August eine stärkere epidemische Ausbreitung erlangte. In diese Zeit fällt nun auch das Auftreten eines epidemischen Erkrankens an Cholera in Hamburg. Es erhebt sich hier die Frage, ob wir das Auftreten der Seuche in Hamburg aus denselben klimatischen Verhältnissen in örtlich-zeitlicher Einwirkung zu erklären haben, wie die stärkere epidemische Ausbreitung, zu welcher die Seuche zu genau derselben Zeit in Russland wie auch in Frankreich kam, oder ob die Hamburger Epidemie durch zufällig derselben Zeit erfolgte Einschleppung entstanden sei.

Die Frage, ob eine Einschleppung aus Russland oder Frankreich nachweisbar sei, beantwortete Herr Medizinalrat R e i n c k e in einem, im ärztlichen Vereine zu Hamburg gehaltenen Vortrage auf Grund der amtlichen Feststellungen in folgender Weise, aus welcher man zugleich ersieht, wie sorgsam allen verdächtigen Spuren nachgegangen ist.

„Der Verdacht richtete sich von vornherein gegen die jüdischen Auswanderer aus Russland, und gewiss mit vollem Recht. Russland war damals schon stark durchseucht und aus jenem Lande kamen in grosser Zahl Angehörige der niedrigsten Volksklassen auf der Durchreise nach Amerika hierher. Im August passierten rund 5500 derselben die Stadt, und bekannt ist es ja, dass die Cholera gerade mit Vorliebe solchen Massentransporten der Menschen folgt, z. B. den Pilgerzügen und den Truppenbewegungen. Um dieser drohenden Gefahr willen hatte man am Amerikaquai einen eigenen Schuppen gebaut zur Aufnahme der russischen Auswanderer bis zur Abreise. Derselbe wurde am 20. Juli eröffnet. Die Eisenbahnzüge fuhren bis an das Gebäude. die Menschen wurden gebadet und zurückgehalten bis zur Abfahrt, ihre Effekten desinfiziert, doch gelang es erst allmählig, wirklich alle russischen Auswanderer dort unterzubringen. Nun ist wohl nicht zu bestreiten, dass es bei der Desinfektion der Effekten, wie auch bei der Desinfektion der Latrinen an der nötigen Sachkunde gemangelt hat, dass die Menge der angewendeten Mittel, wie auch die Dauer der Einwirkung derselben nicht ausreichend gewesen ist, so dass mit den Abflüssen des Schuppens, die an der Spitze des Amerikaquais in die Elbe ausmünden, ganz nahe am kleinen Grasbrook etwaige Krankheitskeime lebend in das Wasser kommen konnten.

Aber war denn wirklich Cholera im Auswandererschuppen? Sicher vom 24. August an. Vorher anscheinend nicht. Alle im Schuppen Erkrankten sind von Anfang an sofort in eines der hiesigen Krankenhäuser gesandt. Man war daher in der Lage, jedem verdächtigen Erkrankungsfall dort nachzugehen und die Krankenjournale einzusehen. Aber man hat nichts gefunden, was berechtigte, Cholera anzunehmen. Am verdächtigsten waren die folgenden Fälle. Es starb im Neuen Allgemeinen Krankenhause am 8. August ein vierjähriger Knabe, H e r m a n n D a v i d, an blutigen Durchfällen. Der behandelnde Arzt erklärt aber bestimmt, dass Cholera ausgeschlossen sei. Noch verdächtiger erschien der Tod eines $1^{1}/_{2}$ jährigen russischen Auswandererkindes, H i r s c h R o f n i k aus Leiser am 18. August an Bord der „Moravia“, welche am 17 August mit 460 Personen Hamburg verlassen hatte, nachdem sie dort am Amerikaquai gelegen. Das Schiff hatte auf der Fahrt nach New-York 23 Todesfälle

und wurde dort als Choleraschiff behandelt. Aber es ist merk
würdig, dass unter allen diesen Todesfällen nur zwei Erwachsene
sich fanden, und dass der eine derselben einen Schwindsüchtigen
betraf, der andere eine sehr heruntergekommene Schwangere.
Der Arzt des Schiffes ist daher sehr zweifelhaft, ob er wirklich
Cholera vor sich gehabt und nicht Brechdurchfälle der Kinder,
bedingt durch die aussergewöhnliche Hitze. Vor allem aber liess
sich feststellen, dass das fragliche Kind gar nicht im Auswandererschuppen gewesen war, sondern in einem Auswandererlogierhause,
auf den Hütten 52 bei Kohau, in welchem nichts verdächtiges
nachzuweisen war.

Bei den weiteren Nachforschungen kamen zunächst noch zwei
aus Russland in den hiesigen Hafen gekommene Schiffe in Betracht, die der Sanitätsbehörde als verdächtig bezeichnet wurden.
Nach den betreffenden Mitteilungen war hier Mitte Juli aus Ba-
tum ein Schiff mit Petroleum angekommen, das unterwegs zwei
Todesfälle gehabt haben sollte, und dessen Koch damals hier
unter bedenklichen Symptomen krank gewesen. Die von dem
behandelnden Arzte gegebene Auskunft aber lautete nun dahin,
dass zweifellos ein Magenleiden vorgelegen, wahrscheinlich
maligner Natur, und die Einsicht des Schiffsjournals — es handelte sich um den später in den hiesigen Hafen zurückgekehrten
Dampfer „Mexico" — ergab, dass jene beiden Todesfälle auf der
Reise überhaupt nicht vorgekommen sind.

Die andere Nachricht ging dahin, dass in dem Geschäft am
Grenzkanal, in welchem der am 16. August erkrankte Kähler
thätig war, gleichzeitig noch mehrere Erkrankungen unter den Arbeitern vorgekommen seien, und dass die Einschleppung dorthin
erfolgt sei durch einen mit Knochenmehl für das genannte Geschäft befrachteten Dampfer aus St. Petersburg. Hier ergab die
Nachfrage, dass ausser Kähler dort wenigstens im Anfang kein
anderer Arbeiter erkrankt sei, und dass das fragliche Dampfschiff „Wilhelm Oelsner", welches gleichfalls inzwischen wieder
hier im Hafen gewesen und von einem beamteten Arzte besucht
ist, am 18. Juli Petersburg verlassen, am 24. Juli hier eingetroffen
und am 5. August schon wieder fortgegangen war, und dass an
Bord des Schiffes nichts verdächtiges vorgekommen.

Während aller dieser Untersuchungen war bekannt geworden,
dass in Havre die Krankheit schon erheblich früher geherrscht
habe als in Hamburg, und es galt nachzuforschen, ob nicht die
Einschleppung von dorther erfolgt sein könne.

Gerade gegenüber dem kleinen Grasbrook am Strandhafen
liegen die Schiffe der Woermannschen Westafrikalinie, die auf
dem Rückweg manchmal Havre anlaufen. Auf diesen Schiffen
starben allein am 22. August sieben farbige Heizer, an Bord des
„Adolph Woermann" zwei, ebensoviele an Bord der „Hedwig
Woermann" und an Bord des „Carl Woermann" einer. Später

erfolgten auf allen drei Schiffen noch weitere Fälle. Von diesen Schiffen war die „Hedwig“ direkt von Madeira gekommen am 15. August, der „Carl“ ebenso am 17. August, nur der „Adolph“ hatte Havre angelaufen. Er ging dort fort am 16. August und traf hier ein am 18., also zu spät, um in den Verdacht kommen zu können, die Krankheit eingeschleppt zu haben.

Am äussersten Ende des Dalmannquais, also gleichfalls dem kleinen Grasbrook sehr nahe gegenüber, liegen die direkt zwischen hier und Havre laufenden französischen Dampfschiffe der Linie Worms Josse & Co. Von diesen lagen die „Ville de Nantes“ vom 1.—6. August, die „Sephora Worms“ vom 12.—15. August, die „Suzanne und Marie“ vom 19.—25. August im hiesigen Hafen, aber auf keinem der Schiffe sollen verdächtige Erkrankungen vorgekommen sein.

Weiter kommen die Schiffe der Hamburg-Amerikanischen Packetfahrt-Aktiengesellschaft in Betracht, von denen einige auf dem Rückwege Havre anlaufen. Sie liegen hier im Hafen am vorderen Ende des Amerikaquais, das Dock der Gesellschaft liegt am kleinen Grasbrook. Ihr Schiff, die „Marcomannia“, war auf der Rückfahrt vom 6.—8. August in Havre gewesen und dann hier am 10. August eingetroffen, wo es nicht ins Dock kam. Eine Nachfrage ergab, dass auch auf diesem Schiffe nichts vorgekommen sei.

Schliesslich sind noch folgende Auskünfte aus Havre zu nennen. Der von der Westküste Südamerikas kommende Dampfer der Kosmos-Linie „Herodot“ war am 30.—31. Juli in Havre, kam hier am 2. August an, löschte am Petersenquai, ging am 8. August in das Brandenburger Dock und lag vom 19. an im Brandenburger Hafen. Der von Ostasien kommende Dampfer der deutschen Dampfschiffsrhederei „Kriemhild“ war vom 31. Juli bis 3. August in Havre, kam hier am 5. August an, löschte am Petersenquai, ging am 12. August in das Reiherstiegdock und dann in den Brandenburger Hafen. Die deutsche Bark „Papa“, von Hongkong kommend, war vom 19. Juli bis 1. August in Havre. Sie kam am 6. August hier an und blieb von da an bis zum 25. August in Stülkens Dock vor Steinwärder. Dort kamen auf ihr vom 21. August an mehrfache Erkrankungen vor. Auch auf diesen drei Schiffen soll früher verdächtiges sich nicht ereignet haben.“

Diese mit der grössten Umsicht vorgenommenen Nachforschungen haben also, wie auch aus dem amtlichen Berichte des Herrn Prof. G a f f k y über die Epidemie hervorgeht, kein anderes Resultat ergeben, als es uns die Betrachtung der früheren Hamburger Epidemien immer wieder gezeigt hat: Die näheren Umstände der Einschleppung lassen sich nicht feststellen und dennoch kann man die M ö g l i c h k e i t der Einschleppung, zumal in einer Stadt wie Hamburg, nicht von der Hand weisen. Es ist Thatsache, dass im August 1892 eine Schar von 5514 russischen Auswanderern Hamburg passierte, und es muss auch zugegeben werden, dass es erst allmählich gelang, wirklich a l l e russischen Auswanderer in der am 20. Juli eröffneten Auswandererbaracke unterzubringen: eine Anzahl derselben verteilte sich über die in der Stadt gelegenen Logierhäuser, welche sich besonders am Hafen und in der Nähe der Bahnhöfe befinden. Indessen ist es sehr bemerkenswert, dass die ersten Cholerafälle nicht etwa unter diesen aus dem verseuchten Russland kommenden Auswanderern sich ereigneten, noch überhaupt in den Auswanderer-Logierhäusern oder in der Auswandererbaracke, wo Erkrankungen erst vom 24. August an vorkamen. Diese Thatsache wird um so schwerwiegender, wenn man annimmt, dass die Krankheit nicht nur durch Schwerkranke, sondern auch durch an leichten Diarrhöen leidende Personen und sogar durch Gesunde, welche notorisch Cholerabazillen beherbergen können, übertragbar ist.

Bei dieser Gelegenheit sei es gestattet, noch auf einen Umstand aufmerksam zu machen, welcher bisher eine gebührende Berücksichtigung nicht gefunden hat. Es ist allerdings Thatsache, dass im August des Jahres 1892 5514 russische Auswanderer Hamburg passiert haben; andererseits ist es aber auch nach den Berichten der Hamburg-Amerika-Linie Thatsache, dass schon im Juni und Juli, also in den Monaten, wo bereits an den verschiedensten Punkten des europäischen Russlands ein epidemisches Erkranken an Cholera beobachtet war, 7523 resp. 8222 russische Auswanderer*) durch Hamburg gekommen und in den Logierhäusern an den verschiedensten Punkten der Stadt untergebracht waren, ohne uns die Cholera gebracht zu haben.

Diese Thatsache drängt uns die Frage auf: Wie erklärt es sich, dass erst im letzten Drittel des August ein epidemisches Erkranken an Cholera in Hamburg erfolgte, auffälliger Weise zu genau derselben Zeit, wo die Seuche, wie in Nischni-Nowgorod, Moskau und Petersburg, so auch in Paris, Le Hàvre und Antwerpen zu stärkerer epidemischer Ausbreitung gelangte? Hier zeigt sich die Unzulänglichkeit derjenigen Auffassung, welche das Epidemisieren der Seuche darauf zurückführt, dass der eingeschleppte Cholerakeim in ein Medium wie das Wasser gelangt, das Allen zugänglich ist und so allen die Krankheitsursache vermittelt, und hier offenbart sich die Notwendigkeit, die entscheidende Bedeutung grösserer und allgemeinerer Faktoren, atmosphärischer und klimatischer Verhältnisse, anzuerkennen, welche das Epidemisieren der Seuche dort veranlassen, wo sie zu entsprechender örtlich-zeitlicher Einwirkung gelangen können.

Dass das Jahr 1892 durch wichtige klimatische Veränderungen ausgezeichnet war, kam in Hamburg schon darin zum

---

*) Die Zahlenangaben verdanke ich der Direktion der Hamburg-Amerika-Linie.

Ausdruck, dass, wie von dem Direktor des Physikalischen Staatslaboratoriums, Herrn Prof. Dr. Voller, festgestellt ist*), die Veränderungen des Grundwasserstandes vielfach, selbst im Marschgebiete — abgesehen von den in geringer Entfernung von den Flussbetten oder deren Abzweigungen gelegenen Oertlichkeiten — eine sehr beträchtliche Grösse erreichten.

Demgegenüber ist von ausserordentlichem Interesse, was Wallichs in seinem Berichte über die Altonaer Epidemie des Jahres 1892 (Deutsche med. Wochenschrift Nr. 46, 1892) über den Grundwasserstand in Altona sagt:

„Der Grundwasserstand wird seit einigen Jahren an 8 Stellen, die sich an der Elbe nach Norden zwischen der alten Stadt Altona und dem neu hinzugekommenen Stadtteil Ottensen hinziehen, beobachtet. Die Schwankungen waren im Laufe des ganzen Jahres nicht erheblich. An der der Elbe nächsten Stelle, 50 m von ihr entfernt, und ebenso 350 m weiter nördlich, aber an einer höher gelegenen Stelle, blieb er von Januar bis Ende Oktober ganz gleich, an den übrigen sank er entsprechend der Jahreszeit im August und September ein wenig, 10—15 cm. Die Tiefe desselben an den 8 Stellen ist eine sehr ungleiche, am grössten in der Nähe der Elbe, 25 m, in nördlicher Richtung, aber nicht gleichmässig geringer werdend, bis zu 7 m, und an einer etwas entfernt landeinwärts gelegenen Stelle (bei Bahrenfeld) 5,50 m. Während der ganzen bisher zweijährigen Beobachtungszeit sind die Schwankungen in allen Bohrlöchern ziemlich gering geblieben, sie erreichen bei keinem derselben 1 m und bleiben bei der Mehrzahl weit darunter".

Wir sehen also, dass die Hauptbedingung für ein epidemisches Erkranken an Cholera im Jahre 1892 in Hamburg erfüllt war, in Altona aber nicht zutraf: Nach v. Pettenkofer tritt nämlich die Seuche nur da epidemisch auf, „wo das Grundwasser bedeutende Schwankungen in seinem Höhenstande zeigt; indem es nämlich zeitweise beträchtlich steigt und die mit organischen Resten imprägnierten Bodenschichten unter Wasser setzt, befördert es bei seinem Wiedersinken die rasche Verwesung derselben und leistet so dem Auftreten epidemischer Krankheiten Vorschub".

Dieses Verhalten des Grundwassers wurde, wie Prof. Dr. Voller hervorhebt, wesentlich durch den allgemeinen meteorologischen Charakter des Jahres, insbesondere durch die Höhe der Luftfeuchtigkeit, die Niederschlagsmengen und die Lufttemperatur hervorgerufen.

---

*) Die nachstehenden Ausführungen über die meteorologischen Verhältnisse des Jahres 1892 sind der Arbeit von Prof. Dr. Voller entnommen: „Das Grundwasser in Hamburg. Mit Berücksichtigung der Luftfeuchtigkeit, der Niederschlagsmengen und der Flusswasserstände, der Luft- und Wassertemperaturen, sowie der Bodenbeschaffenheit." Hamburg, 1893. Verlag von Lucas Graefe & Sillem.

Das Verhalten der Luftfeuchtigkeit in Hamburg im Jahre 1892 im Vergleiche zu der 14jährigen Periode von 1878 bis 91 ergibt ein bedeutendes Zurückbleiben der Luftfeuchtigkeit vom Anfang des Jahres 1892 an bis zur zweiten Augustdekade gegenüber dem langjährigen Durchschnitt; nur nach einer Regenperiode im Mai wurde in der letzten Mai- und ersten Junidekade der Durchschnitt nennenswert überschritten. Eine so beträchtliche Verminderung des Feuchtigkeitsgehaltes der Luft während der ersten grösseren Jahreshälfte musste eine besonders starke Austrocknung der oberen Bodenschichten und damit ein starkes Sinken des Grundwassers hervorrufen, was sich auch daraus ergibt, dass das Verdunstungsbestreben der Luft fast während des ganzen Jahres 1892 in Hamburg ungewöhnlich gross gewesen ist. Wir erinnern uns hier daran, dass eine solche Austrocknung der oberen Bodenschichten notorisch überall dem Auftreten der epidemischen Cholera Vorschub leistet: In Norddeutschland wie in Nieder-Bengalen fallen die Cholera-Maxima auf diejenigen Monate, welche durch geringste Bodenfeuchtigkeit ausgezeichnet sind. (s. S. 6.)

Mit der grossen Trockenheit der Luft in den ersten 8 Monaten des Jahres hingen natürlich die ungewöhnlich geringen Niederschläge zusammen: Das Jahr 1892 mit nur 548 mm Niederschlägen war fast das regenärmste seit 1878, nur 1887 hatte noch weniger (469 mm). Besonders auffallend ist aber die plötzliche, starke Verringerung der Niederschläge gegenüber den 4 vorhergehenden Jahren, die eine sehr gleichmässige Regenhöhe hatten. Der Kontrast dieser 4 Jahre gegenüber 1892 zeigt sich besonders stark, wenn aus denselben das 4jährige Mittel gebildet wird. Da zeigt sich denn besonders auch die auffallende Trockenheit des Juli und des August 1892. Der Juli ist in Hamburg sowohl im 14jährigen Durchschnitt 1878—91 mit 105 mm wie im 4jährigen Durschschnitt 1888—1891 mit 130 mm weitaus der regenreichste Monat des Jahres; im Juli 1892 fielen nur 21 mm Regen. Auch der August war noch sehr regenarm, denn es fielen 1878—1891 im Durchschnitt 80 mm, 1888—91 im Durchschnitt 114 mm, 1892 nur 52 mm. So erklärt sich das andauernde Sinken des Grundwassers und das Fehlen eines Wiederansteigens desselben im Sommer.

Auch in Bezug auf die Lufttemperatur zeigte das Jahr 1892 ein ungewöhnliches Verhalten, nämlich ein rasches Aufeinanderfolgen starker Extreme. In einem im allgemeinen kühlen Frühling und Sommer finden wir 2 längere Perioden enormer Hitze, die erste Mitte bis Ende Mai, die zweite um die Mitte August; der letzteren folgten dann wieder normalere Verhältnisse. Schon im Juni und Juli, deren zehntägige Mittel unter dem Durchschnitt liegen, traten einzelne plötzliche und rasch vorübergehende

Temperatursteigerungen ein. Die Maximaltemperaturen des Jahres wurden erreicht am 27. Mai mit 31,7⁰ und am 21. August mit 30,4⁰.

Ganz besonders bemerkenswert aber erscheint, dass gerade mit dem Beginn der Epidemie in der Zeit vom 15.—25. August eine Periode ganz aussergewöhnlicher Hitze zusammenfällt. Die Temperatur erreichte am 15. August 29,4⁰, am 17. 29⁰, am 21. 30,4⁰, am 22. 28,4⁰, am 24. 29,8⁰.

»Von besonderem Interesse ist«, sagt Prof. Voller weiter, »dass die in vielen Kreisen herrschende Meinung, das Elbwasser habe im Jahre 1892, ebenso wie die Atmosphäre, eine seit vielen Jahren nicht beobachtete ungewöhnlich hohe Temperatur erreicht, nicht zutreffend ist. Allerdings überstieg die Wassertemperatur das 10jährige Mittel wiederholt, nämlich vom 27. Mai bis 8. Juni, vom 29. Juli bis 5. August und vom 15. August bis 2. September. Indessen betrug das Temperatur-Maximum in diesen Perioden nur 22⁰, ein Temperaturgrad, welcher in den vorhergegangenen Sommern wiederholt erreicht und überschritten worden ist und welcher nicht geeignet erscheint, z. B. das organische Leben der Wasserleitungsröhren zu vernichten, zumal in den Röhren eine nicht unwesentliche Abkühlung des Wassers stattfindet. Es ist diese Thatsache mit Rücksicht auf gewisse theoretische Vermutungen von besonderem Interesse, nach welchen das Elbwasser zur Zeit der Entstehung der Epidemie bei gleichzeitigem niedrigen Stande eine so ausserordentlich hohe Temperatur gehabt haben soll, dass die in unserer bisherigen Wasserleitung existierende reiche Fauna zum Teil — insbesondere die zahlreichen Bryozoen-Kolonien — abgestorben sei und daher das in die Leitungen eintretende Elbwasser eine ungewöhnlich konzentrierte „Nährlösung" für Cholerabazillen gebildet habe«.

Prof. Voller weist bei dieser Gelegenheit ferner darauf hin, dass in den dem Ausbruche der Epidemie vorhergehenden Tagen vom 5. bis 15. August die Temperatur des Elbwassers unter dem 10jährigen Mittel lag; das Minimum fiel auf den 13. August, wo es 16,8⁰, 1,4⁰ unter dem Mittel, betrug. Von diesem Tage an stieg die Wassertemperatur gleichmässig, so dass das Mittel mit 18⁰ am 15. August erreicht wurde; am 16. war sie 18,6⁰, am 17. 19,1⁰, am 18. 19,8⁰ u. s. w. bis zum Maximum von 22⁰ am 25. August. Besonders hohe Elbwasser-Temperaturen haben also in den Tagen der schnellen Ausbreitung der Cholera nicht geherrscht. Da Luft- und Wasser-Temperatur vor der Augusthitze monatelang unter dem Mittel gewesen waren und da das Wasser infolge seiner grossen Wärme-Capacität nur langsam und in abgeschwächtem Masse den rasch verlaufenden Schwankungen der Luft-Temperatur zu folgen pflegt, so erreichte das Elbwasser keine ungewöhnlich hohen Temperaturen, trotzdem die Lufttemperatur zweimal eine so ausserordentlich hohe war.

Im Gegensatze zu den Vermutungen über die Temperatur des Elbwassers hat die Bearbeitung der Elbwasserstände bei Ebbe und Fluth ergeben, dass im Jahre 1892 die täglich erreichten höchsten und tiefsten Wasserstände der Elbe während der Monate Juli und August fast beständig hinter dem 12 jährigen Mittel für diese Monate zurückgeblieben sind. Der Unterschied beträgt für die höchste Flut 20—40 cm, für die tiefste Ebbe 30—50 cm. Es hat sich also in der That während der Monate Juli und August 1892 eine geringere Wassermenge im Elbstrom vor der Stadt auf und nieder bewegt, als im Durchschnitt der vorangegangenen 12 Jahre der Fall war. Indessen hat Prof. Voller mit Recht darauf aufmerksam gemacht, dass man nicht ausser Acht lassen dürfe, dass die durch eine durchschnittliche Erniedrigung des Wasserstandes um 20—50 cm herbeigeführte Verringerung der Gesamtwassermenge der Elbe doch nur eine geringfügige ist, da die durchschnittliche Tiefe der Elbe oberhalb der Stadt bis zu den Elbbrücken etwa 6 m unter Niedrigwasser beträgt.

Es war also, worauf schon die sehr beträchtliche Grösse der Veränderungen des Grundwasserstandes hindeutet, d e r m e teorologische Charakter des Jahres 1892 ein solcher, wie er die Zeiten eines epidemischen Erkrankens an Cholera notorisch auszuzeichnen pflegt: ungewöhnlich geringe Niederschlagsmengen, beträchtliche Verminderung der Luftfeuchtigkeit vom Anfang des Jahres bis zur zweiten Augustdekade, ungewöhnlich grosses Verdunstungsbestreben der Luft; daraus resultierend eine besonders starke Austrocknung der oberen Bodenschichten, starkes Sinken des Grundwassers und Fehlen eines Wiederansteigens desselben im Sommer. Wenn wir uns nun gegenwärtig halten, dass die Schwankungen der Niederschläge in weiten Gebieten und über grosse Zeiträume hinaus eine ausserordentliche Gleichartigkeit und Gesetzmässigkeit zeigen, so wird es uns weniger auffallend erscheinen, dass die Seuche im April 1892 zu derselben Zeit, wo sie in Afghanistan und Persien erschien, zugleich in Frankreich auftrat, und dass sie sowohl im europäischen Russland wie in Frankreich wiederum gleichzeitig in der zweiten Hälfte des August eine grössere epidemische Ausbreitung erlangte. In diese Zeit fällt nun auch das Auftreten eines epidemischen Erkrankens an Cholera in Hamburg.

Es erscheint nach alledem sehr wohl verständlich, wenn man dieses Auftreten der Seuche in Hamburg aus denselben klimatischen Verhältnissen und ihrer örtlichen Einwirkung erklärt, wie die stärkere epidemische Ausbreitung, zu welcher die Seuche zu genau derselben Zeit in Russland wie auch in Frankreich kam.

Gegen eine solche Würdigung der klimatischen Verhältnisse und ihrer örtlichen Einwirkung hat man eingewandt, dass dieselben Witterungsverhältnisse, der relative Regenmangel und die fast tropische Hitze ja damals nicht allein in Hamburg, sondern

über weite Strecken Norddeutschlands und insbesondere auch in
zahlreichen Städten und Ortschaften geherrscht hätten, in welche
zweifellos der Cholerakeim von Hamburg aus schon frühzeitig
eingeschleppt worden sei, welche sich in früheren Jahren auch
für Cholera empfänglich erwiesen hätten, im Jahre 1892 aber
von Cholera-Epidemien verschont geblieben wären. Dieser Ein-
wand verkennt zunächst den Erfahrungssatz der Cholera-Epidemiologie, welchen Cuningham auf Grund seiner langjährigen
Beobachtungen in Indien so formuliert hat: „Die unbekannte
Ursache oder die Ursachen, welche Cholera erzeugen, sind, wenn
sie sich auch in weitem Umkreise offenbaren, doch keineswegs überall gegenwärtig, selbst nicht in einem von einer
schweren Epidemie heimgesuchten Gebiete, sondern sie sind auf
merkwürdige Weise lokalisiert". (Cuningham, l. c. S. 30.) Ferner
wird bei jenem Einwande der andere von Pettenkofer
aufgestellte Fundamentalsatz verkannt, dass „nicht Regen und
Wasser an sich, sondern gewisse Regenmengen und gewisse
Feuchtigkeitszustände im Boden das Wesentliche bei dem Entstehen eines epidemischen Erkrankens an Cholera sind".

In Hamburg konnten offenbar die klimatischen Faktoren
bei der natürlichen Lage der Stadt und ihren besonderen Bodenverhältnissen in der Art zu örtlicher Einwirkung kommen, dass
zu jener Zeit gerade der Feuchtigkeitsgrad des Bodens erreicht
wurde, welcher zum Entstehen eines epidemischen Erkrankens
an Cholera erforderlich ist; an anderen Orten war das nicht
der Fall. Es gibt nach v. Pettenkofers Ansicht eben Orte
und Zeiten, wo es zum Entstehen von Cholera-Epidemien zu
nass, und solche, wo es zu trocken ist. Wir haben uns hier
auch daran zu erinnern, dass sich Hamburg vor vielen Orten in
folge seiner natürlichen Lage durch ganz besondere Bodenverhältnisse auszeichnet, welche durch eine erhebliche Durchfeuchtung des Bodens charakterisiert sind, und dass die
epidemiologische Choleraforschung festgestellt hat, dass die Cholera
auf porösem, an organischem Detritus reichem Boden nach par-
tieller Trockenlegung desselben und unter dem Einflusse höherer
Temperatur vorzugsweise gut gedeiht.

Einen Einblick in die Bodenverhältnisse der eigentlichen
Stadt gewährten die Erdaufgrabungen in Anlass des Zollanschlusses
(1884—87). „Sie betrafen", sagt Reincke in seiner Bearbeitung des Typhus in Hamburg, „ein Gebiet, das seit Jahrhunderten bewohnt war, bei der Räumung von rund 17,000
Menschen, einen Boden ausschliesslich der Marsch angehörend,
vielfach aufgehöht und durch Anschüttungen der Elbe abgewonnen
und vergrössert. Nirgends natürlicher, gewachsener Boden, alle
Bauten auf Pfahlrosten stehend, der aufgegrabene Grund reich
an Schutt und allerlei Ueberresten früherer Zeiten und Kultur,
an manchen Stellen feucht, grünschwarz und schlammig, sein

Grundwasser den Schwankungen der Ebbe und Fluth folgend:
ein durch die Menschen aufs Aeusserste verunreinigter Boden, in welchem wegen seiner Nässe organische Abfälle sich ungewöhnlich lange halten. Und durch dieses Gebiet wurden nun in Anlass der Zollanschlussbauten tiefe schiffbare Kanäle gezogen und das aufgegrabene Erdreich an anderen Stellen zu Aufhöhungen, oder zur Erweiterung des festen Landes durch Einschütten in den Strom verwendet“.

Diese Aufgrabungen fallen zeitlich damit zusammen, dass Hamburg in den Jahren 1884—88 in steigendem Masse vom Typhus heimgesucht wurde. Reincke hat bekanntlich diese stärkere Typhusfrequenz in überzeugender Weise aus der Wechselwirkung erklärt, welche die Umwälzungen der Bodenverhältnisse im Verein mit der ausserordentlichen Trockenheit der Baujahre auf einander ausgeübt haben. Ferner hat Reincke nachgewiesen, dass wie an anderen Orten so auch in Hamburg alle Cholera-Epidemien seit 1848 (über die Epidemien der 30er Jahre fehlen diesbezügliche Angaben) immer zusammen gefallen sind mit einer gleichzeitigen Steigerung des Typhus. Diese Angabe hat sich auch im Jahre 1892 wieder vollkommen bestätigt, denn, wie sich aus den Berichten des Medicinal-Inspektorates pro 1892 ergiebt, ist sowohl während der sogenannten Hauptepidemie als auch während der sogenannten Nachepidemie eine Zunahme der Typhuserkrankungen eingetreten.

	1892									1893					
	April	Mai	Juni	Juli	August	September	October	November	December	Januar	Februar	März	April	Mai	Juni
Typhus-Erkrankungen	56	86	164	118	163	**553**	200	103	73	**106**	87	62	30	41	65
Typhus-Todesfälle	12	14	9	19	15	37	18	15	12	16	11	4	5	8	10

„Mag auch die Heftigkeit der beiden gleichzeitig auftretenden Krankheiten noch so verschieden gewesen sein“, sagt Reincke in seiner mehrfach citierten Typhus-Arbeit, „so liegen doch Typhus- und Cholera-Infektionen zeitlich so nahe zusammen, dass der Gedanke Nahrung finden muss, dass für diese sonst so verschiedenartigen Infektionskrankheiten, die aber übereinstimmend ihre Invasionsstätte im menschlichen Darm finden, prädisponierende Hilfsursachen mitwirken, die nahe mit einander verwandt und vielleicht gar identisch sind“. In dieser Beziehung ist es bemerkenswert, dass die schwere Choleraheimsuchung Hamburgs im Jahre 1892 in einen Zeitraum fiel, wo seit Mitte der 80er

Jahre die Typhusfrequenz, zum Theil jedenfalls infolge von Umwälzungen der Bodenverhältnisse, eine erhöhte war. Die Bodenverhältnisse aber spielen, worauf wir immer wieder zurückkommen, auch bei dem Entstehen eines epidemischen Erkrankens an Cholera eine bedeutsame Rolle. In ihnen haben wir ohne Zweifel den Hauptgrund zu erblicken, aus welchem Hamburg mit so grosser Vorliebe in allen Epidemien, welche Mittel-Europa betroffen haben, von der Seuche heimgesucht wurde. Bei der Wichtigkeit des Gegenstandes sei es gestattet, zur Ausführung dieses Gedankens aus dem Rückblicke auf die früheren Epidemien (S. 26) Folgendes herüberzunehmen:

Die Feuchtigkeit des Bodens ist notorisch, wie schon Griesinger im Jahre 1857 in seinem klassischen „Handbuch der Infektionskrankheiten" sagt, nach Erfahrungen an fast allen Orten, ein wichtiges örtliches Hilfsmoment der Cholera. Man sieht dies an überschwemmt gewesenen Gegenden, an der Verbreitung der Cholera längs der Flüsse, an den Städten, die an besonders langsam fliessenden Stellen, an schlingenförmigen Biegungen der Flüsse u. dergl. liegen, an manchen Orten an den starken Erkrankungszahlen unter den Bewohnern der Souterrains und Kellerwohnungen, an Häusern, die an feuchten Bergabhängen liegen, und an den Strassen der Städte, welche einem Flusse am nächsten sind. Hier fügt Griesinger hinzu: „Zahllos sind von Indien an durch alle Epidemien die Erfahrungen dieser Art, sie sind zum Theil identisch mit den über Höhe und Tiefe beigebrachten. Ich will noch aus einer der ersten Epidemien ein Beispiel anführen. In Hamburg 1832 wurden im Ganzen 2,26% der Einwohner befallen und 1,12% starben; in den dicht an der Elbe gelegenen Quartieren erkrankten 3,76% und starben 2,05%; die Nähe des Wassers zeigte von allen bekannten Umständen den grössten Einfluss auf die Ausbreitung der Krankheit." — „Das Schädliche", fährt Griesinger fort, „ist wohl in allen diesen Fällen weit weniger die in der Nähe des Wassers grössere Feuchtigkeit der Luft als vielmehr das Grundwasser, das Resultat der seitlichen Infiltration des Bodens, welches eine stete Feuchtigkeit des Fundamentes der Häuser, der Keller und unteren Stockwerke unterhält und die Fäulnis der organischen Materien im Boden mächtig befördert." Als Griesinger im Jahre 1856 dies schrieb, war v. Pettenkofer eben mit seinem inzwischen zur feststehenden epidemiologischen Thatsache gewordenen Versuche hervorgetreten, aus dem wechselnden Stande des Grundwassers die zeitlich wechselnden Dispositionen eines und desselben Ortes zur Cholera zu erklären. Nach v. Pettenkofer tritt die Seuche nur da epidemisch auf, wo das Grundwasser bedeutende Schwankungen in seinem Höhenstande zeigt; indem es zeitweise beträchtlich steigt und die mit organischen Resten imprägnierten Bodenschichten unter Wasser setzt, befördert es bei seinem

Wiedersinken die rasche Verwesung derselben und leistet so dem Auftreten epidemischer Krankheiten Vorschub. Aus diesen Umständen dürften sich auch bezüglich der Cholera zum grossen Teil sowohl die Nachteile der niederen Lage als die besondere Empfänglichkeit eines Ortes zu einer gewissen Zeit erklären. Das Grundwasser aber, dessen wechselnder Stand eine Resultierende aus der Wechselwirkung so vieler meteorologischer Faktoren ist, wie Niederschlag, Verdunstung resp. Sättigungsdefizit, Temperatur, Luftbewegung, Bodenbeschaffenheit und vielleicht noch anderer, ist nicht blos der Ausdruck, der Index für die im Boden sich abspielenden Feuchtigkeitsvorgänge, sondern seine Bedeutung als derjenige klimatische Faktor, in welchem so viele den Boden wie die Atmosphäre beeinflussende Faktoren sich in viel ausgeglichenerem, weil durch Widerstände des Bodens behindertem, resp. verzögertem Rhytmus ausprägen, geht viel weiter. Das Grundwasser ist nicht nur der Ausdruck der Feuchtigkeit des Bodens, es ist der Ausdruck wichtiger klimatischer Veränderungen auf dem Erdball überhaupt. (Soyka.)

Bei einer solchen Würdigung der Bodenverhältnisse in ihrer Abhängigkeit von klimatischen Faktoren erklärt sich also nicht nur die Thatsache, dass Hamburg stets mit so grosser Vorliebe von der Seuche heimgesucht worden ist; es erklärt sich auch die Uebereinstimmung, welche die einzelnen Cholera-Perioden Hamburgs mit den Pandemien bezüglich ihres zeitlichen Verlaufes, ihrer Intensität und Extensität zeigen; denn derselbe Stand des Grundwassers, welcher die örtliche Disposition zu einem epidemischen Erkranken an Cholera herbeiführt, ist zugleich der Ausdruck jener klimatischen Verhältnisse, welche den Gang nicht nur der einzelnen Invasionen, sondern auch denjenigen der Pandemien bestimmen.

Aus den meteorologischen Verhältnissen in ihrer Einwirkung auf die Bodenverhältnisse erklärt sich ferner die jahreszeitliche Regelmässigkeit, mit welcher die Cholera, wie in den früheren Hamburger Epidemien, so auch in der Epidemie des Jahres 1892 aufgetreten ist. Aus dem Rückblick auf die früheren Epidemien haben wir ersehen, dass die Mehrzahl derselben nach einem allmählichen Anfange im Juni und Juli eine epidemische Ausbreitung im August und September, ein allmähliches Abklingen im Oktober und November und ein Erlöschen mit einzelnen Fällen im Dezember und Januar zeigen.

Bezüglich des Einflusses der Bodenverhältnisse auf die Cholerafrequenz Hamburgs im Jahre 1892 ist nun Prof. Gaffky zu dem Schlusse gekommen, dass sich, obwohl die Bodenverhältnisse Hamburgs mit ihren beträchtlichen Höhenunterschieden und dem Wechsel zwischen Geest- und Marschboden so recht geeignet gewesen wären, einen Einfluss der Höhenlage hervortreten zu lassen, ein solcher Einfluss bemerkenswerter Weise durchaus nicht habe feststellen lassen. (Gaffky, S. 89.)

So gern man sich vom epidemiologischen Standpunkte dieser Schlussfolgerung anschliessen möchte, indem man darin einen Beweis für die fortschreitende Assanierung des Bodens erblicken könnte, so erheben sich doch auf Grund der Feststellungen des Gaffky'schen Berichtes selbst erhebliche Bedenken gegen diese Schlussfolgerung.

Wenn wir in der nachfolgenden Tabelle, welche der Statistik der Epidemie (Gaffky, Anlage II, Tabelle 9) entnommen ist, die Prozentsätze der Choleratodesfälle in den einzelnen Höhenlagen mit einander vergleichen, so ergiebt sich doch eine gewisse Abhängigkeit der Cholerafrequenz von der Höhenlage in der Art, dass wir die höchsten Sterbeziffern in den niedrigsten Höhenlagen von 4—8 m finden, eine erhebliche Verminderung der Sterbefälle in den Höhenlagen von 8—20 m, die niedrigsten Sterbeziffern in der Höhenlage von 20—22 m und ein Wiederansteigen nur in den Höhenlagen über 22 m.

Das stärkere Befallensein dieser höchsten Bodenerhebungen (über 22 m) hat Gaffky veranlasst, einen Einfluss der Bodenverhältnisse überhaupt als nicht nachweisbar hinzustellen und die sich aus der Tabelle ergebende Thatsache zu übersehen, dass in den nächsthöheren Höhenlagen von 20—22 m. die 32439 Einwohner die niedrigste Sterbeziffer $(11,44\,^0/_{00})$ zeigen. Richtiger dürfte es sein, für die höhere Cholerafrequenz unter den 38303 Bewohnern der Höhenlagen über 22 m. nach etwaigen besonderen ursächlichen Verhältnissen zu forschen. In dieser Beziehung ist es nun von Interesse, dass 506 Sterbefälle unter den 621 Sterbefällen, welche in diesen Höhenlagen überhaupt vorgekommen sind, die beiden Teile der Neustadt und den Südteil von St. Pauli betreffen, also uralte Wohnquartiere, deren Boden jedenfalls ausserordentlich verunreinigt ist, und Stadtteile, welche zum grössten Teile von einer ärmeren Bevölkerung dicht bewohnt sind. Das stärkere Befallensein dieser höchst gelegenen Bodenerhebungen gestattet also durchaus nicht eine soweit gehende Schlussfolgerung, wie sie Gaffky zieht, wenn er einen Einfluss der Höhenlage auf die Cholerafrequenz Hamburgs im Jahre 1892 überhaupt in Abrede stellt. Ein solcher Einfluss tritt vielmehr mit noch grösserer Deutlichkeit als aus vorstehender Tabelle hervor, wenn wir bei dem Befallensein der einzelnen Stadtteile und Vororte die Bodenverhältnisse berücksichtigen, wie das in der nachfolgenden Betrachtung geschehen wird.

In dem Rückblick auf Hamburgs frühere Cholera-Epidemien ist bezüglich der Verbreitung über die einzelnen Teile der eigentlichen Stadt festgestellt worden, dass „die tiefgelegenen Stadtteile, die an der Elbe liegen und von ihren Armen vielfach bis

Die Häufigkeit der Erkrankungen, sowie die Grösse der Sterblichkeit in der Stadt nach der topographischen Höhenlage der Wohnung.

(Gaffky, Anlage II, Tabelle 9.)

Höhenlage über dem Nullpunkte des Fluthmessers	Anzahl d. Bewohner		Anzahl der		Auf 100 Bewohner überhaupt kamen solche d.betroffenen Grundstücke	Auf 1000 Bewohner der betroffenen Grundstücke kamen		Auf 1000 Bewohner überhaupt kamen		Von 100 Erkrankten starben
	überhaupt in dieser Höhenlage	der betroffenen Grundstücke	Erkrankungen	Sterbefälle		Erkrankungen	Sterbefälle	Erkrankungen	Sterbefälle	
	1.	2.	3.	4.	5.	6.	7.	8.	9.	
Ueber 4 bis 6 Meter	11630*)	8647	437	236	74,4	50,54	27,29	37,58	**20,29**	54,0
6 8	89279	68614	3246	1693	76,9	47,31	24,67	36,36	**18,85**	52,2
8 10	82437	42010	2140	1081	51,0	50,94	25,73	25,96	**13,11**	50,5
10 12	80371	45044	1932	993	56,0	42,89	22,05	24,04	**12,36**	51,4
12 14	65882	42537	1620	821	64,6	38,08	19,30	24,59	**12,46**	50,7
14 16	56061	32715	1445	727	58,4	44,17	22,22	25,78	**12,97**	50,3
16 18	70912	42022	1793	885	59,3	42,67	21,06	25,28	**12,48**	49,4
18 20	56551	36849	1417	761	65,2	38,45	20,65	25,06	**13,46**	53,7
20 22	32439	20494	751	371	63,2	36,64	18,10	23,15	**11,44**	49,4
22 „ 24	30634	23470	1008	488	76,6	42,94	20,79	32,90	**15,93**	48.4
24 Meter	7669	4809	269	133	62,7	55,94	27,66	35,08	**17,34**	49,4

*) Darunter 13 Bewohner eines Grundstücks in einer Höhenlage von weniger als 4 Meter.

zur Inselbildung durchschnitten sind, im Vergleich zu den höher gelegenen, der Elbe ferneren nördlichen Teilen stets durchweg schwerer betroffen waren."

Es ergiebt sich dies mit grosser Deutlichkeit auch aus der vergleichenden Darstellung der Cholerafrequenz in den früheren Epidemien in dem Reincke'schen Werke: „Die Cholera in Hamburg und ihre Beziehungen zum Wasser" (s. Tafel 2). Reincke kommt in dieser Arbeit zu dem Schlusse: „Nach allen mitgeteilten Thatsachen bedarf es wohl keiner weiteren Ausführung, dass die Cholera-Epidemien in Hamburg in allen Jahren, über die wir nähere Nachrichten besitzen, ihren Ausgangspunkt an der Elbe genommen haben, und dass die der Elbe zunächst gelegenen Gebiete schwerer als die übrige Stadt von der Krankheit betroffen wurden." (S. 85); und S. 88 heisst es weiter: „Allerdings sind unsere ländlichen Marschdistrikte in allen Epidemien ganz ungleich schwerer befallen worden, als die ländlichen Geestdistrikte." Auch fügt Reincke (S. 85) hinzu, dass, wenn es auch von dem ersten Erscheinen der Krankheit im Jahre 1831 an nicht an Aerzten gefehlt habe, „welche die Verbreitung der Seuche mit dem Einfluss des Elbwassers, zum Teil sogar mit dem Genuss des Wassers, in Zusammenhang brachten", doch „ihre Ansicht immer wieder durch andere Meinungen zurückgedrängt wurde, vor allem durch die Lehre, dass die Verbreitung der Cholera vorwiegend von der Beschaffenheit des Bodens, auf dem die menschlichen Wohnungen stehen, abhängig sei. Die der Elbe nahen Bezirke lägen auf Marschboden, die ferneren und mehr verschonten Bezirke auf der Geest; aus dieser verschiedenen Beschaffenheit des Untergrundes sei die örtliche Verbreitung der Cholera zu erklären; je höher die Bezirke auf der Geest lägen wie Altona, desto freier seien sie". „Auch ich bin früher dieser Meinung gewesen", schreibt Reincke (S. 86) weiter, „die Erfahrungen des Jahres 1892 und die in dieser Arbeit niedergelegten Thatsachen aber haben mich eines anderen belehrt".

Wir kommen jetzt zu den Gründen, welche Reincke bestimmt haben, das in allen Epidemien hervortretende stärkere Befallensein der an der Elbe gelegenen Stadtteile und Inseln ohne den Einfluss der Bodenverhältnisse zu erklären.

Als ersten Grund führt Reincke an: „Wäre der Marschboden als solcher der Hauptausgangspunkt der Cholera-Infektionen, dann sollten doch wohl auf ihm sich auch die meisten Erkrankungen finden. Aber das ist nicht der Fall, sondern die Cholera-Frequenz auf den Schiffen war in allen Epidemien noch ungleich höher als in irgend einem Teile der Stadt". (S. 86). Zu dieser weitgehenden Schlussfolgerung ist Reincke dadurch gekommen, dass er die Cholera-Erkrankungs- und -Sterbefälle, welche sich in den einzelnen Jahren auf Schiffen ereigneten, auf die Zahl derjenigen Personen prozentualiter verrechnete, welche bei der vorhergehenden Volkszählung an einem einzelnen Tage, gewöhnlich an einem Wintertage im Dezember, sich auf den Schiffen des Hafens befanden. Aus solcher Berechnung ist Reincke allerdings zu ganz ausserordentlich hohen Prozentsätzen für die Cholera - Frequenz der Schiffsbevölkerung gekommen; so z. B. für 1892 zu 86°/oo Erkrankungen. Gegen dieses Verfahren ist nun von Krebs (Deutsche med. Wochenschrift Nr. 36; 1896) offenbar mit Recht der Einspruch erhoben worden, dass solcher Berechnung doch die gesamte, von Tag zu Tage wechselnde Schiffsbevölkerung in der ganzen Dauer der Cholerazeit, also in der Zeit vom 18. August bis zum 13. Oktober (wo die erste resp. letzte Erkrankung auf Schiffen in den Häfen vorkam), zu Grunde zu legen sei. Nach dem authentischen Urteil des Direktors des Hamburgischen statistischen Bureaus, Herrn Dr. Koch, gehört aber die Feststellung dieser Zahl, d. h. die nachträgliche, auch nur annähernde Bestimmung der Schiffsbevölkerung, welche während der Zeit einer Cholera-Epidemie im Hafen verkehrt hat, zu den statistischen Unmöglichkeiten. Damit entfällt der erste Hauptgrund der Reincke'schen Beweisführung.

Der zweite Grund, welcher Reincke zu seiner Meinungsänderung bezüglich des Einflusses der Bodenverhältnisse auf die Cholerafrequenz veranlasst hat, ist der, dass die „Cholera von Anfang an nie so auf den Marschboden beschränkt gewesen sei, wie oft behauptet wird". (Reincke a. a. O. S. 88). Es ist nun allerdings richtig, dass sich die Choleraerkrankung bedingenden Einflüsse in allen Epidemien (bemerkenswerter Weise auch schon damals, wo Hamburg noch nicht von einer centralen Wasserleitung versorgt war!) stets im gesamten städtischen Gebiete geltend gemacht haben, aber ein Blick auf die dem Reinckeschen Werke entnommene Tafel 2 lehrt doch mit grosser Deutlichkeit, zumal wenn man sie mit einer die Höhen- und Tiefen-Verhältnisse veranschaulichenden Karte (Reincke, Tafel 1: Gaffky, Tafel IV) vergleicht, dass die Cholerafrequenz stets am grössten gewesen ist in denjenigen Bezirken, welche sich durch tiefe Lage und grössere Bodenfeuchtigkeit von den anderen Bezirken unterscheiden. Allerdings sind ferner auch in einzelnen Bezirken der Neustadt und Altstadt und der Vorstädte St. Pauli und St. Georg, also auf der westlichen und östlichen Geesthöhe, von 1831 her in jeder Epidemie sehr viele Erkrankungen vorgekommen, aber es ist doch sehr bemerkenswert, dass diese einzelnen, immer wieder stark befallenen Gegenden auf den Geesthöhen (s. Tafel 2) immer dieselben uralten Wohnquartiere waren, deren Untergrund im Laufe der Zeiten durch organische Abfallstoffe jedenfalls ebenso verunreinigt war wie der Marschboden, und deren dichtgedrängte, arme und unsaubere Arbeiterbevölkerung notorisch für die epidemischen Einflüsse der Cholera am meisten

empfänglich ist. Trotzalledem aber erreicht bemerkenswerter
Weise die Cholerafrequenz dieser Bezirke in keiner Epidemie
jene hohen Ziffern der auf Marschboden gelegenen Stadtteile und
Elbinseln; und die benachbarten Bezirke dieser auf den
Geesthöhen gelegenen Stadtteile, welche sich durch günstigere
Wohnungsverhältnisse und bessere Lebenshaltung der Bewohner
auszeichnen, zeigen sich im Vergleiche zu den tiefgelegenen Stadtteilen stets ganz ausserordentlich verschont. Es ergiebt sich das
aufs Deutlichste, wenn man auf Tafel 2 die Zahlen für die kleinere Bezirke der nördlichen Neustadt und Altstadt unter einander
und mit den Zahlen für die südlichen Stadtteile an der Elbe
und auf den Elbinseln vergleicht.

Im Jahre 1892 nun, wo die Cholerafrequenz der eigentlichen
Stadt und der Vorstädte St. Georg und St. Pauli mit $12,54\,^0/_{00}$
Mortalität sich wieder zu der Höhe der Jahre $1832 : 11,57\,^0/_{00}$
und 1848 10,93 erhob resp. sie um ein geringes übertraf, treten
auch wieder erheblichere Unterschiede im Befallensein der höher
und tiefer gelegenen Stadtteile hervor, so z. B. zwischen dem
auf der westlichen Geesthöhe gelegenen Norderteil der Neustadt
($11,92\,^0/_{00}$ †) und dem zum teil auf Marschboden gelegenen Süderteil ($19,91\,^0/_{00}$); ferner zwischen St. Georg Norderteil-Geest und
St. Georg-Süderteil-Marsch ($8,29\,^0/_{00}$ † resp. $16,17\,^0/_{00}$ †). Nur
in der Altstadt waren Norder- und Süderteil ziemlich gleichmässig befallen ($13,36\,^0/_{00}$ resp. $14,09\,^0/_{00}$ †), wobei aber in Betracht zu ziehen ist, dass der Süderteil der Altstadt am meisten
von allen Stadtteilen in Folge des Zollanschlusses entvölkert ist,
indem hier an die Stelle von Wohnungen vielfach Geschäfts-
lokalitäten getreten sind. In der Vorstadt St. Pauli, wo die
Höhenverhältnisse von Norder- und Süderteil wenig verschieden
sind, finden wir auch die Cholerasterbeziffern ziemlich gleichmässig:

St. Pauli - Nord, 37401 Bewohner, $\qquad$ $11,63\,^0/_{00}$ †
St. Pauli - Süd, 37035 „ $\qquad$ $13,50\,^0/_{00}$ †

(vgl. Höhenkarte Tafel IV und Tabelle 8 der Koch'schen Statistik, Anlage d. Gaffky'schen Berichtes.)

Nach R e i n c k e hätte nun eine Abhängigkeit der Cholera-
Frequenz von den Bodenverhältnissen vielleicht angenommen
werden können bis zum Jahre 1892. „In diesem Jahre
aber wurden die entfernten Geestvororte so schwer befallen, wie ehedem (die auf Elbinseln gelegenen südlichen Teile
der Altstadt) Brook und Kehrwieder", schreibt Reincke, „und
doch waren die dort ergriffenen Strassen meist erst in den letzten
Jahren neu erbaut, direkt in das freie Feld hinein, auf reinen
Sand. Keines der grossen Etagenhäuser hatte dort gebaut werden
dürfen, ohne dass Siele in der Strasse lagen. Wie kann man
da den Untergrund beschuldigen?" (Reincke S. 89.)

Zur Beantwortung dieser Frage und zur Widerlegung dieses

Einwandes empfiehlt es sich, die Bodenverhältnisse von Hamburg und Umgebung, wie sie auf der Höhenkarte Taf. IV des Gaffky'schen Berichtes in ausserordentlich anschaulicher Weise dargestellt sind, zu vergleichen mit der Cholerafrequez der einzelnen Vororte, wie sie auf Tafel 7*) des Reincke'schen Buches angegeben ist. Auf der Höhenkarte sieht man deutlich, wie die Vororte zu beiden Seiten des Alsterthales gelegen sind zwischen der Alster und den auf beiden Seiten mehr weniger weit an den Fluss herantretenden resp. von ihm zurücktretenden Geesthöhen und wie hier grössere, dort kleinere Strecken in den einzelnen Vororten mit jenem mattgelben Farbentone belegt sind, von welchem es in der Fussnote auf jener Höhenkarte heisst: „Die mittlere, mit einem mattgelben Ton angelegte Höhenschichte (8 bis 12 m) gehört grösstenteils zur Geest; sie umfasst jedoch auch, besonders in der inneren Stadt und in der Umgebung der Häfen, grosse Flächen von künstlich „aufgehöhter Marsch". In Eppendorf, Winterhude und Uhlenhorst gehört das ganze Flussufer der Marsch an". Wenn wir nun diese Bodenverhältnisse im Hinblick auf die Cholerafrequenz in Betracht ziehen, so ergibt sich, dass, je mehr die eben näher bezeichnete Höhenschicht (8—12 m) in den bewohnten Teilen der auf Geestboden gelegenen Vororte vorherrscht resp. bewohnt ist, um so höher auch durchweg die Cholerafrequenz ist, und je mehr höher gelegenes Geestgebiet vorherrscht, die Cholerafrequenz geringer ist; am schwersten aber sind die durch den grünen Farbenton als Marsch bezeichneten Vororte betroffen.

In der nachfolgenden Tabelle sind, auf Grund der statistischen Feststellungen des Gaffky'schen Berichtes, die Vororte nach der Höhe ihrer Cholerafrequenz geordnet und nach ihrer Lage auf Geest- oder Marschboden gesondert zusammengestellt. Bei den einzelnen Vororten ist aus Tabelle 8 (Gaffky, Anlage II) berechnet, der wievielte Teil der Bevölkerung auf der mittleren Höhenschicht (8—12 m über Null) wohnte, welche für die Vororte auf der Geest die niedrigste, für die Vororte auf der Marsch aber die höchste Höhenlage darstellt. Es ergibt sich nun aus der Tabelle mit grosser Deutlichkeit, dass die Geest-Vororte durchweg in der Reihenfolge um so höher stehen, also um so geringere Cholerafrequenz haben, ein je geringerer Teil ihrer Bewohner auf diesen niedrigsten Geestschichten wohnte. An der Spitze der Geest-Vororte stehen die beiden Vororte Harvestehude und Roterbaum mit der geringsten Cholerafrequenz: ihre bewohnten Teile sind ganz vorwiegend auf höheren Geestschichten gelegen; und am Ende der Reihe stehen Uhlenhorst, wo alle Bewohner, und Barmbeck, wo $2/3$ der Bewohner auf den niedrigsten Geestschichten von 8—12 m wohnten. Ebenso stehen an der

---

*) Wiedergegeben in Tafel 2.

Die Choleralrequenz der Vororte Hamburgs im Jahre 1892

im Vergleiche zu der Anzahl der Bewohner, welche auf der mittleren Höhenschicht (8—12 m über Null) wohnten, welche für die Vororte auf der Geest die niedrigste, für die Vororte auf der Marsch aber die höchste Höhenlage darstellt.

(Die Zahlen sind dem Gaffky'schen Werke entnommen resp. aus Tabelle 8 [Anlage II. Gaffky] berechnet.)

a) Vororte auf Geestboden.

	Cholera-Sterblichkeit $^0/_{00}$	Bewohnerzahl	Auf der mittleren Höhenschicht (8—12 m) resp. tiefer wohnten:		
			überhaupt	im Verhältnis zur Bewohnerzahl des Vorortes	
1. Harvestehude	4,48	12960	1544	12%	
2. Roterbaum	5,91	22851	2671	12%	
3. Horn-Geest	5,96	3185	964	30%	
4. Hohenfelde	7,02	30553	7632	25%	
5. Hamm-Geest	9,15	4927	731	15%	
6. Eimsbüttel	10,72	47882	8090	17%	
7. Eppendorf	11,4	14746	7103	48%	
8. Winterhude	12,57	8511	5822*	68%	* 1874 Bewohner von diesen 5822 wohnten in Höhenschichten von 6—8 m.
9. Borgfelde-Geest	13,15	11177	216	2%	
10. Eilbeck	13,56	19610	7331	30%	
11. Uhlenhorst	13,74	20624	20624*	alle Bewohner	* 631 Bewohner wohnten in Höhenschichten von 6—8 m.
12. Barmbeck	15,65	34264	20603	60%	

b) Vororte auf Marschboden.

	Cholera-Sterblichkeit $^0/_{00}$	Bewohnerzahl	Auf der mittleren Höhenschicht (8—12 m über Null) wohnten:		Tiefer (4—8 m über Null) wohnten
			überhaupt	im Verhältnis zur Bewohnerzahl des Vorortes	
1. Steinwärder und Kleiner Grasbrook	4,59	1308	1308	alle Bewohner	niemand
2. Horn-Marsch	7,16	1257	1170	alle bis auf 87 Bew.	87
3. Borgfelde-Marsch	17,53	5192	1387	27%	3805 73%
4. Hamm-Marsch	21,37	8329	niemand	niemand	alle Bewohner
5. Billwärder-Ausschlag	24,03	25864	1003	4%	24861 96%
6. Peute und Kaltehofe	25,13	199	niemand	niemand	alle Bewohner
7. Veddel	27,5	3782	669	17%	3002 83%

Spitze der Marsch-Vororte, für welche jene mittlere Höhen-schicht (8—12 m über Null) die höchste Höhenlage darstellt, die beiden Vororte Steinwärder mit kl. Grasbrook und Horn-Marsch, in welchen alle Bewohner resp. alle Bewohner bis auf 87 auf jener höchsten Bodenerhebung wohnten; und es folgen sich sodann nach ihrer viel erheblicheren Cholerafrequenz jene Marsch-Vororte, in welchen nur Bruchteile der Bevölkerung auf jener höchsten Bodenerhebung oder alle Bewohner tiefer wohnten.

Das niedrige Geestgebiet von Barmbeck ist, wie ein Blick auf die Höhenkarte zeigt, durchzogen von 2 erst stellenweise kanalisierten Wasserläufen, (Osterbeck und Eilbeck), welche zur Alster ziehen und derselben das Wasser aus den benachbarten Geesthöhen zuführen. Auf diesem niedrigsten Geestgebiet wohnten von den 34,264 Einwohnern Barmbecks im Jahre 1892 20,603 Bewohner, während nur 13,661 auf höheren Geesterhebungen wohnten.

Bezüglich der auffällig hohen Cholerafrequenz des Vorortes Uhlenhorst ist zu bemerken, dass in demselben Höhenschichten über 12 m überhaupt nicht vorkommen, dass ferner mehrere Nebenarme der Alster den Distrikt durchziehen und dass der westliche Teil zum Teil der Marsch angehört (s. Gaffky, Tafel IV). Was die topographische Höhenlage der Wohnung betrifft, so wohnten 631 Bewohner über 6 bis 8 Meter; 14,794 über 8 bis 10 m; 3199 über 10—12 m (s. Tabelle 8 der Koch'schen Statistik; Anlage II des Gaffky'schen Berichtes); Wohnungen über 12 m kommen also überhaupt nicht vor. Bezüglich der Bodenver-hältnisse ist noch folgende Notiz*) aus dem Jahre 1880 von Interesse.

„Auf der Uhlenhorst sind Strassenanlagen, Parzellierung und Bebauung schon älteren Datums, und reichen bis Anfang der fünfziger Jahre zurück; die Strassen liegen hier auf + 8,31 m, die Kellerfussböden auf + 7,00 bis 7,50 m, die Kanäle stehen auf dem Niveau der Alster. Die Verunreinigung der Wasser-läufe und des Erdbodens durch Schwindgruben und Desinfek-tionsanstalten von allerlei Art hat deshalb ziemlich grossen Um-fang angenommen, und es war die höchste Zeit (1880), dass hier die Fertigstellung des Geeststammsiels die Möglichkeit des An-schlusses geboten hat, welche jetzt (1880) nahezu vollendet ist. Die Bebauung ist bereits weit vorgeschritten, meistens Wohn-häuser je für eine Familie mit geräumigen Gärten, ostwärts nach der Geest zu auch Etagenhäuser und kleine Wohnungen".

Eine auffällige Ausnahme von der sich aus der Tabelle er-gebenden Gesetzmässigkeit des Einflusses der Höhenlage auf die Cholerafrequenz bietet der Vorort Borgfelde-Geest, welcher eine Cholera-Mortalität von 13,15⁰/₀₀ hatte, obwohl 98⁰/₀ seiner Be-

---

*) Hamburg in naturhistorischer und medicinischer Beziehung. Fest-schrift für die 49. Versammlung deutscher Naturforscher und Aerzte. Unter Redaction von F. A. Meyer und J. Reincke. Hamburg, 1880. S. 29.

wohner in Höhenlagen über 12—20 m wohnten, so dass er in der Tabelle an erster statt an neunter Stelle hätte stehen müssen. Dieser Vorort liegt hoch (+ 20,1 m) auf der Geest, die hier mit steilem aus Lehm bestehenden Abhange in die Marsch abfällt, und hat einen lehmigen, feuchten Untergrund, also eine Bodenbeschaffenheit, welche die höhere Cholerafrequenz sehr wohl erklärlich erscheinen lässt.

Auch haben wir uns bei der Cholerafrequenz der auf der Geest gelegenen Vororte gegenwärtig zu halten, dass nach den Feststellungen von Prof. Voller „die Bewegungen des Grundwassers im Boden des Geestgebietes nicht ganz einfachen Gesetzen zu folgen scheinen“, dass aber „unverkennbar in gewissen Fällen das Sinken und Steigen des Wasserspiegels in um so grösserer Amplitude erfolgt, je höher die betreffenden Beobachtungspunkte liegen und je weiter sie von den Flussbetten entfernt sind, dass aber andere noch nicht bekannte Ursachen dieses Verhalten vollständig ändern können“.

Die höchsten Zahlen der Cholerafrequenz, welche überhaupt im Jahre 1892 erreicht sind, zeigen die auf Marschboden gelegenen Vororte. Eine auffällige Ausnahme von dieser Regel bilden die Elbinseln Steinwärder und Kleiner Grasbrook und der Vorort Horn-Marsch mit 4,59 $^0/_{00}$ resp. 7,16 $^0/_{00}$ Cholera-Sterblichkeit. Die Erklärung für diese geringe Cholerafrequenz dürfte darin zu suchen sein, dass sich diese beiden Distrikte dadurch von den übrigen Marschdistrikten unterscheiden, dass in Steinwäreer und Kl. Grosbrook alle Bewohner und in Horn-Marsch alle bis auf 87 Bewohner auf der mittleren Höhenschicht von 8—12 m über Null, also höher als die übrigen wohnen; in allen übrigen, erheblich viel schwerer betroffenen Vororten auf Marschboden wohnten nur Bruchteile der Bevölkerung auf dieser Höhenschicht, resp. alle Bewohner tiefer (4—8 m über Null; s. vorstehende Tabelle und Höhenkarte IV bei Gaffky).

Wenn man nun auf Grund dieser Ausführungen und im Hinblick auf die in Rede stehenden Tabellen noch einmal auf die Reincke'sche Behauptung eingeht, dass im Jahre 1892 die entfernten Geestvororte so schwer befallen gewesen seien, wie ehedem die südlichen, auf Elbinseln gelegenen Teile der Altstadt, Brook und Kehrwieder, so trifft diese Behauptung nur für einen Teil der Geest-Vororte zu, und zwar für diejenigen, deren Bevölkerung zum grösseren Teile auf der mittleren Höhenschicht von 8—12 m oder tiefer wohnt, also in ähnlicher Höhenlage wie jene südlichen Teile der Altstadt. Am meisten scheint die Reincke'sche Behauptung zuzutreffen auf den Vorort Uhlenhorst, dessen Cholerafrequenz (13,74 $^0/_{00}$ †) ungefähr derjenigen der südlichen Altstadt (14,09 $^0/_{00}$ †) entspricht; sehr bemerkenswerter Weise aber wohnen hier wie dort alle Bewohner in ungefähr gleicher Höhenlage, nämlich 8—12 m über Null, resp. tiefer.

Bezeichnung des Stadt-teiles.	Cholera-Sterblichkeit %	Bewohnerzahl	Auf der mittleren Höhenschicht (8—12 m) resp. tiefer wohnten
			überhaupt %
Vorort Uhlenhorst	13,74	20624	alle Bewohner
Altstadt-Süderteil	14,09	17104	alle Bewohner

Die vorstehenden Ausführungen haben also durchweg den Eindruck der Abhängigkeit der Cholerafrequenz von den Bodenverhältnissen bestätigt, welchen man erhält, wenn man das Befallensein der einzelnen Stadtteile und Vororte mit den Bodenverhältnissen der einzelnen Bezirke auf der Gaffky'schen Höhenkarte vergleicht.

Dass der Einfluss der Bodenverhältnisse nicht noch deutlicher hervortritt, erinnert uns daran, dass die Cholerafrequenz sich notorisch noch von einer Reihe anderer Faktoren abhängig erweist, als welche wir den Wohlstand der Bewohner, die Wohndichtigkeit, die Art des Bewohnens, kurz die ganze nach Armut und Reichtum verschiedene Lebenshaltung noch kennen lernen werden. In dieser Beziehung werden wir im Laufe unserer Betrachtung vor allem noch sehen, wie die einzelnen Stadtteile um so mehr von der Seuche zu leiden gehabt haben, je mehr in ihnen die den unteren Steuerklassen zugehörigen Bevölkerungskreise vertreten gewesen sind.

Die Unterschiede zu Ungunsten der tiefer gelegenen südlichen Stadtteile an der Elbe waren übrigens, wie uns der Rückblick auf die früheren Epidemien gezeigt hat, in den Epidemien von 1831/1832 und 1848 am grössten und wurden in den späteren Epidemien geringer, um sich in der Epidemie von 1873 nahezu zu verwischen.

Auch die Cholerafrequenz der eigentlichen Stadt zeigt, wie wir aus einem Vergleiche der 5 grösseren Epidemien von 1831/32, 1848, 1859, 1866 und 1873 (s. Tafel 2) ersehen haben, von der ersten Epidemie der Jahre 1831/32 an bis zu derjenigen von 1873 hin eine kontinuierliche Abnahme. Nach dem derzeitigen Stande der epidemiologischen Choleraforschung war man vollauf berechtigt, diese beiden Erscheinungen, sowohl die kontinuierliche Abnahme der Cholerafrequenz wie auch das allmähliche Verschwinden der Unterschiede im Befallensein der höher und tiefer liegenden Stadtteile, soweit sie sich nicht aus den auch den Gang der gleichzeitigen Pandemien bestimmenden klimatischen Faktoren erklären, auf die allmählich zur Geltung kommende Assanierung des Bodens durch das seit Mitte der 40er Jahre ausgebaute Sielsystem, sowie auf sonstige sanitäre Verbesserungen (Neubau des im Jahre 1842 abgebrannten Stadtteils; zentrale Wasserversorgung mit einer 2 km von der Stadt und 6 km von der Sielausmündung entfernten Schöpfstelle) zurückzuführen.

Indessen ist das Befallensein des ganzen städtischen Gebietes und der Ausbruch und Verlauf der Epidemie Hamburgs im Jahre 1892 als ein Beweis für die Hypothese in Anspruch genommen worden, dass der eingeschleppte Cholerakeim dadurch, dass er in die zentrale Wasserleitung gelangte, die Bedingungen zu allgemeiner Verbreitung gefunden und so das Epidemisieren der Seuche veranlasst habe.

Dass das Wasser bei dem Auftreten eines epidemischen Erkrankens an Cholera in Hamburg früher und jetzt eine grosse Rolle gespielt hat, wird von den Choleraforschern aller Richtungen zugegeben; nur wird diese Rolle verschieden aufgefasst. Die einen, welche das Epidemisieren der Seuche in erster Linie auf zeitliche und örtliche Verhältnisse zurückführen, sehen in dem Wasserreichtum und den wechselnden Feuchtigkeitszuständen des Bodens in ihrer Abhängigkeit von den meteorologischen Verhältnissen dasjenige Moment, welches die Prädisposition Hamburgs für ein epidemisches Erkranken an Cholera erklärt; besonders der Zusammenfluss des notorisch verunreinigten Wassers im Untergrunde der Gebäude, wodurch der Boden mit verwesenden Stoffen imprägniert wird, soll die Schuld an der Choleraentstehung tragen.

In dieser Beziehung hat sich Herr Geh.-Rath v. Pettenkofer bezüglich der Hamburger Epidemie des Jahres 1892 folgendermassen geäussert: (Münchener med. Wochenschrift Nr. 46; 1892).

„Hamburg macht seit Jahren im wachsenden Zustande ein eigentümliches hygienisches Experiment in grösstem Massstabe, es glaubt, sich mit einem höchst unreinen Wasser rein waschen zu können. Die Hamburger Wasserkunst verteilt unfiltriertes Elbwasser in der ganzen Stadt und darüber hinaus. In den Leitungsröhren findet man grosse Rasen von Pilzen pflanzlichen und tierischen Ursprungs, hie und da einen Wasserhahn durch den Kopf eines Aales verstopft, welcher darin stecken blieb. Wem so ein Wasser nicht gefiel, der konnte sich ein sogenanntes Hausfilter einrichten, und wem auch das hausfiltrierte Wasser nicht schmeckte, der konnte seinen Durst mit Wein oder Bier, oder mit Selters- oder Apollinariswasser stillen. Für den Hausgebrauch, als sogenanntes Nutzwasser, zum Reinigen der Zimmer und Wohnungen, der Höfe und Strassen u. s. w. diente aber nur das unfiltrierte Elbwasser. Mit diesem Schmutzwasser brachte man seit dem Bestehen der Wasserkunst einen Teil des Unrates, welchen man mit Hilfe der sehr guten Kanalisation in die Elbe abschwemmte, immer wieder in die Stadt, und über die ganze Stadt zurück, denn derselbe fliesst in Hamburg nicht immer flussabwärts und so weit, dass er auf seinem Wege durch die Selbstreinigung des Flusses aufgezehrt werden könnte, sondern er fliesst zweimal am Tage bei eintretender Fluth stromaufwärts, und gemessener Massen von seiner Hauptausmündungsstelle bis über die Wasserschöpfstelle der Hamburger Wasserkunst hinauf. Ein solches Nutzwasser muss zu einer allmählichen Bodenverunreinigung beitragen und der reinigenden Wirkung der Kanalisation zuwider arbeiten".

Nach anderer Auffassung hat das Wasser der zentralen Leitung durch seine Benutzung als Trinkwasser das Auftreten eines epidemischen Erkrankens an Cholera in Hamburg veranlasst resp. demselben Vorschub geleistet. In dieser Beziehung nehmen die Bakteriologen an, dass die Krankheitserreger in dem Wasser der zentralen Leitung über das ganze Gebiet der Stadt verstreut worden seien, während nach Ansicht der Epidemiologen das Wasser durch seine notorische Verunreinigung nur zu einer starken Hilfsursache der Choleraausbreitung geworden ist, indem es durch seinen Gehalt an Faulstoffen allgemein schädlich wirkte und die Prädisposition des Individuums für die spezifische Erkrankung zu steigern geeignet war. Nach dem Verlaufe der früheren Hamburger Epidemien (bis 1873) musste ein solcher Verdacht gegen das Leitungswasser in beiden Richtungen a priori als unbegründet erscheinen. Die Betrachtung des Verlaufes der Cholera-Epidemien Hamburgs seit 1853, von welchem Jahre an die Stadt ausschliesslich von der Stadtwasserkunst mit unfiltriertem Elbwasser versorgt wurde, hat uns bekanntlich durchaus keine Anhaltspunkte für die Annahme geboten, dass in irgend einer Epidemie (bis zum Jahre 1873) etwa eine Ausstreuung der Krankheitsursache von dieser Zentralstelle aus über das ganze Gebiet der Stadt erfolgt sei. Die Seuche herrschte in diesen ersten 20 Jahren der zentralen Wasserversorgung in 11 verschiedenen Jahren in der Stadt, kam aber nur viermal zu grösserer epidemischer Ausbreitung, ohne sich jedoch wieder zu der Höhe der Jahre 1832 und 1848 zu erheben. An dem bisherigen Typus ihres Auftretens, ihrer ersten Entstehung und anfänglichen Ausbreitung in der Hafengegend, der allmählichen Zunahme der Erkrankungsfälle bis zur Acme und dem in ähnlicher Weise sich vollziehenden Abfall war seit Eröffnung der zentralen Wasserversorgung keine Aenderung zu konstatieren. In der Intensität machte sich sogar eine allmähliche Abnahme bemerkbar.

Es ist das um so bemerkenswerter, als in diesem Zeitraume (1853 bis Ende der 70 er Jahre) durch den Ausbau des über Stadt, Vorstädte und Vororte ausgedehnten Sielsystems eine fortschreitende Verunreinigung des Elbewassers stattfand. Allerdings lag damals die Schöpfstelle 2 Kilometer oberhalb der Stadt und 6 Kilometer oberhalb der Ausmündung des Sielsystems, so dass die Schmutzwässer in einer so erheblichen Verdünnung an die Schöpfstelle gelangten, dass, wie Reincke bezüglich des

Typhus annimmt, B.: „die Stühle aller Typhuskranken der Stadt zusammengenommen, ungleich weniger gefährlich waren als ein Typhusstuhlgang, der oberhalb der Schöpfstelle, etwa von einem Elbkahn aus, in den Fluss gelangte". Die Verdünnung, in welcher die Typhusstühle in einzelnen Sommermonaten in unser Trinkwasser gelangen können, beträgt nach Reincke's Berechnung das 720 Millionenfache.

In diesen Verhältnissen war aber in der Zeit, welche zwischen 1873 und 1892 liegt, durch die räumliche Ausdehnung der Stadt und vor allem durch die Zollanschlussbauten (1884—88) ausserordentlich viel zu Ungunsten der Schöpfstelle verändert. Die Häfen und damit der ganze Schiffsverkehr sind viel weiter stromaufwärts gerückt, die Elbinseln (besonders die Veddel) in der Nähe der Schöpfstelle bebaut, eine grössere Anzahl kleiner Lokalsiele in grösserer Nähe der Schöpfstelle entstanden, vor allem aber hatte der Schiffsverkehr in der Nähe der Schöpfstelle erheblich zugenommen.

Beispielsweise betrug die Zahl der im Monat August in Hamburg angekommenen oberelbischen Fahrzeuge allein 1041, diejenige der von Hamburg stromaufwärts abgegangenen 1156. Diese sogen. Oberländer Kähne liegen in dem an die Veddel grenzenden Oberländer Hafen, also in der Nähe der Schöpfstelle, und pflegten sich oberhalb der Elbbrücken in unmittelbarer Nähe der Schöpfstelle zu Schleppzügen zu ordnen, was nach Ausbruch der Epidemie durch polizeiliche Anordnung verboten wurde, aber erst Ende Oktober vollständig verhindert werden konnte.

Dazu kommt, dass in der zweiten Hälfte des August die Bedingungen für eine Verunreinigung der Schöpfstelle bei Rothenburgsort durch die Abwässer der Stadt recht günstige waren, indem bei den niedrigen Wasserständen der Elbe und der sehr geringen Menge des Oberwassers die Flutwelle höher hinauf laufen konnte als sonst, so dass es zu ganz aussergewöhnlichen Flutgrössen kam. Auf Grund der angestellten Schwimmversuche nimmt man an, dass das mit Sielinhalt verunreinigte Wasser von der Sielausmündungsstelle in St. Pauli her bei niedrigem Oberwasser und über 2 Meter hinausgehender Flutgrösse bis über die im Jahre 1892 benutzte Schöpfstelle bei Rothenburgsort hinaufgelangt. Es blieben nun thatsächlich die tiefsten Wasserstände der Elbe bei Ebbe — ca. 9 km oberhalb der Schöpfstelle gemessen — in der Zeit vom 10. bis 26. August dauernd erheblich unter dem Mittel der Jahre 1880—91 zurück, in maximo am 19. August (um 70 cm). Dabei war die Flutgrösse bei Hamburg an einzelnen Tagen eine erhebliche, so betrug sie z. B. am 23. August bei St. Pauli 2,3 m. Zudem stieg die Wassertemperatur gleichzeitig fortdauernd an bis zu 22⁰ am 25. und 26. August, ohne dass das warme Wasser des Hafens durch reichlich von oben nachströmendes frisches Wasser erneuert wäre.

Es ist also zweifellos in jenen Augusttagen ein wärmeres und stärker als sonst verunreinigtes Wasser an die Schöpfstelle gelangt; es ist ferner Thatsache, dass dieses Wasser unfiltriert und bei dem steigenden Bedarf in den letzten Jahren auch ohne wirksame Ablagerung in das Röhrennetz der städtischen Leitung gelangte. Wieviel grösser der Wasserkonsum schliesslich im Vergleiche zu früheren Zeiten war, geht daraus hervor, dass, während der tägliche Wasserkonsum im Jahre 1876 zwischen ca. 50,000 und 70,000 cbm schwankte, derselbe im Juni, Juli und August 1892 ca. 130,000 cbm und in der zweiten Augusthälfte an einzelnen Tagen sogar 155,000 bis ca. 160,000 cbm betrug.

Es muss nach alledem zugegeben werden, dass zur Zeit des Ausbruchs der Epidemie ein besonders stark verunreinigtes Wasser in ausserordentlich reichlicher Menge von der Zentralstelle der Stadtwasserkunst aus über das ganze Gebiet der Stadt ausgeteilt worden ist.

Dass der Genuss eines solchen mit Auswurfstoffen verunreinigten Trinkwassers durch seinen Gehalt an Faulstoffen zur Zeit einer Cholera-Epidemie zu einer starken Hilfsursache der Cholera-Ausbreitung werden kann, darauf ist von den Epidemiologen, wie schon hervorgehoben, stets mit ganz besonderem Nachdruck hingewiesen worden und unter ihren sanitären Vorbeugungsmassnahmen hat stets die Forderung eines möglichst reinen Trinkwassers an erster Stelle gestanden; nur dass sie als das den Gang der einzelnen Cholera-Invasionen wie den der Pandemien Bestimmende den Einfluss klimatischer Faktoren in örtlich-zeitlicher Einwirkung annehmen und dem Wasser daneben nur die Bedeutung einer Hilfsursache der Choleraausbreitung zuerkennen.

Herr Geh. Rat von Pettenkofer, welcher bei seinen epidemiologischen Cholera-Studien dem Einflusse des Trinkwassers eine besondere Aufmerksamkeit geschenkt hat, steht auch heute noch auf dem Standpunkte, welchen er in seiner Bearbeitung der Münchener Epidemie des Jahres 1854 einnahm und in folgenden Worten präzisiert hat:

„Ich halte es für erwiesen, dass im Trinkwasser kein ursächliches Moment für die Cholera gesucht werden könne. — Damit will ich aber nicht ausgesprochen haben, dass es bei einer Cholera-Epidemie gleichgiltig ist, ob die Bevölkerung gutes oder schlechtes Wasser zu trinken habe, im Gegenteil halte ich schlechtes Wasser immer und ebenso verderblich als schlechte Nahrung anderer Art. Dass aber eine heftige Cholera-Epidemie sich beim besten Trinkwasser und unabhängig von verschiedener Lage und Beschaffenheit der Quellen entwickeln kann, davon hat München (1854) einen traurigen, aber schlagenden Beweis geliefert."

Nach der Ansicht der Bakteriologen hingegen ist das Epidemisieren der Seuche dadurch veranlasst worden, dass mit

Choleradejekten verunreinigtes Wasser an die Schöpfstelle gelangt ist und von dort aus die Krankheitserreger über das ganze
Gebiet der städtischen Leitung ausgestreut worden sind; zeitliche
und örtliche Verhältnisse kommen nach Ansicht dieser Forscher
neben dem Trinkwasser nur insoweit in Betracht, als sie geeignet
erscheinen, die Aufnahme der Bazillen z. B. durch reichlichen
Wassergenuss in Zeiten grosser Hitze zu begünstigen, resp. das
Zustandekommen von Infektionen durch Hervorrufen von Verdauungsstörungen zu erleichtern.

Wenn wir jetzt mit Rücksicht auf diese beiden Rollen,
welche dem Trinkwasser bezüglich der Cholera-Ausbreitung in
Hamburg im Jahre 1892 zugeschrieben werden, den Verlauf der
Epidemie überblicken, so dürfen wir Eins dabei nicht vergessen:
wie verunreinigt nämlich das Wasser der städtischen Leitung auch
immer im Vergleiche zu früheren Epidemien gewesen sein mag;
in keinem der früheren Hamburger Cholerajahre hat sich wie im
Jahre 1892 sofort nach Ausbruch der Epidemie die allgemeine
Aufmerksamkeit so sehr auf das Wasser als Träger der Krankheitsursache gerichtet und niemals früher haben die Mahnungen
der Behörden und der Aerzte, das Wasser nur in gekochtem
Zustande zu geniessen, durch den Ernst der mit elementarer
Gewalt hereinbrechenden Katastrophe einen solchen Nachdruck
erhalten, dem sich, wie das zaghafteste, so auch das vorurteils-
freieste Gemüt nicht entziehen konnte, zumal das, was als unfehl-
bare Schutzmassregel von authentischer Seite empfohlen wurde
(Genuss des Wassers nur in gekochtem Zustande), ja doch mit
verhältnismässig einfachen Mitteln zu erreichen war. Man hätte
allerdings, wenn das Wasser Träger der Krankheitsursache war,
erwarten sollen, dass nach der Panik jener unheilschwangeren
letzten Augusttage die Erkrankungszahl von ihrer Höhe steil
abgefallen wäre. Und wie hat sich nun in Wirklichkeit
der zeitliche Verlauf der Epidemie gestaltet?

Die Seuche hat in der Zeit vom 11.*) resp. 13.**) bis 27. resp.
30. August mit jener Gleichmässigkeit, welche ihrem Auftreten überall
eigen ist, zugenommen, Ende der zweiten resp. Anfang der dritten
Woche ihren Höhepunkt erreicht und dann in ca. 8 Wochen,
also viermal langsamer als der Anstieg, abgenommen, ganz genau
in der Art und Weise, in welcher sich nach den Feststellungen
der epidemiologischen Choleraforschung der Verlauf in grossen
Städten zu gestalten pflegt. Auch das Auftreten einer geringeren
Zahl von Erkrankungsfällen in den Wintermonaten bis zum
definitiven Erlöschen im Februar hat sich in den Jahren 1831,
1832, 1848, 1849 und 1850 in Hamburg in ganz ähnlicher Weise
vollzogen und entspricht ebenfalls durchaus dem Verlaufe, welchen

---

*) Wenn man den Todesfall des 5jährigen Kindes in dem Vororte
Barmbeck mitrechnet (s. S. 104 unten).
**) Nach Gaffky. (Fall Sahling). S. S. 106.

die Seuche nach den Feststellungen der Epidemiologie (Griesinger)
in grossen Städten zu nehmen pflegt. Diese epidemiologischen
Thatsachen würden selbst dann ihre Bedeutung behalten und
gegen die Ansicht, welche das Epidemisieren der Seuche auf die
Ausstreuung des Cholerakeimes mit dem Leitungswasser zurückführt, sprechen, wenn es gelungen wäre, die Cholerabacillen im
Wasser der Elbe oder der Leitung nachzuweisen. Dies ist aber
trotz der sorgfältigsten und von berufenster Seite vorgenommenen
Nachforschungen bekanntlich nicht gelungen. (S. Gaffky, S. 35.)

Man hat gesagt, dass der „explosionsartige" Ausbruch der
Epidemie sich nur dadurch erklären liesse, dass die Krankheitsursache von der Stadtwasserkunst aus in dem Leitungswasser
über das ganze Gebiet der Stadt verstreut sei. Demgegenüber
hat v. Pettenkofer darauf hingewiesen, dass „explosionsartige
Ausbrüche der Seuche in grossen Städten auch vorgekommen
sind, ohne dass man das Trinkwasser zur Erklärung zu Hilfe
nehmen konnte, und dass, wenn die Erscheinung anderswo ohne
Trinkwasser erklärt werden muss, auch kein logischer Zwang
besteht, sie in Hamburg mit Trinkwasser zu erklären". Weder
die Münchener Epidemie des Jahres 1854, welche im Vergleich
zu der Hamburger Epidemie des Jahres 1892 bei sonst über-
raschend ähnlichem Verlaufe verhältnismässig viel heftiger war,
noch die Münchener Epidemie 1873/74, wo an ein- und demselben Orte binnen Jahresfrist drei Explosionen nacheinander
folgten (eine im Sommer, zwei im Winter), zeigten z. B. den
geringsten Zusammenhang mit der Wasserversorgung. Herr Geh.-
Rat v. Pettenkofer hat auf diese Thatsachen wiederholt hingewiesen und im Besonderen die Epidemie von 1873/74 einen
„Felsen" genannt, an dem die contagionistische und die Trink-
wassertheorie jämmerlich scheitere", aber „weder Koch noch
Flügge", schreibt er noch im Jahre 1894, „haben diesen Felsen,
der mir den Weg zu ihnen hinüber versperrt, weggeräumt, sondern
darüber nur stillgeschwiegen und die Augen zugedrückt".

Die Ansicht von einem „explosionsartigen Ausbruche" fand
zumal in jenen unheilschwangeren Augusttagen des Jahres 1892
überall Glauben, weil nach der amtlichen Erklärung von dem
Bestehen der Epidemie am 22. August die tägliche Erkrankungszahl schon 5 Tage später am 27. August ihre Acme mit 1024
Fällen erreichte. Indessen hat sich thatsächlich nach den amtlichen Feststellungen der Beginn doch in weniger explosions-
artiger Weise vollzogen.

Dem Medicinal-Bureau sind nach Ausbruch der Cholera-Epidemie in Beantwortung besonderer Anfragen seitens der practicierenden Aerzte lange Listen über verdächtige Durchfälle und
Brechdurchfälle aus der Zeit vor Mitte August zugegangen; nach
diesen nachträglichen Meldungen wäre die alljährlich im Juli beginnende Steigerung der Durchfälle und Brechdurchfälle vor Aus-

bruch der Cholera im Sommer 1892 wirklich eine aussergewöhnliche gewesen. (Gaffky S. 7.)

In dem amtlichen Berichte über die Epidemie ist diesen
nachträglichen Meldungen eine Bedeutung nicht beigelegt worden,
weil, wie Gaffky anführt (S. 7), sie unter ganz besonderen Umständen erstattet wären und mit den Meldungen cholerafreier
Jahre nicht verglichen werden könnten. „Wäre die alljährlich
im Juli beginnende Steigerung der Durchfälle und Brechdurchfälle vor Ausbruch der Cholera im Sommer 1892 wirklich
eine so aussergewöhnliche gewesen, wie es nach jenen
nachträglichen Meldungen scheinen könnte“, schreibt
Gaffky, „so hätte sie nach Ansicht des Referenten schwerlich
der Kenntnis der Medicinalbehörde sich entziehen können. Auch
würden die Sterbeziffern doch wenigstens bis zu einem gewissen
Grade eine Steigerung erkennen lassen. — Immerhin bleibt die
Thatsache bestehen, fügt Gaffky hinzu, dass der Ausbruch der
Cholera in eine Jahreszeit fiel, in der regelmässig eine Zunahme
der Durchfälle und Brechdurchfälle beobachtet wird, und dass
die Seuche auch von diesem Gesichtspunkte aus einen günstigen
Boden vorfand“. (S. Gaffky S. 7). An einer anderen Stelle
des Gaffky'schen Berichtes (S. 4) heisst es: „Nach Ausbruch der
Cholera-Epidemie hat   ärztlichen Kreisen Hamburgs die Ansicht vielfach Vertretung gefunden, dass die Anfänge der Seuche
bis in den Monat Juli, ja selbst bis in die erste Hälfte desselben,
zurückreichten“. Auch hier fügt Gaffky hinzu: „Die Thatsachen sprechen indess, soweit sie in den amtlichen Aufzeichnungen über Todesfälle zum Ausdruck kommen, unzweideutig
gegen die Richtigkeit dieser Annahme“.

Noch weiter in der Nicht-Beachtung dieser nachträglichen
Meldungen und der in ärztlichen Kreisen verbreiteten Ansicht
geht Deneke, welcher zu dem Schlusse kommt: „Die bei so-
vielen Cholera-Epidemien vorangehende Häufung der Brechdurchfälle und anderer akuter Darmkrankheiten, die bei der
kleinen Winter-Epidemie 1892/93 sehr auffallend war, ist bei der
grossen Epidemie vom Sommer 1892 nicht merklich hervorgetreten und in dieser Thatsache ist eine neue Illustration
des besonderen explosiven Charakters dieser Epidemie zu sehen“. (Münchener med. Wochenschrift Nr. 41;
1895, S. 960). Deneke deutet hier das grosse Interesse an,
welches die bacteriologische Auffassung der Choleragenese an
dem Nichtvorhandensein einer Häufung der Durchfälle und Brechdurchfälle vor Ausbruch der Epidemie hat. Indessen muss doch
den Ansichten Gaffky's und Deneke's entgegengehalten
werden, dass die Aerzte gewöhnlich Fälle von Brechdurchfall
und gastrischen Störungen nicht anzuzeigen pflegen, so dass aus
der Zahl der zur Anmeldung kommenden Brechdurchfälle
jedenfalls kein sicherer Schluss auf die Häufigkeit solcher Er-

krankungsfälle zu ziehen ist. Mit Rücksicht darauf dürfte doch jenen nachträglichen Meldungen eine gewisse Bedeutung beizulegen sein.

Jedenfalls ging nach den zur Anmeldung gekommenen Affektionen dem im August erfolgenden Auftreten der Cholera in Hamburg seit Anfang Juli eine allmälige Zunahme der Brechdurchfälle bei Kindern und Erwachsenen voran.

Was zunächst die Brechdurchfälle der Säuglinge betrifft, so starben im Juli 248 gegen 120 im Juni. Indessen trat in dieser Zunahme in den ersten beiden Angustwochen ein Stillstand, ein (80 resp. 75 Todesfälle per Woche), welchem dann mit dem Auftreten der Cholera ein rapides Ansteigen folgte, ohne dass man die beiden Affektionen („Cholera" und „Brechdurchfall") fernerhin von einander zu trennen vermöchte. Auch die in der Medicinalstatistik als „Cholerine" aufgeführten Durchfälle und Brechdurchfälle von Kindern über einem Jahr und von Erwachsenen zeigten von Anfang Juli an eine allmälige Zunahme, so dass ihre Zahl in der ersten Augustwoche 75 und in der zweiten ca. 90 betrug; in der dritten Augustwoche, wo die Cholera auftrat, stieg die Zahl der Brechdurchfälle auf 195, erreichte in der vierten 840 und in der Woche vom 28. August bis 3. September die Acme mit 1140 Fällen.

Aus den zur Anmeldung gekommenen Brechdurchfall-Erkrankungen geht also hervor, dass dieselben in der Zeit von Anfang Juli bis Ende der zweiten Augustwoche eine allmälige Zunahme zeigten, aber erst in der dritten Augustwoche zugleich mit dem Auftreten der Cholera eine der Intensität und Extensität derselben entsprechende epidemische Ausbreitung gewannen, ohne dass man Cholera und Cholerine fernerhin zu scheiden vermöchte. Dass die Zunahme der Erkrankungen genannter Art vor Auftreten der Cholera doch eine noch erheblichere gewesen ist, muss nach unseren obigen Ausführungen jedenfalls als wahrscheinlich bezeichnet werden, denn Erkrankungen leichterer Art werden kaum zur Anzeige gekommen sein, bis man ihnen dann nach Auftreten der Cholera, wo sie sich gleichzeitig so erheblich vermehrten, eine ernstere Bedeutung beilegen musste.

Todesfälle an „Cholerine" sind für den Juni und Juli überhaupt nicht gemeldet worden; in der ersten Augustwoche (am 4. August) aber ereignete sich ein Todesfall an „Cholerine", der — eine ältere Person betreffend —, wie Gaffky (S. 5) anführt, „nach den angestellten Erhebungen wenig choleraverdächtig erscheint". Am 11. August erkrankte sodann ein 5jähriges, in Barmbeck wohnhaftes Kind an schwerem Brechdurchfall und starb am 12. August nach kaum 24stündigem Kranksein. Ueber diesen Fall schreibt Gaffky (S. 5): „Der Verlauf war so stürmisch, dass der den Fall meldende Distriktsarzt die Diagnose stellte: „Schwerer Brechdurchfall, wenn nicht Vergiftung oder Cholera" und dementsprechend die Legalsektion beantragte.

Letztere wurde am 16. August ausgeführt; sie ergab für eine Vergiftung keine Anhaltspunkte, vielmehr einen für „Brechdurchfall" sprechenden Befund. Mit Rücksicht auf das jugendliche Alter (5 Jahre) des Verstorbenen ist dieser Fall auch in der Folge nicht als durch asiatische Cholera bedingt gezählt worden." Von dem ersten anerkannten Cholerafall (Sahling) ist dieser Fall durch einen dreitägigen Zeitraum getrennt.

Solche „ersten Fälle", wie sie in allen Epidemien vorkommen, sind stets für diejenigen Forscher, welche die Entstehung der Cholera auf Einschleppung zurückführen wollen, sehr unbequem, für diejenigen aber, welche das Entstehen eines epidemischen Erkrankens an Cholera auf eine aus gewissen zeitlichen und örtlichen Verhältnissen resultierende Disposition der Bevölkerung zurückführen, sind sie ein Gegenstand höchsten Interesses.

Aber auch, wenn wir gar nicht weiter zurückgreifen, sondern mit Herrn Prof. Gaffky einfach annehmen, dass der Zeitpunkt für die ersten Cholera-Infektionen auf die Tage zwischen dem 10. und 15. August fällt, scheint der Ausbruch der Epidemie gar nicht so explosionsartig, dass er nur durch eine Ausstreuung der Krankheitsursache von seiten der Stadtwasserkunst über das ganze Gebiet der Stadt zu erklären wäre.

Der erste Erkrankungsfall betraf einen Bauarbeiter Sahling, welcher als Angestellter der Hamburgischen Bau-Deputation auf dem kleinen Grasbrook (Hamburger Hafen) thätig war: derselbe erkrankte und starb in der Nacht vom 14. zum 15. August in seiner Wohnung in Altona. Er hatte die Sieleinläufe und ähnliche Dinge zu beaufsichtigen und täglich eine Runde über den gesamten kleinen Grasbrook zu machen. Dort hatte er bis zum Sonnabend, den 13., gearbeitet.

Diesem ersten Falle folgten in Hamburg in den Tagen vom 16. August an die Erkrankungsfälle in folgender Weise:

16. August	2
17. „	4
18. „	12
19. „	31
20. „	66
21. „	113
22. „	249
23. „	338
24. „	358
25. „	608
26. „	903
27. „	1024
28. „	936
29. „	925
30. „	1008
31. „	850

Das gleichmässige Ansteigen und die allmähliche Zunahme dieser Zahlenreihe zeigt das Unzutreffende des beliebten Bildes einer Explosion und lenkt unsere Aufmerksamkeit auf Faktoren von viel grossartigerer Gesetzmässigkeit hin, als sie bei der Zufälligkeit einer Infektion der Wasserleitung im Spiele wären.

Nach Herrn Prof. Gaffky ist mit Rücksicht auf den Fall Sahling anzunehmen, dass der specifische Krankheitskeim in Hamburg, und zwar in der Hafengegend, „mit grösster Wahrscheinlichkeit" bereits am 13. August vorhanden gewesen ist. Der Anstieg der Erkrankungsfälle zum Höhepunkt der Epidemie am 27. August hat sich also, vom 13. August an gerechnet, in 15 Tagen vollzogen, und zwar, wie die vorstehende Zahlenreihe zeigt, mit einer gewissen Gleichmässigkeit der Zunahme, die dem Auftreten der Cholera überall eigen zu sein scheint.

Der Rückblick auf die früheren Epidemien hat uns gezeigt, dass bei dem ersten Auftreten eines epidemischen Erkrankens an Cholera in Hamburg im Oktober 1831 auch bereits in der zweiten Woche der Höhepunkt der Erkrankungsfälle (247 Fälle in der zweiten Woche gegen 55 in der ersten) erreicht wurde, obwohl Hamburg damals noch keine centrale Wasserversorgung hatte. Eine ähnliche Art des Anstieges zeigt auch die Epidemie des Jahres 1848, wo nur der grössere Teil der Neustadt und die Vorstädte St. Pauli und St. Georg mit Elbwasser versorgt wurden; nach dem ersten Falle am 1. September wurde die Acme am 15. September mit 106 Erkrankungsfällen erreicht.

Es ist von Interesse, aus den epidemiologischen Feststellungen über das Auftreten der Cholera einmal zu ersehen, welche Art des Beginnes der Seuche eigentümlich ist. Griesinger sagt darüber: „In der grossen Mehrzahl der Epidemien ist der Verlauf so, dass, sobald einmal nur ein Häufchen von Fällen vorgekommen ist, die Krankenzahl von Tag zu Tag rasch zunimmt, wobei in den grösseren Städten das Maximum der Kranken- und Totenzahl bald schon in der zweiten bis dritten Woche, bald erst in der sechsten Woche erreicht wird." Wenn wir also sowohl in den Jahren 1831 und 1848 wie 1892 die Acme in Hamburg schon am Ende der zweiten resp. in der dritten Woche erreicht sehen, so ist diese Art des Auftretens etwas in der Geschichte der Cholera nicht Unerhörtes; sie findet ausserdem ihre Erklärung zum Teil schon darin, dass im Spätsommer und im Herbst der Anstieg der Erkrankungszahl auch in früheren Hamburger Epidemien stets viel steiler gewesen ist, als im Frühling und Vorsommer. Das Hereinbrechen der Katastrophe erschien aber in jenen unheilschwangeren Augusttagen des Jahres 1892 viel plötzlicher noch als es sich thatsächlich vollzogen hatte, weil ein eigentümlicher Unstern über der Feststellung der ersten Erkrankungsfälle gewaltet hatte.

In die Hamburgischen Staatskrankenhäuser wurde der erste Cholerafall (Kähler) am Abend des 16. August aufgenommen. Der Patient starb im Neuen Allgemeinen Krankenhause zu Eppendorf am 17. August abends. Sowohl nach der Schwere des ungewöhnlichen klinischen Bildes, welches die Aerzte veranlasste, den Patienten sofort in einer Isolier-Baracke unterzubringen, als auch nach dem Befunde der am 18. August ausgeführten Sektion glaubte man, die Diagnose auf Cholera asiatica stellen zu müssen, indessen wollte trotz zahlreich angefertigter Präparate und Plattenkulturen der Nachweis der Kommabazillen nicht in der einwandsfreien Weise gelingen, welche zum Stellen einer so schwerwiegenden Diagnose für nötig erachtet werden musste. Es kam hinzu, dass in den folgenden Tagen, am 18., 19. und 20. August weder im Neuen noch im Alten Allgemeinen Krankenhause auch nur choleraverdächtige Fälle aufkamen und dass man in den Krankenhäusern von den 173 Choleraerkrankungen, welche nach späterer Feststellung schon vor dem 21. August in Hamburg vor-gekommen waren, keine Kenntnis hatte. Erst am Sonntag, den 21. August, abends 7 Uhr — fünf Tage nach Aufnahme des ersten Falles — wurde die zweite Choleraerkrankung im Neuen Allgemeinen Krankenhause aufgenommen, die bereits in derselben Nacht tödlich verlief. Bei der am andern Morgen früh vorgenommenen Sektion wurde sowohl aus dem Leichenbefunde wie aus der bakteriologischen Untersuchung Cholera asiatica konstatiert. An demselben Morgen des 22. August ergab auch die am 21. d. M. eingeleitete Nachuntersuchung des ersten Erkrankungsfalles Kähler in einwandsfreier Weise Cholera. Zudem kam, dass in der Nacht vom 20. auf den 21. August im Alten Allgemeinen Krankenhause 5 Personen mit choleraverdächtigen Erscheinungen aufgenommen waren, welchen im Laufe des 21 die Aufnahme von 10 weiteren Fällen folgte; in einer Reihe dieser Fälle war ebenfalls der Nachweis der Kommabazillen gelungen. Auf Grund dieser Fälle erfolgte dann in den Mittagsstunden des 22. August abseiten des Krankenhausdirektoriums die amtliche Anzeige an das Medizinal-Bureau, dass in den Krankenhäusern Fälle von echter Cholera aufgenommen seien. Gleichzeitig ersah die Sanitätsbehörde an jenem Montag, den 22. August, aus den Meldungen der praktizierenden Aerzte über die in der abgelaufenen Woche vorgekommenen Erkrankungsfälle, dass es sich nicht mehr um einzelne Fälle, sondern um ein epidemisches Auftreten der Seuche handle. Auf Grund des erbrachten wissenschaftlichen Nachweises der Kommabazillen im Zusammenhange mit dem gehäuften Erkranken wurde sodann in den Nachmittagsstunden des 22. August der vorgesetzten staatlichen Behörde abseiten des Medizinal-Bureaus das Bestehen einer Cholera-Epidemie in der Stadt amtlich gemeldet.

Es gibt für die Sanitätsbehörde einer solchen Welthandelsstadt wie Hamburg wohl kaum eine schwierigere Entscheidung, als wenn es sich darum handelt, das Bestehen einer Cholera-Epidemie amtlich zu erklären. Auch wenn es gelingt, in einer Anzahl von Fällen alle Criterien der asiatischen Cholera nachzuweisen, ist ja nie die Möglichkeit ausgeschlossen, dass diese Fälle vereinzelt bleiben, wie es thatsächlich in Hamburg z. B. im Jahre 1858 bei 7 Erkrankungs- und im Jahre 1867 bei 15 Todesfällen geblieben ist.

Auch an anderen Orten hat man ja häufig gesehen, dass sich an eingeschleppte Fälle eine geringere und selbst grössere Zahl von Erkrankungen anschloss, ohne dass es zu epidemischer Ausbreitung der Seuche gekommen wäre.

Ferner ist der Beginn der Hamburger Epidemien, wenn man von den im Oktober ˉresp. September beginnenden Epidemien der Jahre 1831 und 1848 absieht, stets ein sehr allmählicher gewesen: die Zahl der Erkrankungsfälle nahm im Laufe von Wochen und Monaten allmählich zu. Auch diese Erfahrung musste dazu veranlassen, die folgenschwere Erklärung von dem Ausbruche einer Cholera-Epidemie jedenfalls nicht zu übereilen. Zu alledem kam, dass der exakte wissenschaftliche Nachweis der Kommabazillen der Behörde erst am Mittage des 22. August erbracht wurde, nachdem alle seit dem 17 August von kompetenten Personen an den ersten Erkrankungsfällen angestellten Untersuchungen bis dahin ein einwandfreies Resultat nicht ergeben hatten.

Wenn wir die Erkrankungsfälle der ersten Tage etwas näher betrachten, so ergibt sich, dass die Krankheitsursache, wie in allen früheren Hamburger Epidemien, zuerst in der Hafengegend sich geltend gemacht hat. Den ersten schon erwähnten Erkrankungsfall (Sahling) am 15. August, der zwar in Altona wohnte, aber bis zum 13. im Hamburger Hafen, auf dem kl. Grasbrook, beschäftigt war, müssen wir wohl für Hamburg in Anspruch nehmen. Am 16. erkrankte dann der ebenfalls schon erwähnte Arbeiter Kähler, welcher in Hamburg (am alten Steinweg, südl. Neustadt) wohnte. Dieser Mann arbeitete gleichfalls auf dem kleinen Grasbrook am Grenzkanal in einem Geschäfte, das Koch-, Stein- und Düngersalze importiert. Von seinen 80 aus allen Himmelsgegenden zusammengewürfelten Mitarbeitern sollen noch 12 Personen mehr oder weniger an Durchfall gelitten haben; dieselben wurden jedoch teils ohne, teils mit ärztlicher Behandlung nach einigen Tagen wieder gesund.

An demselben Tage erkrankte ferner ein 44 jähriger Arbeiter Heins, welcher in der Altstadt am Wasser wohnte und ebenfalls in der Hafengegend arbeitete. Der nächste Tag, der 17. August, brachte drei Erkrankungsfälle, von welchen ein Patient seine Arbeitsstätte am Hafen hatte, ein anderer eine Frau betraf, welche am Hafen wohnte und an die Schiffer und Seeleute Brot verkaufte, während der dritte Fall einen Konstabler betraf, welcher

keinerlei Beziehungen zum Hafen hatte. Derselbe erkrankte unter
den Erscheinungen eines mässigen Brechdurchfalls und genas in
8 Tagen. Er wohnte in dem Vororte Hamm an dem später so
schwer betroffenen Borstelmannswege. Dieser Fall verdient insofern ein besonderes Interesse, als er der erste ist, welcher
keinerlei Beziehungen zum Hafen aufweist. Der 18. August
brachte dann schon 16 Erkrankungen, von welchen 6 Beziehungen
zum Hafen hatten. Von den 31 Erkrankungsfällen des 19. August
waren 9 auf den Hafen zurückzuführen. — Im Hinblick auf
diese Thatsachen kann es wohl keinem Zweifel unterliegen, dass
auch in dieser Epidemie wie in allen anderen die
Krankheitsursache sich zunächst in der Hafengegend
geltend gemacht hat.

Es ist dann ferner in einer Reihe der Fälle die Möglichkeit
nicht von der Hand zu weisen, dass die im Hafen Erkrankten
die Krankheit in ihre entfernt gelegene Wohnung verschleppten
und so den Anlass zu weiteren Erkrankungen und zur Bildung
von „Choleraherden" gaben. So wohnte z. B. der am 16. erkrankte Arbeiter Heins in demselben Logierhause am Quai wie
der Arbeiter Kock, welcher am 19. erkrankte und am selben
Tage starb. Am 19. erkrankte ein Hafenarbeiter Harms in der
Hafenpassage und genas. Am 20. erkrankte seine Frau, die ihn
gepflegt hatte, und starb in wenigen Stunden. Bei einem Hafenarbeiter Wilhelm in der Niedernstrasse erkrankten am 19. zwei
Kinder und starben, die gleichzeitig erkrankte Mutter genas. Er
selbst bekam den Anfall erst am 20. und starb am 22.

Indessen machte sich die Krankheitsursache gleichzeitig schon
in diesen ersten Tagen an den verschiedensten Punkten des
städtischen Gebietes geltend. Es ereignete sich schon am 17.
August ein Fall, am 18. zehn Fälle und am 19. August 22 Fälle,
bei welchen sich trotz der sorgfältigsten Nachforschungen Beziehungen zum Hafen nicht haben ermitteln lassen; und nur in
6 von den 50 Fällen dieser ersten 3 Tage liessen sich Beziehungen zu anderen Kranken nachweisen.

In gleicher Weise werden uns beispielsweise bezüglich der
Hamburger Epidemien von 1848 und 1849 gerade bei den ersten
Fällen, welche einen Kaufmann und einen Schneider in der nördlichen Neustadt betrafen, Beziehungen zum Hafen oder zu anderen Erkrankungsfällen nicht berichtet. In allen Epidemien hat
es solche „ersten Fälle" gegeben, welche mit sonstigen Erkrankungen oder Einschleppungen nicht nachweisbar in Berührung
kamen, und v. Pettenkofer hat gewiss mit Recht darauf hingewiesen, dass man sie nicht übersehen dürfe, sondern dass sie eine
besondere Berücksichtigung verdienten. Wir haben schon oben darauf
hingewiesen, wie solche ersten Fälle in die zur Zeit vorherrschende
Theorie von der Entstehung der Cholera-Epidemien durch Einschleppung allerdings recht schlecht hineinpassen. Weit geringere

Schwierigkeiten machten sie dagegen den Aerzten früherer Zeiten, welche sie auf die herrschende Krankheitskonstitution oder den genius epidemicus zurückführten, und denjenigen unter den heutigen Choleraforschern, welche die Entstehung eines epidemischen Erkrankens an Cholera aus der örtlichen Disposition ableiten resp. aus klimatischen Faktoren in örtlich-zeitlicher Einwirkung, oder welche, wie v. Pettenkofer, annehmen, dass der eingeschleppte Krankheitskeim ein gewisses Stadium der Latenz durchmachen könne, bis sich alle örtlich-zeitlichen Bedingungen zu seiner Entwicklung einstellen.

Am 17. August finden wir bereits einen Erkrankungsfall in dem Vororte Hamm, am Borstelmannsweg; am 18. erkrankte eine Ehefrau (†) in dem Vororte Uhlenhorst, ferner ein Schneidergeselle in der Vorstadt St. Pauli, ein Cigarrenarbeiter in der Neustadt, eine Frau in der Vorstadt St. Georg (Grützmachergang), ein Arbeiter in der Altstadt (Niedernstrasse), ein Polizei-Offiziant in dem ländlichen Vororte Eppendorf, ein Mann in der Neustadt, ein Arbeiter in dem Vororte Borgfelde und eine Frau im Billwärder Ausschlag. Kurz am 18. August bereits machte sich die Krankheitsursache an verschiedenen Punkten des grossen städtischen Gemeinwesens geltend, bemerkenswerter Weise nicht etwa in gehäuften, sondern in ganz vereinzelten Fällen.

Hervorzuheben ist an dieser Stelle aber auch, worauf wir noch zurückzukommen haben, dass die Seuche im Jahre 1892 nicht etwa mit einem Schlage in allen Stadtteilen erschien, sondern dass vielmehr ganz erhebliche zeitliche Unterschiede in dem Befallensein der einzelnen Stadtteile nachweisbar sind. (s. S. 115).

Die in der Zeit vom 14. bis 21. August von 1 auf 113 resp. 17 † gestiegene Zahl der täglichen Erkrankungs- und Todesfälle erreichte am 27. August mit 1024 Erkrankungs- und 441 Todesfällen ihren Höhepunkt, sank in der folgenden Woche auf 742 resp. 426 † am 3. September ab und betrug am 10. September 351 resp. 185 †, am 17. Sept. 285 resp. 130 †, am 24. Sept. 109 resp. 59 †, am 1. Oktober 23 resp. 22 †, am 8. Oktober 15 resp. 5 †. Bis zum 19. Oktober brachte noch jeder Tag vereinzelte Erkrankungsfälle. Im letzten Drittel des Oktober und im ersten Drittel des November kam schon eine Anzahl von Tagen ohne Erkrankungen vor; jedoch offenbarte sich das Vorhandensein der Krankheitsursache noch in einzelnen Fällen am 31. Oktober, 1., 4., 9. 11. und 12. November; mit dem letztgenannten Tage schien die Seuche erloschen zu sein. Während sich also der Anstieg der Erkrankungsfälle zum Höhepunkte der Epidemie in ca. 2 Wochen vollzogen hatte, erfolgte die Abnahme in ca. 8 Wochen. Sowohl der schnelle Anstieg mit der Akme am Ende der zweiten Woche als auch der 4mal langsamere Abfall entsprechen durchaus der Art und Weise, in welcher nach den Feststellungen der epidemiologischen Cholera-forschung (Griesinger) die Seuche in grossen Städten aufzutreten pflegt; es mag das hier wiederholt besonders betont werden, um nicht Gefahr zu laufen, das, was an dem Auftreten der Seuche dem Charakter der Krankheit eigentümlich ist, aus anderen Ver-hältnissen zu erklären.

Bezüglich der Zahl der Erkrankungsfälle von Ende September ab ist übrigens noch folgende Bemerkung von Interesse. Es heisst nämlich in dem Gaffky'schen Berichte (S. 122): „In der Mehr-zahl der als choleraverdächtig gemeldeten Fälle stellte sich schon beim ersten Besuche der mit den Cholera-Hausbesuchen beauf-tragten Aerzte oder doch bei den weiteren Ermittelungen heraus, dass es sich nicht oder höchst wahrscheinlich nicht um Cholera (im Koch'schen Sinne!) handelte, sei es, dass ganz offenbare Irrtümer in der Diagnose vorgelegen hatten, sei es, dass bei wiederholten Stuhluntersuchungen Choleravibrionen nicht gefunden wurden." Es scheint daraus hervorzugehen, dass sich in der Zeit von Ende September an eine Reihe von choleraverdächtigen Erkrankungen ereignete, welche klinisch als choleraartig erschienen, ohne dass der bakteriologische Nachweis der Cholera-Vibrionen zu erbringen gewesen wäre.

Mit dem letzten bakteriologisch anerkannten Falle am 12. No-vember schien die Seuche erloschen zu sein. Indessen ereigneten sich nach Ausweis des Gaffky'schen Berichtes in der Zeit vom 12. November bis 8. Dezember 35 Erkrankungsfälle, welche klinisch jedenfalls so verdächtig waren, dass man sich zu einer bakteriologischen Untersuchung der Darmentleerungen veranlasst sah (Gaffky S. 99), und „Anfang Dezember", heisst es in dem Berichte des Medizinal-Inspektorates pro 1892, „nahmen die Durchfälle und Brechdurchfälle auch bei Erwachsenen wieder so zu, dass einzelne praktische Aerzte es für ihre Pflicht hielten, nicht nur die vorgeschriebenen schriftlichen Meldungen einzusen-den, sondern auf dem Medizinalbureau und dem hygienischen Institut von ihren Wahrnehmungen auch mündlich Mitteilung zu machen". Die Zahl der angemeldeten Brechdurchfall-Erkran-kungen betrug für Dezember 93, für November 29. Am 8. Dezember trat eine neue, bakteriologisch aner-kannte Choleraerkrankung auf, der im Laufe des Monats 41 weitere, ebenfalls anerkannte Fälle folgten, im Januar 20, im Februar nach Gaffky 2, nach Reincke je 1 Fall im Februar und März.

Unter diesen 65 Erkrankungen befanden sich 17 Personen, bei denen die Cholera tötlich verlief; 17 Personen, bei welchen mehr oder weniger ausgesprochen das klinische Bild der Cholera be-stand, die Krankheit aber mit Genesung endete; 21 Personen, welche nur leicht erkrankt waren, bezw. nur an Diarrhoen litten;

und 9 Personen, bei denen die Choleravibrionen im normalen
oder breiigen Stuhl gefunden wurden, ohne dass überhaupt Krankheitserscheinungen bestanden.

Bezüglich dieser sogen. Nachepidemie ist nun von Interesse,
dass, wie uns der Rückblick auf Hamburgs frühere Cholera-Epidemien gezeigt hat, sich das Auftreten einer geringeren Zahl
von Erkrankungsfällen in den Wintermonaten bis zum Erlöschen
im Januar resp. Februar in den Jahren 1831, 1848, 1849 und
1850 in Hamburg in ganz ähnlicher Weise vollzogen hat. Auch
die Gesamtdauer der Epidemie (einschliesslich der Nachepidemie),
von Mitte August bis Anfang März, entspricht durchaus der Zeitdauer, welche die Cholera in grossen Städten zu haben pflegt:
nach Griesinger nämlich „beträgt die mittlere Dauer in grossen
Städten 4—6 Monate, wobei aber das letzte Viertel dieser Zeit
meist nur noch eine sehr geringe Ausbreitung der Krankheit
zeigt". (Griesinger, Seite 443.)

Wenn wir in solcher Weise das Auftreten eines
epidemischen Erkrankens an Cholera in Hamburg in
dem Zeitraum von August 1892 bis März 1893 als ein
Ganzes betrachten mit dem Maximum der Cholerafrequenz im September und dem Minimum im März,
wie schlagend ist dann durch die Epidemie des Jahres
1892 die Gesetzmässigkeit des Auftretens der Cholera
in Norddeutschland bestätigt, welche v. Pettenkofer
aus der Cholerafrequenz in Preussen 1848 bis 1859
festgestellt und folgendermassen formuliert hat:
„Wenn man die in Preussen in der ersten Hälfte des
April vorgekommenen Choleratodesfälle als 1 nimmt.
so steigt ihre Zahl mit einer schrecklichen Regelmässigkeit bis zur ersten Hälfte des September auf
das 620fache und nimmt dann wieder mit der gleichen
Regelmässigkeit von 15 zu 15 Tagen ab, bis sie in
der zweiten Hälfte des März wieder bei 1,1 anlangt".

Auch der Rückblick auf Hamburgs frühere Epidemien hat
uns gezeigt, dass für Preussen wie für Hamburg ganz genau
derselbe jahreszeitliche Einfluss auf die Cholerabewegung nachweisbar ist, wie er sich im Jahre 1892 in Hamburg geltend gemacht hat (s. S. 22).

Wenn man dagegen die Steigerung der Brechdurchfall-Erkrankungen vor der sogenannten Hauptepidemie unberücksichtigt
lässt, die Fälle des 14.*), 16. und 17. August nicht mit zur Epidemie rechnet, wie Dencke es will (!). sondern erst mit den 12
Fällen des 18. August die Epidemie beginnen lässt**), wenn man
ferner die Gleichmässigkeit des Anstiegs der Erkrankungszahl

---

*) Fall Sahling.
**) S. Münchener med. Wochenschrift No. 41: 1895.

und ihre allmähliche Zunahme in der Zeit vom 11. resp. 13. August bis
zur Akme am 27. resp. 30. August verkennt, so läuft man Gefahr, sich
einen explosionsartigen Anstieg herauszukonstruieren. Wenn man
dann ferner den gleichmässigen Abfall der Erkrankungsziffer von
Woche zu Woche ausser Acht lässt, wenn man weiter die eine
Epidemie am 5. Oktober (D e n e k e) oder am 12. November
(G a f f k y) für beendigt und die andere am 8. Dezember für neu
eröffnet erklärt und alles dazwischen liegende pathologische Geschehen unberücksichtigt lässt, dann allerdings ist der ganze zeitliche
Verlauf des Auftretens eines epidemischen Erkrankens an Cholera
in Hamburg in der Zeit vom August 1892 bis März 1893 so
auseinandergerissen, dass der Eindruck der Gesetzmässigkeit verschwindet und allen Theorien Thür und Thor geöffnet ist. Hier
liegt der Hauptfehler der bakteriologischen Auffassung der Choleragenese, aus welchem sich zugleich die Unterschätzung der klimatischen Faktoren in ihrer örtlich-zeitlichen Einwirkung erklärt,
deren Bedeutsamkeit doch in dem jahreszeitlichen Einfluss auf
die Cholerabewegung so offenkundig zum Ausdruck kommt. Das
hat auch zur Folge, dass die Vertreter der bakteriologischen Auffassung ein so übertriebenes Gewicht auf die Einschleppbarkeit
und die Uebertragbarkeit der Seuche legen, während doch ein
so erfahrener Kenner der Cholera, wie C u n i n g h a m , die Ge-
fahren sowohl der Einschleppung wie der Uebertragung als nicht
vorhanden annimmt und ein so hochverdienter Forscher, wie
P e t t e n k o f e r, sie nur bedingungsweise anerkennt.

In dem Gaffky'schen Berichte hat man die Erkrankungen
vom Dezember, Januar und Februar als „Nach-Epidemie" zusammengefasst und versucht, dieselbe auf eine Neu-Einschleppung
zurückzuführen. Indessen haben die sorgfältigsten Ermittelungen
durchaus keinen Anhaltspunkt in dieser Richtung ergeben: Herr
Prof. G a f f k y selbst nimmt bei dem ersten Falle, welcher ein
zugereistes mit dem Zeichen einer schweren, durch die Sektion
bestätigten Unterleibsentzündung behaftetes Dienstmädchen betraf, an, dass die Infektion mit den nachgewiesenen Cholerakeimen erst in Hamburg erfolgt sei.

Auch stellt G a f f k y fest, dass sich trotz der sorgfältigsten
Ermittelungen keinerlei Anhaltspunkte dafür ergeben haben, dass
die an den folgenden Tagen sich anschliessenden Erkrankungen
in einem ursächlichen Zusammenhange mit diesem ersten Falle
gestanden hätten.

Die vorstehende Betrachtung hat uns also gezeigt, dass d i e
E p i d e m i e d e s J a h r e s 1892 d e n s e l b e n z e i t l i c h e n V e r-
l a u f g e n o m m e n h a t, w i e e r d e m A u f t r e t e n d e r S e u c h e
i n g r o s s e n S t ä d t e n e i g e n t ü m l i c h i s t u n d a u c h i n f r ü-
h e r e n H a m b u r g e r E p i d e m i e n b e o b a c h t e t w u r d e.

Im besonderen darf auf Grund dieser Betrachtung ausgesprochen werden, dass sich Anstieg und Ablauf der Epidemie

durchaus nicht in solcher Weise vollzogen haben, dass sie nur durch eine Infektion der Wasserleitung zu erklären wären.

Bezüglich der Art des Anstiegs ist von bacteriologischer Seite noch darauf hingewiesen worden, dass sich die Epidemie des Jahres 1892 von früheren Hamburger Epidemien durch die vergleichsweise ausserordentliche Höhe der erreichten Erkrankungszahl unterscheide.

Deneke*) vergleicht in dieser Beziehung die Höhe der in den ersten 3 Wochen der Epidemien von 1831, 1848 und 1892 erreichten Erkrankungszahlen. Dieser Vergleich erscheint allerdings insofern zulässig, als diesen drei Epidemien die gleiche Art eines steilen und, wie auch Deneke zugibt, „gleichmässigen" Ansteigens eigen ist; er ist aber insofern nicht zulässig, als man nicht die Epidemie des Jahres 1831, deren Erkrankungsziffer nach Reincke 5,11 pro mille beträgt, mit derjenigen des Jahres 1892 vergleichen kann, wo die Erkrankungszahl 26,32 pro mille ist; bei einer solchen Verschiedenheit der Intensität der Seuche allerdings darf man sich nicht wundern, wenn die Erkrankungszahl 1892 in der gleichen Zeit (3 Wochen) die $6^{1}/_{2}$ fache Höhe erreicht hat wie 1831. Eher erscheint es zulässig, wenn man die Epidemie von 1848, deren Erkrankungsziffer nach Reincke 17,56 pro mille beträgt, mit der Epidemie von 1892 (26,32 pro mille erkrankt) vergleicht, dann zeigt sich auch, dass die Erkrankungszahl in der gleichen Zeit von 3 Wochen 1892 nur die 3 fache Höhe erreicht hat, was durchaus nicht Wunder nehmen kann, wenn man den ausserordentlichen Zuwachs bedenkt, welchen die Stadt, deren Bevölkerungszahl sich in den dazwischen liegenden Jahrzehnten mehr als verdreifacht hat, an Angehörigen der untersten Steuerklassen und an ganz Unbemittelten, also an besonders empfänglichen Individuen, erfahren hat.

Es ist jetzt noch dem von bacteriologischer Seite (Deneke) erhobenen Einwande zu begegnen, dass im Gegensatze zu den früheren Epidemien „1892 zeitliche Unterschiede im Befallensein der einzelnen Stadtteile nicht hervorgetreten seien" Die Betrachtung des Verlaufes der Epidemie hat uns gezeigt, dass auch in dieser Epidemie wie in allen anderen die Krankheitsursache sich zunächst in der Hafengegend geltend gemacht hat. Was aber das Befallensein der einzelnen Stadtteile betrifft, so finden sich in der dem Gaffky'schen Bericht beigegebenen Statistik des Herrn Dr. G. Koch (S. 28* Tabelle 3 des Gaffkyschen Berichtes) die Daten der ersten Erkrankungsfälle in den einzelnen Stadtteilen. Darnach ergeben sich, wie aus nebenstehender Tabelle ersichtlich ist, doch ganz erhebliche zeitliche Unterschiede in dem Befallensein der einzelnen Stadtteile, welche kaum mit der Ansicht von der Ausstreuung der Krankheitsursache von einem Punkte aus über das ganze städtische Gebiet vereinbar sein dürften.

---

*) s. Münchener med. Wochenschrift Nr. 41. 1895.

Bezeichnung des Stadtteiles.	Datum des ersten Erkrankungsfalles in demselben.
Altstadt-Süderteil Neustadt-Süderteil	16. August.
Altstadt-Norderteil-Ost Hamm-Marsch Billwärder-Ausschlag-Ost Veddel-Ost	17. August.
St. Georg-Norderteil-Süd Eppendorf-Süd Eppendorf-Nord Uhlenhorst-Ost Borgfelde-Geest Billwärder-Ausschlag.West Schiffe in den Häfen	18. August.
Neustadt-Norderteil-West St. Georg-Süderteil St. Pauli-Nord St. Pauli-Süd Roterbaum-West Barmbek-West Hohenfelde-Süd Geestlande	19. August.
Neustadt-Norderteil-Ost Roterbaum-Ost Winterhude Uhlenhorst-West Barmbek-Ost Eilbeck Bergedorf	20. August.
Altstadt-Norderteil-West St. Georg-Norderteil-Nord Eimsbüttel-Nord Eimsbüttel-Süd Hohenfelde-Nord Borgfelde-Marsch Wilhelmsburg	21. August.
Harvestehude Hamm-Geest Veddel-West Marschlande	22. August.
Steinwärder und kl. Grasbrook	23. August.
Horn-Geest Peute mit Kaltehofe Altona-Ottensen	24. August.
Horn-Marsch Ritzebüttel	28. August.

Sehr bemerkenswert ist ferner, dass, trotzdem einerseits das Wasser unserer städtischen Leitung im Jahre 1892, wie es glaubhaft gemacht wird, so erheblich mehr verunreinigt gewesen zu sein scheint, als in irgend einem früheren Cholerajahre Hamburgs, und trotzdem andererseits gleich nach dem Ausbruch der Epidemie so ausserordentliche Vorkehrungen gegen die Benutzung dieses Wassers in ungekochtem Zustande getroffen wurden, die Sterblichkeitsziffer für die eigentliche Stadt Hamburg und die beiden Vorstädte St. Georg und St. Pauli, welche 3 Stadtteile bei einem Vergleiche der Cholerafrequenz mit Bezug auf die Wasserversorgung eigentlich allein in Betracht kommen können*), im Jahre 1892 ungefähr die gleiche Höhe (12,54$^0/_{00}$) erreicht hat, wie in den Jahren 1832 (11,57$^0/_{00}$) und 1848 (10,93$^0/_{00}$), wo eine zentrale Wasserversorgung der Stadt noch nicht stattfand und das Trinkwasser noch nicht so arg diskreditiert war. Die annähernde Gleichmässigkeit dieser Prozentsätze weist uns offenbar in gleicher Weise, wie die Betrachtung des zeitlichen Verlaufes, darauf hin, dass das Auftreten eines epidemischen Erkrankens an Cholera in Hamburg nur aus dem Zusammenwirken von Faktoren zu erklären ist, die konstanter sind, als es die Wasserversorgung Hamburgs notorisch war, nämlich aus klimatischen Faktoren in örtlich-zeitlicher Einwirkung.

Die notorische Verunreinigung des Hamburger Leitungswassers zur Zeit des Ausbruches der Epidemie hat man noch zur Erklärung jenes Untersuchungsergebnisses herangezogen, zu welchem man gekommen ist, indem man bezüglich des Verhaltens der Cholera in den Grenzbezirken der Stadtwasserkunst feststellte, dass die Bewohner derjenigen Grundstücke, welche mit Leitungswasser versorgt waren, ca. dreimal so stark von der Seuche befallen waren, als die ausschliesslich mit Brunnenwasser versorgten, und dass diejenigen mit gemischter Wasserversorgung in der Mitte stehen. (Siehe Gaffky, S. 45ff.)

Eine nähere Betrachtung der betreffenden Tabellen ergibt nun aber, dass diese Verhältniszahlen aus ausserordentlich ungleichen Zahlen gewonnen sind: 146623 Einwohnern mit Leitungswasserversorgung stehen nur 10676 mit gemischter und 11008 Einwohner mit Brunnenwasserversorgung gegenüber; im Billwärder Ausschlag kommen neben 25141 Einwohnern mit Leitungswasserversorgung nur 449 mit gemischter und nur 91 mit Brunnenwasserversorgung in Betracht; im Vororte Eilbeck neben 18978 nur 587 resp. 45; in Eimsbüttel stehen 47279 Einwohnern mit Leitungswasserversorgung nur 603 mit gemischter Wasserversorgung gegenüber, während Brunnenwasserversorgung überhaupt nicht in Betracht kommt. Mit Rücksicht auf diese Verhältnisse

---

*) vgl. die Ausführungen S. 64 und 65.

erschien mir die Bemerkung gerechtfertigt, dass bei den Schlussfolgerungen aus diesem Untersuchungsergebnis eine gewisse Vorsicht geboten sei und dass es dahingestellt bleiben müsse, ob die
notorische Verunreinigung des Hamburger Leitungswassers zur
Zeit des Ausbruches der Epidemie zur Erklärung dieses Untersuchungsergebnisses heranzuziehen sei.*) In Folge dieses Einwandes
hat sich D e n e k e**) bereit erklärt, die Betrachtung auf die Bezirke
Eppendorf, Winterhude, Barmbeck, Hamm und Horn zu beschränken. Es stehen sich diesen 5 Bezirken gegenüber:
55 245 Einwohner mit Leitungswasserversorgung und 16,5 pro
mille Cholerasterblichkeit, 9037 Einwohner mit gemischter Wasserversorgung und 12,5 pro mille, und 10 872 Einwohner mit Brunnenwasserversorgung und 4,6 pro mille Mortalität. Auch diesen
Zahlen gegenüber muss ich, wie ich es schon früher gethan habe,
bezüglich des relativen Verschontseins der mit Brunnenwasser-
resp. gemischter Wasserversorgung versehenen Bewohner von
neuem darauf hinweisen, dass die einer Brunnenwasserversorgung
oder gemischter Wasserversorgung sich erfreuenden Grundstücke
mehr ländlichen Charakter haben und sich in mancher anderen
Beziehung noch, besonders was Wohlhabenheit der Bewohner und
Dichtigkeit des Bewohntseins betrifft, vor den mit Leitungswasser versorgten, städtisch dicht bebauten Komplexen auszeichnen.

Zur Widerlegung dieses Hinweises führt Dr. D e n e k e in
wenig glücklicher Weise besonders die beiden Vororte Winterhude und Horn an, in welchen die Brunnenwasserversorgung
resp. die gemischte Wasserversorgung eine im Vergleiche zu den
andern Bezirken verhältnismässig grosse Rolle spielt. Gerade
über diese Bezirke aber schreibt Herr Dr. K o c h, der Vorstand
des Hamburger statistischen Bureaus, in Anlage II des G a f f k y-
schen Berichtes (S. 44): „dagegen verdanken Winterhude und
ganz besonders der kleine Vorort Horn ihre niedrige Erkrankungs-
und Sterblichkeitsziffer zum Teil wohl dem Umstande, dass in
diesen Vororten erst wenige Mietskasernen errichtet sind, die
Bevölkerung besteht daselbst, besonders aber in Horn, noch vorherrschend aus geborenen Hamburgern, ein bedeutender Teil
derselben treibt noch Landwirtschaft, lebt sonach unter wesentlich
günstigeren Lebensverhältnissen als die meist aus Fremdgebürtigen
bestehende Arbeiterbevölkerung der anderen Stadtteile und
Vororte.“

Wenn man bei Betrachtung der Karten, welche die Grenzgebiete der städtischen Wasserversorgung illustrieren, sich die
Bevölkerungsverhältnisse vergegenwärtigt, so wird man auch
meine Bemerkung bestätigt finden, dass viel mehr als die Verschiedenheit der Wasserversorgung die Unterschiede in der Wohl-

---

*) s. Münchener med. Wochenschrift Nr. 25 u. 26; 1895.
**) s. Münchener Nr. 41; 1895.

habenheit der Bewohner und das dichte Zusammenwohnen von
Angehörigen der weniger bemittelten Stände in den in den
Vororten errichteten Massenquartieren die Häufigkeit der Er-
krankungsfälle bedingt haben dürften.

Ich verweise in dieser Beziehung auf Tafel VII des Gaffkyschen Berichtes und bitte, die Cholerafrequenz der Vororte mit
der dort veranschaulichten Wohndichtigkeit zu vergleichen. Es
ergibt sich, dass der am stärksten heimgesuchte Vorort „Billwärder Ausschlag" (24,16 pro mille Cholerasterblichkeit) zugleich
der durchweg am dichtesten bewohnte ist, während der am
meisten verschonte Vorort „Horn" (6,33 pro mille) zugleich am
wenigsten dicht bevölkert ist. Während im „Billwärder Ausschlag"
durchweg ca. 1000—2000 Bewohner auf 1 ha Fläche kommen,
sind es in Horn ca. 50—100. Zwischen diesen beiden Vororten
stehen die übrigen mit einer ihrer Wohndichtigkeit etwa entsprechenden Cholerafrequenz. Neben der Wohndichtigkeit kommen
natürlich noch mancherlei andere Einflüsse auf die Cholerafrequenz
in Betracht, z. B. die durchschnittliche Wohlhabenheit der Bewohner des dichtbewohnten Eimsbüttels (10,76 pro mille Cholera-
sterblichkeit); die Höhenlage und die Bodenverhältnisse der Bezirke z. B. in Hamm, dessen auf Geest gelegener Teil 9,13 pro
mille, während der auf Marsch gelegene 21,37 pro mille Cholera-
sterblichkeit hatte. Was meinen Hinweis auf den Einfluss der
Wohlhabenheit bezüglich der Cholerafrequenz betrifft, so ist
statistisch festgestellt (Anlage II des Gaffky'schen Berichtes,
S. 44), dass die einzelnen Stadtteile und Vororte um so mehr
von der Seuche zu leiden gehabt haben, je zahlreicher in ihnen
die den unteren Steuerklassen zugehörigen Bevölkerungskreise
vertreten gewesen sind.

Dass solche Faktoren viel mehr als die Wasserversorgung
die Cholerafrequenz des Grenzgebietes der Stadtwasserkunst bestimmt haben, ergibt sich schon daraus, dass die mit Leitungswasser versorgten Einwohner in den einzelnen Bezirken in so
verschiedenem Grade von der Seuche heimgesucht worden sind:
so betrug die Cholerasterblichkeit unter den 47 279 mit Leitungswasser versorgten Einwohnern Eimsbüttels 10,87 pro mille, unter
den ebenfalls mit Leitungswasser versehenen 25 141 Einwohnern
des Billwärder Ausschlags dagegen 24,66 pro mille. Dabei er-
lauben die hier in Vergleich stehenden Zahlen doch eher eine
Schlussfolgerung, als wenn in jenen von Dencke zusammengestellten 5 Bezirken 55 245 Einwohnern mit Leitungswasser, 10 872
mit Brunnenwasser und 9037 mit gemischter Wasserversorgung
gegenüberstehen.

Von Interesse ist in Bezug auf die Wasserversorgung noch
das Verhalten der Cholera in den Anstalten und Stiften. Prof. Gaffky legt in seinem amtlichen Berichte ein besonderes Gewicht darauf, dass in den 6 Anstalten, in denen der

Genuss von Leitungswasser ausgeschlossen war, unter nahezu 3200 Insassen kein Cholerafall vorgekommen ist, während in den mit Leitungswasser versorgten 15 Anstalten von nahezu 13,300 Insassen ca. 2,5% erkrankt und ca. 1% gestorben sind. Demgegenüber ist zunächst darauf hinzuweisen, dass, wenn man die Zahlen etwas anders gruppiert, sich aus den Zusammenstellungen des Herrn Dr. Schmalfuss auch ergibt, dass in 16 Anstalten, welche mit Leitungswasser versorgt waren, unter 1558 Insassen ebenfalls kein Cholerafall vorgekommen ist*). Ferner ist zu beachten, dass unter den mit Leitungswasser versorgten Anstalten alle unsere Krankenanstalten figurieren, wo doch, zumal vom bakteriologischen Standpunkte aus, mancherlei anderweitige Gelegenheit zur Erkrankung in Betracht kommt, und dass unter den Anstalten mit Leitungswasser sehr viele sind, welche einen häufigen Wechsel der Insassen resp. regen Verkehr der Insassen mit der Stadt hatten, so dass hier ebenfalls auch andere Möglichkeiten der Infektion in Frage kommen. Bei den Anstalten dagegen, wo das Leitungswasser ausgeschlossen war, ist mit einer einzigen Ausnahme (Oberalten-Stift) besonders vermerkt, dass sie einen geringen Wechsel der Insassen und keinen oder geringen Verkehr der Insassen mit der Stadt hatten.

Ein besonderes Interesse erfordert der an der Altonaer Grenze zwischen Schulterblatt, Susannenstrasse, Bartelsstrasse und Neue Rosenstrasse gelegene Häuserkomplex**), in dessen Mitte sich der „Hamburger Platz" befindet, welcher für die Choleraforschung von ähnlich verhängnisvoller Bedeutung zu werden droht wie die Broadstreet-Pumpe in London.

---

*) Es sind die nachfolgenden 16 Anstalten: Waisenhaus (507 Ins.), Taubstummenanstalt (69), Paulinenstift (23), Magdalenenstift (30), Schröderstift (260), Seefahrerarmenhaus (20), Heyne-Asyl (56), Hartwig-Hesse=Witwenstift 53). Hartwig-Hesse-Stiftwohnungen (43), Paulsenstift (10), Apollonia-Mariastift (63), Lazarus-Gumpelstift (137), Herz Josef Levy-Stiftung (54), Mathiasstift (25), Freimaurerkrankenhaus (92), Vereinshospital (116); zusammen 16 mit Leitungswasser versorgte Anstalten mit 1558 Insassen ohne Cholerafall. (s. Gaffky, Anl. III. „Die Cholera in den Anstalten und Stiften." Von Dr. G. Schmalfuss.)

**) Auf der Schumburg'schen Karte des Hamburg-Altonaer Grenzgebietes (Gaffky, Tafel V) sind bei der Eintragung der Cholerafälle in die einzelnen Grundstücke dieses Grenzkomplexes einige Irrtümer passiert. In das dem „Hamburger Platz" benachbarte Grundstück der Isermann'schen Pianoforte-Fabrik sind 6 Erkrankungen und 5 Todesfälle eingetragen, während sich thatsächlich auch nach Angabe des Schumburg'schen Berichtes, unter den 400 Arbeitern dieser Fabrik nur ein Cholerafall ereignet hat. In das Grundstück Schulterblatt 58a und Terrasse 58a sind auf der Karte nur 2 Cholera-Todesfälle eingetragen, während sich nach Angabe des Hamb. Statistischen Bureaus dort 12 Erkrankungen mit 4 Todesfällen ereignet haben. In das Grundstück Nr. 60 und Terrasse 60/62 ist auf der Karte nur ein Todesfall eingetragen, während dort nach derselben statistischen Quelle 7 Erkrankungen mit 3 Todesfällen vorgekommen sind. In den Grundstücken Susannen-

Der ganze zwischen jenen 4 Strassen gelegene Häuserkomplex wird durch die Hamburg-Altonaer Grenze in einen kleineren Altonaer Teil mit 268 Bewohnern und in einen grösseren Hamburger Teil mit 2740 Bewohnern getrennt. In den Altonaer Teil hat Dr. Schumburg auf seiner Karte (s. Gaffky. Tafel V.) eine Choleraerkrankung eingetragen, in den Hamburger Teil 53 Erkrankungen, wovon 28 tötlich verliefen. Die Erkrankungsziffer des Altonaer Teiles beträgt also 3,73$^0/_{00}$, diejenige des Hamburger Teiles 19,34$^0/_{00}$. In seinem Berichte gibt Schumburg, abweichend von der Karte. für den Hamburger Teil 39 geheilte und 25 tötlich verlaufene Erkrankungen an, also 64 Erkrankungsfälle, so dass nach dieser Angabe die Erkrankungsziffer des Hamburger Teiles 23,36$^0/_{00}$ betragen würde. Die Erkrankungsziffern für diesen kleinen Teil des Grenzgebietes zeigen also eine beinahe vollständige Uebereinstimmung mit den für ganz Hamburg und Altona festgestellten Erkrankungsziffern, welche für Hamburg 26,3$^0/_{00}$ und für Altona 3,81$^0/_{00}$ betragen.

Das relative' Verschontsein Altonas tritt also auch hier hervor und es zeigt sich auch in diesem kleinen Teile des Grenzgebietes, dass die durch örtliche, zeitliche und individuelle Momente bedingte Disposition der Bevölkerung zur Choleraerkrankung sich in Altona in einem ganz bestimmten Grade von der Disposition der Hamburger Bevölkerung unterscheidet, in ähnlicher Weise, wie auch beim Typhus die Wirkung der Krankheitsursache mit der politischen Grenze der beiden Nachbarstädte eine Aenderung erfährt, worauf wir noch zurückzukommen haben.

Indessen wird bekanntlich von seiten der Vertreter der bakteriologischen Auffassung der Choleragenese die Verschiedenheit der Cholerafrequenz hüben und drüben aus der Verschiedenheit der Wasserversorgung erklärt und in dieser Beziehung besonders das auffallende Verschontsein des „Hamburger Platzes" hervorgehoben. Prof. Gaffky zitiert (S. 34) aus dem Schumburg'schen Berichte über diesen Platz folgendes:

„Auf dem Grundstück" befinden sich zwei Häuserblocks mit 345 Bewohnern; es liegt auf Hamburger Gebiet inmitten eines vom Schulterblatt, der Susannenstrasse, der Bartelsstrasse und der neuen Rosenstrasse begrenzten, etwa 150 qm grossen Häuserkomplexes. Der Zugang ist vom Schulterblatt aus durch eine

---

strasse 1—12 findet sich auf der Karte kein Cholerafall, während sich dort nach statistischer Feststellung 2 Erkrankungen ereignet haben.

Ueberhaupt sind in den Hamburger Teil jenes Grenzkomplexes auf der Karte 25 geheilte und 28 tödlich verlaufene Cholerafälle eingetragen, während in dem Berichte selbst 39 geheilte und 25 tödlich verlaufene Fälle angegeben werden.

Die statistischen Angaben. auf welche ich hier Bezug nehme, verdanke ich den Feststellungen des Herrn Dr. Beukemann vom Statistischen Bureau in Hamburg.

kleine Gasse. Nach einer schriftlichen Mitteilung des Direktors der Altonaer Wasserwerke, Herrn Kümmel, bildet dieser Hamburger Hof, abgesehen von der Aktienbrauerei in St. Pauli, das einzige auf Hamburgischem Grund und Boden liegende Gebäude, welches an die Altonaer Wasserkunst angeschlossen ist. — Während nun in dem übrigen, mit Hamburger Wasser versorgten Teile des von den genannten Strassen eingeschlossenen Häuserkomplexes 39 geheilte und 25 tötlich verlaufene Erkrankungen an Cholera konstatiert worden sind, erkrankte von den 345 Bewohnern des Hamburger Hofes (81 Haushaltungen in 68 Wohnungen) niemand, obwohl die sanitären Verhältnisse in den betreffenden Häusern keineswegs gute waren, und insbesondere die Parterrewohnungen von Feuchtigkeit zu leiden hatten". (s. Gaffky S. 34.)

Es muss zugegeben werden, dass es ausserordentlich nahe liegt, das Freibleiben dieses „Hamburger Platzes" im Gegensatz zu seiner ebenfalls auf Hamburger Gebiet liegenden Nachbarschaft daraus zu erklären, dass das Altonaer Wasser, mit welchem dieser Platz versorgt war, eben nicht Träger der Krankheitsursache gewesen sei, im Gegensatze zum Hamburger Wasser, welches der Nachbarschaft die Krankheitsursache vermittelt habe. Indessen lehrt das Verhalten der Seuche in den anderen Teilen des Grenzkomplexes, in dessen Mitte der „Hamburger Platz" liegt, dass die Verhältnisse doch nicht so einfach zu denken sind.

In der nachstehenden Tabelle sind die einzelnen Strassenzüge resp. Grundstücke dieses Grenzkomplexes mit der Zahl ihrer Bewohner und ihrer Cholerafrequenz nach den Angaben des Hamburger und des Altonaer statistischen Bureaus*) eingetragen.

Es ergibt sich, dass sich auf der Hamburger Seite die Cholerafrequenz in dem grösseren Teile der Grundstücke trotz der verschiedenen Wasserversorgung ganz ähnlich verhalten hat wie auf der Altonaer Seite.

Dem Strassenzug Schulterblatt Nr. 2—36 (Altona) mit 161 Bewohnern und 1 Cholerafall steht der Strassenzug Susannenstrasse Nr. 3—12 (Hamburg) mit 200 Bewohnern und 2 Cholerafällen gegenüber. In Blöss-Passage (Altona) finden wir unter 107 Bewohnern keine Choleraerkrankung, aber in den Grundstücken Nr. 5 und 6 der Tabelle finden wir auf der Hamburger Seite unter 169 resp. 106 Einwohnern auch nur je 2 Choleraerkrankungen und keinen Todesfall. In den Hamburger Grundstücken Nr. 9, 13 und 15 der Tabelle kam unter 50, 36, resp. 25 Bewohnern nur je eine Erkrankung vor, und in den Hamburger Grundstücken Nr. 7, 8, 10, 11, 12, 14, 16, 17, 18 der

*) Für die mit grosser Mühe und Sorgfalt gemachten Angaben bin ich den Herren Vorstehern des Hamburger und Altonaer statistischen Bureaus sehr zu Dank verpflichtet.

Die Cholerafrequenz der einzelnen Grundstücke resp. Strassenzüge des Hamburg-Altonaer Grenzcomplexes, in dessen Mitte
der „Hamburger Platz" liegt.

a) Grundstücke resp. Strassenzüge mit 0—2 Cholerafällen.

	Nr. der Tabelle	Bezeichnung des Grundstückes resp. Strassenzuges:	Bewohnerzahl des Grundstücks:	Cholera-		
				Erkrankungen	Sterbefälle	
Mit Altonaer Wasser versorgt	1	Strassenzug: Schulterblatt Nr. 2—36	161	1	—	Zu Altona gehörig.
	2	Blöss-Passage	107	—	—	
	3	Schulterblatt Nr. 24 „Hamburger Platz"	345	—	—	Zu Hamburg gehörig, aber nur von Altona aus zugänglich.
Mit Hamburger Wasser versorgt.	4	Strassenzug: Susannenstrasse 3—12	200	2	—	
	5	Neue Rosenstrasse Nr. 29, 31 u. Terrasse 33, 35, 37	169	—		
	6	Bartelsstrasse Nr. 1, 3; hinter 3, Platz 3, 5	106	2	—	
	7	Neue Rosenstrasse Nr. 51, 53	67	—	—	
	8	Neue Rosenstrasse Nr. 27 u. Hinterhaus	54		—	
	9	Bartelsstrasse Nr. 19, 21; hinter 21, 23	50	1	—	Zu Hamburg gehörig.
	10	Schulterblatt Nr. 64, 66	46	—	—	
	11	Bartelstrasse Nr. 7, 9, 11	40	—	—	
	12	Bartelsstrasse 13, 15, hinter 15 u. 17	38	—	—	
	13	Neue Rosenstrasse Nr. 55, 59 u. Backhaus	36	1	—	
	14	Schulterblatt Nr. 58 u. Hinterhaus	28	—		
	15	Neue Rosenstrasse Nr. 25	25	1	—	
	16	Schulterblatt Nr. 68, 70 und Susannenstrasse 1—2	18	—	—	
	17	Neue Rosenstrasse Platz 47, 47/49, 49	17	—	—	
	18	Bartelsstrasse Nr. 39/41	8	—		

b) Grundstücke mit mehr als 2 Cholerafällen.

	Nr. der Tabelle	Bezeichnung des Grundstückes resp. Strassenzuges.	Bewohnerzahl des Grundstückes	Cholera-		
				Erkrankungen	Sterbefälle	
Mit Hamburger Wasser versorgt.	19	Bartelsstrasse Nr. 31; Passage 33, 35	151	5		Zu Hamburg gehörig
	20	Schulterblatt Nr. 60 u. Terrasse 60/62	292	7		
	21	Bartelsstrasse Platz 25, 27, 29	159	9	5	
	22	Schulterblatt Nr. 58 a u. Terrasse 58 a	285	12	4	
	23	Neue Rosenstrasse Nr. 39, 41, 43 — 367 · Terrasse 45, Hinterhäuser 1—19 · Terrasse 45, 45 a—c, Hinterhäuser 2—14 — 230 } 606			11	

Tabelle ereignete sich unter 67, resp. 54, 46, 40, 38, 28, 18, 7, 8, also unter 306 Bewohnern überhaupt kein Cholerafall.

Von den 65 Choleraerkrankungen und 25 Sterbefällen, welche in dem Hamburger Teile jenes Grenzkomplexes überhaupt vorkamen, ereigneten sich 56 Erkrankungen und alle 25 Sterbefälle in 5 Grundstücken (Nr. 19—23 der Tabelle), welche in ihren dichtbewohnten Hinterhäusern und Terrassen zusammen 1493 Einwohner hatten. 3 dieser Terrassen-Grundstücke (Nr. 20, 22, 23) hatten, jedes für sich, mehr Einwohner als der ganze Altonaer Teil jenes Grenzkomplexes (268).

Das verschiedene Verhalten der Cholera in diesem Grenzkomplexe wird also in keiner Weise erklärt durch die Verhältnisse der Wasserversorgung; die Cholerafrequenz zeigt sich vielmehr hier wie überall abhängig von den Lebensverhältnissen der Menschen, im besonderen von dem dichtgedrängten Zusammenwohnen vieler den unbemittelten Kreisen angehöriger Menschen, wie es für solche dichtbewohnten Terrassen-Grundstücke charakteristisch ist. In dieser Beziehung bestehen nun, wie wir noch sehen werden, im Hamburg-Altonaer Grenzgebiete diesseits und jenseits der Grenze sehr wesentliche und für die beiden Nachbarstädte sehr charakteristische Unterschiede, und da ist es nun sehr bemerkenswert, dass der „Hamburger Platz" nach den Lebensverhältnissen seiner Bewohner viel mehr zu Altona gehört als zu Hamburg. Der Platz ist nur von Altona aus zugänglich und gegen die Hamburger Nachbarschaft vollständig abgeschlossen, so dass seine Bewohner, wie schon seine Bezeichnung im Volksmunde „Hamburger Platz" sagt, unter ganz denselben Verhältnissen leben, wie die Altonaer Grenzbevölkerung. Seine

345 Bewohner leben in 81 Haushaltungen in 68 von einander ganz getrennten Wohnungen. Diese 68 Wohnungen verteilen sich auf 2 langgestreckte 2stockhohe Gebäude, welche zu einander, wie die Schumburg'sche Karte des Hamburg-Altonaer Grenzgebietes zeigt, ungefähr im rechten Winkel stehen und einen freien Platz, welcher nicht durch hohe Vordergebäude eingeengt ist, einschliessen. Während in dem Hamburger Teil jenes Grenzkomplexes 1000—1999 Bewohner auf 1 ha Fläche (Gaffky, Tafel 7) kommen und während derselbe, wie die Schumburg'sche Karte zeigt, ausserordentlich dicht bebaut ist, trägt also der „Hamburger Platz" und seine Altonaer Umgebung alle diejenigen Characteristica, welche das Altonaer Grenzgebiet von dem Hamburgischen durchweg auf das Vorteilhafteste unterscheiden, und in diesen Verhältnissen ist offenbar die Erklärung dafür zu suchen, dass dieser Platz in ähnlicher Weise wie das ganze Altonaer Gebiet von der Seuche verschont geblieben ist.

Neben dem „Hamburger Platz" liegt eine grosse Pianofortefabrik, in welcher mehr als 400 Arbeiter beschäftigt wurden, heisst es in dem Schumburg'schen Berichte weiter. „Wenn auch unter diesen Arbeitern nur ein einziger Todesfall an Cholera vorgekommen ist — es handelte sich um einen dem Trunke ergebenen Mann — so dürfte diese Thatsache ihre hinreichende Erklärung in dem Umstande finden, dass die Fabrikbesitzer auf ihrem Grundstücke einen artesischen Brunnen hatten anlegen lassen, dessen Wasser von den Arbeitern ausschliesslich zum Trinken benutzt wurde". Daraus also, dass diese 400 Arbeiter während ihrer Arbeitszeit Gelegenheit hatten, ein einwandfreies Wasser zu trinken, leitet man ihr Freibleiben von Cholera her, unbekümmert darum, ob sie nicht auf Hamburger Gebiet wohnten und ausser ihrer Arbeitszeit die mannigfachste Gelegenheit zu einer Infektion zumal im bakteriologischen Sinne hatten. In der That hat eine persönliche Nachfrage in der Fabrik mir ergeben, dass die Arbeiter derselben ganz vorwiegend auf Hamburger Gebiet wohnen; wenn sie also trotzdem frei geblieben sind, so ist das, zumal vom Koch'schen Standpunkte aus, gewiss nicht daraus „hinreichend" zu erklären, dass sie während ihres Aufenthaltes in der Fabrik Brunnenwasser zu trinken Gelegenheit hatten. Das Beispiel dieser 400 Arbeiter, von welchen die Mehrzahl jedenfalls an verschiedenen Punkten des Hamburger Gebietes wohnten und unter welchen sich trotzdem nur eine Choleraerkrankung ereignete, weist uns vielmehr, ebenso wie das relative Verschontsein der mit Hamburger Wasser versorgten

200 Bewohner des Strassenzuges Susannenstrasse 3—12;
der 169 des Grundstückes Nr. 5 der Tabelle;
der 106 „ des „ Nr. 6 der Tabelle
und der 306 Bewohner der Grundstücke Nr. 7—18 der Tabelle, darauf hin, dass wir auch das Verschontsein der 345 Bewohner

des „Hamburger Platzes" nicht etwa in der Weise zu erklären
haben, dass hier das Altonaer Wasser nicht Träger der Krankheitsursache gewesen sei.

Wir sind mit dieser Erörterung schon angelangt bei dem
Hauptargument der Vertreter der bakteriologischen Auffassung
der Choleragenese, nämlich dem auffallenden Befallensein
des Gebietes der Hamburger Wasserversorgung im
Gegensatze zu der mit filtriertem Wasser versorgten
Nachbarstadt Altona, wie es auch in den Grenzbezirken
beider Städte hervortritt. Dem amtlichen Berichte des
Herrn Prof. Gaffky über die Epidemie des Jahres 1892 ist eine
Karte des Hamburg-Altonaer Grenzgebietes beigefügt, auf welcher
Herr Stabsarzt Dr. Schumburg alle Choleraerkrankungen eingetragen hat, welche sich hüben und drüben innerhalb eines
400 Meter breiten Grenzstreifens ereignet haben.

Es zeigt sich, dass auf der Hamburger Seite ganz erheblich
viel mehr Cholerafälle vorgekommen sind als auf der Altonaer
Seite. Dieses auffallend verschiedene Verhalten der Cholerafrequenz in den beiden Nachbarstädten und im Hamburg-Altonaer
Grenzgebiete im Jahre 1892 würde sich ja ohne Zweifel am
einfachsten durch die verschiedene Art der Wasserversorgung
erklären. Indessen erheben sich gegen diese Annahme nicht nur
auf Grund der grossen Thatsachen der Cholera-Epidemiologie
ernste Bedenken, sondern es weisen auch die Thatsachen der
früheren Hamburger Epidemien auf das Ungenügende dieses Er-
klärungsversuches hin.

Die Schumburg'sche Karte der Cholerafrequenz im Hamburg-
Altonaer Grenzgebiet im Jahre 1892 hat ja ohne Zweifel auf den
ersten Blick etwas ausserordentlich Bestechendes; wenn man indessen diese Karte mit derjenigen vergleicht, auf welcher Reincke
in seiner Darstellung der früheren Epidemien (s. Anlage Tafel III) die
Cholerafrequenz der Vorstadt St. Pauli im Jahre 1832 zur Anschauung bringt, indem er die in dem sehr ausführlichen und
zuverlässigen Berichte des Hamburger Arztes Dr. Rothenburg
für die einzelnen Strassen ermittelten Prozentzahlen in den Stadtplan eingetragen hat, so ergibt sich, dass schon im Jahre 1832
jene auffallende Verschiedenheit der Cholerafrequenz sich im
Grenzgebiet der beiden unmittelbar in einander übergehenden
Städte geltend machte, obwohl Altona damals noch nicht mit
filtriertem, und Hamburg noch nicht mit unfiltriertem Elbwasser
versorgt war. Während Altona in der grossen Epidemie des
Jahres 1832 $4^0/_{00}$ Cholerasterblichkeit hatte, war die angrenzende
Hamburger Vorstadt St. Pauli mit $30,0^0/_{00}$ Erkrankungs- und
$14,8^0/_{00}$ Todesfällen stärker betroffen als die eigentliche Stadt
Hamburg ($22,6^0/_{00}$ resp. $11,2^0/_{00}$) und auch damals waren die

unmittelbar an Altona angrenzenden Strassen St. Pauli's besonders
schwer befallen, so z. B. die Herrenweide mit 18,4°/oo †, der
Tatergang (72,7°/oo †), Pinnasberg (20,6°/oo), Kirchenstr. (29,9°/oo),
Antonistr. (17,3°/oo) etc. (s. die dem Reincke'schen Werke entnommene Tafel III). — Bemerkenswert ist auch, wie die Cholera-
sterbeziffer St. Pauli's im Jahre 1832 14,8°/oo und im Jahre 1892
für St. Pauli-Süd 13,5°/oo und für St. Pauli-Nord 11,63°/oo (Gaffky
Anhang S. 28* Tabelle 3) betrug, wie ähnlich also die Cholerafrequenz St. Pauli's in den beiden Jahren trotz so veränderter
Wasserversorgung war.

Auch im Jahre 1831 zeigte sich Altona im Vergleiche
zu Hamburg und im besonderen auch zu der benachbarten
Vorstadt St. Pauli in erheblicher Weise von der Seuche
verschont. Nach Reincke's Feststellungen betrug die Cholera-
Sterblichkeit Hamburgs im Jahre 1831 2,86 pro mille, diejenige Altonas 0,6 pro mille; im Jahre 1892 betrugen die
entsprechenden Zahlen 13,44 und 2,13 pro mille. Hamburg war
also im Jahre 1831 5 mal schwerer und im Jahre 1892 6—7 mal
schwerer betroffen als Altona; die Verschiedenheit der Cholerafrequenz ist also ungefähr dieselbe, obwohl Hamburg im Jahre
1892 durch die centrale Wasserleitung mit notorisch stark verun-
reinigtem Wasser, Altona aber mit filtriertem Wasser versorgt war,
zwei Umstände, die für das Jahr 1831 nicht in Betracht kommen.

Wie in den beiden Städten selbst, so ist bemerkenswerter
Weise auch im Hamburg-Altonaer Grenzgebiete im Jahre 1831
ganz dieselbe Verschiedenheit der Cholerafrequenz beobachtet
worden, wie im Jahre 1892. Während Altona damals nur 23
Cholerafälle (= 0,88°/oo) hatte, war die unmittelbar angrenzende
Hamburger-Vorstadt St. Pauli mit 12,8°/oo Erkrankungsfällen noch
stärker betroffen als die eigentliche Stadt Hamburg (6,5°/oo Erkrankungsfälle). Dabei war der Verkehr, welchen Dr. Buchheister auf täglich ca. 5000 Menschen bezifferte, durch keinerlei
Absperrungsmassnahmen behindert.

Dr. Zimmermann (a. a. O. S. 50) schreibt über das auffallende Verschontsein Altonas im Jahre 1831 folgendes: »In
Altona, wohin die Cholera am 14. Oktober gelangte, hörte sie
am 6. November auf, an welchem Tage der letzte Erkrankungsfall vorkam. Am 7. November betrug daher die Zahl der Erkrankten 23, von denen bis dahin 6 genesen und 15 gestorben
waren. Dieses günstige Verhältnis ist um so mehr bemerkenswert, weil Altona mit Hamburg in steter Kommunikation stand,
in beiden Städten keine Absperrungen eingeführt waren, und
besonders die so sehr von der Seuche heimgesuchte Vorstadt
Hamburgerberg (das jetzige St. Pauli) so nahe liegt.«

In der Wasserversorgung konnte ein Anhaltspunkt für das
stärkere Befallensein der Vorstadt St. Pauli im Vergleiche zu
Altona in den Jahren 1831 und 1832 nicht gefunden werden, denn

St. Pauli hatte damals noch keinen Anteil an der Bieber'schen Elbwasserleitung, welche nur den nördlichen und mittleren Teil der Neustadt Hamburgs mit unfiltriertem Elbwasser versorgte und in St. Pauli nur einen einzigen öffentlichen Brunnen (in der Silbersackstr.) speiste, und in Altona gab es noch keine zentrale Versorgung mit filtriertem Elbwasser.

So weist uns denn schon das relative Verschontsein Altonas in den Jahren 1831 und 1832 auf andere Faktoren hin, aus welchen sich zugleich auch erklären lassen muss, weshalb die Seuche sich in Altona noch nie zu einer so schweren Epidemie entwickelt hat, wie die unter denselben zeitlichen und klimatischen Verhältnissen lebende Nachbarstadt Hamburg sie wiederholt erlebt hat. Diese Faktoren müssen offenbar mehr örtlicher Natur und der Art sein, dass die klimatischen Faktoren, welche den Gang der Epidemien bestimmen, in Altona nicht in demselben Masse zu örtlicher Einwirkung kommen können wie in Hamburg. Als solche Faktoren hat die epidemiologische Choleraforschung nun höhere Lage und geringere Bodenfeuchtigkeit kennen gelehrt, und durch beides zeichnet sich Altona vor Hamburg aus.

„Die Nachbarstadt Altona kann rücksichtlich ihrer Lage nur der höher gelegene Teil Hamburgs genannt werden", schreibt Dr. Buchheister in seinem Choleraberichte aus dem Jahre 1831, und Reincke sagt in seinem Werke über die früheren Epidemien (S. 11) „Altona liegt höher als irgend ein Teil Hamburgs auf der Geest, die dort steil zur Elbe abfällt". Für nicht mit den örtlichen Verhältnissen Vertraute ist zudem die höhere Lage Altonas aus der Höhenkarte des Gaffky'schen Berichtes ausserordentlich klar ersichtlich. Zugleich zeigt diese Höhenkarte sehr deutlich, wie Altona im Gegensatze zu Hamburg von keinem Wasserarm durchschnitten ist, wie sich nur eine Strasse (die Elbstrasse) unten am Fusse des Geestabhanges, auf welchem Altona liegt, hinzieht und wie es nirgends in Altona Kanäle gibt, von welchen manche Teile Hamburgs bis zur Inselbildung durchschnitten sind. Aus diesen Verhältnissen ergibt sich also zugleich die geringere Bodenfeuchtigkeit Altonas. Die Feuchtigkeit des Bodens findet nun, worauf wir hier wieder zurückkommen müssen, ihren Ausdruck in dem Grundwasserstande, welcher nach der epidemiologischen Auffassung der Choleragenese für das Epidemisieren der Seuche sehr bedeutungsvoll ist. Nach v. Pettenkofer tritt nämlich die Cholera nur da epidemisch auf, „wo das Grundwasser bedeutende Schwankungen in seinem Höhenstande zeigt, indem es nämlich zeitweise beträchtlich steigt und die mit organischen Resten imprägnierten Bodenschichten unter Wasser setzt, befördert es bei seinem Wiedersinken die rasche Verwesung desselben und leistet so dem Auftreten epidemischer Krankheiten Vorschub". Das Grundwasser ist aber nicht nur der Ausdruck der

Feuchtigkeit des Bodens, sondern es ist auch der Ausdruck wichtiger klimatischer Veränderungen auf dem Erdball überhaupt (Soyka). In dieser Beziehung ist es nun von ausserordentlichem Interesse, dass während die wichtigen klimatischen Veränderungen, durch welche das Jahr 1892 ausgezeichnet war, in Hamburg darin zum Ausdruck kamen, dass die Veränderungen des Grundwasserstandes, selbst im Marschgebiet, eine sehr beträchtliche Grösse erreichten (Voller): die Schwankungen des Grundwasserstandes in Altona nur gering waren. Wallichs schreibt darüber in seinem Berichte über die Cholera in Altona 1892 (Deutsche med. Wochenschrift Nr. 46, 1892) folgendes

„Der Grundwasserstand wird seit einigen Jahren an 8 Stellen, die sich von der Elbe nach Norden zwischen der alten Stadt Altona und dem neu hinzugekommenen Stadtteil Ottensen hinziehen, beobachtet. Die Schwankungn waren im Laufe des ganzen Jahres 1892 nicht erheblich. An der der Elbe nächsten Stelle, 50 m von ihr entfernt, und ebenso 350 m weiter nördlich, aber an einer höher gelegenen Stelle, blieb er von Januar bis Ende Oktober ganz gleich, an den übrigen sank er entsprechend der Jahreszeit im August und September ein wenig, 10—15 cm. Die Tiefe desselben an den acht Stellen ist eine sehr ungleiche, am grössten in der Nähe der Elbe, 25 m, in nördlicher Richtung, aber nicht gleichmässig, geringer werdend, bis zu 7 m, und an einer etwas entfernt landeinwärts gelegenen Stelle (bei Bahrenfeld) 5,50 m. Während der ganzen bisher zweijährigen Beobachtungszeit sind die Schwankungen in allen Bohrlöchern ziemlich gering geblieben, sie erreichen bei keinem derselben 1 m und bleiben bei der Mehrzahl weit darunter“.

Dieses verschiedene Verhalten des Grundwasserstandes in Hamburg und Altona während der Epidemie des Jahres 1892 darf wohl als ein stringenter Beweis für die Auffassung in Anspruch genommen werden, wonach das relative Verschontsein Altonas darauf zurückzuführen ist, dass bei der höheren Lage und der geringeren Bodenfeuchtigkeit die klimatischen Faktoren, welche den Gang der Epidemien bestimmen, in Altona nicht in demselben Masse zu örtlicher Einwirkung kommen können wie in Hamburg.

Zu diesen Unterschieden in Bezug auf Höhenlage und Bodenfeuchtigkeit kommen nun die grossen Unterschiede in den Lebensbedingungen der Bevölkerung, wie sie eben zwischen der Weltstadt Hamburg und der Nachbarstadt Altona bestehen und besonders im Grenzgebiete beider Städte zum Ausdruck kommen: Altona, welches viele grosse Gärten hat resp. in früherer Zeit hatte, ist sehr viel weitläufiger angelegt, als die ehemalige Festung Hamburg mit ihrer sehr dichten Bebauung und Bepflasterung. Es ergibt sich das mit grosser Deutlichkeit aus der Schumburg'schen Karte des Hamburg-Altonaer Grenzgebietes, wo nur in dem der Elbe naheliegenden Teile des Grenzgebietes die Bebauungsdichtigkeit hüben und drüben jetzt einigermassen gleich erscheint. Ein erheblicher Unterschied, wie er ebenfalls im Grenzgebiet beider Städte zum Ausdruck kommt, besteht ferner bezüglich der Wohndichtigkeit: Auf der Altonaer Seite durchweg Strassen mit 1—2stöckigen Häusern, die vielfach nur Raum für eine Familie gewähren; auf der Hamburger Seite Strassenzüge mit 3—4stöckigen Häusern, Hintergebäuden und Terrassen, in denen zahlreiche Familien dicht zusammengedrängt wohnen.

Die grossen Unterschiede im Charakter beider Städte können nicht klarer zum Eindruck kommen, als wenn man z. B. im Hamburg-Altonaer Grenzgebiet die Strassenzüge auf der Altonaer Seite: Finkenstrasse, Gr. Freiheit, Bleicherstrasse, und ferner Bachstrasse, Kleine Freiheit, Brunnenstrasse, Adolfstrasse, mit den parallel gehenden Strassenzügen auf der Hamburger Seite vergleicht (cf. die Schumburg'sche Karte des Hamburg-Altonaer Grenzgebietes; Gaffky, Tafel V), oder wenn man diejenigen Strassenzüge in Bezug auf ihre Einwohnerzahl betrachtet, welche in gradliniger Fortsetzung vom Hamburger auf das Altonaer Gebiet hinüberführen. So wird z. B. sowohl in dem Gaffky'schen Berichte (S. 34) wie auch von Wallichs in seinen Ausführungen über die Cholera in Altona 1892 das Freisein der Ferdinandstrasse in Altona im Gegensatze zu dem Befallensein der Schmuckstrasse, welche die geradlinige Fortsetzung auf Hamburger Gebiet bildet, hervorgehoben. Die Thatsache der verschiedenen Cholerafrequenz ist richtig, aber ausser acht gelassen ist, wie ausserordentlich verschieden die Wohndichtigkeit dieses Strassenzuges diesseits und jenseits der Grenze ist.

Nach einer Mitteilung des Statistischen Bureaus zu Altona betrug die Bewohnerzahl der Ferdinandstrasse im November 1891 112 und im November 1892 107 Bewohner, während die Schmuckstrasse (Hamburg) in 11 Grundstücken 668 Bewohner hatte.

Abseiten des Statistischen Bureaus in Hamburg sind mir für die Schmuckstrasse nebenstehende Zahlen gütigst mitgeteilt worden: (Siehe Tabelle S. 130).

Die Schmuckstrasse (Hamburg) hatte danach in 11 Grundstücken zusammengedrängt wohnend, 6mal so viele Einwohner wie die Ferdinandstrasse und die Wohndichtigkeit war derart verschieden, dass in einem Grundstücke der Schmuckstrasse (Nr. 11) beinahe ebenso viele Einwohner waren wie in der ganzen Ferdinandstrasse (103 : 112).

Auch Deneke, welcher die Cholerafrequenz des Ham-

	Bewohnerzahl (1891)	Cholera 1892	
		Erkrankungen	davon †
Schmuckstrasse No. 5 . .	56	5	8
„ „ 7 . .	68	1	—
„ „ 9 . .	59	—	—
„ „ 11 . .	103	6	4
„ „ 6, 8 .	47	1	1
„ „ 10, 12	48	1	—
„ „ 14 . .	66	· 3	1
„ „ 16 . .	69	1	—
„ „ 18 . .	42	—	—
» „ 20 . .	16	1	1
„ „ 2/4 u. Thalstrasse 55/57 combiniert	94	2	2
	668	21 Erkrankungs-fälle	davon 12 †

burg-Altonaer Grenzgebiets 1892 in Beziehung zur Wohndichtigkeit gesetzt hat, fasst das Resultat seiner Untersuchungen
dahin zusammen: An einzelnen Stellen der Grenze ist die Bevölkerungsdichtigkeit fást gleich, so in der Nähe der Elbe und
in den Bezirken XI und IV; in einem Teil der Grenze über-
wiegen die Hamburger Bezirke II und III ziemlich
erheblich über die Altonaer Bezirke VIII und IX,
ebenso im Norden die Bezirke V und VI über XII
und XIII; während der nördlichste Hamburger Distrikt VII
wieder dünner bevölkert ist als der zum Teil anstossende Altonaer XIII.

Nehmen wir zu diesen offenbaren und nachweislichen Unterschieden in der Wohndichtigkeit des Grenzgebietes noch alle jene
unterschiedlichen Charakteristica, welche die Bevölkerung einer
solchen Grossstadt und Welthandelsstadt wie Hamburg vor der
Bevölkerung solcher Städte wie Altona in gesundheitlicher Beziehung nicht zum Vorteil auszuzeichnen pflegen, so wird es uns
nicht Wunder nehmen, wenn die Krankheitsdisposition in beiden
Städten überhaupt eine verschiedene ist, und wenn zumal die
Choleraursache an der Grenze beider Städte eine auffallende
Aenderung erfährt: ist es doch nach Griesinger die Eigenart dieser Seuche, dass sie „als Epidemie innerhalb eines gewissen Rayons bleibt, über welchen nur vereinzelte Fälle hinaus-
gehen, . . sie tritt in den Umgebungen einer stark durchseuchten
Stadt nicht überall in einer dem Verkehr entsprechenden Stärke
auf; einzelne Dörfer in nächster Nähe bleiben zuweilen voll-

konnmen frei, während andere ungemein stark leiden; am Orte
der Epidemie herrscht sie, während doch der Verkehr in einer
grossen Stadt überall hingeht, häufig lange ganz überwiegend,
fast ausschliesslich in einem Teil, einer Vorstadt und dgl.".
Dass die Krankheitsdisposition in beiden Städten überhaupt eine
verschiedene ist, ergibt sich auch aus dem Verhalten der Brechdurchfall-Erkrankungen und des Typhus.

Es erscheint bemerkenswert, dass auch bezüglich der Brechdurchfall-Erkrankungen die beiden Städte wohl in den Sommermonaten (Juli—September) parallel gehen, dass aber bei den
Winterbrechdurchfällen die Höhe in Hamburg meist vor Neujahr,
in Altona aber ein bis zwei Monate später liegt. (Reincke, Bericht pro 1892; S. 13).

Wie Cholera und Brechdurchfall-Erkrankungen,*)
so ist bemerkenswerterweise auch das Auftreten des
Typhus in den beiden Städten durch eine gewisse
unterschiedliche Eigenart charakterisiert.

Herr Med.-Rat Reincke hat in seiner Bearbeitung des
Typhus in Hamburg die Typhus-Frequenz in Altona-Ottensen
und in Hamburg in den Jahren 1872—88 miteinander verglichen
und ist zu folgendem Resultat gekommen: Die günstige typhusfreie
Zeit fällt in beiden Städten vollkommen in dieselben Monate,
nämlich in den Mai und Juni, der Altonaer Typhus steigt ebenso
wie der Hamburger bis zum Dezember an, wenn auch bei weitem
nicht zu derselben Höhe und unterbrochen durch einen Nachlass
im Oktober; ferner erfolgt in beiden Städten im Januar der
Abfall, der in Hamburg sich ununterbrochen bis zur grössten Tiefe

---

*) Bezüglich der Häufigkeit der Brechdurchfallerkrankungen in Ham-
burg im allgemeinen und ihrer Frequenz vor Auftreten der Cholera 1892 im
besonderen ist hier noch folgende Notiz nachzutragen. Prof. Dr. Rumpf
schreibt in seinem Berichte über „Die Cholera in den Hamburger Krankenanstalten" (Jahrbücher 1891/92, S. 35) folgendes:
„Neben der so ausserordentlich wichtigen Frage der Gefahr der
Cholera-Einschleppung musste es auch von hohem wissenschaftlichen Interesse sein, bei den vielen in Hamburg nicht aussergewöhnlichen choleraähnlichen Erkrankungen das Vorhandensein oder
Fehlen der Kommabacillen festzustellen. Derartige, insbesondere
von den Werften und Schiffen der Elbe stammende Erkrankungen zeigen häufig Stühle, welche sich mikroskopisch
von denen der Cholera in keiner Weise unterscheiden. Eine
Anzahl solcher Fälle mit reiswasserähnlichen Stühlen wurde
schon im Monat Mai 1892 untersucht, andere im Monat Juni
und Juli. Bis zum 21. Juli wurden etwa 15 Fälle mikroskopisch und
mit Anlegen von Plattenkulturen der Untersuchung unterzogen. Doch
blieben, der damaligen Auffassung gemäss, ganz leichte,
rasch zur Genesung führende Durchfälle unberücksichtigt.
Vom 21. Juli bis zum 15. August fehlten schwere Darmkatarrhe in der
Aufnahme (in den Hamburger Krankenanstalten) völlig. In allen unter-
suchten Fällen war bis zum 17. August der bakteriologische Befund völlig
negativ."

im Mai fortsetzt, während in Altona in denjenigen Jahren. wo in Hamburg grössere Epidemien sind, die Curve sich zu einer zweiten und sehr viel bedeutenderen Höhe erhebt, von der sie erst im März bis April und zwar steil abstürzt. In Altona liegt die Höhe der mittleren Jahreskurve sowohl für die Erkrankungen, wie für die Todesfälle im Februar bis März, während sie in Hamburg in den Dezember fällt. Es erscheint besonders bemerkenswert, dass der Typhus in beiden Städten bei aller Uebereinstimmung im grossen und ganzen sich doch verschieden verhält, jedenfalls insofern als die grösseren Typhus-Epidemien in Altona einige Monate später fallen als in Hamburg.

Dass die Typhusfrequenz der beiden Nachbarstädte in einer gewissen Unabhängigkeit von einander sich entwickelt, zeigt auch die nachfolgende Betrachtung.

Im Jahre 1891 trat in Altona eine erhebliche Zunahme der Typhusfrequenz gegen das Vorjahr ein, in Hamburg dagegen eine beträchtliche Abnahme. Vom Jahre 1892 an zeigte dann die Typhusfrequenz Altonas eine kontinuierliche Abnahme bis 1896, an welcher auch das Auftreten der Cholera 1892/93 durchaus nichts änderte. In Hamburg dagegen trat 1892 zugleich mit der Cholera eine sehr erhebliche Steigerung der Typhusfrequenz ein, der dann in den folgenden Jahren ebenfalls eine beträchtliche Abnahme folgte.

Vergleich der Typhusfrequenz Hamburgs und Altonas (1889-96).

	Typhus-Erkrankungen		Typhus-Todesfälle	
	Hamburg	Altona	Hamburg	Altona
1889	3405	506	243	34
1890	1696	339	160	27
1891	1295	979	147	90
1892	2102	665	216	60
1893	1195	283	115	23
1894	569	164	47	11
1895	802	145	72	20
1896	446	107	39	7

Auch diese Betrachtung zeigt uns, dass das Auftreten des Typhus in den beiden Nachbarstädten durch eine unterschiedliche Eigenart charakterisiert ist.

Von ausserordentlichem Interesse für unsere Cholera-Betrachtung ist ferner, dass ein von Med.-Rat R e i n c k e für die Jahre 1885—88 angestellter Vergleich des Typhus-Verlaufes in Altona und den benachbarten Stadtteilen Hamburgs, die äusserlich unbegrenzt ineinander übergehen, ergeben hat, dass sich auch in den Grenzdistrikten der Verlauf der Typhus-Epidemien ganz ebenso gestaltet wie in der betreffenden Stadt, d a s s a l s o a u c h h i e r , w i e b e i d e r C h o l e r a , die W i r k u n g d e r K r a n k - h e i t s u r s a c h e m i t d e r politischen G r e n z e e i n e A e n - d e r u n g z u e r f a h r e n s c h e i n t . R e i n c k e begleitet die graphische Darstellung (S. 36) mit folgenden Worten: „Offenbar kann es keinem Zweifel unterliegen, dass wenigstens von der Hamburger Seite ein allmählicher Uebergang nicht stattfindet, sondern dass bis zur politischen Grenze gegen Altona hin, trotz der verhältnismässig kleinen Zahlen der einzelnen Gebietsteile die Curven hier ebenso und auch in denselben einfachen Linien wie in der übrigen Stadt verlaufen, mit der Höhe im Dezember, höchstens im Januar (St. Pauli 1887), gegenüber dem völlig abweichenden und trotz der erheblich grösseren Zahlen viel unregelmässigeren Gange der Altonaer Curve." Dabei kommt R e i n c k e zu dem Schlusse (S. 52), „dass der Verlauf der Typhus-Epidemien in Hamburg, der in keiner Weise durch die Verhältnisse der Wasserversorgung erklärt werden konnte, bei uns ebenso wie in München und an manchen anderen Orten, sich vollkommen abhängig zeigt von den sanitären Verhältnissen, und von den zeitlichen Veränderungen der Witterung, die in den Grundwasserschwankungen zum Ausdruck kommen, und dass auch in Altona, wo das Wasser als Träger des Krankheitsgiftes eine Rolle zu spielen scheint, der Gang der Epidemien doch nur dann zu verstehen ist, wenn man den entscheidenden Einfluss der klimatischen Faktoren anerkennt." *)

So führt das verschiedene Verhalten des Typhus in beiden Städten zu derselben Annahme, welche sich uns bezüglich der

---

*) Indem ich hier wörtlich auf das Resultat bezug nehme, zu welchem R e i n c k e in seiner grossen 1889 erschienenen Arbeit über den Typhus in Hamburg gekommen ist, will ich nicht unerwähnt lassen, dass R e i n c k e in seinem Jahresbericht des Medicinal-Inspectorates pro 1894 aus den Erfahrungen der letzten Jahre den Schluss gezogen hat, dass auch in Hamburg das Wasser an der Typhusverbreitung stark beteiligt sei, dass er sich aber ein abschliessendes Urteil über das Auftreten der Krankheit in den Jahren 1884—1891 noch vorbehalte. Auch in den Jahresberichten pro 1895 und 1896 findet sich diese Ansicht vertreten.

Gegen Herrn Med.-Rat R e i n c k e 's jetzige Auffassung ist aber zu Gunsten seiner früheren Ansicht Folgendes geltend zu machen:

1) Die Typhusfrequenz Hamburgs ist seit Einführung der zentralen Wasserversorgung (1848—1853) im Vergleiche zu den 20er, 30er und 40er Jahren im Allgemeinen sehr viel geringer geworden; von einzelnen Jahren erheblicherer Steigerung abgesehen, ist die Abnahme von 1848 an allmählich erfolgt, mit dem Minimum im Jahre 1894. (s. Tabelle

verschiedenen Cholerafrequenz bei Betrachtung der früheren Cholera-Epidemien ergeben hat, dass nämlich in Altona wie in Hamburg der Gang der Epidemien durch klimatische Faktoren bestimmt wird, welche in den Grundwasserschwankungen zum Ausdruck kommen. Diese Faktoren können aber offenbar in Altona, was den Typhus betrifft, nicht immer gleichzeitig, und was die Cholera betrifft, nicht in demselben Grade zur örtlichen Einwirkung gelangen wie in Hamburg.

Es sei gestattet, noch an der Hand der nebenstehenden Tabelle hier nachträglich einen weiteren Nachweis dafür anzuführen, dass die Typhusfrequenz thatsächlich von dem entscheidenden Einfluss klimatischer Faktoren abhängig ist, und dass diese Faktoren, welche in den Grundwasserschwankungen zum Ausdruck kommen, in Hamburg seit den 50 er Jahren und in München seit den 60 er (für die früheren Jahrzehnte fehlen die Zahlen) in immer geringerem Grade zu der entsprechenden örtlichen Einwirkung kommen können, offenbar unter dem Einflusse der in beiden Städten vorgenommenen, mehr weniger fortgeschrittenen Assanierung.

Typhustodesfälle, berechnet auf 100,000 Einwohner, in Hamburg und München.

(Die Zahlen stellen die Jahresmittel auf 100,000 Einwohner dar.)

	Hamburg	München
1821—30	116,5	
1831—40	146,3	
1841—50	143,8	
1851—60	100,4	202,4
1861—70	74,5	147,8
1871—80	44,1	116,7
1881—90	43,3	16,0
1891—96	16,67	5,6

Die Zahlen für Hamburg sind aus der Reincke'schen Arbeit über den Typhus in Hamburg, resp. aus den Jahresberichten über die Medizinische Statistik des Hamburgischen Staates pro 1894—96 berechnet. Bis zum Jahre 1871 beziehen sich die Zahlen ausschliesslich auf die innere Stadt und die beiden ehemaligen Vorstädte St. Pauli und St. Georg.

Die Zahlen für München sind der Arbeit von Dr. Christopher Childs „Die Geschichte des Typhus in München" (Lancet, 5. Febr. 1898) entnommen.

S. 73, in dem Jahresberichte pro 1894.) Auch in den Jahren 1895 und 1896 hat diese Abnahme angehalten. (1894: 0,7⁰/₀₀₀ †; 1895: 1,1⁰/₀₀₀ †: 1896: 0,6⁰/₀₀₀ †).

2) Die Abnahme der Typhusfrequenz Hamburgs ist schon vor der grossen

Nach alledem wird es uns verständlich sein, aus welchen Gründen die Epidemiologen sich die ursächlichen Verhältnisse bei dem Auftreten eines epidemischen Erkrankens an Cholera in Hamburg im Jahre 1892 nicht in der Art einfach zu denken vermögen, dass das Wasser die entscheidende Rolle gespielt hätte. Aber auch die Bakteriologen lenken schon ein. Herr Prof. Gaffky ist z. B., wie er in seinem amtlichen Berichte ausdrücklich bemerkt, geneigt, anzunehmen, dass „schon von einem verhältnismässig frühen Zeitpunkte, vielleicht schon von der ersten Septemberwoche an, nur noch ein geringer Bruchteil der Erkrankungen dem Wasser der städtischen Leitung zur Last zu legen ist, und dass die von dieser Zeit ab vorgekommenen Fälle wesentlich auf anderweitige, direkte und indirekte, Uebertragung zurückzuführen sind." (S. Gaffky, S. 62.) Das führt uns auf die Erörterung der Verhältnisse, welche der Ausbreitung der Seuche Vorschub geleistet haben.

Bei dieser Erörterung müssen wir mit Griesinger von der Thatsache ausgehen, dass in den grossen Epidemien, wo sich der Einfluss der Choleraursache allgemein, wenn auch in schwachem Grade, bei der ganzen Bevölkerung zeigt, die einen leicht, die anderen schwer, die dritten gar nicht, an ausgebildeter Cholera aber überhaupt nur relativ wenige erkranken.

Die epidemischen Einflüsse müssen eben zu einer gewissen

Zunahme derselben in den Jahren der Zollanschlussbauten 1885—89 und nach derselben in gleichem Maasse vorhanden gewesen, ehe im Laufe des Jahres 1893 die Filtration des Trinkwassers begann, wie das auch Reincke in dem Berichte pro 1894 ausdrücklich zugiebt.

Die Typhus-Sterblichkeit Hamburgs (auf 10,000 Einwohner berechnet) betrug nach Reincke:

1880:	**2,6**;	1886:	**7,1**;	1892:	**3,4**;
1881:	**3,0**;	1887:	**8,8**;	1893:	**1,8**:
1882:	**2,7**;	1888:	**5,4**;	1894:	**0,7**;
1883:	**2,5**:	1889:	**4,3**;	1895:	**1,1**;
1884:	**2,6**;	1890:	**2,7**;	1896:	**0,6**.
1885:	**4,2**;	1891:	**2,4**;		

3) Wenn Reincke darauf hinweist, „dass (nach Beginn der Filtration im Laufe des Jahres 1893) die Zahl der Typhustodesfälle noch viel rascher sank", so ist dem entgegenzuhalten, dass auch ohne solche Aenderungen in der Wasserversorgung in früheren Jahren ein noch viel rascheres Sinken der Typhustodesfälle beobachtet worden ist, so z. B. von $8,8^0/_{000}$ im Jahre 1887 auf $5,4^0/_{000}$ im Jahre 1888, also um $3,4^0/_{000}$; während die Zahl von $3,4^0/_{000}$ im Jahre 1892 auf $1,8^0/_{000}$ im Jahre 1893 und auf $0,7^0/_{000}$ im Jahre 1894 zurückging.

4) Besonders bemerkenswert erscheint, dass der Typhus auch in Altona seit 1892 einen bedeutenden Nachlass aufweist, obwohl dort keine Aenderung in der Wasserversorgung eingetreten ist. Die Zahl der jährlichen Todesfälle an Typhus in Altona betrug: 1891: **90**; 1892: **60**: 1893: **23**; 1894: **11**; 1895; **20**; 1896: **7**. (s. Reincke. Med. Statistik pro 1896, S. 73.) Das Wiederansteigen im Jahre 1895 machte sich nicht nur in Altona, sondern auch in Hamburg geltend, wo man es zum teil auf eine ausgedehnte Milchinfection zurückführen zu können glaubte. (s. Jahresbericht pro 1895.)

Einwirkung auf die Disposition des Einzelnen, welche durch örtliche, zeitliche und individuelle Verhältnisse bedingt wird, kommen können, um die Choleraerkrankung auszulösen. Eine wie grosse Rolle in dieser Beziehung die Disposition spielen kann, lehren jene Fälle aus der sogenannten Nach-Epidemie, bei welchen Cholerabacillen nachweisbar waren, ohne dass irgend welche Krankheitserscheinungen bestanden (s. Gaffky, S. 101).

Unter den individuellen Verhältnissen nun, welche die Disposition zur Choleraerkrankung wesentlich bestimmen, steht die Art der Lebensführung an erster Stelle. Einen Massstab für dieselbe findet man in der Höhe des Einkommens. Auch in unserer Epidemie hat es sich wieder bestätigt, dass die unbemittelten Klassen der Bevölkerung in viel stärkerem Grade von der Cholera ergriffen werden, als der Mittelstand, und dass die Vermögenderen noch mehr als dieser von der Krankheit verschont bleiben.

In der überzeugendsten Weise hat es sich stastistisch nachnachweisen lassen, dass die Gefahr des Erkrankens bezw. Sterbens an Cholera im grossen und ganzen im umgekehrten Verhältnisse zu der Höhe des Einkommens gestanden hat, wie sich aus folgender Zusammenstellung ergibt, welche der Vorstand des Hamburger Statistischen Bureaus, Herr Dr. Koch, in der Gaffkyschen Arbeit gegeben hat:

Einkommenklassen	Auf je 1000 Bew. kamen		starben von
	Erkrankte	Gestorbene	100 Erkr.
von 600 bis 1200 M	84,6	47,1	55,68
über 1200 bis 2500 M	77.48	43,1	55,65
über 2500 bis 5000 M	37,25	21,34	57,3
über 5000 M	24,63	13,08	51,1

Von den Bewohnern mit kleinstem Einkommen erkrankten bezw. starben hiernach etwa viermal soviel als von den in günstigen Einkommensverhältnissen Lebenden; die Sterbensgefahr für die Erkrankten war aber in allen Klassen fast die gleiche. Dass Reichtum andererseits nicht gänzlich gegen die Cholera schützt, ergibt sich daraus, dass 5 Erkrankte (bezw. deren Ernährer) ein Einkommen von über 50,000 M hatten und dass 4 von denselben starben.

In Uebereinstimmung mit diesem Ergebnis hat sich ferner gezeigt, dass die einzelnen Stadtteile und Vororte um so mehr von der Seuche zu leiden gehabt haben, je zahlreicher in ihnen die den unteren Steuerklassen zugehörigen Bevölkerungskreise vertreten gewesen sind. Die räumliche Ausdehnung der Stadt, die fortschreitende Bebauung der Vorstädte und Vororte, und besonders die Dislocierungen, welche der Zollanschluss mit sich gebracht hat, haben bei dem sich immer steigernden Bevölkerungszuwachs zur Folge gehabt, dass die Bevölkerung sich viel mehr,

als es in irgend einem früheren Epidemiejahre der Fall war, über
Stadt, Vorstädte und Vororte verteilt hat und dass wir jetzt auch
in den Villen-Vororten in Mietskasernen, Hintergebäuden und Terrassen Angehörige der untersten Steuerklassen oder ganz Unbemittelte finden, was ganz wesentlich zu der so viel erörterten Erscheinung beigetragen haben mag, dass wir
die Erkrankungen über alle Teile der Stadt, der Vorstädte und Vororte verbreitet finden. Während sich in
dem Zeitraume von 1870—1890 die Bevölkerung der inneren Stadt
und der Vorstädte St. Georg und St. Pauli um 40 %/0 vermehrt hat,
hat sich in der gleichen Zeit die Bevölkerung der Vororte vervierfacht.

Wohlstand und Armut, welche in Hamburg wie in Indien und
überall so sehr verschiedene Dispositionen zur Cholera-Erkrankung
bedingen, bedeuten nun eine Summe von gesundheitsfördernden
und gesundheitsschädlichen Verhältnissen, deren Einfluss auf die
Ausbreitung der Seuche wir jetzt im einzelnen zu erörtern haben.

In erster Linie sind da die Wohnungsverhältnisse in
Betracht zu ziehen. Wir sehen dabei ab von alledem, was sich
gegen unsere Wohnungsverhältnisse im allgemeinen sagen lässt
und in jener erregten Zeit von berufener und von unberufener
Seite mit Recht und mit Unrecht gesagt worden ist, und halten
uns nur an das, was sich durch die ausserordentlich sorgfältigen
und umfassenden statistischen Ermittelungen des Herrn Dr. Koch-
Hamburg hat feststellen lassen.

Bezüglich des Einflusses der Dichtigkeit des Wohnens auf die Verbreitung der Cholera hat sich gezeigt, dass mit
der zunehmenden Bevölkerungsdichtigkeit im allgemeinen auch
die Cholera-Erkrankungs- und Sterblichkeitsziffer steigt und dass
auch die Sterbensgefahr der Erkrankten in den dichter bewohnten
Grundstücken eine grössere als in den minder dicht bewohnten
gewesen ist.

Bei einer Fläche			kamen auf 1000 Bew.		starben von
			Erkrankte	Gestorbene	100 Erkr.
bis zu	10 qm auf	1 Bew.	33,58	17,17	51,12
über	10 qm bis	50 qm a. 1 B.	24,27	12,49	51,45
über	50 qm bis	100 qm a. 1 B.	20,17	10,23	50,74
über	100 qm bis	200 qm a. 1 B.	20,34	9,57	47,05
über	200 qm		19,97	9,16	45,85

Auch in sonst günstigen Bezirken haben sich die Erkrankungsfälle in den übervölkerten Häuserblocks gehäuft.

Mit der Dichtigkeit des Wohnens steht übrigens neben der
grösseren oder geringeren Wohlhabenheit noch ein anderer Faktor von beträchtlichem Einfluss im Zusammenhange, nämlich der
mehr oder weniger entwickelte Reinlichkeitssinn der Bevölkerung. Herr Prof. Gaffky hat in seinem amtlichen Berichte die Erfahrungen vieler ärztlicher und nichtärztlicher Be-

obachter dahin bestätigt, dass „bei sonst durchaus gleichen Wohnverhältnissen in einem und demselben Hause die durch Reinlichkeit vorteilhaft auffallenden Haushaltungen einer gewissen Immunität sich erfreut haben, wenn allerdings auch selbst gehäufte
Erkrankungen in nicht wenigen Fällen auch in sauber gehaltenen,
dicht bevölkerten Wohnungen vorgekommen sind". Mit dem
Reinlichkeitssinne aber, wie er sich in dem Halten der Wohnung
offenbart, hängt die ganze Art der Lebensführung aufs innigste
zusammen und mit der Art der Lebensführung wiederum die
mehr oder weniger grosse Widerstandsfähigkeit der einzelnen
Individuen gegen krankmachende Einflüsse jeder Art, wie es sich
zumal bei denjenigen epidemischen Krankheiten zu zeigen pflegt,
wo die durch örtliche und zeitliche und individuelle Verhältnisse
bedingte Disposition eine Hauptrolle spielt.

Bezüglich des Einflusses, welchen die Lage der
Wohnung im Hause nach dem Stockwerk auf das Verhalten der Cholera erkennen lässt, ist Herr Dr. Koch wieder zu dem Schluss gekommen, dass die hervorgetretenen, übrigens geringen Unterschiede durch den Grad der Wohlhabenheit bezw. der Armut der Bewohner bedingt sein dürften. Die
höchste Erkrankungs- wie Sterblichkeitsziffer weisen z. B. die
Kellerbewohner auf; nämlich 28,32 bezw. 15,83; bei ihnen erreicht auch das Verhältnis der Gestorbenen zu den Erkrankten
mit 55,9^0/$_0$ seinen Höchstbetrag. Ein Vergleich der Anzahl der
in den einzelnen Bezirken erkrankten bezw. gestorbenen Kellerbewohner aber zeigt, dass die in den Kellern Erkrankten bezw.
Gestorbenen sich besonders stark in denjenigen Bezirken vor-
finden, die hauptsächlich von der ärmeren Bevölkerung bewohnt
werden, so dass vor allem die durch die Aermlichkeit bedingte
Lebensweise, weniger aber die keineswegs immer ungesunde
Lage der Wohnungen ausschlaggebend zu sein scheint. Die Kellerwohnungen spielten im alten Hamburg eine noch ausserordentlich
viel grössere Rolle als heutzutage. „Eine zahlreiche Klasse geringer, aber fleissiger, gewerbtreibender Bürger," schreibt Dr.
Fricke bezüglich der Cholera-Epidemie Hamburgs im Jahre 1831,
„wohnte auch in niedrigen, feuchten Kellern. Diese Keller wurden
im Jahre 2—4 mal bei hohem Flutstande mit Wasser angefüllt,
und es dauerte in der Regel 6—8 Stunden, ehe sie wieder vom
Wasser befreit waren. Den Rest mussten die Bewohner dann
selbst entfernen und, ohne dass die Wohnung ausgetrocknet war,
dieselbe wieder beziehen". Dr. Fricke fügt dieser Schilderung
hinzu: „Den verderblichen Einfluss dieser Wohnungen auf den
Gesundheitszustand der Bewohner darf man aber in einzelnen
Fällen nicht zu hoch anschlagen, denn die Erfahrung lehrt, dass
eine grosse Zahl dieser Keller oft von 3—4 Generationen
hinter einander bewohnt werden, von denen sehr viele Glieder
ein hohes Alter erreichen".

Dass auf dem Gebiete des Wohnungswesens, als die Seuche im Jahre 1892 hereinbrach, vielfach sehr ungünstige Verhältnisse in Hamburg bestanden, kann bei der rapiden Zunahme unserer modernen Grossstädte nicht Wunder nehmen. Es kommt hinzu, dass sich diese Verhältnisse in Hamburg infolge der ausserordentlichen Bevölkerungszunahme in den letzten Dezennien und infolge der Umwälzungen, welche der Zollanschluss mit sich gebracht hatte, in einem etwas überstürzten Uebergangsstadium befanden. Herr Prof. Gaffky hat diese Verhältnisse in folgender Weise treffend geschildert. (l. c. S. 65 ff.)

Schon von alter Zeit her sind die Hamburger Bauplätze ausgezeichnet gewesen durch geringe Breite gegenüber einer oft sehr beträchtlichen Tiefe. — „Da es für jeden Kaufmann von Bedeutung war, einen Speicher· am Wasser zu besitzen, so stieg naturgemäss infolge des Bestrebens. Plätze am Fleth zu erwerben, der Wert der Grundstücke nach Massgabe der Wasserfronten und es entwickelte sich eine tiefgestreckte, schmale Grundstücksbildung. Diese Grundstücksform ist die der Stadt eigentümliche geworden und geblieben". (Hamburg und seine Bauten, S. 547).

Schon früh sind, den engen Verhältnissen der Festungsstadt und der raschen Zunahme der Bevölkerung entsprechend, Häuser mit vielen Mietswohnungen errichtet worden. Infolge der schmalen Strassenfront — selten hat eine Wohnung mehr als 3—4 Fenster Front — haben diese Mietshäuser zum Teil eine ganz eigenartige Gestalt angenommen, nämlich diejenige des sogenannten „Wohnhofes". Derselbe, auch wohl „Terrasse" genannt, besteht aus einer Anzahl von Hinterhäusern, welche auf einem schmalen, tiefen Hofraum reihenweise neben oder hinter einander erbaut und von der Strasse her durch einen Eingang neben dem Vorderhause, nicht selten auch durch einen im Bereiche des letzteren gelegenen überwölbten Thorweg zugänglich sind. Diese Hintergebäude waren ursprünglich niedrige, nur Erd- und Dachgeschoss enthaltende, je für eine Familie bestimmte Häuschen und wurden „Buden" genannt, eine Bezeichnung, welche noch heute für das untere Stockwerk gebräuchlich ist. „Später erhielten sie ein Obergeschoss, den „Sahl", welcher durch eine unmittelbar und ohne Verbindung mit der zum Unterhause gewordenen Bude nach oben führende Treppe, die „Sahltreppe", zugänglich gemacht wurde. Setzte sich alsdann Sahl auf Sahl, so entstand ein Haus, welches sich von dem jetzigen Etagenhause eigentlich nur durch den besonderen Aufgang zu den Wohnungen in den Obergeschossen unterscheidet". (Hamburg und seine Bauten, S. 557.)

Aus älterer Zeit herrührende derartige „Wohnhöfe" finden sich hauptsächlich im nördlichen Teile der Altstadt zwischen der Spitalerstrasse und der Niedernstrasse. Die langgestreckten, von der Strasse her nur durch den überbauten Thorweg zugänglichen

Höfe sind hier zum Teil so schmal, dass der Zutritt von Licht und Luft zu den unteren Etagen in hohem Grade beschränkt ist.

Aelteren Wohnhöfen begegnet man ferner hauptsächlich in dem auf der Geesthöhe der Neustadt rechts der Alster gelegenen sogenannten „Gängeviertel". Dieses nördlich der Michaeliskirche sich ausbreitende, in neuerer Zeit von der Wexstrasse durchbrochene Gebiet verdankt seinen Namen den zahlreichen engen, von kleinen Wohnungen teilweise der schlechtesten Art begrenzten Gässchen oder Gängen, von denen es durchzogen ist. Immerhin liegen hier die Verhältnisse in mancher Beziehung noch günstiger als in den vorhin besprochenen Wohnhöfen auf den Jacobi-Geesthöhen der Altstadt.

Von jenen aus älterer Zeit herstammenden unterscheiden sich die meisten modernen Wohnhöfe, denen man neben hohen Etagenhäusern fast überall da begegnet, wo die weniger bemittelte Bevölkerungsklasse überwiegt, in keiner Weise. Erst durch das neue Baupolizeigesetz vom Jahre 1882 sind der bis dahin sich geltend machenden „unmässigen, gesundheitlich unverantwortlichen Ausnutzung der Bauplätze" *) wenigstens bis zu einem gewissen Grade Schranken gesetzt.

„Wo immer neue Bauterrains zur Errichtung von kleineren Volkswohnungen in Angriff genommen, Staatsgrund veräussert, alte Baulichkeiten niedergelegt wurden, hat die Spekulation die Frage der Ausnutzungsmöglichkeit bis an die äusserste Grenze des Zulässigen stets gestellt und in ihrem eigenen Sinne zu beantworten gesucht, ohne in einer ausreichend energischen Baugesetzgebung eine Vorkämpferin des Gemeininteresses von Anfang an auf der Wacht zu finden".**)

Bevölkerungszunahme nach der Anzahl der Bewohner zu Anfang Dezember.

Jahr	Innere Stadt mit den Vorstädten St. Georg u. St. Pauli	Vororte	Gesammtes städtisches Gebiet
1870	228,928	55,564	284,492
1880	286,589	120,286	406,857
1890	319,391	245,337	564,728

*) Hamburg und seine Bauten. S. 558.

**) Dr. von Halle und Dr. G. Koch, die Cholera in Hamburg. S. 30. — (Derselben Quelle sind die in der Tabelle mitgeteilten Zahlen betr. die Bevölkerungszunahme entnommen).

Im richtigen Lichte erscheinen diese Verhältnisse, wenn man sich einerseits die ausserordentliche Bevölkerungszunahme vergegenwärtigt, welche die Stadt und die Vororte in den letzten Jahrzehnten erfahren hat (vergl. die vorstehende Uebersicht), und wenn man andererseits die Folgen berücksichtigt, welche der Eintritt Hamburgs in das deutsche Zollgebiet für die uns beschäftigende Frage mit sich gebracht hat.

Wie die Uebersicht zeigt, hat sich die innere Stadt mit den Vorstädten St. Georg und St. Pauli in den 20 Jahren von 1870 bis 1890 um 90,463 Bewohner, d. h. nahezu um 40 %, vermehrt, während die Bevölkerung der Vororte in dem gleichen Zeitraum sich mehr als vervierfacht hat.

Dadurch, dass bei dem 1888 zur Thatsache gewordenen Eintritt Hamburgs in den Zollverein ein an den beiden Seiten der Norderelbe belegener Gebietsteil samt den eingeschlossenen Wasserflächen als Freihafen erhalten blieb, wurden nicht nur grossartige Um- und Neubauten erforderlich, welche in den Jahren von 1883 bis 1888 ausgeführt worden sind, es mussten gleichzeitig auch ganze Stadtteile geräumt und teilweise niedergelegt werden, was eine Dislokation von nahezu 24,000 Einwohnern im Gefolge hatte. Zum grossen Teil handelte es sich dabei um die Arbeiter-Bevölkerung, welche ihren Erwerb im und am Hafen fand, und welche daher bestrebt war, in den nahe dem Hafen gelegenen Stadtteilen, die an sich schon ausserordentlich dicht bevölkert waren, ein neues Unterkommen zu suchen. — Damit kommen wir zu einer anderen und vielleicht der wichtigsten Seite der Wohnungsfrage, nämlich zu der Art der Ausnutzung der vorhandenen, vielfach wie wir gesehen haben, ohne genügende Rücksicht auf sanitäre Forderungen hergestellten Wohnungen. Die in der neueren Zeit hervorgetretene ungesunde Bauspekulation hat nicht nur zu einer übermässigen Ausnutzung von Grund und Boden geführt, sie hat namentlich auch dadurch nachteilig gewirkt, dass sie, was die Art der Wohnungen betrifft, keine Rücksicht auf die vorhandenen Bedürfnisse genommen hat. Sowohl in den in jüngster Zeit innerhalb der Stadt und St. Pauli, als auch in den im Bereiche der Vororte neu entstandenen Wohnquartieren fehlt es an kleinen und billigen Wohnungen, während grosse und mittelgrosse, dementsprechend aber auch verhältnismässig teuerere Wohnungen weit über den Bedarf hinaus errichtet worden sind. Die Folge davon ist, dass die den unteren Bevölkerungskreisen angehörigen Familien vielfach sich gezwungen sehen, Wohnungen zu mieten, welche im Verhältnis zu ihrem Einkommen zu teuer sind, zumal sie mit Rücksicht auf die Stätte ihrer Arbeit in der Wahl ihres Wohnbezirkes nicht frei sind. So erklärt es sich, dass viele Familien, um den Preis für die Wohnungen aufzubringen, entweder ein oder mehrere Zimmer an eine andere Haushaltung oder an sogenannte Einlogierer vermieten, oder aber während der Nacht sogenannte Schlafleute aufnehmen. Bei jeder Volkszählung sind dementsprechend auch mehr Haushaltungen als Wohnungen gefunden. So gab es 1890 112,859 Wohnungen mit je einer, 5932 mit je zwei, 407 mit je drei, 52 mit je vier und 5 Wohnungen mit je fünf Haushaltungen.*) Einlogierer und Schlafleute wurden im städtischen Gebiete im Jahre 1890 nicht weniger als 49,226 gezählt, welche sich auf 29,426 Haushaltungen verteilten. Etwa der vierte Teil (25,04%) aller Familienhaushaltungen beherbergte nach der damaligen Zählung Einlogierer oder Schlafleute bei sich. In dem Bezirke Neustadt-Norderteil waren es 33,6%, in St. Pauli-Süderteil 32,8%, in St. Georg-Süderteil 31,2%, in Altstadt-Norderteil und St. Georg-Norderteil je 29,8%, in Altstadt-Süderteil 29,3%, in St. Pauli-Norderteil 28,7%, in Neustadt-Süderteil 27,5%, während sämtliche Vororte unter dem Durchschnitt blieben (Winterhude 11,3%, Uhlenhorst 20,6%, Borgfelde 20,0%, Billwärder Ausschlag 18,4%, Rotherbaum und Eppendorf je 18,1%, Eilbeck 17,8%, Hohenfelde 17,5%, Horn 16,8%, Barmbeck 16,5%, Hamm 12,9%, Harvestehude 11,2% **).

Ein weiterer Faktor, welcher zu der Uebervölkerung der kleinen Wohnungen namentlich in der inneren Stadt beigetragen hat, besteht darin, dass zahlreiche Gelasse, welche früher zu Wohnzwecken gedient haben, jetzt für gewerbliche Betriebe verwendet werden. Selbst die in den letzten Jahren eingetretene Abnahme der Bevölkerung in der inneren Stadt hat infolge jenes Umstandes die zunehmende Verschlechterung der Wohnverhältnisse der unteren Stände nicht verhindern können.

Dass in der That bezüglich der Uebervölkerung der kleinen Wohnungen Hamburg verhältnismässig ungünstig dasteht, zeigt der in nachstehender Tabelle angestellte, auf der Zählung von 1885 beruhende Vergleich mit Berlin***):

		Hamburg	Berlin
Anzahl der Wohnungen m. sechs u. mehr Bewohnern	ohne heizbare Zimmer	56	240
	mit einem heizbaren Zimmer ohne Zubehör	99	839
	mit einem heizbaren Zimmer mit Zubehör	6712	8590
Anzahl der Wohnungen mit zwei heizbaren Zimmern und mehr als zehn Bewohnern		450	386

*) Nach einer Mitteilung des Statistischen Bureaus in Hamburg.
**) L. von Halle und G. Koch, Die Cholera in Hamburg etc.. S. 71.
***) Erster Bericht der Senats- und Bürgerschafts-Commission für die Prüfung der Gesundheitsverhältnisse Hamburgs. Mitteilung des Senats an die Bürgerschaft vom 23. Januar 1893.

Multipliziert man die in der Tabelle für Hamburg gemachten
Angaben — dem Verhältnis der Bevölkerungzahl entsprechend —
etwa mit drei, so bedarf jene Behauptung keines weiteren Beleges.

Bezüglich des Einflusses der Wohnungsverhältnisse auf die Cholerafrequenz sind nun zwei Umstände
scharf auseinander zu halten: einmal nämlich die unbestrittene Thatsache, dass der fortgesetzte Aufenthalt in überfüllten, unsaubern,
schlecht ventilierten Räumen die Widerstandsfähigkeit des Organismus gegen krankmachende Einflüsse jedweder Art herabsetzt, und zweitens die Möglichkeit, dass das dichte Zusammenwohnen vieler Menschen der Ausbreitung einer Seuche, bei
welcher eine Uebertragung vom Kranken auf die Personen seiner
nächsten Umgebung vorkommt, Vorschub leisten könnte.

In ersterer Beziehung sind die Ereignisse des Jahres 1892
nicht nur für Hamburg, sondern für unsere schnell anwachsenden
modernen Grossstädte überhaupt, und zwar nicht nur bezüglich
der Cholera, sondern bezüglich aller Arten von krankmachenden
Ursachen eine ernste Mahnung, der Entwicklung des Wohnungswesens im Interesse der Volksgesundheit fortgesetzt ihre Aufmerksamkeit zu widmen. Herr Prof. Gaffky weist in dieser
Beziehung mit Recht darauf hin, dass der schon vor 35 Jahren
von einem so erfahrenen Kenner der Cholera wie Griesinger
ausgesprochene Satz auch in der Hamburger Epidemie des Jahres
1892 wieder seine volle Bestätigung gefunden hat, dass nämlich
„die Cholera überwiegend eine Krankheit des Proletariats ist,
überhaupt der unteren Volksklassen, und dass sie es um so mehr
ist, je grösser die Differenz der hygienischen Verhältnisse gegen
die der höheren Stände ist, je mehr die unteren Klassen in
Schmutz und Feuchtigkeit, in überfüllten Räumen, in schlechten
Wohnungsverhältnissen, kurz im Elend leben.“

Wenn man in dieser Beziehung einen Einfluss der notorisch
ungünstigen Wohnungsverhältnisse Hamburgs auf die Cholera-
frequenz im Jahre 1892 unbedingt in Betracht ziehen muss, so
darf man andererseits den Einfluss dieser Verhältnisse auf die
Cholerafrequenz auch nicht überschätzen zu Ungunsten anderer
Faktoren örtlich-zeitlicher Natur, welche unsere Aufmerksamkeit
bezüglich der epidemischen Ausbreitung der Seuche in höherem
Grade verdienen. In dieser Beziehung ist ein Vergleich der
Cholerafrequenz Hamburgs in den Jahren 1866, 1871 und 1873
(Rückblick S. 16) von ausserordentlichem Interesse.

Bis zum Jahre 1867 war die Bebauung des städtischen Gebietes entsprechend der allmählichen steten Bevölkerungsvermehrung gleichmässig fortgeschritten. In diesen Verhältnissen trat
mit dem Jahre 1867 durch die Freizügigkeit ein grosser Wandel
ein. Die Bevölkerung Hamburgs in Stadt, Vorstädten und Vororten stieg von 256,612 Einwohnern im Jahre 1866 auf 315,000
im Jahre 1873, nahm also in 7 Jahren um ca. 60,000 Einwohner

zu; mit Einschluss des Landgebietes erhöhte sich die Einwohnerzahl Hamburgs von 285,057 im Jahre 1866 auf 363,600 im Jahre 1873, also um ca. 80,000. Gegen das Jahr 1873 stand in Hamburg, wie in allen deutschen Grossstädten, die Wohnungsnot vor der Thür. Trotz dieser in so kurzer Zeit plötzlich entstandenen Zunahme der Bevölkerung und trotz der notorischen Ungunst der Wohnungsverhältnisse gewann die Cholera in den Jahren 1871 und 1873 in Hamburg aber nur eine geringe Ausdehnung (0,43 resp. 2.89 $^0/_{00}$ Mortalität), während sie im Jahre 1866, wo von einer solchen Uebervölkerung und Wohnungsnot noch keine Rede sein konnte, in erheblich grösserer Verbreitung und Heftigkeit auftrat (4,23 $^0/_{00}$ Mortalität).

Wir haben nun den Einfluss der notorisch ungünstigen Wohnungsverhältnisse auf die Cholerafrequenz noch in der Richtung zu erörtern, in wie weit etwa das Epidemisieren der Seuche darauf zurückzuführen sein dürfte, dass sich bei den Verhältnissen des dichten Zusammenwohnens die Krankheitsursache vom Kranken auf die Personen seiner nächsten Umgebung übertragen hat. In dieser Beziehung sind die statistischen Feststellungen über die Haushaltungen mit mehreren Cholerafällen von besonderem Interesse; dieselben erscheinen zugleich geeignet, uns einige Aufklärung über die Rolle zu geben, welche die Uebertragbarkeit bei der Verbreitung der Krankheit überhaupt gespielt haben dürfte.

Herr Dr. Koch-Hamburg hat nach Ausscheidung der zweifelhaften Fälle diese gehäuften Erkrankungen folgendermassen zusammengestellt: Es wurden 1865 Haushaltungen mit mehr als einer Erkrankung und 837 mit mehr als einem Sterbefall gezählt. 2 Erkrankungsfälle kamen vor in 1331 Haushalt. = 2662 Pers.
und zwar:

1 Ehepaar in	281	,,
Vater und Kind in	254	,,
Mutter und Kind in	408	,,
2 Kinder in	284	,,
andere Haushaltungsmitglieder in	104	,,
3 Erkrankungsfälle in 387 Haushaltungen . . . =	1161	,,
4 ,, ,, 98 ,, . . . =	392	,,
5 ,, ,, 36 ,, . . . =	180	,,
6 ,, ,, 6 ,, . . . =	36	,,
7 ,, ,, 5 ,, . . . =	35	,,
8 ,, ,, 1 ,, . . . =	8	,,
9 ,, ,, 1 ,, . . . =	9	,,

Zahl der Erkrankungsfälle: 4483 Pers.

2 Sterbefälle in . 688 Haushaltungen = 1376 Personen
und zwar:
1 Ehepaar in . . . . 387 „
Vater und Kind in . . 156 „
Mutter und Kind in . . 219 „
2 Kinder in . . . . 180 „
and. Haushaltungsmitgl. in 24 „
3 Sterbefälle in 121 Haushaltungen . . . = 363 „
4 „ „ 21 „ . . . = 84 „
5 „ „ 6 „ . . . = 30 „
6 „ „ 1 „ . . . = 6 „
Zahl der Sterbefälle: 1859 Personen.

Aus dieser Zusammenstellung ergiebt sich, dass von den 16,956 Erkrankungs- resp. 8605 Sterbefällen, welche überhaupt vorkamen, 4483 Erkrankungs- resp. 1859 Sterbefälle in der betreffenden Haushaltung nicht vereinzelt waren, sondern mit anderen Fällen zusammen vorkamen. Im Hinblick auf diese Zahlen wäre also jedenfalls nur etwa der 4. Teil der Erkrankungs- resp. Todesfälle möglicherweise auf die Uebertragbarkeit der Krankheit vom Kranken auf die Personen seiner nächsten Umgebung zurückzuführen, während 12,473 Erkrankungs- resp. 6746 Sterbefälle in der betreffenden Haushaltung thatsächlich vereinzelt blieben. Darnach ist die Rolle, welche die Uebertragbarkeit bei der epidemischen Verbreitung der Seuche gespielt haben könnte, jedenfalls nur eine beschränkte, und es erscheint die Annahme des Herrn Prof. Gaffky recht unzulänglich, wenn er annimmt, dass „vielleicht schon von der ersten Septemberwoche an die Erkrankungsfälle wesentlich auf direkte und indirekte Uebertragungen zurückzuführen sind". (Gaffky, S. 62.)

Es erhebt sich hier die Frage, welche Rolle die Uebertragbarkeit bei der Verbreitung der Seuche überhaupt spielt. Die ausserordentliche Schwierigkeit dieser Frage erhellt daraus, dass sie von den Vertretern der 3 Hauptrichtungen in der Choleraforschung in so durchaus verschiedener Weise beantwortet wird. Cuningham stellt auf Grund seiner langjährigen Erfahrungen in Indien eine Uebertragbarkeit entschieden in Abrede; von Pettenkofer leitet die Infektion von der Cholera-Lokalität ab, welche allein den aus Indien durch den menschlichen Verkehr importierten Infektionsstoff zur epidemischen Entwickelung zu bringen vermöge; Robert Koch dagegen nimmt an, dass vom Cholerakranken ein spezifischer Infektionsstoff ausgehe, der von diesem erzeugt werde und direkt oder indirekt in der Weise übertragbar sei, dass er nicht nur Erkrankungsfälle unter den Personen der nächsten Umgebung des Kranken resp. Scheinbargesunden, sondern auch ein epidemisches Erkranken veranlassen könne, sobald er in ein Medium gelange, welches allen zugänglich sei und allen die Krankheitsursache vermittle.

Die Frage der Uebertragbarkeit ist offenbar nach zwei Richtungen hin zu prüfen, einmal nämlich mit Bezug auf die Verhältnisse des einzelnen Cholerafalles und andererseits mit Bezug auf die Entstehung einer Cholera-Epidemie.

Wir haben gesehen, dass der zeitliche Verlauf der Cholera-Epidemie Hamburgs im Jahre 1892 in Uebereinstimmung mit dem Verlaufe der früheren Epidemien Hamburgs es in keiner Weise wahrscheinlich erscheinen lässt, dass die mittelbare oder unmittelbare Uebertragbarkeit und alles, was vom Koch'schen Standpunkte aus zur Verhinderung derselben geschehen ist, von einer nachweisbaren Einwirkung auf den Verlauf der Epidemie gewesen wäre: Entstehung und Verlauf der Epidemie hat sich durchaus im Sinne Cuningham's und v. Pettenkofer's von örtlichen und zeitlichen Verhältnissen abhängig erwiesen.

Dabei ist aber die Möglichkeit, dass im einzelnen Cholerafall die Uebertragbarkeit eine Rolle gespielt haben könnte, nicht von der Hand zu weisen. Bei dem vierten Teile der Erkrankungs- und Todesfälle handelte es sich, wie wir gesehen haben, in der zur Erörterung stehenden Epidemie um Personen, welche mit anderen Erkrankten derselben Haushaltung angehörten, so dass also die Möglichkeit einer Uebertragung der Krankheit vom Kranken auf die Personen seiner nächsten Umgebung nicht auszuschliessen ist.

In einer Reihe der Fälle hat es sich ferner nachweisen lassen, dass Personen, welche Hamburg krank oder scheinbar gesund verlassen hatten, in Nachbarorten erkrankten und einzelne Erkrankungsfälle unter den Personen ihrer nächsten Umgebung veranlassten, wie das auch in unzähligen anderen Epidemien beobachtet worden ist.

Gerade diese Fälle wohl konstatierter Verschleppung aber, wo es wohl zu einzelnen Erkrankungsfällen, nicht aber zu einer epidemischen Verbreitung gekommen ist, lehren uns, dass die Uebertragbarkeit der Krankheit wohl im Einzelfalle eine Rolle spielen kann, dass aber beim Auftreten eines epidemischen Erkrankens an der Seuche noch andere Faktoren mitspielen resp. die Hauptrolle spielen müssen, als welche wir örtliche und zeitliche Verhältnisse kennen gelernt haben.

Man kann also eine Uebertragbarkeit der Krankheit im Sinne Koch's für den einzelnen Cholerafall sehr wohl zugeben, ohne mit Koch soweit zu gehen, dass man auch das Entstehen eines epidemischen Erkrankens an Cholera allein auf die Uebertragbarkeit zurückführt, und ohne dass man die entscheidende Bedeutung örtlicher und zeitlicher Verhältnisse im Sinne Cuningham's und v. Pettenkofer's für die Entstehung einer Cholera-Epidemie verkennt.

Diese Auffassung findet eine weitere Bestätigung der Verbreitung der Cholera im Elbegebiete 1892/93, welche von Herrn Reg.-Rat Dr. Kübler bearbeitet worden ist. (Arbeiten aus dem Kaiserl. Gesundheitsamte. X. Band. Heft 2.)

Befallen wurden im Elbgebiete 160 Orte mit 757 Erkrankungen. In 85 Orten waren die zuerst Erkrankten aus Hamburg zugereist, in weiteren 13 handelte es sich um Personen, welche mit anscheinend gesunden Ankömmlingen aus Hamburg engen Verkehr gehabt hatten. In 17 Orten betrafen die ersten Erkrankungsfälle Ankömmlinge aus anderen Orten als Hamburg. In 86 Orten (worunter 73 mit je einem Cholerafall und 13 mit mehreren) kann auch nach Kübler's Ansicht von einer Verbreitung der Seuche am Orte nicht die Rede sein. (s. Kübler, S. 140.) In 68 Orten wurden Ortsansässige von der Cholera ergriffen; in 33 dieser Orte erfolgte nach Herrn Dr. Kübler's Ansicht die Uebertragung vornehmlich von Person zu Person.

„Wo es sich um persönliche Uebertragung allein handelte, folgten dem ersten Falle weitere Erkrankungen im gleichen Hause", heisst es in dem Berichte des Herrn Dr. Kübler; , „Nachbarn, Verwandte, oder andere im Cholerahause verkehrende Personen nahmen den Keim der Krankheit auf und trugen ihn in andere Häuser oder Ortschaften, niemals aber ereigneten sich die Erkrankungen massenweise und gleichzeitig in einer grösseren Zahl von getrennt liegenden Haushaltungen". Unter den Städten, welche trotz erfolgter Einschleppung von einem epidemischen Auftreten der Seuche verschont blieben, werden u. a. aufgeführt: Neumünster, Osnabrück, Wilhelmshaven, Weimar, Hannover, Rostock und Leipzig.

Von besonderem Interesse ist das relative Verschontbleiben der im regsten Verkehr mit Hamburg stehenden Stadt Harburg: in dieser Stadt von 34,800 Einwohnern, worunter etwa 25,000 Arbeiter, kamen nur 22 Cholerafälle zur Anzeige, von denen nach Herrn Dr. Kübler's Feststellungen 12 die Krankheit von auswärts mitgebracht hatten. Mit Hamburg war Harburg 1892 durch die Eisenbahn mit 48 Personenzügen, sowie durch zwei verchiedene Dampferlinien mit 48 Fahrten täglich verbunden. Der Personenverkehr durch die Dampfschifffahrt allein betrug im Jahre 1890 337,040 Personen. Die Zahl der in diesem Jahre in den Harburger Hafen eingelaufen See- bezw. Flussschiffe belief sich auf 579 bezw. 10,997. Trotz dieses gewaltigen Verkehrs und trotz der engen Beziehungen zu Hamburg hat Harburg nur eine so beschränkte Zahl von Cholerafällen zu beklagen gehabt. Auch in dem Berichte des Herrn Dr. Kübler wird es als naheliegend bezeichnet, „das auffallende Verschontbleiben Harburgs von der Cholera mit einer örtlichen Immunität zu erklären, zumal in der That die hygienischen Verhält-

nisse der Stadt, insbesondere die Wasserversorgung, recht günstig
waren". Die Stadt Harburg liegt unmittelbar an der Süderelbe
am Fuss des Emme- und Hacke-Gebirges, dessen höchster Gipfel
bis 155 m ansteigt. Zur Beseitigung der menschlichen Abgänge
ist das Kübelsystem streng durchgeführt. Das Trinkwasser wird
aus einer vom Gebirge kommenden Quellleitung bezogen.

Bemerkenswert ist ferner das absolute Freibleiben von grösseren Städten, wie Lüneburg, das ebenfalls durch zahlreiche täglich verkehrende Eisenbahnzüge mit Hamburg verbunden ist, sowie das Freibleiben von Celle und Braunschweig.

„Der Verlauf der Cholera in den Ortschaften des Elbege-
bietes zeigte", heisst es in dem Berichte des Herrn Dr. Kübler,
„dass es in der Mehrzahl derselben nur dann zu einer grösseren
Zahl von Erkrankungen gekommen ist, wenn neben dem Fortschreiten des Ansteckungsstoffes von Person zu Person andere
Umstände der Verbreitung desselben zu Grunde lagen".
(Kübler, S. 143.)

Es erhebt sich auch hier wieder die Frage, ob man diese
„anderen Umstände" darin zu suchen habe, dass der eingeschleppte Krankheitsstoff in ein Medium wie das Wasser gelangt, oder ob man sie in örtlichen Verhältnissen, wie niedere
Lage, Wasserreichtum und wechselnde Feuchtigkeitszustände des
Bodens, zu suchen habe, welche den klimatischen Faktoren in
Cholera-Zeiten eine entsprechende örtliche Einwirkung gestatten.

In dieser Beziehung ist zunächst eine Thatsache von Interesse,
auf welche Herr Stabsarzt Dr. Schumburg aufmerksam gemacht hat, nämlich das vorwiegende Befallensein des
linken Ufers der Unterelbe im Gegensatze zum rechten Flussufer. Auf der Seuchenkarte sind „auf dem linken
Elbufer erheblich mehr Orte mit erheblich mehr Fällen einzu-
tragen gewesen als auf der rechten Seite, wenn man von Ham-
burg-Altona mit seinen Vorstädten absieht". (Kübler, S. 177.)
Herr Dr. Schumburg gibt dafür folgende bemerkenswerte Erklärung:

„Auf dem linken Ufer tritt die Elbe meist bis dicht an den
Deich heran, auf dem rechten ist der Deich meist 3—4—5 km
von der Elbe durch breites unbebautes Vorland getrennt; die
Schifffahrt bewegt sich fast nur längs des linken Strandes, der
rechte Teil des Strombettes ist gänzlich versandet und gestattet
schon mittelgrossen Schiffen das Landen nur ausnahmsweise;
dort eine dichte, Schifffahrt und Fischerei treibende Bewohner-
schaft in Niederungen, von breiten Elbarmen durchzogen, hier in spärlichen Häusern mehr Kathenbesitzer, An-
bauer und wenige geschlossene Gemeinden auf hohen Ufern".

Es würde uns hier zu weit führen, des näheren auf die Bedeutsamkeit der örtlichen Verhältnisse in jenen Ortschaften des
Elbgebietes einzugehen, wo es zu einer grösseren Anzahl von am

Orte selbst entstandenen Choleraerkrankungen gekommen ist. Es mag aber darauf hingewiesen werden, dass die ganz überwiegende Mehrzahl der Orte des gehäuften Erkrankens dem offenbar örtlich disponierten linken Ufer der Unter-Elbe angehört, und dass für die wenigen Orte, wo sonst noch ein gehäuftes Erkranken vorgekommen ist, wie Boizenburg, Rendsburg und Lauenburg, der Kübler'sche Bericht die Bedeutsamkeit der örtlichen Verhältnisse deutlich erkennen lässt.

„Man erinnerte sich", heisst es in dem Berichte des Herrn Dr. Kübler, „dass Boizenburg auch in früheren Jahren von der Cholera gelitten hatte, und dass damals die an den am meisten der Verunreinigung ausgesetzten Gewässern gelegenen Stadtteile niemals verschont geblieben waren, wiederholt sogar eine verhältnismässig grosse Sterbeziffer aufzuweisen hatten. Es hatten sich 1832 4 von 77, 1848 10 von 69 und 1850 7 von 79 Cholerafällen am Altendorfer Teich ereignet. 1873 waren von 29 Cholerafällen 4 am Altendorfer Teich und 20 an dem diesem und dem Färbergraben nahe liegenden Bollenberg erfolgt. Auch im Jahre 1892 betrafen die ersten Erkrankungen fast sämtlich Anwohner und Umwohner des Altendorfer Teichs . ." (Kübler, S. 147).

Bezüglich der Lage der Stadt Boizenburg, wie sie in dem sehr ausführlichen Berichte des Herrn Dr. Kübler geschildert wird, ist mit Bezug auf die Verteilung der vorgekommenen 38 Cholerafälle folgendes von besonderem Interesse:

Die Stadt Boizenburg liegt in der Elbniederung vor einem Höhenabhange und ist mit diesem durch den Damm der grossen Landstrasse verbunden. Im Norden der Stadt befindet sich längs des Höhenabhanges die Hamburger Vorstadt, im Südosten in der Elbniederung das Kämmereidorf Altendorf, eine aus etwa 20 Bauernhäusern mit ihren Scheunen und Mistplätzen bestehende Ansiedelung, welche von einem ungepflasterten Wege durchzogen wird.

Unterhalb der Stadt befindet sich durch Sand filtriertes Grundwasser, welches teils von atmosphärischen Niederschlägen, teils aus den die Stadt umfliessenden Wasserläufen eingesickert ist und sich zeitweise mit Elbwasser vermischt. Der Untergrund Boizenburgs muss als stark verunreinigt angesehen werden. Aus den Bauplätzen und Strassen sind die Unreinigkeiten und Abflüsse der Haus- und Viehstände seit mehr als 650 Jahren in den durchlässigen Boden eingesickert; auch in neuerer Zeit sickerten noch viele Abwässer ein, wenngleich auf Pflasterung der Strassen, Anlage der Dungstätten und Beschaffenheit der Aborte mehr Sorgfalt als früher verwendet wird.

Die Stadt Boizenburg liegt mit ihrem höchsten Punkte, dem Marktplatze, wasserfrei über dem höchsten Stand der Elbe. Vom Marktplatze fallen die Strassen nach allen Seiten gegen den

Rand der Stadt ab; entsprechend ihrer Neigung ergiessen sich Niederschlags- und Hauswässer in die Stadtgräben und den Färbergraben. Bei hohen Elbeständen tritt das Wasser der Elbe von allen Seiten gegen den Marktplatz heran; es füllt dann auch die Keller der Häuser

Es ist nun von ausserordentlichem Interesse, aus der dem Berichte beigegebenen Skizze der Stadt, in welcher sich die einzelnen Cholerafälle eingezeichnet finden, zu ersehen, wie sehr die örtlichen Verhältnisse offenbar das Auftreten der Choleraerkrankungen bestimmt haben.

Die längs des Höhenabhanges sich hinziehende Hamburger Vorstadt ist ganz frei von Cholerafällen; ebenso der grösste Teil der eigentlichen Stadt, welcher um den „am höchsten und wasserfrei über dem höchsten Stand der Elbe liegenden" Marktplatz gelegen ist. Die eingezeichneten Cholerafälle betreffen beinahe ausschliesslich den tiefer gelegenen Rand der Stadt, gegen welchen die Strassen von dem höchsten Punkt, dem Marktplatz, nach allen Seiten abfallen, wo sich entsprechend der Neigung der Strassen die Niederschlags- und Hauswässer in die Stadtgräben und den Färbergraben ergiessen, und wo der Stand des Grundwassers den wechselnden Wasserständen der benachbarten Stadtgräben resp. der Boize und Elbe folgt. Am südöstlichen Rande in der Elbniederung liegt auch das Dorf Altendorf an dem strömungslosen Altendorfer Teich, wo die ersten Erkrankungen vorkamen und sich nach dem Verzeichnis des Herrn Dr. Kübler im ganzen 8 Fälle ereigneten.

Am 26. August erkrankte ein Arbeiter in Altendorf; derselbe starb am 27. „Der Krankheitsverlauf und das Ergebnis der Leichenöffnung hatten den Verdacht, dass es sich bei demselben um Cholera handle, begründet", heisst es in dem Berichte des Herrn Dr. Kübler, „doch wurde diese Annahme durch den Ausfall der bakteriologischen Untersuchung nicht bestätigt" — und daher dieser Fall nicht in das Verzeichnis aufgenommen!

Am 27. August erkrankten ein 4jähriges Arbeiterkind in Altendorf und eine 72jährige Witwe im Norderteil der Stadt; ferner 5 aus Hamburg gekommene Schiffer. Die Entstehung der drei erstgenannten Erkrankungen ist, wie Herr Dr. Kübler bemerkt, nicht aufgeklärt worden; sie dürfte vom bakteriologischen Standpunkte überhaupt nicht aufzuklären sein, ihre Erklärung vielmehr darin finden, dass sich die Cholera in Boizenburg aus den örtlichen Verhältnissen entwickelt hat.

Trotz aller dieser seinem eigenen Berichte entnommenen Feststellungen, welche mit so ausserordentlicher Deutlichkeit auf die Bedeutsamkeit der örtlichen Verhältnisse in Boizenburg hinweisen, stellt Kübler ausdrücklich die Epidemie in Boizenburg als ein Beispiel hin, „in welchem das direkte Uebergehen der Cholera von einer Person bezw. Familie auf die andere bis ins einzelne verfolgt werden konnte". Diese Schlussfolgerung findet in den thatsächlichen Feststellungen des Kühler'schen Berichtes indessen keinen Anhalt. In Boizenburg ereigneten sich nach Ausweis dieses Berichtes einschliesslich des ersten Erkrankungsfalles vom 26. August 39 Cholerafälle. Von diesen betrafen 7 Fälle Personen, welche mit Elbkähnen von Hamburg gekommen waren und zu anderen Erkrankungsfällen nicht nachweislich in Beziehung stehen; es sind die Fälle Nr. 3, 4, 5, 6, 7, 13, 17 des Kübler'schen Verzeichnisses; nur einen von diesen Fällen bringt Kübler mit dem Falle Nr. 24 in Verbindung, indem am 13. September im Krankenhause eine 65jährige Frau erkrankte, in welchem der Fall Nr. 7, ein von Hamburg gekommener Schiffer, am 27. August gelegen hatte.

Ebensowenig wie diese 6 oder 7 Fälle zum Beweise der Kübler'schen Behauptung herangezogen werden können, ist es mit den 8 Fällen der Fall, wo die Infektion unbekannt geblieben ist; unter ihnen befinden sich, sehr bemerkenswerter Weise, die 3 ersten Fälle, ausserdem die Fälle Nr. 11, 25, 27. Zu diesen 6 Fällen, für welche auch Kübler ausdrücklich zugibt, dass sich Anhaltspunkte für eine Infektion nicht ergeben haben, möchte ich den Fall Nr. 16 zählen, wo ein zweijähriges Kind in einer bis dahin cholerafreien Familie erkrankte, und den Fall Nr. 26, wo in dem bis dahin freien Armenhause ein sechswöchentliches Kind einer bis dahin gesunden Familie von Cholera befallen wurde. Für unsere Betrachtung bleiben also nur 24 Fälle übrig. Von diesen 24 Fällen betraf einer eine Diakonisse (Nr. 12), welche eine an Cholera verstorbene Schifferfrau gepflegt hatte, ein anderer einen Arbeiter (Nr. 37), welcher bei der Desinfektion im Seuchenhause beschäftigt war ein dritter eine Frau, welche die Tochter einer 3 Wochen vorher verstorbenen Cholerakranken zu sich genommen hatte (Nr. 30). Von den noch bleibenden 21 Fällen ist bei 14 nur bemerkt, dass im gleichen Hause vorher ein Cholerafall vorgekommen war; in einem weiteren Fall findet sich die Notiz, dass im Nachbarhause ein Cholerafall vorgekommen sei (Nr. 36); in 3 Fällen, dass in dem gegenüberliegenden Hause ein Cholerafall sich ereignet habe (Nr. 9, 10, 19); in dem Falle Nr. 15, dass die Frau in dem Hause eines an Cholera Verstorbenen verkehrt habe, und in dem Fall Nr. 14, ist nur konstatiert, dass der Patient, ein Briefträger, auf seinen Dienstwegen in benachbarten Dörfern mit aus Hamburg zugereisten Personen verkehrt habe.

Wenn diese Feststellungen schon an sich die Schlussfolgerung wenig berechtigt erscheinen lassen, dass in Boizenburg „das direkte Uebergehen der Cholera von einer Person bezw. Familie auf die andere bis ins einzelne verfolgt werden könnte", so müssen sie um so mehr an Beweiskraft verlieren, wenn man in Erwägung zieht, dass nach Ausweis des Gaffky'schen Berichtes über die Hamburger Epidemie des Jahres 1892 in Hamburg in 12,473 Erkrankungs- resp. 6,746 Sterbefällen der Fall in der betreffenden Haushaltung thatsächlich vereinzelt geblieben ist, also andere Erkrankungen unter den Mitgliedern derselben Haushaltung nicht nach sich gezogen hat.

Im Gegensatze zu der Kübler'schen Auffassung muss nach alledem und gerade auf Grund seiner Schilderung der Lage der Stadt, ihrer Bodenverhältnisse und der örtlichen Verteilung der Cholerafälle die Epidemie in Boizenburg als ein klassisches Beispiel für die Bedeutsamkeit der örtlichen Verhältnisse bei der Choleraentstehung angesprochen werden.

„Unter den Erkrankungen in Rendsburg treten", schreibt Herr Dr. Kübler, „zwei Gruppen hervor". Die eine setzt sich zusammen aus einer Reihe von Cholerafällen, welche sich im August und den ersten Tagen des September ereigneten und auf Einschleppungen aus Hamburg zurückzuführen sind   Die zweite Erkrankungsgruppe fiel in den Oktober und beschränkte sich örtlich auf einige dicht neben einander liegende Häuser. (Schleuskuhle Nr. 262—264). „Diese plötzlich und rasch aufeinander folgenden Erkrankungen". so citiert Herr Dr. Kübler aus dem ihm vorliegenden Berichte über diese Erkrankungen. „mussten um so mehr die Aufmerksamkeit auf etwaige Einflüsse des Untergrundes lenken, als das betreffende Terrain schon bei Gelegenheit einer ausgedehnten Typhus-Epidemie. welche in den Jahren 1880 und 1881 in der Stadt Rendsburg herrschte. als ein bedenkliches sich erwiesen hatte. Der westliche Teil der Eiderinsel nämlich, auf welcher die Altstadt erbaut ist, ist sehr niedrig belegen und hat sehr ungünstige Grundwasserverhältnisse. An der nordwestlichen, am niedrigsten belegenen Ecke der Insel liegt der „Schleuskuhle" benannte Häuserblock". Nach früheren Erfahrungen ist bekannt, dass die Typhus-Epidemie des Jahres 1888 „nicht nur in dem niedrig belegenen westlichen Teile der Altstadt begonnen. sondern dass auch gerade die hier in Betracht kommende Häusergruppe „Schleuskuhle" in erster Linie von der Seuche heimgesucht wurde   . Dass die übrigens aus artesischen Brunnen gespeiste Gildewasserleitung bei der Krankheitsübertragung eine Vermittlerrolle gespielt haben sollte, „erschien wenig wahrscheinlich, wenigstens würden, wenn das Wasser pathogene Keime enthalten hätte, vermutlich doch auch in anderen der 41 angeschlossenen Häuser, als nur in den 3 Nachbarhäusern 262--264 Erkrankungen vorgekommen sein". Herr Stabsarzt Dr. Schumburg hat die Verhältnisse nun an Ort und Stelle untersucht und folgendes festgestellt: „In der Häuserreihe hatte Nr. 261 einen artesischen Brunnen, Nr. 262 und 263 hatten dagegen weder einen Brunnen. noch waren sie an die Wasserleitung angeschlossen, d. h. sie besassen einen Wasserkasten nicht; vor Haus 264 befanden sich zwei Wasserkästen, Haus 265 hatte wieder seine eigene Wasserversorgung. Die Bewohner von 262 und 263 entnahmen ihr Wasser dem nächstgelegenen Wasserkasten vor Haus 264." Schumburg zieht daraus den Schluss: „aus diesem Wasserkasten wurden also die drei betroffenen Häuser gemeinschaftlich versorgt, während die Nachbargebäude eigene Kasten oder Brunnen hatten." Sodann folgt eine genaue Beschreibung dieses Wasserkastens und die Behauptung, dass die Erkrankungen in jenen 3 Häusern auf eine Infektion dieses Kastens, d. h. also des einen der beiden vor Haus 264 befindlichen Kasten, zurückzuführen wären.

Indessen dürfte schon die zeitliche Reihenfolge, in welcher sich die Choleraerkrankungen in dieser Häusergruppe folgten (es ereignete sich je eine Erkrankung am 14., 16., 23. September und je eine Erkrankung am 1., 4., 6., 7., 9., 12. Oktober), doch vielmehr für das aus den nachweisbaren örtlichen und aus gewissen zeitlichen Verhältnissen resultierende Entstehen und Fortwirken der Choleraursache sprechen, welche sich ja notorisch häufig in enger örtlicher Umgrenzung, in gruppenweisem Erkranken und in dem überwiegenden Befallenwerden einzelner Häuser manifestiert. Bemerkenswert erscheint auch, dass sich nach dem Kübler'schen Berichte in der Zeit vom 14. Sept. bis 12. Oktober, in welche die Erkrankungen in jener Häusergruppe fallen, die Choleraursache auch unabhängig von jenem Wasserkasten in Rendsburg geltend machte. Am 23. September wurde nämlich ein 54jähriger Schiffer, welcher am 19., also 4 Tage früher, von der Ostsee eingetroffen war, wegen heftiger choleraähnlicher Erscheinungen in das Krankenhaus aufgenommen; ferner erkrankten 2 Kameraden des am 23. erkrankten Schifferknechtes (Schleuskuhle Nr. 264), welche mit ihm auf demselben Dampfer („Hugo") beschäftigt waren. Ausserdem wurde am 27. Sept. ein Bootsmann, welcher auf einem Bagger die Eider bei Rendsburg befuhr, wegen Durchfalls ins Krankenhaus aufgenommen und starb daselbst am 28. September (s. Kübler S. 201 resp. 199.)

In Lauenburg betrafen von den 43 Cholerafällen nur 3 die Oberstadt, welche auf einer in geringer Entfernung vom Ufer sich hinziehenden Bodenerhebung erbaut ist; unter diesen 3 Fällen befand sich das Dienstmädchen einer aus Hamburg geflüchteten Herrschaft. Abgesehen von diesen 3 Fällen und 6 weiteren, welche von Hamburg gekommene Personen der Schifferbevölkerung betrafen, sind alle übrigen 34 Erkrankungen in der Unterstadt erfolgt, welche aus den den Wasserläufen nächstbefindlichen Stadtteilen gebildet wird und sich aus 2 der Uferrichtung entsprechend langgestreckten Strassen, der Stecknitzstrasse und der Elbstrasse, und einigen Quergässchen zusammensetzt. Die Verbindung zwischen Ober- und Unterstadt vermitteln mehrere steile Strassen und Treppen. Die 34 Erkrankungsfälle der Unterstadt verteilen sich auf 27 Häuser, von denen die meisten an der Elb- und Stecknitzstrasse gelegen sind. Vornehmlich betroffen war die Gegend der Stecknitzmündung und eine Häusergruppe in der als „Neustadt" bezeichneten Querstrasse der Elbstrasse. An beiden Stellen befanden sich zur Zeit der Epidemie kleine dichtbevölkerte Häuser. Zwischen den einzelnen Häusern der Neustadt waren zahlreiche Dungstätten und unten offene Abtritte anzutreffen: die Neigung der Strasse gegen die Elbe gestattete den Abfluss von Schmutzflüssigkeiten von den höher gelegenen Häusern zu den tieferen hin. (Kübler, S. 178 ff.) —

Die Verbreitung der Cholera im Elbgebiete zeigt also, dass in einer grösseren Reihe von Ortschaften die Krankheit thatsächlich auf die von Hamburg zugereisten Personen beschränkt geblieben ist, und dass in einer zweiten Reihe von Fällen sie sich von Kranken resp. von Scheinbar-Gesunden nur auf einzelne Personen der nächsten Umgebung übertragen hat; zu einer grösseren Anzahl von am Orte selbst entstandenen Erkrankungen, zu einem Epidemisieren der Seuche, aber ist es nur da gekommen, wo die örtliche Disposition vorhanden war, welche die epidemiologische Choleraforschung als notwendig zum Entstehen eines epidemischen Erkrankens Cholera erwiesen hat.

Wie die Cholera also im Elbgebiete unter denselben örtlichen Bedingungen sich entwickelt resp. nicht entwickelt hat, wie in Hamburg resp. Altona, so zeigt sich auch eine fast vollkommene Uebereinstimmung des zeitlichen Verlaufes der Cholera im Elbegebiet und der Epidemie in Hamburg. „Der zeitliche Verlauf der Cholera im Elbegebiet", sagt Herr Dr. Kübler in den Schlussfolgerungen aus seinem Berichte „entsprach der Entwicklung der Epidemie in Hamburg. Bald nach ihrem Ausbruche in dieser Stadt begann sich die Krankheit auch über das Elbegebiet auszubreiten; gleichzeitig mit der Höhe der Epidemie in Hamburg war die Zahl der Krankheitsfälle und die Tagesziffer der neu ergriffenen Ortschaften auch im Elbegebiete am höchsten; ebenso schnell wie dort die Epidemie zurückging, nahm sie auch hier an Ausbreitung ab". —

Bezüglich der Uebertragbarkeit der Seuche ist die Cholerafrequenz unter den Aerzten und dem Pflegepersonal von besonderem Interesse. Es stehen sich bekanntlich auch hier die Ansichten der Autoren scheinbar unvermittelt gegenüber. Nach Griesinger*) z. B. „stehen gewissen, immerhin sehr zu beachtenden Erfahrungon von auffallendem Freibleiben oder sehr geringer Krankenzahl unter dem ärztlichen Personal andere ganz entgegengesetzte gegenüber". Griesinger führt eine ganze Reihe von Beispielen an, welche zeigen, dass in der That

---

*) Griesinger. Infectionskrankheiten, § 407. S. 257. Erlangen, 1857.

die Erkrankung des ärztlichen Personals stellenweise eine bedeutende ist, „so dass man nach den Erfahrungen vieler Berliner Epidemien das häufige Erkranken der Wärter und das nicht seltene der Assistenzärzte geradezu unter den Gründen für die Contagiosität der Cholera anführen könnte". Die Differenzen zwischen den einzelnen Orten und Hospitälern erklärt Griesinger zum Teil daraus, „dass die Reinlichkeit und die gesamte Salubrität der Anstalten bald strenger, bald laxer gehandhabt, dass namentlich die schleunige Entfernung und Desinfektion der Ausleerungen bald durchgeführt werde, bald unterbleibt, dass das ärztliche Personal bald zu erhöhter Wachsamkeit auf seine Gesundheit und zu alsbaldiger Behandlung jeder Diarrhoe veranlasst wird, bald sich vernachlässigt, dass es sich zuweilen um alte, überarbeitete, ein unmässiges Leben führende Individuen als Wärter handelt, kurz dass verschiedene Hilfsmomente zuweilen sehr wirksam sind, in anderen Fällen durch entgegengesetzte Verhältnisse Schutz gewährt wird." Griesinger scheint darnach das Befallensein resp. Verschontsein des Personals in den Hospitälern mehr von denselben Momenten abhängig zu denken, von welchen wir in Cholerazeiten die Cholerafrequenz der Bevölkerung überhaupt bestimmt sehen, als von einem von den Kranken ausgehenden Infektionsstoffe.

Herr Geh.-Rat von Pettenkofer, welcher diese Frage in seinem Cholera-Werke*) sehr eingehend behandelt hat, erachtet es auf Grund seiner umfassenden Studien als eine feststehende Thatsache, dass die Aerzte und Wärter von Cholerakranken nicht öfter inficiert werden als Personen, welche mit Kranken garnicht in Berührung gekommen sind. Nach seiner Auffassung erkranken Aerzte und Wärter, wenn sie von Cholera befallen werden, nicht an einem von den Kranken erzeugten entogenen Infektionsstoff, sondern an dem ectogenen Infektionsstoff, wenn er sich entweder in der Lokalität entwickelt hat, oder in einer genügenden Menge von den Kranken von aussen, aus einer Choleralokalität mitgebracht worden ist. „Dass der Umgang mit Cholerakranken nicht als die eigentliche Infektionsquelle betrachtet werden kann, zeigt sich sowohl in Indien als auch bei uns an den Wärtern am deutlichsten".

In der Hamburger Epidemie des Jahres 1892 nun ist, wie Gaffky in seinem amtlichen Bericht feststellt (Gaffky S. 78), „von nahezu 400 Aerzten trotz der anstrengendsten und aufopferndsten Thätigkeit nicht ein einziger der Cholera zum Opfer gefallen, von den zahlreichen auswärtigen Aerzten, welche ihre Dienste während der Epidemie zur Verfügung gestellt haben, nur einer. Der letz-

---

*) M. v. Pettenkofer: Zum gegenwärtigen Stand der Cholerafrage. München und Leipzig, 1887, S. 33—50.

tere hatte in einer der provisorischen Desinfektionsanstalten Dienst
gethan, war aber aus dieser Stellung schon mehrere Tage vor
seiner Erkrankung ausgeschieden". — Auch das Pflegepersonal
in den Hospitälern hat nur in verhältnismässig geringem Grade
gelitten. So sind beispielsweise nach Gaffky von 836 Angestellten
des Neuen Allgemeinen Krankenhauses nur 6 Personen der Seuche
erlegen. Von dem älteren und neueingestellten Wartepersonal
starben an Cholera nach dem Berichte von Herrn Direktor Prof.
R u m p f *) im Alten Allgemeinen Krankenhause bei einem Be-
stande von etwa 300 Personen 3 Personen $= 10^0/_{00}$ †; genau
ebenso gross war die Mortalität unter dem Wartepersonal des
räumlich weit entfernten Neuen Allgemeinen Krankenhauses.
(Letzteres ebenfalls etwa 300 Personen, wovon 3 † $= 10^0/_{00}$ Mortalität). „Diese Zahlen bleiben weit hinter der Gesamtmortalität
($13,44^0/_{00}$ †) zurück", fügt Prof. R u m p f hinzu, „besonders wenn
man berücksichtigt, dass die freiwilligen Pflegekräfte, unter
welchen Choleraerkrankungen meines Wissens nicht vorgekommen sind, in die obigen Zahlen nicht einbegriffen wurden".
Ferner befinden sich unter den an der Cholera Verstorbenen
nur 2 Volksschullehrer, obwohl von den ca. 1200 in Hamburg
damals im Dienst befindlichen ein sehr erheblicher Prozentsatz
in höchst anerkennenswerter Weise thätigen Anteil an der Bekämpfung der Seuche genommen hat, und dabei selbstverständ-
lich vielfach, z. B. beim Transport der Kranken in die Hospitäler,
in nahe Berührung mit Cholerakranken gekommen ist.

Aus diesen Erfahrungen zieht G a f f k y den Schluss, dass
für intelligente und reinliche Personen die Behandlung und Pflege von Cholerakranken und überhaupt
d er Umgang mit denselben nur eine sehr geringe Gefahr mit sich bringt. Es wäre ausserordentlich wünschenswert,
wenn diese authentische Aeusserung aus der Feder eines der
Hauptvertreter der bakteriologischen Richtung in die weitesten
Kreise des Publikums getragen würde, um von der Bevölkerung
jene lähmende unbestimmte Bazillenfurcht zu nehmen, welche die
Pflege der Kranken in unserer Epidemie so sehr beeinträchtigt hat.

Wenn wir uns jetzt zu den zur Bekämpfung der Epidemie ergriffenen Massnahmen wenden, so erscheint es
angezeigt, sich dabei wesentlich an die von Herrn Professor
G a f f k y in dem amtlichen Berichte gegebene Darstellung zu
halten. Die zu ergreifenden Massregeln wurden unter persönlicher Mitwirkung des Herrn Geh. Rat K o c h angeordnet und,

---

* Prof. Dr. R u m p f. Die Cholera in den hamburgischen Krankenanstalten. Jahrbücher der hamburgischen Staatskrankenanstalten. Band III.
1891/92, S. 47—48.

wie die nachfolgende Darstellung zeigen wird, bis ins einzelne entsprechend der bakteriologischen Auffassung durchgeführt.

Herr Prof. Gaffky geht bei seiner Darstellung der zur Bekämpfung der Epidemie ergriffenen Massregeln davon aus, dass einer solchen Epidemie gegenüber die vorhandenen, in ruhigen Zeiten zur Abwehr geschaffenen Einrichtungen sich als unzureichend erweisen mussten, und dass nur ganz aussergewöhnliche Massnahmen und die grössten Anstrengungen aller zur Hülfe berufenen und bereiten staatlichen und privaten Organe den über die Grenzen des für möglich Erachteten weit hinausgehenden Anforderungen einigermassen gerecht zu werden vermochten. „Wie der gewaltige Brand, der gerade 50 Jahre früher einen grossen Teil der Stadt in einen rauchenden Trümmerhaufen verwandelte, Hamburgs Entwickelung nur vorübergehend hat aufhalten können, so hat sich auch bei der schweren Heimsuchung des Jahres 1892 Hamburgische Thatkraft und Hamburgischer Bürgersinn aufs glänzendste bewährt".

Für die zu ergreifenden Massnahmen war in erster Linie das Gutachten des Herrn Geh.-Rat Koch entscheidend, nach welchem als Verbreiter der Krankheitserreger namentlich das Elbwasser anzusehen war. Die erste prophylaktische Massregel bestand also darin, die Bevölkerung vor dem Trinken des Elbwassers zu warnen und ihr ein unschädliches Trinkwasser zu verschaffen. Es wurde dies erreicht durch Verabreichung gekochten und durch Salzsäure-Zusatz schmackhaft gemachten Wassers resp. durch Verteilung von Wasser aus artesischen Brunnen, welches auf Sprengwagen herumgefahren wurde. Im Hafen wurde gekochtes Wasser auf Dampfbarkassen überall herumgefahren und von den Arbeitern gern genommen. In den Zeitungen und an den Anschlagsäulen wurde fortgesetzt vor dem Genusse ungekochten Wassers und ungekochter Milch gewarnt und alle Bewohner aufgefordert, überall gekochtes Wasser den weitesten Kreisen der Bevölkerung zugänglich zu machen. Die Anlage abessynischer Röhrenbrunnen erwies sich wegen der chemischen Beschaffenheit des Grundwassers nur an einzelnen Stellen nützlich. Die Badeanstalten in der Elbe und Bille wurden geschlossen und das Sprengen der Strassen mit Elbwasser eingeschränkt. Der Verkauf rohen Obstes auf den Strassen wurde verboten, weil dasselbe beim Abwaschen mit Cholerakeimen infiziert sein könnte; alle öffentlichen Tanzlustbarkeiten und sonstigen grösseren Ansammlungen von Menschen wurden untersagt.

Um das Publikum auf die Wichtigkeit einer rationellen Lebensweise und eines vernünftigen Verhaltens aufmerksam zu machen, wurden die von Herrn Geh.-Rat Dr. Sachse in Berlin zusammengestellten Schutzmassregeln gegen die Cholera in sämtlichen Wohnungen des städtischen Gebietes verteilt. Durch dieselben erfuhr die Ernährung besonders insofern Abänderungen,

als Butter verboten war, das Brot nur geröstet genossen wurde
und der Obstgenuss auf gekochtes Obst beschränkt wurde. Ueber
das erlaubte Mass alkoholischer Getränke herrschten in der Bevölkerung recht unklare Begriffe, welche jedenfalls nicht in allen
Fällen mit einer mässigen Lebensweise glücklich in Einklang gebracht wurden. Die Behörden hatten zu Beginn der Epidemie,
um der arbeitenden Bevölkerung während der herrschenden Hitze
eine Erquickung zu gewähren, den sonst im Freihafengebiet
untersagten Ausschank von Spirituosen gestattet. Dazu kam,
dass in den von Geh.-Rat S a c h s e empfohlenen Schutzmassregeln an der Spitze der erlaubten Speisen und Getränke Schnaps,
Cognac, Arrak und Rum obenan standen. So erklärt es sich, dass
man niemals so viele Betrunkene in Hamburgs Strassen gesehen hat,
wie zur Zeit dieser Epidemie, und dass die Bevölkerung sehr
schwer zu überzeugen war, dass das Gesetz der Mässigkeit sich
auch auf die alkoholischen Getränke beziehe.

Es war eine denkwürdige Sitzung, zu welcher sich die
Hamburgische Bürgerschaft unter dem Eindrucke der mit elementarer Gewalt hereingebrochenen Katastrophe am 29. August
versammelte. Der stellvertretende Präsident, Herr Siegmund
H i n r i c h s e n, eröffnete die Versammlung, indem er der zuver-
sichtlichen Hoffnung Ausdruck gab, dass die geliebte Vaterstadt
wie aus den Stürmen der Franzosenzeit vor 80 Jahren und des
grossen Brandes vor 50 Jahren, so auch aus der gegenwärtigen
schweren Heimsuchung, der dritten in diesem Jahrhundert, in
dem alten Glanze hervorgehen möge; und der anwesende Vertreter des Senates, Herr Senator Dr. H a c h m a n n, gab in klarer
und ausserordentlich beruhigender Form einen Ueberblick über
das, was bisher geschehen wäre und in Zukunft zu geschehen
hätte, um der hereingebrochenen Gefahr Herr zu werden. Die
vom Senate zur Bestreitung der Bekämpfungsmassnahmen beantragte Summe von 500,000 M. wurde einstimmig bewilligt und
im September und Oktober d. J. um 2,800,000 M. erhöht. Mit
der Anordnung der weiter zu ergreifenden Massregeln wurde eine
Kommission betraut, welche als „Cholera-Kommission des Senats“
am 1. September ihre Thätigkeit begann und von diesem Zeitpunkte an unter dem Vorsitze des Chefs der Polizei, Herrn
Senator Dr. H a c h m a n n, täglich im Stadthause eine Sitzung
abhielt. Durch die Einsetzung dieser mit weitgehender Vollmacht
und beträchtlichen Geldmitteln ausgestatteten Kommission, zu
deren Mitgliedern auch der Chef des Krankenhaus-Kollegiums,
Herr Senator Dr. L a p p e n b e r g, gehörte, war der Schwierigkeit
der Lage in vollkommenster Weise Rechnung getragen. Insbesondere war durch sie auch den Sachverständigen ihre Mitwirkung ausserordentlich erleichtert, da dieselben nunmehr täglich
Gelegenheit hatten, ihre Wünsche und Anträge mündlich unmittelbar der entscheidenden Instanz zur Beschlussfassung zu unter-
breiten.

Bei der weiteren Ausdehnung der Massregeln zur Bekämpfung der Seuche wurden namentlich die am 27. und 28. August im Reichsamte des Innern revidierten Massnahmen für den Fall des Auftretens der Cholera in Deutschland zu Grunde gelegt. Die bereits von früher her für die Aerzte bestehende Meldepflicht wurde wiederholt in Erinnerung gebracht und am 3. September für Stadt und Vororte, am 6. September auch für das gesamte Landgebiet auf die Haushaltungsvorstände ausgedehnt.

Um thunlichst eine Verschleppung der Seuche durch den Eisenbahnverkehr zu verhüten, wurden die Hauptbahnhöfe mit Aerzten besetzt, welche die Abreisenden einer Besichtigung zu unterwerfen und anscheinend Erkrankte von der Fahrt auszuschliessen hatten.

Für die auf der Elbe verkehrenden Fahrzeuge wurde — unabhängig von den seitens des Herrn Reichskommissars für das Stromgebiet der Elbe getroffenen Massregeln — eine Sanitäts- und Desinfektionsanstalt unter ärztlicher Leitung eingerichtet, welche mit Hilfe der Hafenpolizei dafür zu sorgen hatte, dass kein Fahrzeug, auf welchem ein Cholerafall vorgekommen war. ohne ausreichende Desinfektion Hamburg verliess. Den Schiffen wurde mit besonderen Fahrzeugen Brunnenwasser und gekochtes Wasser für ihren Gebrauch zugeführt, und den in grosser Zahl auf dem Strome zur Abfahrt bereit liegenden Schiffern unverdächtige Nahrungsmittel von einer Volkskaffeehalle zum Kauf angeboten. Ausserdem wurden die Fahrzeuge durch einen Arzt von der Desinfektionsanstalt besucht, welcher erforderlichen Falls den Erkrankten ärztliche Hilfe zu leisten, oder deren Ueberführung in ein Krankenhaus zu veranlassen hatte. Durch besondere Verordnungen wurde der Verkehr auf der Unterelbe beschränkt bezw. einer Verschleppung der Seuche durch denselben thunlichst vorgebeugt.

Zur Unterbringung der Erkrankten wurden in kürzester Frist so umfangreiche Einrichtungen getroffen, dass es gelang, allen den öffentlichen Krankenhäusern zugewiesenen Personen Aufnahme zu gewähren. Der Bau und die Einrichtung der in aller Eile hergestellten Cholera-Hospitäler und der provisorischen Leichenhäuser ist in dem amtlichen Berichte des Herrn Prof. Gaffky durch Herrn Oberingenieur F. Andreas Meyer in ausführlichster Weise beschrieben; ebenda ist auch durch Herrn Dr. Maes eine eingehende Schilderung gegeben, in welcher Weise man der beim Transporte der Kranken und Leichen sich ergebenden ausserordentlichen Schwierigkeiten Herr zu werden sich bemühte.

Die Entfernung an so schwerer Krankheit leidender Patienten aus ihrem Familienkreise und aus den gewohnten häuslichen Verhältnissen, die sie vielleicht niemals wiedersehen, und ihre Ueberführung in ein öffentliches Krankenhaus ist natürlich unter allen Umständen eine ausserordentlich schmerzliche Massregel, deren allgemeine Durchführung nur durch die dringendste Rücksicht auf das Allgemeinwohl gerechtfertigt werden kann. Andererseits aber kommt in Betracht, dass die Erkrankten in den Hospitälern eine ständige ärztliche Ueberwachung und eine rationelle Pflege durch ein geschultes Personal fanden. Wenn man es gesehen hat, wie in unseren Cholerahospitälern die Aerzte und Wärter Tag und Nacht um die Kranken beschäftigt waren, wie z. B. die Infusionen von physiologischer Kochsalzlösung mehrere Male am Tage und in der Nacht, sobald der Zustand des Kranken es erforderte, wiederholt wurden, dann gewann man den Eindruck, dass auch für den wohlhabendsten Patienten in den günstigsten häuslichen Verhältnissen nicht besser gesorgt sein konnte. Dazu kommt, dass, wie man auch über die Rolle denken mag, welche die Uebertragbarkeit bei dem Entstehen und der Verbreitung der Seuche spielt, und wenn man auch in der durch örtliche und zeitliche Verhältnisse beeinflussten individuellen Disposition die Hauptbedingung zum Erkranken erblickt, in jedem Cholerafalle doch mit der Möglichkeit der Uebertragung auf die Personen der nächsten Umgebung, zumal auf die pflegenden Personen, zu rechnen ist, und dass diese Gefahr für ein geschultes Pflegepersonal ohne Zweifel erheblich geringer ist als für die Familienangehörigen, bei welchen Sorge und Kummer die nötige Vorsicht so oft ausser Acht lassen und die Ruhe fehlt, welche aus dem Bekanntsein und Vertrautsein mit der Gefahr resultiert.

Die Bestattung der Choleraleichen erfolgte unter möglichster Beschränkung des Leichengefolges auf dem Centralfriedhofe in sogenannten Reihengräbern, welche an 12 verschiedenen Stellen des Friedhofes angelegt waren.

Eine besondere Aufmerksamkeit wurde der Desinficierung der Wohnungen und Effekten der Erkrankten und Verstorbenen zugewendet. Es waren an 20 verschiedenen Punkten der Stadt, vorzugsweise inmitten der belebtesten Stadtteile, um einen allzuweiten Transport mit den infektiösen Effekten zu vermeiden, Desinfektionsanstalten eingerichtet, wo die Betten, Wäsche und Kleidungsstücke mit strömendem Wasserdampfe desinficiert wurden. An jeder Anstalt wurden mehrere Desinfektions-Kolonnen gebildet, welche aus bezahlten Arbeitern bestanden, welche unter Aufsicht je eines Polizeibeamten und freiwilliger Bürger nach den Anweisungen des begleitenden Arztes die Wohnungen desinficieren und die Effekten in die Desinfektionsanstalten zu verbringen hatten. In den Anstalten war ein beständiger ärztlicher Wachtdienst eingerichtet, um dem Publikum unentgeltlich ärztlichen Rat und bei vorkommenden Erkrankungen an Cholera oder choleraverdächtigen Affektionen die erste Hilfe zu gewähren. Gleichzeitig hatten die Aerzte die Desinfektionsanstalten und ihr

Personal in sanitärer Beziehung zu überwachen und besonders
auch die von den Kolonnen vorgenommenen Hausdesinfektionen
zu kontrolieren und bei denselben mit Rat zur Seite zu stehen.
Die Ausführung der Desinfektion erfolgte nach den vom Reichs-
gesundheitsamte und von der Hamburger Medizinalbehörde er-
lassenen Vorschriften. Die Desinfektionsanstalten waren meisten-
teils in den Turnhallen der über die ganze Stadt gleichmässig
verteilten Volksschulen etabliert. Durch die ärztliche Ueberwachung war sowohl den Behörden wie dem Publikum die Gewähr gegeben, dass die Desinfektionen nach Lage jedes einzelnen
Falles gründlich, aber ohne Uebertreibung und ohne unnütze
Sachbeschädigung erfolgten.*) In diese zur Beschränkung der
Seuche für nötig erachtete Thätigkeit der Behörden griff die
Privatwohlthätigkeit in der Weise ergänzend ein, dass sie die
vernichteten oder beschädigten Gegenstände wie Betten und
Kleidungsstücke möglichst sofort ersetzte.

Es dürfte am Platze sein, hier ein Wort über die Art und
Weise zu sagen, in welcher die Desinfektion der Wohnungen Cholerakranker vorgenommen wurde. Dieselbe
erfolgte nach folgender Anleitung, zu welcher nur zu bemerken
ist, dass das benutzte Karbolwasser die von Herrn Geh.-Rat
Koch empfohlene Mischung von einem Teil Karbolsäure mit
zwanzig Teilen heisser Lösung von Kaliseife ($\frac{1}{2}$ Kilogr. Seife
auf 17 Liter Wasser) war. Die Lösung wurde von den Desinfektions-Kolonnen in Blecheimern mitgeführt und vermittelst
grosser Pinsel auf die zu desinficierenden Gegenstände appliciert.

„1. Die Desinfektion beginnt mit dem Krankenzimmer. 1) Thürdrücker, innere und äussere Seite der
Thüren des Krankenzimmers werden mit Karbolwasser vermittelst
eines Pinsels bestrichen. 2) Bettzeug, Decken, Wäsche, Hand-
tücher, Bettvorleger, Kleidungsstücke, welche der Kranke zuletzt
getragen, werden mit Karbolwasser besprengt, in die mitge-
brachten Säcke gethan und in die Desinfektionsanstalt geschafft.
3) Schuhe und Stiefel des Erkrankten werden inwendig mit
Karbolwasser ausgespült, sowie Sohle und Oberleder sorgfältig
damit bestrichen. 4) Die hölzerne Bettstelle wird auseinander
genommen und sorgfältig in Fugen und Ecken bestrichen, eine
eiserne wird gleichfalls bestrichen. 5) Holzteile und Ueberzug
der Matratze werden mit Karbolwasser bestrichen, die Sprung-
federn und inneren Teile mit Karbolwasser besprengt. Darauf
wird die Matratze zur Lüftung an die geöffneten Fenster gestellt,

---

*) Wie notwendig in dieser Beziehung eine ärztliche Ueberwachung
ist, davon hatte ich persönlich oft Gelegenheit mich zu überzeugen, indem
ich im Jahre 1892 als Arzt an einer der staatlich eingerichteten Desinfektionsanstalten während eines 7stündigen Tagesdienstes häufig die Desinfektions-
kolonnen in die Wohnungen Cholerakranker zu begleiten und die Desinfektionsmassnahmen zu überwachen hatte.

welche wenigstens drei Tage offen gehalten werden müssen. 6) Die Seegrasmatratzen werden besprengt und in die Desinfektionsanstalt geschafft. 7) Bettstroh wird reichlich besprengt und zum Verbrennen fortgeschafft. 8) Der Waschtisch wird mit Karbolwasser aufs peinlichste abgewaschen. 9) Das Nachtgeschirr wird aufs sorgfältigste mit Karbolwasser gereinigt und mit Karbolwasser gefüllt hingestellt. 10) Alles übrige im Krankenzimmer befindliche Geschirr wird mit kochendem Wasser (grüner Seife) aufgewaschen. 11) Im Krankenzimmer befindliche Reste von Nahrungsmitteln werden verbrannt. 12) Papier, Lumpen, Leinewandgegenstände im Krankenzimmer werden besprengt und zum Verbrennen mitgenommen. 13) Gardinen und Bettvorhänge werden gleichfalls besprengt und zum Desinficieren mitgenommen. 14) Tapeten, gemalte und geweisste Wände werden bis zur Manneshöhe mit Karbolwasser bestrichen. Alte zerrissene Tapeten werden am besten entfernt und zur Verbrennung mitgenommen. 15) Alle übrigen Möbel des Krankenzimmers, soweit dieselben nicht geöffnet sind, werden mit Karbolwasser abgewaschen. Ist ein Möbel geöffnet worden, so ist der Inhalt desselben zur Desinficierung in die Desinfektionsanstalt zu schaffen, und die Möbel inwendig und auswendig mit Karbolwasser abzuwaschen. II. Vorplatz des Krankenzimmers. 1) Hier befindliche Mobiliargegenstände, welche mit dem Kranken in Berührung gekommen sein könnten, werden mit Karbolwasser bestrichen. 2) Eventuell dort befindliche Kleidungsstücke sind mit Karbolwasser zu besprengen und in Säcken in die Desinfektionsanstalt zu schaffen. 3) Der Flurboden ist mit Karbolwasser sorgfältig aufzufeulen. III. Sämtliche Räume, die sonst mit dem Krankenzimmer in Verbindung stehen, müssen mit Karbolwasser gefeult werden. Möbel, die aus dem Krankenzimmer hinein geschafft worden sind, müssen gleichfalls desinfiziert werden. IV Closet. Thürdrücker, innere und äussere Seite der Thür, Sitzbrett und Fussboden werden sorgfältig mit Karbolwasser abgewaschen. Das Wasser ist laufen zu lassen und Karbolwasser nachzugiessen. V Der Handstein wird gereinigt und Karbolwasser hineingegossen. VI. Treppenflur, Treppe und Hauseingang. 1) Der Treppenflur wird sorgfältig aufgefeult, die Seitenwände desselben sorgfältig bis zu Manneshöhe mit Karbolwasser bestrichen. 2) Treppengeländer und Leitungsstricke werden mit einem Karbollappen abgerieben, die Stufen bestrichen. Der Hausflur wird mit Karbolwasser aufgefeult. Die Seitenwände bis zur Manneshöhe bestrichen. Fussmatten werden mit Karbolwasser besprengt und zur Vernichtung mitgenommen. Thürdrücker, innere und äussere Seite der Thür werden mittelst eines Pinsels mit Karbolwasser bestrichen. Eingangsstufen zum Hause, sowie die Strasse vor dem Hause werden sorgfältig besprengt. VII. Zum persönlichen Schutz der Desinfizierenden, sowie der in einem Cholera-hause Aus- und Eingehenden werden folgende Vorschriften empfohlen: Man rauche nicht, man berühre nicht den Mund, berühre kein Treppengeländer, desinfiziere sich die Hände mit Karbolwasser oder Sublimat und man trete seine Stiefel auf einem Karbollappen ab".

Nach Möglichkeit wurden die Desinfektionen so beschafft, dass die Familien dadurch nicht obdachlos wurden. In Fällen, wo einzelne Wohnungen zum Zwecke gründlicher Desinfektion geräumt werden mussten, wurden die Bewohner in Baracken resp. später in ein zur Quarantäne-Anstalt eingerichtetes grosses Logierhaus, die Concordia, überführt, wo sie zugleich eine gewisse Quarantäne durchzumachen hatten, bevor sie in ihre eigenen oder andere Wohnungen zurückkehrten. Verwaiste Kinder, deren Eltern verstorben oder ins Krankenhaus überführt waren, wurden zunächst in Kinderasyle verbracht, wo sie unter ärztlicher Kontrolle eine sechstägige Quarantäne durchmachten, bevor sie ihren Eltern resp. Pflegeeltern oder dem Waisenhause zugeführt wurden.

Am 15. September konstituierte sich eine aus 3 Mitgliedern des Senats und 6 Mitgliedern der Bürgerschaft bestehende Kommission zur Prüfung der sanitären Verhältnisse der Stadt; dieselbe ergänzte sich durch Hinzuziehung der erfahrensten Aerzte und Techniker. Aus der Mitte der Bevölkerung heraus wurden ferner Gesundheits-Kommissionen eingesetzt, deren Aufgabe darin bestand, durch ihre Mitglieder die Verhältnisse ihres Bezirks in gesundheitlicher Beziehung zu überwachen und von sanitären Mängeln der Polizeibehörde zum Zwecke der Abhilfe Mitteilung zu machen. Die einzelnen Mitglieder hatten die ihnen zur Beaufsichtigung überwiesenen Wohnungen ihres Bezirkes zu besichtigen; der Zutritt zu den Wohnungen musste ihnen nach Vorzeigung einer von der Polizei-Behörde ausgestellten Legitimationskarte gestattet werden. Insbesondere hatten sie darüber zu wachen, dass in jeder Wohnung, in welcher ein Cholerafall vorgekommen war, eine ausreichende Desinfektion vorgenommen wurde, und wo das noch nicht geschehen war, die polizeilichen Desinfektionsanstalten zur Vornahme der Desinfektion zu veranlassen.

Durch Vermittelung des Herrn Reichskanzlers und des Grossherzogl. Hessischen Staatsministeriums erging am 20. September an Herrn Professor Dr. Gaffky in Giessen das telegraphische Ersuchen, sich dem Hamburgischen Senate als Berater in hygienischen Fragen und zur Leitung bakteriologischer Untersuchungen zur Verfügung zu stellen. Herr Prof. Gaffky folgte diesem Rufe unverzüglich und verblieb bis zum 1. Dezember 1892 in Hamburg. Schon am 29. September war ein provisorisches hygienisches, aus einer bakteriologischen und einer chemischen Abteilung bestehendes Institut eingerichtet.

Da gegen Ende September die Zahl der täglich gemeldeten Choleraerkrankungen bereits erheblich abgenommen hatte, wurde es als eine Hauptaufgabe betrachtet, nunmehr jedem einzelnen, auch nur verdächtigen Falle nachzugehen, die Diagnose durch die bakteriologische Untersuchung zu kontrollieren und unter Mitwirkung ärztlicher Sachverständiger zu prüfen, ob durch die an Ort und Stelle ergriffenen Massregeln der Gefahr weiterer Infektionen hinreichend vorgebeugt wäre, resp. welche Massregeln noch weiter zu treffen seien. Vom 1. Oktober an war dieser Ueberwachungsdienst vollständig organisiert. An jedem Vormittage fand im Medizinalbureau eine Konferenz statt, in welcher die ärztlich und polizeilich neugemeldeten Fälle behufs Vornahme der Lokalinspektion an die mit den Cholera-Hausbesuchen beauftragten Aerzte verteilt wurden, und zwar auch dann, wenn der betreffende Kranke bereits ins Krankenhaus transportiert war. Ueber das Ergebnis der am Tage vorher ausgeführten Inspektionen etc. wurde an der Hand der auf einem gedruckten Formulare gemachten Aufzeichnungen berichtet und unter Berücksichtigung der inzwischen gewonnenen Ergebnisse der bakteriologischen Untersuchung über das weitere Vorgehen, insbesondere auch über Räumung verdächtiger Wohnungen und Verbringung der Insassen in die Quarantaine-Anstalt oder in ein Hospital Beschluss gefasst. Jeder in seiner Wohnung verbleibende Cholerakranke wurde bis zur völligen Herstellung möglichst täglich besucht; verdächtige Kranke oder Familien blieben 6 Tage lang unter Kontrolle; in möglichst grossem Umfange wurden dabei verdächtige Dejektionen zur bakteriologischen Untersuchung entnommen und ins hygienische Institut befördert. Insbesondere wurde den Angehörigen der Kranken dabei eingeschärft, dass die Leib- und Bettwäsche von allen Personen, welche an Durchfall litten, insbesondere auch von kleinen Kindern, vor der Reinigung eine Stunde lang in Karbolseifenlösung einzuweichen sei, welche in jeder Desinfektionsanstalt und jeder Polizeiwache unentgeltlich abgegeben wurde.

Die Hausbesuche boten nicht selten auch Gelegenheit, durch Benachrichtigung der geeigneten Instanzen, verschämten Armen Unterstützung zuzuführen resp. sanitäre Missstände in den Wohnungen zu beseitigen.

239 Besuche wurden von den mit den Hausbesuchen beauftragten Aerzten in 127 Wohnungen gemacht, in denen ein sicher konstatierter Cholerafall vorgekommen war. In den weitaus meisten Fällen dieser Art erfolgte eine Ueberführung der Kranken ins Krankenhaus, welche überall da, wo die häuslichen Verhältnisse genügende Isolierung und Pflege nicht gestatteten, von dem kontrollierenden Arzte dringend angeraten wurde.

Gegen Ende der Epidemie wurde ein regelmässiger ärztlicher Ueberwachungsdienst für die in den Häfen und Kanälen liegenden Schiffe eingerichtet, anfangs Oktober zunächst für die Flussschiffe, von Mitte Oktober an auch für die Seeschiffe. Um die Revision der auf dem Strome liegenden Fahrzeuge zu ermöglichen, waren den Aerzten Dampfbarkassen zur Verfügung gestellt. Die Instruktion der Aerzte ging dahin, vorgefundene oder choleraverdächtige Kranke mit Hilfe der nächsten Polizeiwache sofort ins Krankenhaus schaffen zu lassen, eine Probe der Dejektionen dem hygienischen Institut einzuliefern und über den Fall alsbald an das Medizinal-Inspektorat zu berichten. Die Aerzte hatten bei jeder Revision sämtliche an Bord befindliche Personen anzusehen, ausserdem aber darauf hinzuwirken, dass die Dejektionen nur nach vorgängiger Desinfektion mit Kalkmilch ins Wasser entleert wurden; die Klosetröhren der im Hafen liegenden Seeschiffe wurden mit einer Vorrichtung versehen, welche in einfacher Weise das Zurückhalten der Faekalien bis zur erfolgten gründlichen Mischung mit Kalkmich ermöglichte. Ferner hatten die Aerzte darauf hinzuwirken, dass kein ungekochtes Elbwasser benutzt, das Wasser vielmehr aus den herumfahrenden Wasserbooten entnommen und zur Aufbewahrung desselben ein Wasserfass an Bord aufgestellt würde. „Die Schiffer", heisst es in dem amtlichen Berichte, „zeigten sich im allgemeinen willig, wenn sie auch begreiflicher Weise nur zum Teil und allmählich dazu gebracht werden konnten, die Warnung vor dem Genuss des rohen Elbwassers zu beherzigen und ihre Dejektionen nicht ohne weiteres ins Wasser zu entleeren". Ferner wird auch hier wieder darauf hingewiesen, dass in den weitaus meisten Fällen, welche in erheblicher Zahl wegen Choleraverdachts den Krankenhäusern zugeführt wurden, sich die Erkrankungen als nicht durch Cholera (d. h. Cholera im Koch'schen Sinne) bedingt herausstellten. In den verhältnismässig wenig zahlreichen Fällen, in denen die Erkrankung sich bakteriologisch als Cholera erwies, wurden Evakuation und gründliche Desinfektion des Schiffes angeordnet. In dem amtlichen Berichte wird hervorgehoben, dass die Bescheinigungen, welche über die ausgeführten ärztlichen Revisionen regelmässig ausgestellt wurden, den Schiffen hinsichtlich ihrer sanitätspolizeilichen Behandlung in anderen Häfen von nicht unerheblichem Nutzen gewesen seien. Die Gesamtzahl der in der Zeit vom 6. Oktober 1892 bis 15. März 1893 vorgenommenen Schiffsrevisionen betrug 75,726.

Die Bemühungen, die Nachbarschaft der Schöpfstelle der Stadtwasserkunst möglichst frei von Schiffen zu halten, waren nach Lage der Verhältnisse sehr schwierig; auch gegen Ende September noch konnte es nicht verhindert werden, dass sich zeitweise eine grössere Anzahl von Oberländer Kähnen in der Nähe der Schöpfstelle zur Zusammenstellung und Auflösung der Schleppzüge vor Anker legten. Erst gegen Ende Oktober liess es sich infolge der Verlegung der Zollabfertigungsstelle der Oberländer Kähne durchführen, dass wenigstens einen Kilometer aufwärts und abwärts von der Schöpfstelle kein Kahn sich vor Anker legen durfte. Die Befolgung der bezüglichen Vorschrift wurde durch eine Polizeibarkasse ständig überwacht. Ueberdies wurde, um eine Verunreinigung des Elbufers in der Nähe der Schöpfstelle zu verhüten, an geeigneter Stelle ein Polizeiposten stationiert.

Gegen Ende der Epidemie kam noch eine andere Massregel zur Ausführung, für welche besondere Einrichtungen erst getroffen werden mussten, nämlich die Ausräumung der durch Cholera infizierten überfüllten oder schlechten Wohnungen und die Ueberführung der Insassen in die Krankenhäuser resp. in eine Quarantäne-Anstalt. Man ging dabei von der Absicht aus, einem Ueberwintern der Seuche in Hamburg vorzubeugen und zu diesem Zwecke namentlich die Bildung neuer Choleraherde zu verhüten.

Zu diesen zur Bekämpfung der Seuche ergriffenen Massnahmen trat nun die öffentliche und private Wohlthätigkeit überall ergänzend hinzu.

In dem Zeitraum vom 1. September 1892 bis 1. März bezw. 1. April 1893 sind in Hamburg, wie sich aus dem Berichte des Herrn Dr. Münsterberg über die Notstandspflege ergibt, aufgewendet worden:

a) für die Notstandspflege	3,892,482 M.
b) für die öffentliche Armenflege	2,354,464
c) für die Waisenpflege	233,743
d) für die Stiftungspflege	517,000 „
	6,997,689 M.

ungerechnet die sehr erheblichen und auch nicht annähernd zu schätzenden Aufwendungen der Vereinsthätigkeit und der vielfach von Privatpersonen einzelnen Familien gegenüber geübten Wohlthätigkeit. Diese Bestrebungen zur Beschränkung des sozialen Elends, das nach den epidemiologischen Feststellungen der Cholera in so hohem Grade Vorschub leistet, sind zweifellos für die Bekämpfung der Seuche von ausserordentlicher Wichtigkeit gewesen.

Herr Prof. Gaffky gibt in dem amtlichen Bericht über die Notstandspflege folgenden Ueberblick:

„Am 31. August erliess die Handelskammer eine Bekanntmachung in den Tagesblättern, in welcher im Hinblick auf den durch die Epidemie hervorgerufenen, grosse Kreise der Bevölkerung heimsuchenden Notstand die Hamburger Bürgerschaft zur Hilfeleistung aufgerufen wurde. Es wurde ein Hilfskomitee gebildet, dessen Vertretung in die Hände eines von der Handelskammer erwählten Exekutivausschusses gelegt wurde. Der letztere konstituierte sich bereits am 3. September und beschloss, für jeden Bezirk der Stadt und ihres Gebietes ein Notstandscomité, welchem der direkte Verkehr mit den durch die Epi-

demie Betroffenen obliegen sollte, ins Leben zu rufen, zwecks
Organisierung solcher Comités aber mit den in allen Bezirken
bestehenden Bürgervereinen sich in Verbindung zu setzen.
Der Ausschuss wählte gleichzeitig aus seiner Mitte für jeden Be
zirk einen Kommissar, welcher die vermittelnde Instanz zwischen
Bezirkscomité und Ausschuss bildete. Schon nach wenigen
Tagen war die Organisation im wesentlichen vollendet. In den
Bezirken waren mehr als 1500 Vertrauensmänner und Pfleger
aus allen Berufsständen thätig. Die Unterstützungen bestanden
in Anweisungen auf Nahrungsmittel, Kohlen, Kleider, Betten etc.,
wofür im ganzen in der Zeit von Anfang September bis Ende
März 2,214,524 M. verausgabt worden sind. Hierzu kommen
noch die sehr erheblichen Geschenke an Naturalien, welche an
das vom Ausschusse eingerichtete Magazin geliefert und von
diesem aus verteilt wurden. Bares Geld wurde nur ausnahmsweise und lediglich an verschämte Arme nnd an notleidende
Handwerksmeister gegeben, zusammen etwa 252,000 M. Bei
den Unterstützungen wurde von Anfang an den aus den Krankenhäusern entlassenen Reconvalescenten besondere Fürsorge zugewandt. Beihilfen zur Bezahlung rückständiger Miete wurden
— unter der Bedingung, dass die Grundeigentümer einen erheblichen Teil ihrer Forderungen nachliessen — im Gesamtbetrage
von etwa 390,000 M. gewährt. Eine der wichtigsten Aufgaben
des Ausschusses bildete ferner die dauernde Hilfeleistung für die
durch die Epidemie ihres Ernährers beraubten Waisen und Witwen.
Die letzteren wurden thunlichst durch Errichtung eines kleinen
Geschäftes oder dergleichen in den Stand gesetzt, sich für die
Zukunft ehrlich zu ernähren. — Die Gesamtsumme der dem
Exekutiv-Ausschusse zugeflossenen Gelder hat sich auf 4,444,927
Mark belaufen, wovon Deutschland 2,669,938 M. (darunter Ham-
burg selbst 1,272,916 M.), das übrige Europa 359,800 M., Amerika
364,332 M., Asien 8,775 M., Afrika 41,880 M., Australien 200
Mark beigesteuert haben".

Wenn man alles das, was im Jahre 1892 in Hamburg zur
Bekämpfung der Epidemie von Behörden und Bevölkerung geschehen ist, überblickt, so muss man zu dem Schlusse kommen,
dass die reichen Mittel des grossen städtischen Gemeinwesens
nicht wohl vollständiger zur Durchführung der angeordneten Bekämpfungsmassnahmen bereit gestellt werden konnten.

Soweit diese Bekämpfungsmassnahmen auf die Beschränkung
des sozialen Elends gerichtet waren, welches nach den Feststellungen der epidemiologischen Choleraforschung der Seuche in
so hohem Grade Vorschub leistet. sind sie ferner nicht nur vom
humanen, sondern auch vom wissenschaftlichen Standpunkte aus
als ausserordentlich zweckmässig zu bezeichnen; soweit sie aber
in der Absicht ergriffen waren, durch Verhinderung der mittel-
baren oder unmittelbaren Uebertragbarkeit der Krankheitsursache

die epidemische Ausbreitung der Seuche hintanzuhalten, müssen sie als ein Gegenstand der ernstesten wissenschaftlichen Kritik betrachtet werden.

Es wurde schon in der Einleitung darauf hingewiesen, dass die staatlichen Behörden des Reiches und Hamburgs und die sie beratenden Medizinalbehörden, als wenige Tage nach erfolgter amtlicher Feststellung des Choleraausbruches die Katastrophe mit elementarer Gewalt über Deutschands erste Handelsstadt hereinbrach, der ausserordentlichen Gefahr und der ungeheueren Verantwortlichkeit gegenüber nicht anders konnten, als die in der Wissenschaft zur Zeit vorherrschende Koch'sche Auffassung zu der ihrigen zu machen und dieselbe zur Richtschnur der Bekämpfungsmassnahmen zu nehmen.

Zu beklagen aber ist es, dass in jener ernsten Zeit, wo sich die ganze Welt von der in einem solchen Centrum des Weltverkehrs ausgebrochenen Seuche bedroht glaubte, und wo der Weltverkehr zeitweise ins Stocken zu geraten schien, nichts von alledem, was die Choleraforschung in der wissenschaftlichen Arbeit beinahe eines Jahrhunderts über das thatsächliche epidemische Verhalten der Cholera festgestellt hatte, der Allgemeinheit zu Gute kam, dass von den Thatsachen des Verlaufes früherer Epidemien, die sich immer und immer wieder bestätigt hatten, so gar nichts verlautete. Wie beruhigend hätte es wirken müssen, wenn man auf die Autorität v. Pettenkofer's und Cuningham's hin verkündet hätte: das Entstehen einer Epidemie resultiert in erster Linie aus örtlichen und zeitlichen Verhältnissen; der einzelne Cholerakranke kann unter gewissen Bedingungen wohl eine Gefahr für die Personen seiner nächsten Umgebung, aber nicht für die Gesammtheit sein. Eine Verschleppung kommt nur in der Weise vor, dass der aus einem Choleraorte zureisende Cholerakranke den Personen seiner nächsten Umgebung den in seinen Ausleerungen resp. in seiner Kleidung und Wäsche enthaltenen Infektionsstoff mitteilt; ein epidemisches Erkranken an Cholera aber entsteht nur da, wo die örtlichen und zeitlichen Bedingungen erfüllt sind.*)

Die Richtigkeit der v. Pettenkofer'schen Auffassung ist, wie ich während der Drucklegung dieser Arbeit ersehe, neuerdings auch für Japan bestätigt. Prof. O. Loew schreibt über das Auftreten der Cholera in Japan in der „Münchener med. Wochenschrift" (Nr. 12; 1898) folgendes:

Cholera ist häufig, doch tritt sie kaum je in so verheerenden Dimensionen auf, wie sie in Neapel, Marseille oder Hamburg in neuerer Zeit auftrat, vielleicht, weil Japan im Sommer eine selten ausbleibende Regenzeit hat.

Pettenkofer's Beobachtungen über örtliche und zeitliche Disposition sind auf's Klarste auch für Japan giltig. Die Cholera bricht auch dort nie im Frühjahre, sondern, wie überall in der gemässigten Zone, im Hochsommer oder Herbst aus (auch an der chinesichen Küste tritt Cholera nur zu dieser Zeit ein), und die Epidemie wird um so heftiger, je weiter im Mai, Juni

Von einer solchen Auffassung ausgehend ergriff England, das doch naturgemäss die meisten und direktesten Schifffahrtsbeziehungen zu Hamburg hat, im Jahre 1892 keine besonderen Absperrungsmassregeln; die von Hamburg kommenden Schiffe konnten ungehindert ohne Quarantäne in seinen Häfen verkehren und der Güterverkehr war keinen Beschränkungen unterworfen. Die Kontrolle war auf eine ärztliche Revision der Ankommenden beschränkt und im übrigen begnügte man sich damit, alle Erkrankten möglichst zu isolieren. Man hat mit diesem System keine schlechten Erfahrungen gemacht, denn England blieb nicht allein von einem epidemischen Auftreten der Seuche verschont, sondern es kamen auch einzelne Fälle nicht vor, welche neue

---

und Juli die Regenmenge unter das Mittel fällt; am meisten ausschlaggebend scheint der Juni zu sein.

Es gibt auch in Japan Orte, die choleraimmun sind und wieder solche, in denen sie stets heftiger auftritt, wie in anderen. In Tokio war die Epidemie von 1886 die stärkste, aber es starben nur 9 879 Personen von 1 340 000 Einwohnern, und gerade in jenem Jahre war Juni, Juli und August weit trockener, als während der 3 anderen Epidemien, von 1885, 1890 und 1895, welche in den letzten 15 Jahren die Stadt heimsuchten. In Osaka war während dieser 4 Epidemien die Zahl der Opfer stets grösser und auch die Epidemie von 1886 war dort die stärkste, in Uebereinstimmung mit dem schwächsten Regenfall. Es starben dort im Jahre 1886 von 490 000 Einwohnern 15 968

| Osaka | | Tokio | |
Regenmenge, mm 1. Juni bis 1. Sept.	Todte	Regenmenge, mm 1. Juni bis 1. Aug.	Todte
1885	1007,3	1 095	616,8	112
1886	177,5	15 968	216,1	9 879
1890	401,2	7 477	414,9	3 301
1895	575,2	5 315	606,7	2 500

— Bei der Betrachtung der Sterbeziffern ist zu berücksichtigen, dass Osaka nur ca. den dritten Teil der Einwohnerzahl hat wie Tokio. —

Die Bemerkung des Herrn Prof. Loew, dass die Cholera in Japan kaum je in so verheerenden Dimensionen aufgetreten sei wie z. B. 1892 in Hamburg, könnte die Vertreter der Koch'schen Richtung wieder von Neuem in ihrer Auffassung bestärken, dass in Hamburg 1892 doch etwas Besonderes, wie die Infection der centralen Wasserleitung, das Entscheidende gewesen sein müsse. Um diesem Einwande gleich von vornherein zu begegnen, möchte ich die Loew'sche Bemerkung dahin berichtigen, dass die Cholerasterblichkeit Osakas 1886 beinahe doppelt so hoch war (15,968 † unter 490,000 Einwohnern) wie diejenige Hamburgs 1892 (8,576 † unter 637,686 Einwohnern) und 1890 und 1895 derjenigen Hamburgs 1892 annähernd gleichkam.

Erkrankungen nach sich gezogen hätten. Es ist das um so bemerkenswerter, wenn man bedenkt, dass ein Drittel des ganzen Hamburger Handels von England kommt und dorthin geht, und wenn man weiter bedenkt, dass z. B. in London hunderte von russischen Emigranten, aus den verseuchten Gegenden ihrer Heimat vertrieben, die schlechtesten Quartiere der Riesenstadt bevölkerten und, wenn sie einmal den Hafen verlassen hatten, jeder Kontrolle durch die Sanitätsbehörde entzogen waren.

Man hat in England durch den fortwährenden Schiffsverkehr mit den ununterbrochen verseuchten indischen Distrikten durch bald hundertjährige Erfahrung kennen gelernt und im Jahre 1892 wieder bestätigt gefunden, wie wenig ein epidemisches Auftreten der Seuche durch Verschleppung zu fürchten ist, wenn die Bedingungen dafür am Orte selbst nicht vorhanden sind.

In Deutschland aber erfüllte sich das Wort, welches Cuningham in einem Briefe an die „Times", datiert vom 17. Juli 1883, geschrieben hatte : „Wir sehen nun (in Aegypten) die entsetzlichen Resultate der Beunruhigung durch die Theorie von der Existenz eines besonderen von den Kranken ausgehenden Giftes, und wenn die Epidemie fortschreitet, so werden wir noch mehr derartiges zu beklagen haben. Quarantäne und Cordon, Desinfektion und Isolierung der Kranken können weder die Cholera aufhalten, noch deren Ausdehnung begrenzen.   Die Ereignisse werden bald zeigen, ob, was ich sagte, wahr ist oder nicht."
„Die Ereignisse", schreibt Cuningham im November 1884 in seiner Vorrede zu seinem mehrfach citierten Werke, „haben bis jetzt leider nur zu nachdrücklich gezeigt, dass es wahr ist. Es bedarf nur einer geringen Kenntnis des Vorgefallenen, um festzustellen, dass nicht nur kein Vorteil aus diesen Massregeln gezogen wurde, sondern dass sie unberechenbares Unheil angerichtet haben. Es ist thatsächlich keine Uebertreibung, wenn man sagt, dass, wie gross auch immer das durch Cholera verursachte Unglück sein möge, es verschwindet gegen das, welches wir Quarantänen, Cordonen und anderen den Verkehr beschränkenden Massregeln verdanken, welche ergriffen wurden in der Hoffnung, durch sie die Ausdehnung der Krankheit zu verhindern. Derartige Massregeln stützen sich alle auf allgemein angenommene Theorien.   . Der Grundsatz der Regierung von Indien aber ist, keine Theorien als Basis der sanitären Arbeit anzunehmen. Sie wird einzig geleitet durch ihre ausgedehnte Erfahrung, und diese Erfahrung lehrt in unmöglich misszuverstehender Sprache, dass gegenüber der Cholera Theorien nicht als Wegweiser genommen werden können für irgend welche nutzbringende Massnahmen von seiten des Staates; dass durch Verbesserungen (wobei Cuningham die sanitäre Bedeutung eines tadellosen Trinkwassers wiederholt betont, ohne eine Uebertragung des spezifischen Krankheitskeimes mit dem Wasser an-

zunehmen) in dem Zustande der Lokalitäten viel Gutes gethan
werden kann, dass aber alle Versuche, die Lehre von der Ansteckung (Contagion) in die Praxis zu übertragen, nichts gutes,
sondern nur Schlechtes erzeugen, sowohl weil sie deprimierend
wirken, als auch weil sie in hohem Grade alle die Uebel, die
sie zu verhüten bestimmt sind, verschlimmern. Dies sind die
einzigen gesunden Grundsätze, schliesst Cuningham, welche
von dem Staate befolgt werden können, und ich hoffe mit Zu-
versicht auf die Zeit, wo alle Nationen deren Wahrheit bekun-
den. Möge in Indien nie davon abgegangen werden, denn ihre
Aufrechterhaltung steht in innigstem Zusammenhange mit dem
Glück und der Wohlfahrt des indischen Volkes, in dessen Mitte
ich so viele Jahre meines Lebens verbrachte und für das ich
das wärmste Interesse hege". In diesen Sätzen fasst Cuningham die reichen Erfahrungen zusammen, welche er in einer
33 jährigen Thätigkeit als Arzt und Leiter des Sanitäts-Departements der indischen Regierung gesammelt hat, und v. Pettenkofer, welcher einen grossen Teil seiner Lebensarbeit dem
Studium der Cholerafrage gewidmet hat, kommt, was die praktischen Massnahmen anbetrifft, zu denselben Resultaten. „Die
theoretische Differenz zwischen Cuningham's und meiner Auffassung", sagt von Pettenkofer in seinem Vorworte zur deutschen Uebersetzung des Cuningham'schen Werkes, „hindert
mich nicht, die grossen Verdienste Cuningham's um die Cholerafrage sowohl in theoretischer als auch in praktischer Beziehung
voll anzuerkennen, und seine Leistungen als Ecksteine der epidemiologischen Forschung in vieler Beziehung zu betrachten.
Möge das Buch bei allen massgebenden Personen und Behörden
die verdiente Beachtung finden"!

Die Differenz zwischen den Auffassungen der beiden Autoren
ist in der That, wie wir schon erörtert haben, nur eine theoretische, denn während Cuningham annimmt, dass der Verkehr
für das Auftreten eines epidemischen Erkrankens an Cholera
irrelevant wäre, nimmt v. Pettenkofer zwar an, dass zum Entstehen einer Epidemie die Einschleppung eines aus Indien importierten spezifischen Krankheitskeimes notwendig sei, weist
aber gleichzeitig aus der Geschichte der Cholera nach, dass es
sich noch immer als unmöglich herausgestellt habe, den Verkehr
in der Weise „pilzdicht" zu gestalten, dass die Einschleppung
vermieden worden wäre, und dass alle verkehrsbeschränkenden
Massnahmen um so mehr zu widerraten seien, als das Auftreten
eines epidemischen Erkrankens an Cholera in erster Linie von
örtlichen und zeitlichen Verhältnissen abhängig sei. So kommen
also beide Autoren, Cuningham durch langjährige Beobachtung
der Cholerabewegung in ihrem Heimatlande Indien und von
Pettenkofer durch eingehendstes Studium der ganzen Geschichte der Cholera zu denselben praktischen Massnahmen.

Diesen beiden Ansichten steht nun die Koch'sche Auffassung
gegenüber, welche die epidemische Ausbreitung der Krankheit
daraus erklärt, dass der eingeschleppte Cholerakeim in ein Medium (wie das Wasser) gelange, welches allen zugänglich sei
und so allen die Krankheitsursache vermittele. Die Hamburger
Epidemie des Jahres 1892 bot der Koch'schen Richtung, wie
wir gesehen haben, eine ganz ausserordentlich günstige Gelegenheit, die Richtigkeit ihrer Auffassung und die Wirksamkeit der
aus derselben sich ergebenden Bekämpfungsmassnahmen zu er-
proben. Die Thatsachen des Verlaufes der Epidemie aber lassen
in keiner Weise erkennen, dass der Verlauf der Dinge in dieser
Epidemie sich anders gestaltet habe als in den früheren grossen
Epidemien Hamburgs; sie weisen vielmehr darauf hin; dass dieselben Faktoren örtlich-zeitlicher Natur, welche nach den Feststellungen der epidemiologischen Forschung die Cholerabewegung
in Indien wie überall ausserhalb Indiens bestimmen, auch den
Gang der Hamburger Epidemie in entscheidender Weise beeinflusst haben. Die Erkenntnis dieser grösseren Faktoren muss uns
davor bewahren, in den Fehler zu verfallen, die Verhältnisse,
aus denen sich ein epidemisches Erkranken an Cholera
entwickelt, den Verhältnissen des einzelnen Cholerafalles
gleich zu setzen, und uns der trügerischen Hoffnung hinzugeben,
dass das, was im einzelnen Falle geeignet erscheint, die Uebertragung der Krankheit auf die Personen der nächsten Umgebung
zu verhindern, auch geeignet wäre, das Auftreten eines epidemischen Erkrankens hintanzuhalten.

Dass die Rolle, welche die Uebertragbarkeit bei der Ausbreitung spielt, nur eine beschränkte ist und nur eine Bedeutung
hat für den einzelnen Cholerafall, nicht aber für das Entstehen
einer Epidemie, dürfte schon daraus hervorgehen, dass ein so
erfahrener Beobachter wie Cuningham die Uebertragbarkeit
überhaupt leugnet und v. Pettenkofer sie nicht ohne Mitbetei-
ligung der örtlichen Verhältnisse zu denken vermag. Immerhin
muss mit der Möglichkeit gerechnet werden, dass bei der
Cholera eine Uebertragung vom Kranken auf die Personen seiner
nächsten Umgebung unter gewissen Bedingungen, über welche
noch Meinungsverschiedenheit unter den Autoren herrscht,
vorkommt, und es verdient zweifellos bei den Bekämpfungsmassnahmen Berücksichtigung, dass in den Auslcerungen Cholerakranker, welche schon seit Beginn der epidemiologischen Choleraforschung (Griesinger) für infektiös gehalten sind, von Koch
ein Bazillus gefunden ist, welcher in einem bisher allerdings noch
nicht völlig aufgeklärten Verhältnisse zu dem Krankheitsprozesse
stehen könnte. Dass dieses Verhältniss noch nicht als ein ursächliches erwiesen ist, geht daraus hervor, dass nach den Untersuchungen im hygienischen Institut zu Hamburg unter Leitung
des Herrn Prof. Dr. Dunbar das Vorkommen des Bazillus in

einer Reihe von Erkrankungsfällen, welche die klinischen Symptome der Cholera-Erkrankung boten, vermisst ist, und dass in einer zweiten Reihe von Fällen der Bazillus gefunden ist, ohne dass irgendwelche Krankheitssymptome bestanden.

Man muss aber bei alledem sagen, dass es bei dem derzeitigen Stande der Choleraforschung im Jahre 1892 den verantwortlichen Behörden zur Pflicht wurde, die Auffassung zu der ihrigen zu machen, welche in scheinbar so plausibler Weise die Verhältnisse des einzelnen Cholerafalles auf die Entstehung der Epidemie übertrug und die Hoffnung erweckte, durch ihre auf kontagionistischer Anschauung beruhenden und gegen die mittelbare Uebertragbarkeit der Krankheit gerichteten Massnahmen die epidemische Ausbreitung hintanhalten zu können. Der Verlauf der Dinge aber hat leider gezeigt, dass man nicht in solcher Weise die Verhältnisse des einzelnen Cholerafalles auf das Entstehen einer Cholera-Epidemie übertragen kann. Die Cholera hat sich auch in unserer Epidemie wieder als die grösste hygienische Lehrmeisterin gezeigt, welche die allgemeine Aufmerksamkeit mit unerbittlichem, furchtarem Ernste darauf hinlenkt, dass nicht in der Bekämpfung, sondern in der Verhütung solcher Epidemien das Heil zu suchen ist; und wie sie dem Einzelnen ins Bewusstsein rief, von welcher Bedeutung für sein leibliches Wohl eine sorgsame Lebensführung im grossen und ganzen wie im kleinen und kleinsten ist, so hat sie auch der Gesamtheit in Erinnerung gebracht, das die öffentliche Gesundheitspflege zu den vornehmsten Aufgaben staatlicher Fürsorge gehöre.

Bezüglich des Einflusses sanitärer Verbesserungen auf die Cholerafrequenz Hamburgs in früherer Zeit hat uns der Rückblick auf die früheren Epidemien gezeigt, dass die Cholerafrequenz der eigentlichen Stadt, wenn man die 5 grösseren Epidemien von 1831/32, 1848, 1859, 1866 und 1873 vergleicht, eine kontinuierliche Abnahme von der ersten Epidemie der Jahre 1831/32 an bis zu der Epidemie von 1873 hin zeigt. In gleicher Weise machte sich eine gewisse Abnahme der Unterschiede im Befallensein der höher und tiefer liegenden Distrikte geltend. Auch in der Häufigkeit der Nachepidemien, welche bis Ende der 50er Jahre stets in einer grösseren Reihe aufeinanderfolgender Jahre den Hauptepidemien zu folgen pflegten, trat eine Aenderung derart ein, dass seit Ende der 50er Jahre diese Nachepidemien weniger häufig oder gar nicht eintraten. Nach dem derzeitigen Stande der epidemiologischen Choleraforschung war man vollauf berechtigt, diese Abnahme der Cholerafrequenz, soweit sie sich nicht aus den auch den Gang der gleichzeitigen Pandemien bestimmenden klimatischen Faktoren erklärte, auf die allmählich zur Geltung kommende Assanierung des Bodens durch das seit Mitte der 40er Jahre ausgebaute Sielsystem, sowie auf sonstige sanitäre Verbesserungen

(Neubau des im Jahre 1842 abgebrannten Stadtteils; zentrale Wasserversorgung mit einer 2 km von der Stadt und 6 km von der Sielausmündung entfernten Schöpfstelle) zurückzuführen.

Als dann Hamburg während der 1883 in Aegypten beginnenden V Cholera-Pandemie vollständig verschont blieb, trotz des lebhaftesten Handelsverkehrs mit Italien, Spanien und Südfrankreich, wo die Seuche 1884, 1885 und 1886 zeitweise in epidemischer Ausbreitung herrschte, hatte man in Hamburg jedenfalls keine Veranlassung, den örtlichen Verhältnissen zu misstrauen, wenn man sich allerdings auch sagen musste, dass der Hauptgrund des Verschontseins in denselben klimatischen Verhältnissen liegen müsse, durch welche das ganze Mittel-Europa verschont blieb, und wenn man sich auch nicht verhehlen konnte, dass im Falle eines epidemischen Auftretens der Cholera in Mittel-Europa, speziell in Nord-Deutschland, die Gefahr, soweit sie in der natürlichen Lage der Stadt begründet wäre, nicht als beseitigt betrachtet werden könnte.

Die Epidemie des Jahres 1892 aber hat dann gezeigt, dass Hamburg den in seiner natürlichen Lage begründeten Charakter einer Cholera-Lokalität noch immer nicht verloren hat, und dass auch in seinen sanitären Verhältnissen, im besonderen was Wohnungsverhältnisse und Wasserversorgung betraf, bei der ausserordentlichen Zunahme der Stadt, zumal an Angehörigen der niedrigsten Steuerklassen und an ganz Unbemittelten, in den letzten 20 Jahren sich Uebelstände herausgebildet hatten, welche wohl geeignet waren, die Cholerafrequenz zu erhöhen. Nach den Erfahrungen früherer Jahrzehnte steht zu hoffen, dass es den sanitären Bestrebungen, wenn sie vom Einverständnis der gesamten Bevölkerung getragen werden, gelingen wird, die Cholerafrequenz in derselben Weise herabzumindern, wie es in den fünfziger und sechziger Jahren der Fall war; die örtliche Disposition zum Auftreten eines epidemischen Erkrankens an Cholera ganz zu beseitigen, darf man bei der natürlichen Lage der Stadt und ihren aus derselben resultierenden Bodenverhältnissen, im besonderen der erheblichen Durchfeuchtung und den wechselnden Feuchtigkeitszuständen des mit organischen Ueberresten erfüllten Bodens, leider kaum hoffen.

Was im besonderen die Hoffnungen betrifft, welche man auf das grossartige Filtrationswerk der städtischen Wasserleitung bezüglich der Cholerafrequenz setzt, so sind folgende Worte Cuningham's beherzigenswert: „Die wahre Lehre, welche aus der Erfahrung der mit guter Wasserversorgung versehenen Orte gelernt werden soll, ist, dass diese Versorgung eine grosse sanitäre Verbesserung ist, wohl geeignet, den allgemeinen Gesundheitszustand zu bessern, aber dass sie nur eins von vielen Erfordernissen für die Gesundheit ist, und dass die Leute, welche sich mit einer guten Wasserversorgung versehen haben, keinen

Grund haben, die Hände in den Schoss zu legen und sich ein-
zubilden, dass sie nun gegen die Cholera gefeit seien". Diese
Worte verdienen nicht nur in Hamburg Beachtung, wo man aus
ihnen entnehmen mag, dass die öffentliche Fürsorge fortgesetzt
sanitären Verbesserungen zugewendet bleiben muss, sondern auch
ausserhalb Hamburgs, wo man sich in künftigen Choleraheimsuchungen, die ein gütiges Geschick verhindern wolle, mit deren
Möglichkeit aber fortgesetzt zu rechnen ist, erinnern möge, dass
das Auftreten eines epidemischen Erkrankens an Cholera in
Hamburg wie überall bestimmt wird durch Faktoren, die sich
nicht so sehr unserer Erkenntnis, aber unserer Beeinflussung
grösstenteils entziehen.

Das Resultat, zu welchem uns der Rückblick auf Hamburgs frühere Cholera-Epidemien und die Betrachtung der Epidemie des Jahres 1892 geführt hat, findet sich in folgenden 44 Schlusssätzen zusammengefasst.

Die ersten 8 Schlusssätze präcisieren gewissermassen die allgemeinen Gesichtspunkte, aus welchen das Auftreten der Cholera in Hamburg zu beurteilen ist; die 36 folgenden Sätze beziehen sich auf die Epidemie des Jahres 1892 im Vergleiche mit den früheren Epidemien Hamburgs.

1. Hamburg ist in dem 42jährigen Zeitraume von 1831—1873 in 20 verschiedenen Jahren von der Cholera heimgesucht worden. Die Ausbreitung, zu welcher die Seuche gelangte, war in den einzelnen Jahren eine sehr verschiedene; dagegen war ihr Auftreten hier wie in ihrer endemischen Heimat stets durch eine gewisse zeitliche Regelmässigkeit und das vorwiegende Befallensein bestimmter Oertlichkeiten charakterisiert.

2. Was die Ursache des Auftretens der Cholera in Hamburg betrifft, so ist die Möglichkeit der Einschleppung bei dem Weltverkehr der Stadt, zumal in der Zeit einer Pandemie, nicht von der Hand zu weisen; die näheren Umstände einer etwa erfolgten Einschleppung aber haben sich für keine der früheren Epidemien feststellen lassen.

3. Die Thatsache, dass die Cholera in Hamburg so häufig in epidemischer Ausbreitung aufgetreten ist, weist darauf hin, dass in Hamburg in hervorragendem Maasse die örtlichen Bedingungen vorhanden sein müssen, welche die klimatischen Faktoren, die den Gang der Epidemien bestimmen, zu der entsprechenden, in den Grundwasserschwankungen zum Ausdruck kommenden örtlichen Einwirkung gelangen lassen, aus welcher das Auftreten der Cholera resultiert.

Als solche „örtlichen Bedingungen" werden bekanntlich „tiefe Lage" und „Nähe des Wassers" bezeichnet, aus welchen beiden Momenten offenbar besondere Bodenverhältnisse resultieren, welche durch eine erhebliche Durchfeuchtung des Bodens charakterisiert sind, und zu welchen in Hamburg als drittes pathognomonisches Moment eine im Laufe der Jahrhunderte immer fortgeschrittene Bodenverunreinigung hinzukommt.

4. Die natürliche Lage Hamburgs, sein Klima und seine Bodenverhältnisse zeigen gewisse Aehnlichkeiten mit den Oertlichkeiten, welche die Cholera überall notorisch bevorzugt.

Die in Hamburg stets am ehesten und schwersten betroffenen Oertlichkeiten sind durch tiefe Lage, Nähe des Wassers und besondere Bodenverhältnisse (Marschboden, Wasserreichtum), von den mehr verschonten Gegenden unterschieden: es sind die am Hafen liegenden Stadtteile, die Elbinseln und die von Kanälen durchzogenen, tiefliegenden Marschdistrikte an der Elbe und Bille.

5. Die Cholera-Epidemien Hamburgs, sowie Erkrankungen an asiatischer Cholera in Hamburg, sind stets in Zeiten gefallen, in welchen die Cholera überhaupt in Europa und speciell in Nord-Deutschland in epidemischer Ausbreitung auftrat. Andererseits ist Hamburg, wie ganz Nord-Deutschland, in einer Reihe von Jahren (1865; 1884; 1885; 1886) von der Cholera verschont geblieben, trotzdem die Seuche in Süd-Europa in epidemischer Ausbreitung herrschte, und trotzdem Hamburg mit den verseuchten Ländern (Italien, Spanien, Südfrankreich) im lebhaftesten Handelsverkehr stand.

6. Die Ausbreitung, zu welcher die Seuche in Hamburg gelangte, war in den einzelnen Jahren eine sehr verschiedene. Es ergiebt sich daraus, dass die Bedingungen, welche die epidemische Ausbreitung bestimmen, nicht immer in gleichem Maasse vorhanden sind, resp. nicht immer in gleichem Grade zur Wirkung kommen können.

Jedoch ist es sehr bemerkenswert, dass die Cholerasterblichkeit in den drei schwersten Epidemien, welche Hamburg betroffen haben: 1832, 1848 und 1892, in der eigentlichen Stadt und den beiden Vorstädten, resp. im städtisch bebauten Gebiete ungefähr die gleiche Höhe erreicht hat.

7. Die Perioden eines epidemischen Erkrankens an Cholera in Hamburg zeigen eine gewisse Uebereinstimmung ihres zeitlichen Verlaufes mit dem Auftreten der Seuche in Europa und speciell in Nord-Deutschland, in der Art, dass man sich veranlasst fühlt, für die einzelnen Perioden wie für die Pandemien dieselben Faktoren als zeitbestimmend anzunehmen.

Es weist uns diese Uebereinstimmung offenbar darauf hin, dass die Faktoren, welche ein epidemisches Erkranken an Cholera hervorrufen, nicht etwa allein örtlicher Natur sein können, sondern dass dabei klimatische Verhältnisse im weitesten Sinne des Wortes mitspielen resp. die Hauptrolle spielen müssen.

8. Als solche Faktoren, welche den Gang der Epidemien wie das Auftreten der Seuche an einem einzelnen Orte bestimmen, werden eine Reihe von meteorologischen Faktoren bezeichnet, deren örtliche Einwirkung in den Grundwasserschwankungen zum Ausdruck kommt. Das Grundwasser nämlich, dessen wechselnder Stand eine Resultierende aus der Wechselwirkung so vieler meteorologischer Faktoren ist, wie Niederschlag, Verdunstung resp. Sättigungsdefizit, Temperatur, Luftbewegung, Bodenbeschaffenheit und vielleicht noch anderer, ist nicht bloss der Ausdruck, der Index für die im Boden sich abspielenden Feuchtigkeitsvorgänge, sondern seine Bedeutung als derjenige klimatische Faktor, in welchem so viele den Boden wie die Atmosphäre beeinflussende Faktoren sich in viel ausgeglichenerem, weil durch Widerstände des Bodens behindertem, resp. verzögertem Rhythmus ausprägen, geht viel weiter. Das Grundwasser ist nicht nur der Ausdruck der Feuchtigkeit des Bodens, es ist der Ausdruck wichtiger klimatischer Veränderungen auf dem Erdball überhaupt.

Nach v. Pettenkofer tritt die Cholera nur da epidemisch auf, wo das Grundwasser bedeutende Schwankungen in seinem Höhenstande zeigt; indem es zeitweise beträchtlich steigt und die mit organischen Resten imprägnierten Bodenschichten unter Wasser setzt, befördert es bei seinem Wiedersinken die rasche Verwesung derselben und leistet so dem Auftreten epidemischer Krankheiten Vorschub. Aus diesen Umständen dürften sich auch bezüglich der Cholera zum grossen Teil sowohl die Nachteile der niederen Lage als die besondere Empfänglichkeit eines Ortes zu einer gewissen Zeit, also die jahreszeitliche Regelmässigkeit, durch welche das Auftreten der Seuche charakterisiert ist, erklären.

9. Wie das Auftreten der Cholera in Hamburg stets in Zeiten gefallen ist, in welchen die Cholera überhaupt in Europa in epidemischer Ausbreitung auftrat, so fällt auch das Auftreten eines epidemischen Erkrankens an Cholera in Hamburg im Jahre 1892 in ein Jahr, wo bereits im Frühling die Seuche im Osten und Westen Europas aufgetreten war, und es fällt ferner bemerkenswerter Weise genau in die Zeit, wo die Cholera in Russland und Frankreich zu stärkerer epidemischer Ausbreitung gelangte.

10. Die Möglichkeit einer Einschleppung ist bei dem Weltverkehr der Stadt, zumal in einer Zeit, wo die Seuche im Osten und Westen Europas herrschte, nicht von der Hand zu weisen. Indessen ist es sehr bemerkenswert, dass die näheren Umstände einer etwa erfolgten Einschleppung sich, wie für keine der früheren Hamburger Epidemien, so auch nicht für diejenige des Jahres 1892 trotz besonders sorgfältiger Nachforschungen haben feststellen lassen. Die ersten Fälle haben sich weder unter den aus dem verseuchten Russland kommenden Auswanderern, noch in den in der Stadt gelegenen Logierhäusern derselben, noch in der Auswandererbaracke ereignet; sie betrafen vielmehr Arbeiter, welche tagsüber in der Hafengegend (am kleinen Grasbrook) arbeiteten, wo sich auch in früheren Epidemien die Erkrankungsursache zuerst geltend gemacht hat.

Man hat der Thatsache, dass im August des Jahres 1892 5514 russische Auswanderer Hamburg passiert haben, eine besondere Bedeutung bezüglich des Choleraausbruches beigelegt, und ist dem Einwande, dass sich vor dem 24. August keine Choleraerkrankung in der Auswandererbaracke ereignet habe, mit dem Hinweis darauf begegnet, dass die Krankheit auch durch an leichten Diarrhoen leidende Personen und sogar durch Gesunde, welche notorisch Cholera-Bacillen beherbergen könnten, verschleppbar wäre. Man übersieht aber dabei die andere Thatsache, dass schon im Juni und Juli des

Jahres 1892, also in den Monaten, wo an den verschiedensten Punkten des europäischen Russlands bereits ein epidemisches Erkranken an Cholera beobachtet war, 7523 resp. 8222 russische Auswanderer durch Hamburg gekommen und in den Logierhäusern an den verschiedensten Punkten der Stadt untergebracht waren, ohne uns die Cholera gebracht zu haben. Erst im August, genau zu derselben Zeit, wo die Seuche in Russland und Frankreich zu stärkerer epidemischer Ausbreitung gelangte, trat sie auch in Hamburg auf.

11. Die Gleichzeitigkeit, mit welcher die Seuche im April 1892 in Afghanistan und Persien und zugleich in der Umgegend von Paris auftrat, und die Gleichzeitigkeit, mit welcher sie sowohl im europäischen Russland wie in Frankreich, wie auch in Hamburg, in der zweiten Hälfte des August eine stärkere epidemische Ausbreitung erlangte, kann nur aus klimatischen Faktoren in örtlich-zeitlicher Einwirkung erklärt werden.

12. Der meteorologische Charakter des Jahres 1892, wie er in Hamburg schon in der sehr beträchtlichen Grösse der Veränderungen des Grundwasserstandes zum Ausdruck kam, war ein solcher, wie er die Zeiten eines epidemischen Erkrankens an Cholera notorisch auszuzeichnen pflegt: ungewöhnlich geringe Niederschlagsmengen, beträchtliche Verminderung der Luftfeuchtigkeit vom Anfang des Jahres bis zum zweiten Drittel des August, ungewöhnlich grosses Verdunstungsbestreben der Luft; daraus resultierend: eine besonders starke Austrocknung der oberen Bodenschichten, starkes Sinken des Grundwassers und Fehlen eines Wiederansteigens desselben im Sommer. In dieser Beziehung ist also Hamburgs Epidemie im Jahre 1892 ein Beweis für die v. Pettenkofer'sche Behauptung, dass in Norddeutschland wie in Niederbengalen die Cholera-Maxima auf diejenigen Monate fallen, welche durch geringste Bodenfeuchtigkeit ausgezeichnet sind.

13. Der Rückblick auf Hamburgs frühere Epidemien hatte uns gezeigt, wie es in einer grösseren Reihe von Cholera-Jahren Hamburgs nachweisbar ist, dass den Niederschlagsmengen und ihrer zeitlichen Verteilung   ihrer Einwirkung

auf die Bodenfeuchtigkeit eine besondere Bedeutung auch
für das Auftreten der Cholera in Hamburg zukommt. In
dieser Beziehung ist es bemerkenswert, dass das Jahr 1892
mit nur 547 mm Niederschlägen fast das regenärmste seit
1878 war, und dass besonders der Juli und August 1892
durch auffallende Trockenheit ausgezeichnet waren. Der
Juli ist in Hamburg sowohl im 14jährigen Durchschnitt
1878—1891 mit 105 mm wie im 4jährigen Mittel 1889—1891
mit 130 mm weitaus der regenreichste Monat des Jahres;
im Juli 1892 fielen nur 21 mm Regen. Auch der August
war noch sehr regenarm, denn es fielen 1878—1891 im
Durchschnitt 80 mm, 1888—1891 im Durchschnitt 114 mm,
1892 nur 52 mm.

14. In Hamburg konnten offenbar im Jahre 1892 die klimatischen Faktoren bei der natürlichen Lage der Stadt und
ihren aus derselben resultierenden Bodenverhältnissen, im
Besonderen der erheblichen Durchfeuchtung und den wechselnden Feuchtigkeitszuständen des mit organischen Ueberresten erfüllten Bodens in der Art zu örtlicher Einwirkung
kommen, dass zu jener Zeit gerade der Feuchtigkeitsgrad
des Bodens erreicht wurde, welcher zum Entstehen eines
epidemischen Erkrankens an Cholera erforderlich ist. In
anderen Orten Norddeutschlands, wo im Uebrigen dieselben
Witterungsverhältnisse, derselbe relative Regenmangel und
dieselbe fast tropische Hitze herrschten, war das nicht der
Fall und so blieben diese Orte von dem Auftreten eines
epidemischen Erkrankens an Cholera verschont.

„Die unbekannte Ursache oder die Ursachen. welche
Cholera erzeugen, sind“, wie Cuningham auf Grund seiner
langjährigen Beobachtungen in Indien sagt, „wenn sie sich
auch in weitem Umkreise offenbaren, doch keineswegs
überall gegenwärtig, selbst nicht in einem von einer schweren
Epidemie heimgesuchten Gebiete, sondern sie sind auf merkwürdige Weise lokalisiert.“

„Nicht Regen und Wasser an sich, sondern gewisse Regenmengen und gewisse Feuchtigkeitszustände im Boden sind
das Wesentliche bei dem Entstehen eines epidemischen Erkrankens an Cholera.“ (v. Pettenkofer.)
Dass in Hamburg die klimatischen Faktoren zu der ent-

sprechenden örtlichen Einwirkung gekommen sind, zeigte
sich daran, dass die Veränderungen des Grundwasserstandes
dort nach den Feststellungen von Prof. Voller vielfach eine
sehr beträchtliche Grösse erreichten. In der Nachbarstadt
Altona z. B. war das sehr bemerkenswerter Weise nicht der
Fall, denn nach den Feststellungen von Geh.-Rat Wallichs
waren „die Schwankungen des Grundwasserstandes in Altona
im Laufe des ganzen Jahres nicht erheblich. An der der
Elbe nächsten Stelle, 50 m von ihr entfernt, und ebenso
350 m weiter nördlich, aber an einer höher gelegenen
Stelle, blieb er von Januar bis Ende Oktober ganz gleich, an
den übrigen sank er entsprechend der Jahreszeit im August
und September ein wenig, 10—15 cm." (Wallichs.)

15. Was die Abhängigkeit der Cholerafrequenz von den
Bodenverhältnissen betrifft, so hat uns der Rückblick auf
Hamburgs frühere Cholera-Epidemien gezeigt, dass die tief-
gelegenen Stadtteile, die an der Elbe liegen und von ihren
Armen vielfach bis zur Inselbildung durchschnitten sind, im
Vergleiche zu den höher gelegenen, der Elbe ferneren nördlichen Teilen stets durchweg schwerer betroffen waren.
Ebenso sind auch im Jahre 1892 wieder erheblichere Unterschiede im Befallensein der höher und tiefer gelegenen Stadtteile nachweisbar, so z. B. zwischen dem auf der westlichen
Geesthöhe gelegenen Norderteil der Neustadt (11,92 $^0/_{00}$ †)
und dem zum Teil auf Marschboden gelegenen Süderteil
(19,91 $^0/_{00}$ †); ferner zwischen St. Georg-Norderteil-Geest
(8,29 $^0/_{00}$ †) und St. Georg-Süderteil-Marsch (16,17 $^0/_{00}$ †),
während z. B. in der Vorstadt St. Pauli, wo die Höhenverhältnisse von Norder- und Süderteil wenig verschieden
sind, auch die Cholerasterbeziffern ziemlich gleichmässig sind
(11,63 $^0/_{00}$ resp. 13,5 $^0/_{00}$ †).

Ebenso ist die Cholerafrequenz der Vororte Hamburgs im
Jahre 1892 in den auf Geestboden gelegenen Vororten durchweg um so grösser gewesen, je mehr in denselben die
niedrigsten Geestschichten vorherrschten resp. bewohnt waren,
und um so geringer, je mehr ihre bewohnten Teile auf höher
gelegenen Geestschichten lagen; die höchsten Zahlen der
Cholerafrequenz aber, welche überhaupt erreicht sind, zeigen
die auf Marschboden gelegenen Vororte.

16. Wie alle Cholera-Epidemien Hamburgs seit 1848 (über die früheren Epidemien der 30er Jahre fehlen diesbezügliche Angaben) immer zusammengefallen sind mit einer gleichzeitigen Steigerung des Typhus, so ist auch im Jahre 1892 sowohl während der sogen. Hauptepidemie, als auch während der sogen. Nachepidemie eine Zunahme der Typhuserkrankungen eingetreten. Dieses gleichzeitige Auftreten von Cholera und Typhus, auf welches schon Griesinger aufmerksam gemacht hat, dürfte ebenfalls auf die Bedeutsamkeit der örtlichen Verhältnisse bei der Cholera hinweisen.

Diese Schlussfolgerung kann nicht dadurch in Frage gestellt werden, dass in Altona, das sich bezüglich der Cholera hinsichtlich seiner Lage und seiner Bodenverhältnisse so viel günstiger verhält, der Typhus mit durchschnittlich derselben Heftigkeit auftritt, wie in Hamburg, denn es ist nach von Pettenkofer eine Erfahrungsthatsache, dass „die örtliche Disposition für Cholera und Abdominaltyphus allerdings oft zusammenfällt, aber doch nicht immer. Die choleraimmunen Städte Lyon und Stuttgart haben schon öfter an heftigen Typhusepidemien gelitten."

17. Die Erfahrungsthatsache, dass die Cholera, wie überall, so auch in Hamburg mit einer gewissen jahreszeitlichen Regelmässigkeit aufzutreten pflegt, welche sich aus den meteorologischen Verhältnissen in ihrer Einwirkung auf die Bodenverhältnisse erklären dürfte, ist auch durch die Epidemie des Jahres 1892 bestätigt worden. Wie in der Mehrzahl der früheren Hamburger Epidemien hat die Seuche eine epidemische Ausbreitung im August und September, eine allmähliche Abnahme im October und November und ein Erlöschen mit einer geringeren Zahl von Erkrankungsfällen in den Wintermonaten gezeigt. Im allgemeinen erscheint Hamburg, wie der Rückblick auf die früheren Epidemien ergeben hat, mehr zu Sommer-Epidemien disponiert, ohne dass es gegen Frühjahrs- und Herbst-Epidemien absolut geschützt wäre; nur eine Winter-Epidemie ist in Hamburg bisher nicht beobachtet.

Wenn man das Auftreten eines epidemischen Erkrankens an Cholera in Hamburg in dem Zeitraume von August 1892 bis März 1893 als ein Ganzes betrachtet mit dem Maximum

der Cholerafrequenz im September und dem Minimum im
März, so wird durch die Epidemie des Jahres 1892 schlagend
die Gesetzmässigkeit des jahreszeitlichen Einflusses auf die
Cholerabewegung in Norddeutschland bestätigt, welche von
Pettenkofer für Preussen (1848—59) und wir für Hamburg
(1831—73) übereinstimmend gefunden haben und welche
sich folgendermassen formulieren lässt: Wenn man die in
Preussen resp. Hamburg im April vorgekommenen Erkrankungsfälle an Cholera als 1 nimmt, so steigt ihre Zahl
mit einer schrecklichen Regelmässigkeit bis zum September
auf das 568 fache in Preussen, resp. das 322 fache in Hamburg, und nimmt dann wieder mit der gleichen Regelmässigkeit von Monat zu Monat ab, bis sie im März wieder bei
1,9 in Preussen, resp. bei 0 in Hamburg ankommt.

18. Die alljährlich im Juli beginnende Steigerung der Durchfälle und Brechdurchfälle ist in Hamburg nach den nachträglichen in Beantwortung besonderer Anfragen erfolgten
Meldungen seitens der practicierenden Aerzte im Sommer
1892 vor Ausbruch der Cholera eine aussergewöhnliche gewesen. Schon im Mai, Juni und Juli 1892 kamen in den
Krankenhäusern nach dem Berichte von Prof. Rumpf eine
Anzahl schwerer Fälle mit reiswasserähnlichen Stühlen zur
Beobachtung, welche den Anlass zu bakteriologischer Untersuchung gaben; bis zum 21. Juli waren dies etwa 15 Fälle,
in welchen sämtlich der bakteriologische Befund ein negativer
war. „Doch blieben“, wie Prof. Rumpf hinzufügt, „der damaligen Auffassung gemäss ganz leichte, rasch zur Genesung
führende Durchfälle unberücksichtigt.“ In der dritten Augustwoche gewannen diese Affectionen zugleich mit dem Auftreten der Cholera eine der Intensität und Extensität derselben entsprechende epidemische Ausbreitung, ohne dass man
sie fernerhin von der Cholera streng zu scheiden vermöchte.
Auch dem ersten Cholerafalle in der sogen. Nachepidemie,
am 8. December, ging wieder eine Häufung von Brechdurchfällen voran, deren Zahl sich mit dem Auftreten der
Cholera wieder erheblich steigerte.

19. Sehr interessant ist es, die Art und Weise, in welcher
das anfängliche Auftreten und die Ausbreitung der Seuche

in den früheren Epidemien erfolgte, mit derjenigen des
Jahres 1892 zu vergleichen.

Die Krankheitsursache machte sich stets zunächst in der
Hafengegend geltend. Die ersten Erkrankungen in der
Stadt selbst betrafen, wie uns der Rückblick auf die früheren
Epidemien gezeigt hat, in einer Reihe von Cholerajahren
Personen, welche der Hafengegend wohnten oder am
Hafen beschäftigt waren; in anderen Epidemien sind gerade
bei den ersten Fällen Beziehungen zur Hafengegend nicht
nachweisbar, so z. B. 1832, 1848 und 1849.

Gleichzeitig mit den ersten Erkrankungsfällen in der Hafengegend traten ferner gewöhnlich Erkrankungen an verschiedenen Punkten der Stadt auf, ohne dass sich irgend welche
Beziehungen zu den Ersterkrankten oder zur Hafengegend
nachweisen liessen, und sobald die Erkrankungszahl in kürzerer oder längerer Zeit eine gewisse Höhe erreicht hatte,
zeigte sich dann das ganze städtische Gebiet bis an seine
Grenzen heran von der Seuche ergriffen, sehr bemerkenswerter Weise schon in den Jahren vor 1853, wo eine centrale Wasserversorgung der ganzen Stadt mit unfiltriertem
Elbwasser noch nicht zur Erklärung herangezogen werden
kann. Mit den Grenzen des städtischen Gebietes, z. B. mit
der Altonaer Grenze, erfuhr die Choleraursache schon in
den Jahren 1831 und 1832 eine auffallende Aenderung bezw.
Herabminderung, ohne dass man diese Thatsache damals
etwa aus einer centralen Versorgung Altonas mit filtriertem
Elbwasser hätte erklären können.

Auch im Jahre 1892 machte sich die Krankheitsursache
zunächst in der Hafengegend geltend. Gleichzeitig (vom 18.
August an) aber zeigte sich die Seuche an verschiedenen
Punkten des grossen städtischen Gemeinwesens, bemerkenswerter Weise nicht etwa in gehäuften, sondern in ganz vereinzelten Fällen. Auch erschien die Seuche im Jahre 1892
nicht etwa mit einem Schlage in allen Stadtteilen, sondern
es sind vielmehr ganz erhebliche zeitliche Unterschiede (bis
zu 8 resp. 12 Tagen) in dem Befallensein der einzelnen
Stadtteile nachweisbar. Erst vom 24. August an zeigte sich
das ganze städtische Gebiet (bis auf den Vorort Horn-Marsch,
wo sich der erste Fall am 28. August ereignete) bis an seine

Grenzen heran ergriffen, und zwar um so mehr, je zahlreicher in den einzelnen Stadtteilen und Vororten die den unteren Steuerklassen zugehörigen Bevölkerungskreise vertreten waren, welche viel mehr als in irgend einem früheren Epidemiejahre über alle Stadtteile und Vororte verteilt waren.

Wenn wir im Jahre 1892 die Erkrankungen nicht nur, wie in den früheren Epidemien, auf Stadt und Vororte im Wesentlichen beschränkt, sondern über alle Vororte ausgebreitet finden, so ist dabei zu berücksichtigen, dass, während die Bevölkerung der inneren Stadt und der beiden Vorstädte in den 20 Jahren von 1870—90 sich um 40 % vermehrt hatte, sich die Bevölkerung der Vororte in dem gleichen Zeitraum vervierfacht hat.

20. Die Ansicht von einem „explosionsartigen" Ausbruche der Epidemie ist dahin zu berichtigen, dass sich der Anstieg der Erkrankungszahl zum Höhepunkte der Epidemie am 27. resp. 30. August, vom 13. resp. 16. August an gerechnet, in ca. 15 Tagen vollzogen hat. Es ist dabei zu berücksichtigen, dass nach den Erfahrungen der früheren Hamburger Epidemien der Anstieg im Spätsommer und Herbst sehr viel steiler zu sein pflegt, als im Frühling und Vorsommer, wo er sich erheblich langsamer zu vollziehen pflegt.

Das gleichmässige Ansteigen und die allmähliche Zunahme der Erkrankungsfälle bis zum Höhepunkte der Epidemie lenkt unsere Aufmerksamkeit auf Faktoren von viel grossartigerer Gesetzmässigkeit hin, als sie bei der Zufälligkeit einer Infection der Wasserleitung im Spiele wäre.

Das Auftreten der ersten Erkrankungsfälle in den einzelnen Stadtteilen ist nicht etwa, wie es bei einer Ausstreuung der Krankheitsursache, gewissermassen von einem Punkte aus, in dem Wasser der centralen Leitung doch anzunehmen wäre, ungefähr gleichzeitig erfolgt, sondern es sind in dem zeitlichen Befallensein der einzelnen Stadtteile nach der dem Gaffky'schen Berichte beigegebenen Statistik Unterschiede von 1, 2, 3, 4, 5, 6, 7, 8, 12 Tagen nachweislich.

Bezüglich der Höhe der in den ersten 3 Wochen der Epidemie des Jahres 1892 erreichten Erkrankungszahl, die das Dreifache der gleichen Zahl in der nächstgrossen Epidemie von 1848 beträgt, ist in Betracht zu ziehen, dass die Zunahme der Bevölkerungszahl seit 1848 mehr als das Dreifache beträgt und besonders Angehörige der untersten Steuerklasse und ganz Unbemittelte, also besonders empfängliche Individuen betrifft.

21. Was den weiteren Verlauf der eigentlichen Epidemie betrifft, so hat die Seuche Ende der zweiten resp. Anfang der dritten Woche ihren Höhepunkt erreicht und dann in circa acht Wochen, also 4 mal langsamer als der Anstieg, abgenommen, ganz genau in der Art und Weise, in welcher sich nach den Feststellungen der epidemiologischen Choleraforschung der Verlauf der Epidemien in grossen Städten zu gestalten pflegt. Auch das Auftreten einer geringeren Zahl von Erkrankungsfällen in den Wintermonaten bis zum Erlöschen im Februar hat sich in den Jahren 1831, 1832, 1848, 1849 und 1850 in Hamburg in ganz ähnlicher Weise vollzogen.

22. Wie die Epidemie des Jahres 1892 denselben zeitlichen Verlauf genommen hat, welcher dem Auftreten der Seuche in grossen Städten eigentümlich ist und auch in früheren Hamburger Epidemien beobachtet wurde, so hat sie auch ungefähr dieselbe Intensität wie frühere grosse Epidemien Hamburgs erreicht.

Cholera-Sterblichkeit ($^0/_{00}$) der eigentlichen Stadt und der beiden Vorstädte resp. des städtisch bebauten Gebietes in den 3 grössten Epidemien Hamburgs.

	1832 nach dem Berichte von Dr. Rothenburg	1848 nach dem Berichte von Physikus Buek sen.	1892 nach dem Berichte von Prof. Gaffky
Innere Stadt	11,2 $^0/_{00}$	10,9 $^0/_{00}$	14,12 $^0/_{00}$
Vorstadt St. Georg	8,7 $^0/_{00}$	10,9 $^0/_{00}$	10,92 $^0/_{00}$
Vorstadt St. Pauli	14,8 $^0/_{00}$	11,0 $^0/_{00}$	12,57 $^0/_{00}$
Innere Stadt nebst den beiden Vorstädten	11,57 $^0/_{00}$	10,93 $^0/_{00}$	12,54 $^0/_{00}$
Städtisches, resp. städtisch bebautes Gebiet	11,2 $^0/_{00}$	10,9-11 $^0/_{00}$	14,22 $^0/_{00}$

Die annähernde Gleichmässigkeit dieser Prozentsätze in den 3 schwersten Epidemien, welche Hamburg bisher gehabt hat, widerspricht a priori der Annahme, dass im Jahre 1892 im Gegensatze zu den Jahren 1832 und 1848 die Cholerafrequenz durch eine Infektion der centralen Wasserleitung bestimmt worden wäre. Sie lenkt unsere Aufmerksamkeit auf Faktoren von grösserer Konstanz und grossartigerer Gesetzmässigkeit hin, aus welchen trotz jener notorisch so verschiedenen Wasserversorgung jene auffallende annähernde Gleichmässigkeit der Cholerafrequenz in diesen 3 grössten Epidemien Hamburgs resulticrt.

23. Die Rolle, welche das Wasser bei dem Auftreten eines epidemischen Erkrankens an Cholera in Hamburg früher und jetzt gespielt hat, ist in erster Linie dahin aufzufassen, dass die Prädisposition Hamburgs für die Seuche auf den Wasserreichtum und die wechselnden Feuchtigkeitszustände des Bodens in ihrer Abhängigkeit von den meteorologischen Verhältnissen zurückzuführen ist. In dieser Beziehung wird ein stark verunreinigtes Wasser, durch welches der Boden mit verwesenden Stoffen imprägniert wird, für besonders bedeutsam bezüglich der Choleraentstehung gehalten.

24. Was das Wasser als Trinkwasser betrifft, so ist auf die Wichtigkeit eines möglichst reinen Trink- und Gebrauchswassers von den Vertretern der epidemiologischen Richtung in der Choleraforschung stets mit ganz besonderem Nachdruck hingewiesen worden, nur dass man in dem Trinkwasser kein ursächliches Moment für die Cholera zu erblicken vermag und die entscheidende Rolle beim Entstehen eines epidemischen Erkrankens an Cholera anderen Faktoren zuschreibt. Die Vertreter der bakteriologischen Richtung hingegen führen das Epidemisieren der Seuche darauf zurück, dass der eingeschleppte Cholerakeim dadurch, dass er in das Wasser gelangt, die Bedingungen zu allgemeiner Verbreitung findet: „Das mit Krankheitskeimen infizierte Leitungswasser soll für die Entstehung und für den Umfang der Hamburger Epidemie des Jahres 1892 in erster Linie entscheidend gewesen sein.“

Abgesehen davon, dass eine solche Infektion nicht nachgewiesen ist, indem weder im Elbwasser noch im Leitungswasser Choleravibrionen gefunden worden sind, haben sich der zeitliche Verlauf und die Intensität der Epidemie, wie wir gesehen haben, so durchaus in derselben Weise gestaltet, wie in den früheren grossen Epidemien Hamburgs und wie die Seuche überhaupt in grossen Städten aufzutreten pflegt, dass kein Raum für die Annahme übrig bleibt, dass der Gang der Epidemie durch die Beschaffenheit des notorisch stark verunreinigten Leitungswassers oder durch die gegen seine Benutzung im ungekochten Zustande gerichteten umfassenden Maassnahmen in entscheidender Weise beeinflusst worden wäre. Die Thatsachen des Verlaufes der Epidemie weisen vielmehr darauf hin, dass dieselben Faktoren örtlich-zeitlicher Natur, welche nach den Feststellungen der epidemiologischen Forschung die Cholerabewegung in Indien wie überall ausserhalb Indiens bestimmen, auch den Gang der Hamburger Epidemie des Jahres 1892 in entscheidender Weise beeinflusst haben.

Zu demselben Resultate hat uns der Rückblick auf die früheren Epidemien geführt.

Der Verlauf der Cholera-Epidemien Hamburgs seit 1853, von welchem Jahre an die Stadt ausschliesslich von der Stadtwasserkunst mit unfiltriertem Elbwasser versorgt wurde, bietet durchaus keine Anhaltspunkte für die Annahme, dass in irgend einer Epidemie (bis zum Jahre 1873) etwa eine Ausstreuung der Krankheitsursache von dieser Centralstelle aus über das ganze Gebiet der Stadt erfolgt sei. Die Seuche herrschte in diesen ersten 20 Jahren der centralen Wasserversorgung 11 verschiedenen Jahren in der Stadt, kam aber nur viermal zu grösserer epidemischer Ausbreitung, ohne sich jedoch wieder zu der Höhe der Jahre 1832 und 1848 zu erheben. An dem bisherigen Typus ihres Auftretens, ihrer ersten Entstehung und anfänglichen Ausbreitung in der Hafengegend, der allmählichen Zunahme der Erkrankungsfälle bis zur Akme und dem in ähnlicher Weise sich vollziehenden Abfall war seit Eröffnung der centralen Wasserversorgung keine Aenderung zu konstatieren. In der Intensität machte sich sogar eine allmähliche Abnahme bemerkbar.

Es ist das um so bemerkenswerter, als in diesem Zeitraum (1853 bis Ende der 70er Jahre) durch den Ausbau des über Stadt, Vorstädte und Vororte ausgedehnten Sielsystems eine forschreitende Verunreinigung des Elbwassers stattfand.

25. Wenn man nach alledem dem Wasser als Trinkwasser nicht die ihm von bakteriologischer Seite vindizierte Rolle als Träger der Krankheitsursache zuzuerteilen vermag, so ist damit nicht gesagt, dass nicht das Wasser als Trinkwasser insofern der Seuche Vorschub geleistet haben könnte, als es durch seinen Gehalt an Faulstoffen allgemein schädlich wirkte und die Disposition des Individuums für die durch örtliche und zeitliche und individuelle Verhältnisse bedingte Erkrankung' zu steigern geeignet war. In dieser Beziehung erscheinen die während der Epidemie auf Beschaffung eines guten Trinkwassers gerichteten Maassnahmen zur Beschränkung der Seuche ebenso zweckmässig, wie die Versorgung der Stadt mit filtriertem Wasser für die Zukunft die Cholerafrequenz herabzumindern verspricht.

26. Bei den Schlussfolgerungen, welche man aus dem Verhalten der Cholera in den Grenzbezirken der Stadtwasserkunst in der Richtung gezogen hat, dass die mit Leitungswasser versorgten Grundstücke erheblich stärker (ca. 3 mal resp. $1^1/_2$ mal so stark) als die mit Brunnenwasser resp. mit gemischter Wasserversorgung versehenen Grundstücke befallen seien, erscheint eine gewisse Vorsicht geboten, weil die Prozentsätze aus ausserordentlich ungleichen Zahlen gewonnen und andere wichtige Verhältnisse (Wohlhabenheit und Wohndichtigkeit) nicht in Betracht gezogen sind.

27. In gleicher Weise ist der aus dem Verhalten der Cholera in den Anstalten und Stiften versuchte Nachweis, dass das Wasser als Träger der Krankheitsursache die entscheidende Rolle gespielt hätte, nicht als zwingend zu erachten, weil sich aus der aufgestellten Statistik ergibt, dass zwar den 6 Anstalten ohne Leitungswasser unter 3200 Insassen kein Cholerafall vorgekommen ist, dass aber in 16 Anstalten mit Leitungswasser unter 1558 Insassen ebenfalls kein Erkrankungsfall sich ereignet hat.

28. Was das Verschontsein des hart an der Altonaer Grenze auf Hamburger Gebiet liegenden, aber mit Altonaer Wasser versorgten „Hamburger Platzes" betrifft, so ist zu berücksichtigen, dass sich die Cholerafrequenz in dem Hamburger und Altonaer Teile jenes Grenzkomplexes, in dessen Mitte jener Platz liegt, gerade so verschieden verhalten hat, wie in den beiden Städten selbst. Die Erkrankungsziffern für diesen kleinen Teil des Grenzgebietes (Altonaer Teil: 3,73 $^0/_{00}$; Hamburger Teil: 23,36 $^0/_{00}$) zeigen eine beinahe vollständige Uebereinstimmung mit den für ganz Hamburg und Altona festgestellten Erkrankungsziffern (Altona: 3,81 $^0/_{00}$; Hamburg: 26,3 $^0/_{00}$). Es zeigt sich also auch in diesem kleinen Teile des Grenzgebietes, dass die durch örtliche, zeitliche und individuelle Verhältnisse bedingte Disposition der Bevölkerung zur Cholera-Erkrankung sich in Altona in einem ganz bestimmten Grade von der Disposition der Hamburger Bevölkerung unterscheidet. In dieser Beziehung ist es nun sehr bemerkenswert, dass der nur von Altona aus zugängliche „Hamburger Platz" nach den Lebensverhältnissen seiner Bewohner viel mehr zu Altona gehört als zu Hamburg, und was die Dichtigkeit der Behauung, die Wohnungsverhältnisse und die Wohndichtigkeit betrifft, alle diejenigen Charakteristika trägt, welche das Altonaer Grenzgebiet auf das Vorteilhafteste von dem Hamburger unterscheiden.

Was den Einfluss der Wasserversorgung betrifft, so hat sich die Cholerafrequenz in jenem Grenzkomplexe in dem grösseren Teile der Hamburger Grundstücke trotz der verschiedenen Wasserversorgung ganz ähnlich verhalten wie in den Altonaer Grundstücken. Von den 65 Cholera-Erkrankungen und 25 Sterbefällen, welche in dem Hamburger Teile jenes Grenzkomplexes überhaupt vorgekommen sind, ereigneten sich 56 Erkrankungen und alle 25 Sterbefälle in 5 Grundstücken, welche in ihren dichtbewohnten Hinterhäusern und Terrassen zusammen 1493 Einwohner hatten. 3 dieser Terrassen-Grundstücke hatten, jedes für sich, mehr Einwohner als der ganze Altonaer Teil jenes Grenzkomplexes (268). Das verschiedene Verhalten der Cholera in diesem Grenzkomplexe wird also in keiner Weise erklärt durch die Verhältnisse der Wasserversorgung; die Cholerafrequenz zeigt sich vielmehr abhängig von den Lebensverhältnissen der Menschen, im besonderen von dem dichtgedrängten Zusammenwohnen vieler den unbemittelten Kreisen angehöriger Menschen, wie es für solche dichtbewohnten Terrassen-Grundstücke charakteristisch ist.

29. Was das auffallende Verschontsein der mit filtriertem Wasser versorgten Nachbarstadt Altona betrifft, so ist nicht ausser Acht zu lassen, dass sich Altona schon in den Jahren 1831 und 1832, wo es noch nicht mit filtriertem Wasser versorgt war. und wo für Hamburg noch keine centrale Versorgung mit unfiltriertem Elbwasser in Betracht kommt. in erheblichem Maasse verschont zeigte. Die Seuche hat sich überhaupt in Altona noch nie zu einer so schweren Epidemie entwickelt wie die sonst unter denselben zeitlichen und klimatischen Verhältnissen lebende Nachbarstadt Hamburg sie wiederholt erlebt hat: Altona hat sich stets in erheblichem Maasse verschont gezeigt. Es scheint das relative Verschontsein Altonas darauf hinzuweisen, dass bei der höheren Lage der Stadt und der geringeren Bodenfeuchtigkeit die klimatischen Faktoren, welche den Gang der Epidemien bestimmen, in Altona nicht in demselben Maasse zu örtlicher Einwirkung kommen können wie in Hamburg.

30. Was das Befallensein der Grenzbezirke der beiden Städte betrifft, so wird schon in den Berichten über die Epidemie des Jahres 1831 hervorgehoben, dass die an Altona grenzende Hamburger Vorstadt St. Pauli schon damals im Gegensatz zu Altona erheblich befallen gewesen sei. Dasselbe Verhältnis kehrte in der grossen Epidemie des Jahres 1832 wieder: während Altona 4 $^0/_{00}$ Cholerasterblichkeit hatte, war die angrenzende Hamburger Vorstadt St. Pauli mit 14,8 $^0/_{00}$ † stärker betroffen als die eigentliche Stadt Hamburg (11,2$^0/_{00}$ †), und auch damals, wie 1831 und 1892, waren die unmittelbar an Altona angrenzenden Strassen St. Pauli's besonders schwer befallen, so z. B. die Herrenweide mit 18.4 $^0/_{00}$ †, der Tatergang (72,7 $^0/_{00}$), Pinnasberg (20,6 $^0/_{00}$), Kirchenstrasse (29,9 $^0/_{00}$), Antonistrasse (17,3 $^0/_{00}$) (siehe Tafel III, welche dem Reincke'schen Werke entnommen ist). Bemer-

kenswert ist auch, wie die Cholerasterbeziffer St. Pauli's im
Jahre 1832 14,8 °/oo und im Jahre 1892 für St. Pauli-Süd
13,5 °/oo und für St. Pauli-Nord 11,63 °/oo (Gaffky, Anhang
S. 28 Tabelle 3) betrug, wie ähnlich also die Cholerafrequenz
St. Pauli's in den beiden Jahren trotz aller in den dazwischen
liegenden 60 Jahren stattgefundenen Veränderungen war.

Bei dem verschiedenen Verhalten der Cholera im Hamburg-
Altonaer Grenzgebiete im Jahre 1892 ist zu berücksichtigen,
dass in den fraglichen Strassenzügen erhebliche und für die
beiden Städte sehr charakteristische Unterschiede bezüglich
der Bevölkerungszahl und der Wohndichtigkeit bestehen.

31. Wie das Auftreten der Cholera, so ist auch das Auftreten der Brechdurchfall-Erkrankungen und des Typhus in
den beiden Städten durch eine gewisse unterschiedliche
Eigenart charakterisiert.

Bezüglich der Brechdurchfall - Erkrankungen, welche in
beiden Städten neben der alljährlichen grossen Steigerung
ihrer Curve im Sommer kleinere Steigerungen derselben
(ähnlich wie die Cholera) im Winter zeigen, gehen die beiden
Städte zwar in den Sommermonaten (Juli bis September)
parallel; bei den Winter-Brechdurchfällen aber liegt die Höhe
in Hamburg meist vor Neujahr, in Altona aber ein bis zwei
Monate später. — Ebenso verhält sich der Typhus in beiden
Städten bei aller Uebereinstimmung im Grossen und Ganzen
doch insofern verschieden, als die grösseren Typhus-Epidemien in Altona einige Monate später fallen als in Hamburg.
In Altona liegt die Höhe der mittleren Jahrescurve des
Typhus sowohl für die Erkrankungen wie für die Todesfälle im Februar bis März, während sie in Hamburg in den
Dezember fällt.

Besonders interessant ist es, dass der Verlauf der Typhus-
Epidemien sich in den Grenzdistrikten ganz ebenso gestaltet
wie in der betreffenden Stadt, und dass auch hier wie
bei der Cholera die Wirkung der Krankheitsursache
mit der politischen Grenze eine Aenderung zu erfahren scheint, ohne dass man die Wasserversorgung der
beiden Städte zur Erklärung dieser auffallenden Thatsache
heranziehen könnte. Nach kompetentem Urteil kann nämlich

„der Verlauf der Typhus-Epidemien Hamburg in keiner
Weise durch die Verhältnisse der Wasserversorgung erklärt
werden; er zeigt sich vielmehr ebenso wie in München und
anderen Orten vollkommen abhängig von den sanitären Verhältnissen und von den zeitlichen Veränderungen der Witterung, die in den Grundwasserschwankungen zum Ausdruck
kommen, und auch in Altona, wo das Wasser als Träger
des Krankheitsgiftes eine Rolle zu spielen scheint, ist der
Gang der Epidemien doch nur dann zu verstehen, wenn
man den entscheidenden Einfluss der klimatischen Faktoren
anerkennt.“

Die klimatischen Faktoren, welche das epidemische Auftreten des Typhus und der Cholera bestimmen, können offenbar in Altona, was den Typhus betrifft, nicht immer gleichzeitig, und was die Cholera betrifft, nicht in demselben
Grade zur örtlichen Einwirkung gelangen wie in Hamburg.

32. Unter den individuellen Verhältnissen, welche die Disposition zur Cholera-Erkrankung wesentlich bestimmen, steht
die Art der Lebensführung an erster Stelle. Eine sorgsame Lebensführung und eine mässige Lebensweise hat
sich auch in unserer Epidemie als der beste Schutz gegen
die Cholera-Erkrankung erwiesen.

In Uebereinstimmung damit haben sich alle Verhältnisse,
welche eine sorgsame Lebensführung beeinträchtigen oder
verhindern, als die Disposition zur Cholera-Erkrankung er-
höhend erwiesen.

33. Die Gefahr des Erkrankens und Sterbens an Cholera hat
im Grossen und Ganzen im umgekehrten Verhältnis zu der
Höhe des Einkommens gestanden.

Der Umstand, dass wir jetzt nicht nur wie früher in allen
Teilen der eigentlichen Stadt und der Vorstädte, sondern
auch in den entlegensten Vororten in Mietskasernen, Hintergebäuden und Terrassen Angehörige der untersten Steuerklassen oder ganz Unbemittelte finden, dürfte ganz wesentlich
zu der soviel erörterten Erscheinung beigetragen haben, dass
wir die Erkrankungen über alle Teile der Stadt und der
Vororte verbreitet finden.

34. Der Fundamentalsatz der Wohnungshygiene, dass der fortgesetzte Aufenthalt in überfüllten, unsauberen und schlecht ventilierten Räumen die Widerstandsfähigkeit des Organismus gegen krankmachende Einflüsse jedweder Art herabsetzt, hat in den Ereignissen der Hamburger Epidemie des Jahres 1892 eine ebenso ernste Bestätigung gefunden, wie die Erfahrungsthatsache der Cholera-Epidemiologie (Griesinger), dass „die Cholera überwiegend eine Krankkeit des Proletariats ist, überhaupt der unteren Volksklassen, und dass sie es um so mehr ist, je grösser die Differenz der hygienischen Verhältnisse gegen die der höheren Stände ist, je mehr die unteren Klassen in Schmutz und Feuchtigkeit, in überfüllten Räumen, in schlechten Wohnungsverhältnissen, kurz im Elend leben."

Die statistischen Feststellungen bezüglich des Einflusses der Wohnverhältnisse auf die Cholerafrequenz im Jahre 1892 haben ergeben, dass mit der zunehmenden Bevölkerungsdichtigkeit auch die Cholera-Erkrankungs- und Sterblichkeitsziffer steigt, und dass auch die Sterbensgefahr der Erkrankten in den dichter bewohnten Grundstücken eine grössere als in den minder dicht bewohnten gewesen ist. Auch in sonst günstigen Bezirken haben sich die Erkrankungsfälle in den übervölkerten Häuserblocks gehäuft.

Mit der Dichtigkeit des Wohnens steht übrigens neben der grösseren oder geringeren Wohlhabenheit noch ein anderer Faktor von beträchtlichem Einfluss im Zusammenhange, nämlich der mehr oder weniger entwickelte Reinlichkeitssinn der Bewohner. Bei sonst durchaus gleichen Wohnverhältnissen in einem und demselben Hause haben sich die durch Reinlichkeit vorteilhaft auffallenden Haushaltungen einer gewissen Immunität erfreut, wenn allerdings auch selbst gehäufte Erkrankungen in nicht wenigen Fällen auch in sauber gehaltenen, dicht bevölkerten Wohnungen vorgekommen sind.

Bei den Versuchen zur Erklärung dieser Thatsache kommt nicht nur die Möglichkeit in Betracht, dass durch die Sauberkeit die Uebertragung der Krankheitsursache vom Kranken auf die Personen seiner nächsten Umgebung verhindert sein könnte, sondern es ist auch in Betracht zu ziehen, dass mit dem mehr oder weniger entwickelten Reinlichkeitssinn die ganze Art der Lebensführung und damit wiederum die mehr oder weniger grosse Widerstandsfähigkeit der einzelnen Individuen gegen krankmachende Einflüsse jedweder Art aufs Innigste zusammenhängt.

Wenn man in solcher Weise einen Einfluss der notorisch ungünstigen Wohnungsverhältnisse Hamburgs auf die Cholerafrequenz im Jahre 1892 unbedingt in Betracht ziehen muss, so hat man sich andererseits davor zu hüten, den Einfluss dieser Verhältnisse auf die Cholerafrequenz zu überschätzen

Ungunsten anderer Faktoren örtlich - zeitlicher Natur, welche unsere Aufmerksamkeit bezüglich der epidemischen Ausbreitung der Seuche in höherem Grade verdienen. In dieser Beziehung ist ein Vergleich der Cholerafrequenz Hamburgs in den Jahren 1866, 1871 und 1873 von ausserordentlichem Interesse, indem er uns zeigt, dass in den Jahren 1871 und 1873 trotz der in 4 bis 6 Jahren plötzlich entstandenen Vermehrung der Bevölkerung um ca. 60—80,000 Einwohner und trotz notorischer Wohnungsnot die Cholera in Hamburg nur eine geringe Ausdehnung gewann (0,43 resp. 2,89 $^0/_{00}$ Sterblichkeit), während sie im Jahre 1866, wo von einer solchen Uebervölkerung und Wohnungsnot noch keine Rede sein konnte, in erheblich grösserer Verbreitung und Heftigkeit auftrat (4,23 $^0/_{00}$ Sterblichkeit).

35. Bezüglich der topographischen Höhenlage der Wohnung ist eine gewisse Abhängigkeit der Cholerafrequenz von der Höhenlage in der Art statistisch festgestellt, dass wir die höchsten Sterbeziffern in den niedrigsten Höhenlagen von 4—8 m finden, eine erhebliche Verminderung der Sterbefälle in den Höhenlagen von 8—20 m, die niedrigsten Sterbeziffern in der Höhenlage von 20—22 m und ein Wiederansteigen nur in den Höhenlagen über 22 m, für welch' letztere Erscheinung besondere ursächliche Verhältnisse darin gefunden werden dürften, dass die betreffenden Stadtteile uralte Wohnquartiere sind, deren Boden jedenfalls ausserordentlich verunreinigt ist; ausserdem sind diese Stadtteile zum grössten Teile von einer ärmeren Bevölkerung dicht bewohnt.

36. Was die Möglichkeit betrifft, dass die notorisch ungünstigen Wohnungsverhältnisse der Ausbreitung der Seuche
in der Weise Vorschub geleistet haben könnten, dass sich bei
den Verhältnissen des dichten Zusammenwohnens die Krankheitsursache vom Kranken auf die Personen seiner nächsten
Umgebung übertragen hätte, so ist auf die statistischen Feststellungen über die Haushaltungen mit mehreren Cholerafällen hinzuweisen, aus welchen sich ergibt, dass in 12 473
Erkrankungs- resp. 6746 Sterbefällen der Fall in der betreffenden Haushaltung thatsächlich vereinzelt geblieben ist.
Nur in etwa dem vierten Teile der Fälle, nämlich in 4483
Erkrankungs- resp. 1859 Sterbefällen unter 16 956 Erkran-
kungs- resp. 8605 Sterbefällen, welche überhaupt vorkamen,
waren die Fälle in der betreffenden Haushaltung nicht vereinzelt, sondern kamen mit anderen Fällen zusammen vor.

Im Hinblick auf diese Zahlen kann die Möglichkeit der
Uebertragung der Krankheit vom Kranken auf die Personen
seiner nächsten Umgebung jedenfalls nur in dem vierten
Teil der Erkrankungs- und Todesfälle in Betracht kommen.
Demnach ist die Rolle, welche die Uebertragbarkeit bei der
epidemischen Verbreitung der Seuche gespielt haben könnte,
jedenfalls nur eine beschränkte, und der Einfluss, welchen
die ungünstigen Wohnungsverhältnisse in dieser Beziehung
auf die Cholerafrequenz ausgeübt haben könnten, jedenfalls
nicht von entscheidender Bedeutung für das Epidemisieren
der Seuche gewesen. Es ist die grosse Zahl der in der
betreffenden Haushaltung vereinzelt gebliebenen Cholerafälle
um so bemerkenswerter, wenn man berücksichtigt, dass von
den 126 177 Haushaltungen, welche sich auf 119 255 Wohnungen verteilten, 29 426 Haushaltungen ausser den Familienangehörigen noch im Ganzen 49 226 Einlogierer und Schlafleute beherbergten (nach der Zählung von 1890). Dabei
wurden nur 1865 Haushaltungen mit mehr als einer Erkrankung und nur 837 mit mehr als einem Sterbefall gezählt.

Die in Hamburg gemachten Erfahrungen sprechen überhaupt in überzeugender Weise dafür, dass für intelligente
und reinliche Personen die Behandlung und Pflege von
Cholerakranken und überhaupt der Umgang mit denselben
nur eine sehr geringe Gefahr mit sich bringt, wie das sowohl

in dem amtlichen Berichte des Herrn Prof. Gaffky wie auch in den Beschlüssen der Cholera-Conferenz in Magdeburg im September 1894 ausgesprochen worden ist.

37. Mit Rücksicht darauf, dass in jedem Cholerafalle mit der Möglichkeit der Uebertragung auf die pflegenden Personen zu rechnen ist, und mit Rücksicht darauf, dass diese Gefahr für ein geschultes Pflegepersonal ohne Zweifel geringer ist als z. B. für die Familienangehörigen, erscheint die Ueberführung der Kranken in ein Krankenhaus überall da, wo die häuslichen Verhältnisse eine genügende Isolierung und Pflege nicht gestatten, zweckmässig, zumal dann, wenn es sich um Erkrankungsfälle in überfüllten, unsauberen oder an sich ungesunden Wohnungen handelt. Es kommt dabei auch in Betracht, dass die Patienten in den Hospitälern ständige ärztliche Ueberwachung und Pflege durch ein geschultes Personal finden, wie das auch in den günstigsten privaten Verhältnissen in Cholerazeiten kaum zu erreichen ist.

38. Die Desinfektionsmassnahmen dürften auf Desinfektion der Ausscheidungen und der mit letzteren verunreinigten Gegenstände zu beschränken sein, und durch ärztliche Ueberwachung dieser Massnahmen ist sowohl den Behörden wie dem Publikum die Gewähr zu geben, dass die Desinfektionen nach Lage jedes einzelnen Falles gründlich, aber ohne Uebertreibung und ohne unnütze Sachbeschädigung erfolgen. In diese Thätigkeit der Behörden hat die Privatwohlthätigkeit in Hamburg in der Weise sehr zweckmässig eingegriffen, dass sie die vernichteten oder beschädigten Gegenstände, wie Betten und Kleidungsstücke, möglichst sofort ersetzte.

39. Es liegt nahe, die im Vergleiche zum Jahre 1892 so erheblich geringere Cholerafrequenz Hamburgs im Jahre 1893 auf die vom bakteriologischen Standpunkte aus ergriffenen umfassenden Vorbeugungs- und Bekämpfungsmassnahmen, sowie auf die bessere Wasserversorgung zurückzuführen, wie es Prof. Gaffky in dem Vorworte zu seinem Berichte über die Epidemie des Jahres 1892 thut. Indessen ist bei der Beurteilung des Erfolges der zur Unterdrückung der Seuche ergriffenen Massnahmen zu berücksichtigen, dass

auch frühere Cholera-Epidemien Hamburgs ohne solche Aenderungen in der Wasserversorgung und ohne solche Bekämpfungsmassnahmen abgelaufen sind und in den folgenden Jahren teils eine ähnlich geringe Cholerafrequenz wie das Jahr 1893, teils aber sogar ein vollständiges Erlöschen der Seuche zeigten. Nach der Epidemie des Jahres 1832, deren Sterblichkeitsziffer 9,43 pro mille betragen hatte, trat die Seuche in den beiden folgenden Jahren 1833 und 1834 mit so geringer Heftigkeit auf, dass die Sterblichkeitsziffern nur 0,27 pro mille resp. 0,87 pro mille betrugen; nach den Epidemien von 1850 (2,09 pro mille) und 1859 (5,24 pro mille) blieben die beiden folgenden Jahre vollständig ohne Cholerafälle; nach der Epidemie von 1866, deren Mortalität 4,23 pro mille betragen hatte, hatte das Jahr 1867 nur 0,26 pro mille Cholerasterblichkeit und 1868 war ganz cholerafrei; nach der Epidemie von 1871 (0,43 pro mille) blieb das Jahr 1872 und nach der Epidemie von 1873 (2,89 pro mille) blieben die folgenden Jahre ganz frei von Cholerafällen.

40. Wenn man bei dem gegenwärtigen Stande der Cholerafrage auch bei den Bekämpfungsmassnahmen davon ausgeht, dass im einzelnen Cholerafall die Möglichkeit einer Uebertragung auf die Personen der nächsten Umgebung in Betracht zu ziehen ist, so hat man andererseits festzuhalten, dass das Entstehen eines epidemischen Erkrankens an Cholera und der Verlauf der Epidemien sich Indien und überall ausserhalb Indiens durchaus abhängig zeigt von klimatischen, örtlichen und zeitlichen Verhältnissen.

41. Diese Auffassung findet eine weitere Bestätigung in der Verbreitung der Cholera im Elbgebiete 1892/93. Nach dem amtlichen Berichte des Herrn Dr. Kübler ist die Krankheit in einer grösseren Reihe von Ortschaften thatsächlich auf die von Hamburg zugereisten Personen beschränkt geblieben; in einer zweiten Reihe von Fällen hat sie sich von Kranken resp. Scheinbar-Gesunden nur auf einzelne Personen der nächsten Umgebung übertragen; zu einer grösseren Anzahl von am Orte selbst entstandenen Erkrankungen, zu einem Epidemisieren der Seuche, aber ist es nur da ge-

kommen, wo die örtliche Disposition vorhanden war. welche die epidemiologische Choleraforschung als notwendig zum Entstehen eines epidemischen Erkrankens an Cholera erwiesen hat. Es ist in dieser Beziehung hinzuweisen auf das ganz vorwiegende Befallensein des niedrig gelegenen, von breiten Elbarmen durchzogenen linken Ufers der Unter-Elbe im Gegensatz zum rechten, hoch gelegenen Flussufer; ferner auf die in dem Kübler'schen Berichte geschilderten örtlichen Verhältnisse in Lauenburg, Boizenburg und Rendsburg. — Wie die Cholera sich im Elbgebiete unter denselben örtlichen Bedingungen entwickelt resp. nicht entwickelt hat. wie in Hamburg resp. Altona, so zeigt sich auch eine fast vollkommene Uebereinstimmung des zeitlichen Verlaufes der Cholera im Elbegebiete und der Epidemie in Hamburg. „Der zeitliche Verlauf der Cholera im Elbegebiete," sagt Herr Dr. Kübler in den Schlussfolgerungen aus seinem Berichte, „entsprach der Entwicklung der Epidemie in Hamburg. Bald nach ihrem Ausbruche in dieser Stadt begann sich die Krankheit auch über das Elbegebiet auszubreiten: gleichzeitig mit der Höhe der Epidemie in Hamburg war die Zahl der Krankheitsfälle und die Tagesziffer der neu ergriffenen Ortschaften auch im Elbegebiete am höchsten: ebenso schnell wie dort die Epidemie zurückging, nahm sie auch hier an Ausbreitung ab."

42. Alle gegen eine sogenannte „Einschleppung" gerichteten Massnahmen dürften daher auf das Mindestmass zu beschränken sein. Das Beispiel Englands, welches die meisten und direktesten Schiffahrtsbeziehungen zu Hamburg hat und welches im Jahre 1892 von allen Absperrungsmassregeln absah und sich auf eine ärztliche Revision der Ankommenden und auf Isolierung der Erkrankten beschränkte, trotzdem aber nicht nur von einem epidemischen Auftreten der Seuche, sondern auch von einzelnen Fällen, welche neue Erkrankungen nach sich gezogen hätten, verschont blieb, verdient in Deutschland die ernsteste Beachtung, wo im Jahre 1892 die Massnahmen der Behörden in ihrer Handel und Wandel lahmlegenden und den Nationalwohlstand aufs empfindlichste schädigenden Wirkung noch weit überboten wurden durch die Panik, welche die gesamte Bevölkerung ergriffen hatte.

43. Den sichersten Schutz gegen Cholera-Epidemien gewährt, wie es von v. Pettenkofer und Cuningham stets als hauptsächlichste Vorbeugungsmassregel betont und auch auf der Magdeburger Konferenz (September 1894) an die Spitze der Beschlüsse gestellt ist, die schon in cholerafreien Zeiten auszuführende Assanierung der Städte und Ortschaften, insbesondere deren reichliche Versorgung mit reinem Wasser, sowie entsprechende Beseitigung der Abfallstoffe.

In den sanitären Verhältnissen Hamburgs hatten sich, im besonderen was Wohnungsverhältnisse und Wasserversorgung anbetrifft, bei der ausserordentlichen Zunahme der Stadt, zumal an Angehörigen der untersten Steuerklassen und an ganz Unbemittelten, in den letzten 20 Jahren Uebelstände herausgebildet, welche geeignet waren, die Cholerafrequenz im Jahre 1892 zu erhöhen.

44. Nach den Erfahrungen früherer Jahrzehnte steht zu hoffen, dass es den sanitären Bestrebungen, wenn sie vom Einverständnis der gesamten Bevölkerung getragen werden, gelingen wird, die Cholerafrequenz Hamburgs in derselben Weise herabzumindern, wie es in den 50 er und 60 er Jahren nachweislich der Fall war; die örtliche Disposition zum Auftreten eines epidemischen Erkrankens an Cholera ganz zu beseitigen, darf man bei der natürlichen Lage der Stadt und ihren daraus resultierenden Bodenverhältnissen, im besonderen der erheblichen Durchfeuchtung und den wechselnden Feuchtigkeitszuständen des mit organischen Ueberresten erfüllten Bodens, leider kaum hoffen.

Allgemeiner Teil.

—

Nachtrag.

Das Auftreten der Cholera in Hamburg im Jahre 1893.

Schon das Jahr 1893 bot Gelegenheit, den Verlauf einer Cholera-Epidemie in Hamburg bei einer allen Anforderungen der modernen Hygiene entsprechenden Wasserversorgung zu beobachten.

Die grossartige neue Filtrationsanlage befand sich bekanntlich im Bau, als die Cholera im August 1892 in Hamburg ausbrach. Als Termin für die Fertigstellung war der Frühling des Jahres 1894 in Aussicht genommen. Indessen gelang es den Technikern unter Leitung des Herrn Oberingenieur F. Andreas Meyer durch ausserordentliche Anstrengungen das Werk so zu fördern, dass die Stadt von Ende Mai 1893 an ausschliesslich mit filtriertem Wasser versorgt werden konnte.

Die Cholerafrequenz Hamburgs im Jahre 1893 betrug nach Reincke 0,31 $^0/_{00}$ Erkrankungs- und 0,09 $^0/_{00}$ Todesfälle gegen 26,32 $^0/_{00}$ resp. 13,44 $^0/_{00}$ im Jahre 1892.

Es liegt ausserordentlich nahe und ist auch von Herrn Prof. Gaffky versucht worden, diese im Vergleiche zum Vorjahre so erheblich geringere Cholerafrequenz des Jahres 1893 aus der besseren Wasserversorgung Hamburgs im Vereine mit den übrigen vom bakteriologischen Standpunkte aus ergriffenen umfassenden Vorbeugungs- und Bekämpfungsmassnahmen zu erklären. Indessen ist bei einem solchen Erklärungsversuche zu berücksichtigen, dass auch frühere Cholera-Epidemien Hamburgs ohne solche Aenderungen in der Wasserversorgung und ohne solche Bekämpfungsmassnahmen abgelaufen sind und in den folgenden Jahren teils eine ähnlich geringe Cholerafrequenz wie das Jahr 1893, teils aber sogar ein vollständiges Erlöschen der Seuche zeigten. (s. Schlusssatz Nr. 39; S. 199.)

Die grosse Epidemie des Jahres 1892 hatte im Januar 1893 noch 20, im Februar noch 2 und im März noch einen Fall im Gefolge gehabt, so dass die jahreszeitliche Regelmässigkeit des Auftretens der Cholera in Hamburg mit dem Maximum im September (1892) und dem Minimum im März (1893) wieder ihre Bestätigung findet.

Bezüglich des Wiederauftretens der Cholera in Hamburg im Jahre 1893 ist zunächst hervorzuheben, dass sich trotz der gespanntesten Aufmerksamkeit der Sanitätsbehörde und trotz der sorgfältigsten Nachforschungen, welche Herr Med.-Rat Reincke angestellt hat, ebenso wenig wie bei allen früheren Epidemien eine Einschleppung hat nachweisen lassen. „Daher ist daran festzuhalten, dass eine frühe neue Einschleppung im Jahre 1893 nicht nachgewiesen ist," schreibt Reincke in seinem Berichte (S. 61).

Die erste neue, bakteriologisch anerkannte Erkrankung ereignete sich am 27. Mai. Dieselbe betraf einen 63jähr. in geordneten und sauberen Verhältnissen lebenden Comptoirboten einer Rhedereifirma am Hafen (Baumwall, Neustadt-Süderteil). Derselbe hatte seit 8 Tagen an leichten Durchfällen gelitten; am 27. morgens traten schwerere Erscheinungen ein und nachmittags 3 Uhr erfolgte der Tod. Der bakteriologische Befund war positiv. „Verkehr auf dem Wasser und Genuss verdächtigen Wassers konnten nicht nachgewiesen werden", heisst es in dem Reinckeschen Berichte, „doch hatte Patient selbst über diese Dinge nicht mehr befragt werden können. Das im Keller gelegene Klosett wurde vielfach von Seeleuten benutzt."

Der Juni brachte 2 bakteriologisch anerkannte Cholera-Erkrankungen. Die eine betraf einen 23jähr. Heizer auf einem zwischen Hamburg und anderen Nordseehäfen fahrenden Dampfschiffe, das am 16. Juni in Hamburg eingetroffen war und am 17. Juni den Hafen wieder verliess; am selbigen Tage, den 17. Juni also, erkrankte der Heizer in See an Brechdurchfall. Er blieb arbeitsfähig, doch dauerten die Brechdurchfälle trotz Opium fort bis zur Rückkehr nach Hamburg am 19.; am 20. fand er Aufnahme im Krankenhause, wo in dem jetzt breiigen Stuhle Kommabacillen gefunden wurden. Bei drei Heizern und einem Steward desselben Schiffes, die gleichzeitig erkrankt waren, konnten Bacillen nicht gefunden werden. Ihr Stuhl war schon wieder fest. Es wurde nachgewiesen, dass das Schiff seine Trinkwassertanks direkt aus der Elbe bei Schulau gefüllt hatte und dass die Leute das Wasser ungekocht genossen hatten. Zu diesen Feststellungen des Reincke'schen Berichtes muss bemerkt werden, dass weder in der Nähe dieser Stelle, wo das betreffende Schiff sein Trinkwasser eingenommen hatte, noch in Altona, dessen Wasserschöpfstelle nicht allzuweit von Schulau entfernt liegt, noch überhaupt im Gebiete der Unter-Elbe zu jener Zeit Cholera-Erkrankungen vorgekommen sind, wie aus Bockendahl's Bericht über die Cholera in Schleswig-Holstein 1893 und aus dem Reincke'schen Bericht über die Cholera in Hamburg 1893 hervorgeht.

Am 23. Juni ereignete sich die dritte, bakteriologisch anerkannte Cholera-Erkrankung. Dieselbe betraf einen 26jähr. Matrosen von einem englischen Dampfschiff, welches am 15. Juni von Braila via Malta und Dartmonth in 22 Tagen nach Hamburg gekommen war. Unterwegs waren 2 Krankheitsfälle vorgekommen, die nicht choleraverdächtig waren. Der Mann war vier Tage vor der Erkrankung vom Schiffe desertiert und hatte sich obdachlos umhergetrieben. Er fand am 23. Juni wegen Brechdurchfalls Aufnahme im Krankenhause, wo man in seinem Stuhle Cholerabacillen nachwies. Der Fall verlief übrigens leicht.

Im Juli machte sich eine Steigerung der Brechdurchfall-Erkrankungen bemerkbar, welche in der zweiten Augusthälfte zugleich mit dem Auftreten von Cholerafällen ihren Höhepunkt und nach einem Abfall Ende August und Anfang September um die Mitte des September zugleich mit der Zunahme der Cholera eine zweite Akme erreichte, um dann zunächst steil und dann in der ersten Oktoberhälfte staffelförmig abzufallen, bis die Kurve im November, wo sich noch ein Cholerafall ereignete, wieder in der Weise wie vor der Steigerung verläuft.

Von besonderem Interesse ist eine kurze, aber recht heftige Epidemie an Durchfällen und Brechdurchfällen auf einer Schiffswerft am südlichen Elbufer, auf der Elbinsel Kuhwärder. Die Werft beschäftigte damals rund 3000 Arbeiter. Unter diesen traten etwa seit dem 8. bis 11. August ausserordentlich gehäufte Durchfälle und Brechdurchfälle auf. Der dort stationierte Heildiener berichtete, dass an einzelnen Tagen bis zu 50 Leute zu ihm gekommen seien, um sich Stopfmittel zu erbitten. Wieviele im ganzen befallen wurden, ist nicht nachzuweisen gewesen, nur über 110 Fälle konnten nähere Nachrichten erlangt werden. „Manche Erkrankungen waren recht heftig“, heisst es in dem Reincke'schen Berichte, „einzelne zogen sich in die Länge und waren von Fiebererscheinungen begleitet, in 19 Fällen entwickelte sich ein ausgesprochener Typhus. 19 Kranke wurden im Eppendorfer Krankenhause behandelt, darunter 7 Typhen; 6 im Altonaer Krankenhause, darunter 5 Typhen. Gestorben ist keiner. Die Eppendorfer Fälle wurden sämtlich bakteriologisch untersucht. In keinem derselben wurden Kommabacillen gefunden. Im hygienischen Institute zu Hamburg wurden 6 Stühle untersucht; fünf Stühle fielen negativ aus, in einem Falle (Obut, No. 1) wurden Kommabacillen, welche nicht leuchteten, gefunden.“

Dieser letztere Fall vom 15. August steht in der Reinckeschen Tabelle der Cholera-Erkrankungen des Jahres 1893 an erster Stelle, während die Erkrankung am 27 Mai und die beiden Erkrankungen am 17. resp. 23. Juni, obwohl der Nachweis der Bacillen in allen 3 Fällen gelungen war, in dieser Tabelle keine Stelle gefunden haben!

„Nach Mitteilung des vornehmlich auf der Werft beschäftigten Kassenarztes, Herrn Dr. Rosam“, heisst es in dem Reinckeschen Berichte (S. 41 unten), „sollen ähnliche Brechdurchfall-Epidemieen dort schon früher einige Male vorgekommen sein, namentlich einmal im Winter 1891/92 und dann kurze Zeit vor Ausbruch der grossen Cholera-Epidemie im Sommer 1892.“ Diese Brechdurchfall-Epidemien führt Reincke darauf zurück, dass die für die am Lande beschäftigten Arbeiter dieser Werft bestimmte eigene Wasserleitung ihr Wasser der Elbe entnahm, ganz nahe der Ausflussmündung sämtlicher — übrigens, wie Reincke anführt, regelmässig und gut mittelst Kalk desinfizierter — Latrinen der Werft und fast gerade gegenüber der Stelle, wo am Nordufer der Elbe der Hauptentwässerungskanal Hamburgs, das Geeststammsiel, in den Strom mündet. Indessen ist bei den Erklärungsversuchen dieser lokalen Brechdurchfall-Epidemie auf der Elbinsel Kuhwärder im August 1893 nicht ausser Acht zu lassen, dass sich gleichzeitig mit derselben die unbekannte Ursache der Brechdurchfall-Erkrankungen in allen Teilen der Stadt und des Landgebietes in gesteigertem Masse geltend machte. (s. Reincke, Jahresbericht pro 1893, S. 61 u. 62.) Die Zahl der Brechdurchfälle, welche in der Zeit vom 6.—12. August 48 betragen hatte, stieg vom 13.—19. August auf 112 und vom 20.—26. August auf 117. Diese Steigerung der Brechdurchfall-Erkrankungen fällt, wie diejenigen im Jahresanfang und im September, zeitlich mit dem Auftreten resp. der Zunahme der Cholera zusammen.

Das zeitliche Auftreten der Cholera im Jahre 1893 gestaltete sich folgendermassen:

| Datum | Erkrankt | Davon | | | Sterbefälle nach dem Todestage |
		klinisch ausgesprochen	gestorben	klinisch unverdächtig	
Mai					
27	1	1	1	—	1
Juni					
17	1	—	—	1	—
23	1	—	—	1	—
August					
15	1	—	—	1	
23	1	—	—	1	—
25	2	—		2	
September					
4	1	—	—	1	—
5	—	—	—	—	—
6	—	—	—	—	—
7	1	1	1	—	—
8	1	—	—	1	—
9	1	1	—	—	1
10	2	2	—	—	—
11	—	—	—	—	—
12	1	1	1	—	—
13	3	2	1	1	—
14	—	—	—	—	—
15	2	2	—	—	—
16	9	8	5	1	1
	28	18	9	10	3

Datum	Erkrankt	Davon			Sterbefälle nach dem Todestage
		klinisch ausgesprochen	gestorben	klinisch unverdächtig	
Uebertrag:	28	18	9	10	3
September					
17	16	13	4	3	2
18	18	11	6	7	3
19	14	10	5	4	1
20	17	15	6	2	4
21	14	8	5	6	5
22	5	3	2	2	2
23	11	5	3	6	6
24	12	5	2	7	7
25	10	3	—	7	2
26	4	2	2	2	—
27	5	5	4	—	2
28	6	2	1	4	—
29	4	2	1	2	2
30	3	2	—	1	3
Oktober					
1	—	—	—	—	2
2	—	—	—	—	2
3	—	—	—	—	3
4	3	3	2	—	—
5	1	1	—	—	2
6	1	—	—	1	1
7	1	—	—	1	—
8	1	—	—	1	—
9	3	2	2	1	1
10	3	1	—	2	1
11	7	3	2	4	—
12	—	—	—	—	—
13	1	1	—	—	2
14	2	—	—	2	—
15	1	1	—	—	1
16	1	1	1	—	—
17	1	1	1	—	1
18	—	—	—	—	—
19	—	—	—	—	—
20	2	2	—	—	—
21	2	1	—	1	1
22	—	—	—	—	—
23	1	1	1	—	—
24	—	—	—	—	1
25	1	—	—	1	—
26	—	—	—	—	—
27	2	1	1	1	1
28	1	1	—	—	—
29	1	1	1	—	—
30	—	—	—	—	2
31	1	1	—	—	—
November					
16	1	1	—	—	—
Summa	205	127	61	78	61

14

Die vorstehenden Zahlenreihen zeigen, dass sich auch im Jahre 1893 in Hamburg wieder derselbe jahreszeitliche Einfluss auf die Cholerafrequenz geltend gemacht hat, welcher sich aus der Betrachtung des zeitlichen Verlaufes der früheren Hamburger Epidemien ergeben hat, und es erscheint nichts natürlicher, als dass wir die Zunahme der Erkrankungsfälle in der zweiten Hälfte des September auf dieselben zeitlichen Verhältnisse zurückführen, aus welchen sich auch allein erklären lässt, dass sowohl in Preussen wie in Hamburg, wenn man eine grössere Reihe von Cholerajahren betrachtet, das Maximum der Cholerafrequenz in den Monat September fällt.

Von seiten der Vertreter der bakteriologischen Auffassung der Choleragenese wird häufig betont, dass man auch dort den Einfluss der „zeitlichen Disposition" auf die Cholerafrequenz anerkenne, aber es ist sehr charakteristisch für dieses scheinbare Zugeständnis, dass man sogar die so geringe Zunahme der Cholera-Erkrankungen im September 1893 nicht ohne eine Infektion des seit Ende Mai eröffneten neuen Filtrationswerkes der Stadtwasserkunst erklären zu können glaubt. Man suchte und fand am 15. September einen Grundbruch im Kanalsystem, durch welchen sich unfiltriertes Elbwasser in den Hauptreinwasserkanal ergoss; derselbe konnte nach Ansicht der Techniker erst in den letzten Tagen seinen gegenwärtigen Umfang erlangt haben. „Unmittelbar nach dieser Entdeckung" (am 15. September), heisst es in dem Reincke-schen Berichte, „wurden durch Regulierung der Wasserstände im Kanale Vorkehrungen getroffen, welche das Einströmen von rohem Elbwasser ausschlossen, und dann in den nächsten Tagen durch weitere Massregeln der dauernde Abschluss gegen die Elbe sichergestellt." Von diesem Zeitpunkte an trat zwar eine ausserordentliche Verringerung in dem seit Anfang September erhöhten Keimgehalt des Wassers ein, die Cholera-Erkrankungen aber nahmen trotzdem bis zum 20. September noch zu, um dann der Zahl nach allmählich abzunehmen, aber durch den ganzen Oktober hin noch anzudauern und erst mit dem letzten Falle am 16. November aufzuhören, ebenso wie sich die Cholera-Ursache schon im Mai, Juni und August bereits in einzelnen, auch bakteriologisch anerkannten Erkrankungsfällen geltend gemacht hatte. Auch Reincke, welcher in seiner Arbeit dem Einfluss der Wasserversorgung auf die örtliche Verbreitung der Seuche noch näher nachgegangen ist, kommt sehr bemerkenswerter Weise zu folgendem Schlusse: „Mit den Verhältnissen der Wasserleitung ist aber keineswegs der gesamte zeitliche Verlauf der Epidemie erklärt. Die von der Wasserleitung unabhängigen Fälle im Hafen fielen in ihrer Mehrzahl freilich mit den Fällen in der Stadt zusammen, auch ist es ja unbestritten, dass in unseren Breiten überhaupt die Spätsommer- und Herbstmonate die Hauptzeiten der Cholera sind." (Reincke S. 65.)

„In Bezug auf die örtliche Verteilung der Fälle ist mit dem
Hafen zu beginnen", heisst es in dem Reincke'schen Berichte
(S. 59), „der wie auch in früheren Zeiten, den Mittelpunkt und
Ausgang der Epidemie gebildet hat." Nach Reincke's Feststellungen haben sich 19 Fälle auf Schiffen ereignet, 12 Fälle
unter Hafenarbeitern und 9 Fälle in den Familien am Hafen beschäftigter Personen; das wären also 40 von 202 Fällen.

Auf die Bedeutsamkeit der örtlichen Verhältnisse weist ferner,
wie bei den früheren Epidemien, die gleichzeitige Steigerung des
Typhus hin. Reincke hat die Typhus-Erkrankungen in nachfol-
gender Tabelle zusammengestellt und bemerkt dazu: „Bei 2 Typhuskranken wurden Cholerabacillen im Stuhle gefunden. Auch
ist daran zu erinnern, dass sich unter den von Brechdurchfall
befallenen Arbeitern auf der Werft in mehreren Fällen nachträglich Typhus entwickelte." (S. 60.)

In der Woche:	Gemeldete Typhus-Erkrankungen	Cholera-Erkrankungen
vom 3.— 9. September	36	4
10.—16.	68	17
17.—23. „	57	**95**
24.—30. „	55	44
1.— 7. Oktober	77	6
8.—14. „	**91**	17
15.—21. „	51	7
22.—28. „	28	5
29. Oktober—4. Novbr.	19	2

Als bemerkenswert bezüglich der örtlichen Verhältnisse ist
ferner das auch in allen früheren Epidemien beobachtete gänz-
liche resp. relative Verschontsein der hoch auf der Geest gelegenen Nachbarstädte Altona und Wandsbek hervorzuheben.
Wandsbek war völlig frei und Altona hatte nur 14 Fälle, von
welchen Reincke nur 4 Fälle auf Altona zurückführt.

Unter diesen 14 Erkrankungen befanden sich nach Reincke's
Feststellungen vier, die am südlichen Elbufer auf Hamburger
Gebiet arbeiteten; drei, welche an anderen Stellen Hamburgs
thätig waren, zwei aus dem Hafen stammende Fälle und eine
Wärterin der Choleraabteilung des Krankenhauses. Nur 4 Fälle
waren, wie Reincke ausdrücklich hervorhebt, sicher in Altona
selbst und ohne irgend einen nachweisbaren Zusammenhang unter
sich oder mit anderen Fällen entstanden. (Reincke S. 67.)

Zeitlich fielen die Cholera-Erkrankungen Altonas mit denjenigen Hamburgs in der Weise zusammen, dass die Mehrzahl
der Erkrankungen wie in Hamburg in die zweite Hälfte des
September fiel, während der Oktober nur 3 vereinzelte Fälle
hatte und die Seuche in Altona am 4. November und in Hamburg am 15. November mit dem letzten Fall endigte.

14*

Cholerafälle in Altona 1893.

Datum	Zahl der Erkrankungen	Davon gestorben	Genesen
16. September	1	1	—
17. „	2	—	2
18. „	1	1	—
19. „	1	1	—
25. „	2	2	—
26. „	1	—	1
27. „	1	1	—
28. „	1	1	—
7. Oktober	1	1	—
9. „	1	1	—
10. „	1	—	—
4. November	1	1	—
14	10	3 genesen; 1 unbekannt.

Dass die klimatischen Faktoren, welche in örtlich-zeitlicher Einwirkung das Auftreten eines epidemischen Erkrankens an Cholera bestimmen, im Jahre 1893 in Hamburg nur in geringem Grade zu örtlicher Einwirkung haben kommen können, geht aus den nachfolgenden Feststellungen in dem Berichte des Herrn Med.-Rat Reincke über die Epidemie des Jahres 1893 hervor. (S. 65 ff.)

„Das Jahr 1893 war noch erheblich dürrer als das Vorjahr; von Mitte März bis Mitte Juli fielen nur minimale Mengen Regen, das Grundwasser verharrte länger und gleichmässiger auf einem tiefen Stande als im Jahre 1892. Als aber die Cholera ausbrach, waren seit Wochen ergiebige Regenmengen gefallen und das Grundwasser überall ersichtlich im Ansteigen.

Auch die Lufttemperatur war schon tief abgefallen Dagegen behielten die in diesem Jahre besonders niedrigen Flusswasserstände ihren tiefen Stand bis zu dem epidemischen Ausbruche der Cholera in der Mitte des Septembers bei, da die Mengen des Elbwassers ganz vorwiegend durch die Regenfälle in Böhmen und Sachsen bestimmt werden und nicht durch die Niederschlagsmengen in unserer Gegend. Auch 1892 war die Cholera-Epidemie in die Zeit tiefer Elbwasserstände gefallen und aus Paris wird aus demselben Jahre das Gleiche von dem Wasserstande der Seine während des Herrschens der Cholera berichtet."

Die epidemiologische Auffassung der Choleragenese findet also auch in dem Auftreten der Seuche Hamburg 1893 ihre Bestätigung.

Im Jahresanfang fiel die Cholerafrequenz des Januar (20 Fälle) mit einem tiefen Stande des Grundwassers*) zusammen und nahm mit dem Steigen des Grundwassers   Februar und März, wo sich noch 2 resp. 1 Erkrankungsfall ereignete, ab, um mit dem höchsten Stande des Grundwassers im März ihr Minimum zu erreichen. Dem Abfall des Grundwassers im April und Mai folgte ein längeres und gleichmässigeres Verharren desselben auf einem tiefen Stande ohne die für das Epidemisieren der Seuche notorisch erforderlichen beträchtlichen Schwankungen des Grundwasserstandes, durch welche z. B. das Jahr 1892 in Hamburg ausgezeichnet war. Auch war die Trockenheit des Jahres 1893, bedingt durch die minimalen Regenmengen besonders in den für die Bodenfeuchtigkeit den Ausschlag gebenden Frühjahrsmonaten**) sowie im Vorsommer noch grösser als 1892, so dass im Mai und Juni die Cholera-Ursache, zum teil offenbar infolge der zu grossen Trockenheit, sich nur in einzelnen Fällen geltend machen konnte. Erst unter dem Einflusse reichlicherer Regenmengen***) wurde dann Ende August und besonders im September und Oktober der Grad von Bodenfeuchtigkeit erreicht, welcher zum Epidemisieren der Seuche notorisch notwendig ist; zugleich aber stieg das Grundwasser im September, und besonders im Oktober und November dauernd an, woraus sich offenbar erklärt, dass die Cholerafrequenz im Ganzen nur gering blieb und im Oktober und November diesem Ansteigen des Grundwassers entsprechend abnahm. Im November ereignete sich noch ein Cholerafall und im Dezember, wo das Grundwasser, wie im März des Jahres, seinen höchsten Stand erreichte, war die Seuche erloschen.

---

*) Das Verhalten des Grundwassers in Hamburg im Jahre 1893 ist geschildert nach dem Reincke'schen Jahresbericht pro 1893, Tafel auf S. 6.

**) Die Niederschlagsmengen blieben weit unter dem monatlichen Mittel: März 25,9 mm (Mittel: 45,8); April 2,3 (Mittel: 41,8); Mai 13,0 (Mittel: 52.6): Juni 30,1 (Mittel: 62,0); Juli 57,8 (Mittel; 82,5).

***) Reichlichere, das Monatsmittel übersteigende Regenmengen traten erst im August ein: August 81,7 (Mittel; 77,4); September 111,9 (Mittel 59,3); Oktober 103,4 (Mittel: 77,2); November 71,8 (Mittel: 43,0). S. Reincke, Jahresbericht pro 1893. S. 5.

Specieller Teil.

—

I.

Historische Darstellung
des Auftretens der Cholera in Hamburg
in dem Zeitraum von
1831—1873.

Die erste Cholera-Periode Hamburgs
(1831; 1832; 1833; 1834; (1835); 1837)
im Verhältnis zu der zweiten Pandemie (1826—37).

Die Cholera asiatica trat während der zweiten Pandemie
(1826—37) zum ersten Male im Jahre 1831 in Hamburg auf.
Von Orenburg und Astrachan hatte sie sich im Laufe dieses
Jahres über Russland verbreitet. Am 25. Mai brach die Seuche
in Riga aus, am 29. Mai in Danzig, am 29. Juni in St. Petersburg,
am 22. und 23. Juli in Königsberg, im August in Stettin und
Berlin. Der erste Cholerafall in Hamburg ereignete sich am 5.
Oktober 1831. — 1832 trat die Cholera zum ersten Male in
London und in Paris auf und erschien auch zuerst in Nordamerika,
wo sie im nächsten Jahre eine grosse Ausbreitung erlangte. In
Europa herrschte die Seuche noch in grosser Verbreitung bis zum
Jahre 1837, Hamburg nach der schweren Epidemie von 1831/32
noch in den Jahren 1833, 1834, (1835), 1837 in geringerem Grade
heimsuchend. Vom Jahre 1838 an war Hamburg, wie ganz
Europa, 10 Jahre lang von der Cholera frei.

1831.

In Hamburg war das Vorschreiten der Seuche von Osten
her im Jahre 1831 mit gespanntester Aufmerksamkeit verfolgt
worden. Das Hauptaugenmerk richtete sich zunächst auf die
Verhinderung einer Einschleppung von der Ostsee aus. Gegen
eine solche schien Hamburg einerseits durch die Schutzmassregeln
gesichert, welche Mecklenburg, Dänemark und Lübeck seit dem
Ausbruch der Cholera in Riga im Mai d. J. ergriffen; andererseits aber wurden von den hamburgischen Behörden bei Cuxhaven, am Ausfluss der Elbe, strenge Quarantäne-Massnahmen
getroffen, sobald die Cholera am 25. Mai in Riga und am 29. Mai
in Danzig aufgetreten war. Schon am 30. Mai 1831 wurde für
alle ohne Gesundheitsattest aus den russischen Ostseehäfen kommenden Schiffe eine 7 tägige Observations-Quarantäne angeordnet;
am 8. Juni sodann den aus den Ostseehäfen von Riga bis Danzig
kommenden Schiffen das Einsegeln in die Elbe überhaupt untersagt und diese Schiffe vorgängig an eine Reinigungs-Quarantäne-
Anstalt verwiesen. Am 20. Juni wurde die Quarantäne-Dauer

für alle aus russischen Ostseehäfen kommenden Provenienzen auf
21 Tage, einschliesslich die Reisezeit, erhöht und nach dem Ausbruch der Seuche in Archangel und St. Petersburg (29. Juni)
solchen Schiffen, sofern sie die russischen Häfen nach dem 20. Juni
verlassen hatten, das Einsegeln in die Elbe überhaupt verboten
und dieselben vorgängig einer Quarantäne-Reinigungs-Anstalt
überwiesen. Dasselbe galt für die Schiffe aus den Häfen des
roten Meeres, während für Provenienzen aus den nördlich von
Bergen gelegenen norwegischen Häfen eine 21 tägige Observations-
Quarantäne angeordnet wurde. (13. Juli 1831.)

Nachdem schon am 22. Juli d. J. allen Seefahrenden eingeschärft war, sich aller und jeder Communikation mit Schiffen
in See zu enthalten, ordnete der Senat am 5. August 1831 an,
dass alle Handelsfahrzeuge, auch wenn sie aus unverdächtigen
Häfen kämen, bei dem zu Cuxhaven stationierten Wachtschiffe
anzulegen hätten, um feststellen zu lassen, ob sie nicht durch
eine Communikation mit infizierten Schiffen oder durch Uebernahme von Personen, Waaren, Packeten, Briefen oder sonstigen
Dingen die Krankheit verbreiten könnten und sich daher zunächst
einer Quarantäne zu unterwerfen hätten.

Nach dem Ausbruche der Seuche in Stettin hatten auch alle
Schiffe aus den zwischen Stettin und Danzig liegenden Häfen,
sofern sie diese Häfen nach dem 20. August verlassen hatten,
sich einer Reinigungs-Quarantäne zu unterziehen. (Senatsbeschluss
vom 31. August.)

Die zur Verhütung einer Einschleppung durch den Schiffsverkehr getroffenen Massnahmen wurden erst nach Ausbruch der
Cholera in Hamburg am 24. Oktober 1831 auf die bei Cuxhaven
auch in gewöhnlichen Zeiten übliche Controle beschränkt.

Sobald die Cholera die Oder überschritten hatte, zog Mecklenburg einen Kordon an der preussischen Grenze und ordnete eine
Quarantäne bei Dömitz an; von hannoverscher Seite ward eine
Quarantäne bei Schnackenburg eingerichtet. Ueberdies bestand
eine Kontumaz bei Sacrow; und von hamburgischer Seite lag
schon seit Juni ein Wachtschiff bei Geesthacht unter dem bunten
Hause, welches alle, die Elbe herab von verdächtigen Orten
kommenden Schiffe unter Quarantäne nahm. Dasselbe wurde
unterstützt durch 50 hannoversche Scharfschützen, von denen
immer drei am Ufer Wache hielten. Am 31. August verfügte
der Senat bezüglich aller von der Oder, der Spree und der
Havel kommenden Schiffe, dass alle Fahrzeuge, welche die
Schleuse bei Brandenburg nach dem 25. August passiert hätten,
als der Cholera verdächtig zurückgewiesen werden sollten. Auch
zog Dänemark nach dem Ausbruch in Berlin einen starken und
streng ausgeübten Kordon gegen die mecklenburgische Grenze
und das nördliche Elbufer, und ordnete eine Quarantäne bei
Lauenburg an.

Nachdem die hannoverschen Massregeln gemildert worden waren, besetzte das hamburgische Militär das nördliche Elbufer bis in die Stadt und die Vorstadt Hamburgerberg (St. Pauli), die Vierlande, Geesthacht und Bergedorf.

So war Hamburg also auf der Landseite durch einen dreifachen Kordon, gegen den Strom durch Bewachung desselben, durch Uferposten und Wachtschiffe geschützt; und jedes Schiff musste eine vierfache Quarantäne passieren. Zahlreiche Reiter durchschwärmten das Land und hielten Jeden an, der nicht in die Gegend zu Hause zu gehören schien; an den Thoren der Stadt war Polizei postiert, welche alle einpassierenden Fremden in Untersuchung nahm.

Die Vorkehrungen, betreffend die Schiffahrt der Oberelbe, welche am 15. August im Einvernehmen mit der Landdrostei zu Lüneburg angeordnet waren, wurden vom Senate am 12. September, um dem ausserordentlich beschränkten Verkehr Erleichterung zu verschaffen, zwar dahin abgeändert, dass alle Elbkähne und Elbschiffe zugelassen werden sollten, welche die preussische Kontumaz bei Sacrow abgehalten hätten und mit Gesundheitsscheinen versehen sein würden; nichtsdestoweniger blieb aber die Quarantäne bei Geesthacht in Wirksamkeit und hielt alle die Elbe herabfahrenden Schiffe und Kähne an, welche nicht schon bei Schnackenburg und Dömitz die Quarantänen überstanden hatten. Und was durch die Quarantänen geschlüpft war, wurde sicher von der Baake, einem Wachthaus mit Hafenpolizei, vor dem Oberhafen oder von dem vor dem Niederhafen liegenden Wachtschiff angehalten, „so dass von der Wasserseite sich niemand einschleichen konnte", wie es in dem betreffenden Berichte heisst. Dr. Zimmermann, welchem wir eine genaue Beschreibung dieser Schutzmassregeln verdanken, fügt hinzu, dass er sich durch Einblick in die Berichte und Akten vollkommen überzeugt halte, dass die Quarantäne unter ärztlicher Kontrolle „mit strenger, fast ängstlicher Gewissenhaftigkeit vollzogen sei."

In gleicher Weise wurde der Landverkehr schon frühzeitig überwacht.

Am 3. Juni 1831 wurde mit Rücksicht auf die in Polen herrschende Cholera die Einfuhr von Lumpen aus Polen und diesem Lande naheliegenden Territorien untersagt.

Nach dem Ausbruch der Cholera in Berlin wurde durch Senatsbeschluss vom 21. September 1831 bestimmt, dass in Hamburg nur solche Reisenden zuzulassen wären, welche entweder darthäten, dass sie von völlig unverdächtigen Orten kämen, oder welche wenigstens vor 20 Tagen den oder die infizierten Orte verlassen hätten. Ferner durften bezüglich ihres Gesundheitszustandes keinerlei Zweifel obwalten und musste eine ordnungsmässige Desinfektion der Effekten nachgewiesen werden.

Nach dem Ausbruch der Cholera in Wien wurden Reisende,

welche seit dem 4. September von Wien abgereist waren, mit ihren Effekten an den Grenzen des Hamburger Gebietes zurückgewiesen. (Anordnung der Polizei-Behörde vom 22. Sept. 1831.)

Man war aber weit davon entfernt, sich auf diese mit soviel Umsicht getroffenen Schutzmassregeln gegen die Gefahr einer Einschleppung zu verlassen. Schon am 30. Juli 1831 wurden durch Rat- und Bürgerbeschluss für den Fall des Ausbruchs der asiatischen Cholera in Hamburg folgende Massnahmen vorgesehen. Das gesamte Gesundheitswesen wurde einer General-Gesundheits-Kommission unterstellt, welche aus 4 Senatsmitgliedern, den beiden Physici und 5 anderen Bürgern bestand. Zur Ausführung der Beschlüsse der General-Kommission und speziellen Aufsicht von Stadt und Gebiet wurden 17 Spezial-Kommissionen gebildet, welche aus dem Armenvorsteher und dem Armenarzte des betreffenden Bezirkes, vier Bürgern, zwei Aerzten und zwei Wundärzten bestanden. Jede Strasse war an eine dieser Kommissionen gewiesen und jeder Erkrankungsfall musste im Bureau der betreffenden Kommission sofort angezeigt werden. Dort hielt ausser einigen Bürgern bei Tag und Nacht wenigstens ein Arzt Wache.

Die General-Kommission führte die Listen der Erkrankungsfälle und überwachte die Reinigung der infizierten Häuser.

Ausserdem gehörte die gesamte Strassenreinigung, welche sich auch auf die Höfe und Kanäle erstreckte, zur Kompetenz der General-Kommission. Sie hatte auch bei dem Senate die Schliessung solcher Lokale zu beantragen, in welchen ein grosser Zusammendrang von Menschen stattfand. Die Häuser, in welchen Cholerafälle vorgekommen waren, wurden desinfiziert, wobei wertlose „giftfangende" Effekten verbrannt wurden. Bei den ersten in der Stadt sich ereignenden Cholerafällen und bei einzelnen infizierten Häusern auf dem Lande wurde Absperrung der betreffenden Häuser empfohlen; im übrigen sollten Sperrungen möglichst vermieden werden. Alle auf der Strasse betroffenen Haustiere sollten als der Vermittlung der Krankheitsübertragung erfahrungsgemäss verdächtig aufgegriffen und getödtet werden.

Erkrankte, welche in ihrer Wohnung die gehörige Pflege und Behandlung sich verschaffen konnten, konnten dort verbleiben. Alle Uebrigen wurden auf Verfügung des Arztes und eines Bürgers der Special-Kommission in das Cholera-Hospital geschafft, wo sie unentgeltlich verpflegt wurden. Die Choleraleichen wurden in möglichst kurzer Frist ohne alle Ceremonien auf besonderen, isoliert gelegenen Begräbnisplätzen beerdigt. Diese Bestimmung wurde indessen gleich nach Ausbruch der Epidemie dahin abgeändert, dass Cholera-Verstorbene, die eigene Familien-Begräbnisse auf den bestehenden Begräbnisplätzen besassen, bei den Ihrigen begraben werden durften, wenn die Hinterbliebenen nicht ausdrücklich die Beerdigung auf den Nebenkirchhöfen wünschten.

Für die Beerdigung von an der Cholera Verstorbenen wurden

abseiten des Staates jederzeit anständige Trauergerätschaften, Transportmittel und Leichenträger in Bereitschaft gehalten; für diejenigen Fälle, wo die Familie die Beerdigung zu übernehmen wünschte, war eine besondere Erlaubnis erforderlich, jedoch „musste die Einlegung der Leiche in den Sarg durch besondere Angestellte geschehen, keineswegs aber durch andere Personen, z. B. durch Tischler." Von jedem Leichengefolge wurde dringend abgemahnt.

Die von den in den Hospitälern verstorbenen Personen mitgebrachte Kleidung und „giftfangenden" Effekten wurden verbrannt; die anderen Effekten desinfiziert und dann den Erben zurückgegeben.

Alle fremden Handwerker, Bettler und Vagabonden wurden aus der Stadt gewiesen, andere, welche aus dem Mecklenburgischen und Dänischen vertrieben, in Hamburg ankamen, wurden unter Aufsicht über die Grenze gebracht, und überhaupt niemand zugelassen, der sich nicht ausweisen konnte, dass er von einem unverdächtigen Orte gekommen war oder eine Kontumazzeit von 20 Tagen abgehalten hatte, und dessen Gesundheitszustand nicht vollkommen unverdächtig war. Die Ueberwachung des Personenverkehrs wurde so strenge genommen, dass z. B. als 4 Wochen vor Ausbruch der Epidemie einige Herren, welche am 30. August von Berlin abgereist waren, in der Stadt ankamen, sich der Polizeiherr Senator Dammert persönlich zu ihnen begab, sie auf das Hafenschiff nötigte und sie so veranlasste, bald über die Grenze weiterzureisen.

Einer ebenso strengen Ueberwachung unterlag der Warenverkehr, wobei noch bemerkt wird, dass ein Einschmuggeln mit Umgehung der Quarantäneanstalten die Waren unverhältnismässig verteuert haben würde.

In diesen mit soviel Umsicht und Sorgfalt von den Behörden getroffenen Massnahmen spiegelt sich das ausserordentlich lebhafte Interesse wieder, mit welchem man in den Kreisen der Hamburger Aerzte das allmähliche Heranschreiten der Seuche verfolgte.

Schon am 21. Juni 1831 begann der ärztliche Verein sich zu versammeln, um in regelmässigen wöchentlichen Zusammenkünften über die Bedürfnisse der Zeit zu sprechen. Diese Versammlungen wurden bis zum 17. Januar 1832 alle acht Tage gehalten, und waren sehr zahlreich besucht. In Vorträgen und längeren Discussionen wurden hier die Erfahrungen des Einzelnen der Gesamtheit der Aerzte mitgeteilt. Auch über die von den Behörden zu treffenden oder getroffenen Massregeln wurde diskutiert und es mag das Resultat dieser Erörterungen oft von Einfluss auf die Bekämpfung der Seuche gewesen sein.

Am 30. Juli 1831 wurde durch Rat- und Bürgerbeschluss die Erbauung von vorläufig 2 Hospitälern, jedes für 200 Kranke,

— das eine ausserhalb des Millernthores, bei dem Hornwerke.
das andere in der ehemaligen Bastion Ericus, bei dem Deichthore — beschlossen. Ende August wurde mit dem Bau derselben begonnen und Anfang Oktober standen beide Hospitäler
— mit allen erforderlichen Mobilien völlig eingerichtet — fertig da.

Das Cholera-Hospital Hornwerk lag eben ausserhalb des
Millernthores hart am Stadtgraben auf dem Stintfang. Die Entfernung von der Elbe betrug einige 100 Schritte. Die Fläche,
auf der sich das Hospital befand, lag hoch über dem Wasser
und war daher sehr trocken. Das ganze Gebäude war mit einem
tiefen und breiten Graben umgeben, in den sich die Abzugs-
kanäle des Hospitals ergossen und der durch Leitungen mit dem
Stadtgraben zusammenhing. Ueber diesen Stadtgraben ist an
einer andern Stelle gesagt. dass er von der Elbe und Alster mit
Wasser versehen wurde, aber an einzelnen Stellen wohl nicht
hinreichenden Zu- und Abfluss hatte. Zu bemerken ist, dass
diese Hospitalanlage sich in der Nähe jener Stelle befand, wo
die Bieber'sche Kunstleitung das Wasser der Elbe entnahm.

Vor dem Verwaltungsgebäude des Hospitals befand sich ein
Bassin von Eichenholz, welches 10 Oxhoft Wasser fasste. In
dieses führte eine Röhre der Bieberschen Kunstleitung, welche
auf diese Weise das Hospital stets mit Elbwasser in hinreichender
Menge versorgte. Dr. Buchheister fügt hinzu: „Zum Küchen-
gebrauche, sowie zu jedem andern ist dieses weiche Wasser vortrefflich. zum Trinken eignet es sich aber nicht."

In dem Hospital in der ehemaligen Bastion Ericus bei dem
Deichthore benutzte man mittelst einer dazu angebrachten Pumpe
das Wasser des Stadtgrabens; eine gemauerte Grube auf dem
Hofe diente zum Verbrennen unreinen Strohes und alter unbrauch-
barer Kleidungsstücke, und eine andere mit Brettern ausgesetzte
Grube für den Unrat. Aus dem Situationsplan der Hospitalanlage ist ersichtlich, dass diese beiden Gruben unmittelbar am
Rande des Stadtgrabens lagen in nächster Nähe der Stelle, wo
die Pumpe das Wasser aus dem Graben schöpfte.

Den besonderen bei einer Cholera-Epidemie obwaltenden
Umständen wurde von vornherein dadurch Rechnung getragen,
dass die beiden Hospitäler sofort nach ihrer Fertigstellung der
Besichtigung des Publikums freigegeben wurden, „damit sich ein
jeder überzeugen könne, dass nirgends besser für ihn gesorgt
sein könne." So wurde einem Vorurteil des Publikums gegen
die Hospitäler. welches die durch die häuslichen Verhältnisse der
Kranken in Epidemiezeiten so oft wünschenswerte Ueberführung
in die öffentlichen Krankenanstalten so sehr erschweren kann.
von vornherein vorgebeugt.

Hamburg hatte im Jahre 1831 mit den Vorstädten ungefähr
145,363 Einwohner; mit Einschluss des ganzen Staatsgebietes
175,220.

Die Lage der Stadt wird uns von Dr. Fricke folgender- Hamburgs Lage.
massen geschildert: Das Gebiet von Hamburg wird von der
Elbe, der Alster und der Bille durchschnitten. Die Elbe strömt
von S. O. nach N. W an Hamburg vorüber, zum Teil durch die
Stadt hindurch, sie bildet in der Nachbarschaft von Hamburg
durch mehrere natürliche Arme eine Menge kleiner Inseln, die
dem Wasser früher abgewonnen, zum Teil sehr sumpfig und
morastig sind, und, wo sie nicht durch Dämme (Deiche) geschützt
liegen, häufig von den Fluten überschwemmt werden. Ein Teil
der Stadt selbst steht auf solchen Elbinseln, ein anderer Teil,
der grössere Teil der Altstadt und ein kleinerer der Neustadt
auf anderen künstlichen Inseln, welche durch vielfache sich durchkreuzende Kanäle (Fleete) gebildet werden. —

Die Elbe mit ihren sämtlichen, sowohl natürlichen als künst-
lichen Armen ist bei Hamburg einer regelmässigen Flut und Ebbe
unterworfen. Bei der Flut wird der Strom zurückgedrängt, fliesst
aufwärts, steigt über seine vorige Höhe und bespült Stellen des
Ufers, die vorhin trocken lagen; bei der Ebbe zieht die von der
Küste abströmende Wassermenge den Strom der Elbe nach, die
Strömung wird verstärkt, der Strom sinkt unter seinen Stand;
Gegenden, die sonst von Wasser bedeckt sind, werden entblösst.
Dieses Steigen und Sinken des Wasserstandes, dieses Aufwärts-
und Abwärtsströmen des Flusses kehrt in 24 Stunden 2 mal
wieder. Der Unterschied des höchsten und niedrigsten Wassers
beträgt im Durchschnitt bei Hamburg 6 Fuss 8 Zoll.

Die ursprünglichen Ufer der Elbe bestehen aus einer Reihe
von Sandhügeln, deren Kette an dem nördlichen Ufer die Marsch
begrenzt; mit ihr beginnt die Geest. Die fettige, kleiige, häufig
mit Torf untermischte Marsch ist jüngeren Ursprungs, sie ist
nach und nach und wird noch jetzt fortwährend dem Wasser
abgewonnen. Die trockene aus Sand und Lehm bestehende
Geest, in welcher Sandstrecken, Haide und Torfmoore mit frucht-
barem Boden wechseln, ist älteren Ursprungs, sogenanntes aufgeschwemmtes Land. Nicht ganz zu übersehen ist die Umgrenzung der Stadt durch einen ziemlich hohen, mit Bäumen
bepflanzten Wall, der 1831 teilweise abgetragen wurde, und
einen breiten Wallgraben, der von der Elbe und Alster mit
Wasser versehen wird, aber an einzelnen Stellen wohl nicht
hinreichenden Zu- und Abfluss hat.

Hamburg selbst liegt zum grösseren Teil auf dieser Hügelkette, die nur durch das Thal der Alster durchschnitten wird.
Der grössere Teil der Neustadt, überhaupt der ganze nördliche
Teil liegt daher auf der Geest, der südliche Teil auf Marschboden. Letzterer liegt kaum 10 Fuss über dem mittleren Stande
der Elbe und wird von den höheren Fluten grösstenteils überschwemmt; jener, der nördliche Teil liegt bedeutend höher; der
Rücken des höchsten Elbhügels, auf dem der Michaelis-Turm

steht, liegt etwa 66 Fuss über dem mittleren Stande der Elbe und 70 Fuss über dem Nullpunkte des Flutmessers; der andere Hügel, östlich vom Alsterthal, auf dem die Petrikirche steht, ist wohl nur wenige Fuss niedriger. Das Alsterthal, welches beide Hügel trennt, ist in seinem nördlichen Teile bedeutend höher, als in dem südlichen, wo es in das Elbthal übergeht.

Hamburg liegt dergestalt auf 2 Hügeln und in 2 Thälern, so dass die Stadt den Winden sowie der Einwirkung der Sonne eine viel grössere Fläche darbietet, als wenn sie in einer Ebene läge; bei heftigen Regengüssen wird ferner in einem grossen Teile der Stadt, mit wenigen Ausnahmen, durch die vielen Kanäle das Wasser schnell genug aufgenommen.

Klimatische Ver-
hältnisse.

Die Eigentümlichkeiten des Hamburgischen Klimas stellt Dr. Fricke in folgenden Sätzen zusammen: Hamburg zeichnet sich aus durch einen verhältnismässig warmen Winter, einen kalten Frühling, einen trüben Sommer und einen heiteren Herbst. Die Feuchtigkeit der Luft ist sehr bedeutend; in keinem Verhältnisse zeigt Hamburg eine grössere Regelmässigkeit als hierin. Die Witterung ist in Hamburg unbeständig; die Zahl der Regentage ist verhältnismässig gross. Sehr charakteristisch ist für Hamburg die überaus grosse Häufigkeit der Nebel und die Seltenheit und eigentümliche Beschaffenheit der Gewitter. Es hatten sich nun schon die dem Jahre 1831 vorhergegangenen Jahre, vor allem die drei letzten, von den gewöhnlichen Witterungsverhältnissen durch eine übermässige Nässe und Kälte unterschieden. Auch ergibt eine Vergleichung der Temperatur- und Witterungsverhältnisse im Sommer 1831 gewisse Abweichungen sowohl von den gewöhnlichen Verhältnissen als auch von dem Sommer des vorhergegangenen Jahres 1830. Ein solcher Vergleich ist von Fricke auf Grund der sorgfältigen Beobachtungen des damaligen Hamburger Arztes Dr. Buek angestellt worden.

Der Sommer 1831 (Mai bis September) war wärmer als der von 1830 und als er gewöhnlich zu sein pflegte; das Thermometer erreichte an 52 Tagen den Stand von 20^n R., im Jahre 1830 nur an 27 Tagen. Während das Mittel der Temperatur im Sommer gewöhnlich 11,9 ausmachte, betrug es im Sommer 1831: 13,08.

Im September nahm die Temperatur plötzlich ab und dieser Monat war weniger warm als der September 1830.

Der Barometerstand war in den 5 Sommermonaten höher als 1830 und als sonst; der Wechsel im Barometerstande geringer. Auch der Stand des Hygrometers war im Sommer 1831 durchgehends höher als 1830: die Feuchtigkeit also geringer.

Der heitern Tage waren 1831 mehr als 1830, und wenn der September nicht gerechnet wird, auch mehr als gewöhnlich. Besonders im Juli war das Wetter auffallend schön gewesen, im August wenig schlechter als sonst, dagegen im September auffallend schlecht.

Regentage (d. h. alle Tage, an welchen es geregnet hat, sei es auch noch so wenig) dagegen waren 1831 mit Ausnahme des Mai ungleich weniger als 1830.

Gewitter waren 1830: 11; 1831 15; sonst: 8.

Die Richtung der Winde war im Sommer 1831 viel häufiger östlich und seltener westlich, als dies im Jahre 1830 und sonst gewöhnlich der Fall war.

Es findet sich übrigens in den Berichten der ärztlichen Beobachter, welchen wir diese Mitteilungen verdanken, die Bemerkung, „dass, wenn das Jahr 1831 also auch in bezug auf Klima und Witterung einigen Unterschied von anderen Jahren bot, Hamburg doch viele andere Jahre erlebt hatte, wo der Unterschied ungleich bedeutender war, ohne dass sich eine so merkwürdige epidemische Krankheit entwickelt hätte.“

Der Herbst und Winter 1831/32 waren gleichfalls abweichend von diesen Jahreszeiten anderer Jahre. Der Oktober war bedeutend wärmer, als er sonst in unserer Gegend zu sein pflegt. Das Mittel der Wärme dieses Monats betrug 1831: $+ 10^{21}/_{32}$; dagegen 1830: nur $+ 7^{25}/_{31}$, während das gewöhnliche Mittel im Durchschnitt 4,9 ausmacht.

Der November war kälter; das Mittel desselben ergab 1831: $+ 2^{29}/_{30}$; 1830: $+ 5^{1}/_{15}$; das gewöhnliche Durchschnittsmittel dieses Monats beträgt: $+ 3,6$.

Der Dezember dagegen war wieder auffallend wärmer; das Mittel der Temperatur war $+ 4^{3}/_{31}$; 1830 betrug es $- 1^{4}/_{31}$; das Durchschnittsmittel ist $+ 3,1$.

Der Barometerstand war im Oktober 1831 demjenigen des entsprechenden Monats im Vorjahre gleich; im November meistens niedriger, im Dezember wieder höher.

Der Stand des Hygrometers war im Oktober (72,11) und November (77,1) ziemlich gleich mit dem gewöhnlichen Mittel (im Oktober 73,6; im November 77,8). Im Dezember dagegen, wo das gewöhnliche Mittel 79,1 ausmacht, fand ein bedeutender Unterschied statt, da im Jahre 1831 das Mittel dieses Monats 83,17 betrug.

Im Oktober hatte Hamburg ungleich mehr schönes und heiteres Wetter als in anderen Jahren, auch war der November trockener als gewöhnlich, und der Dezember brachte weit weniger Schnee als sonst.

Der Wind, welcher bis in den Oktober hinein fast immer ein östlicher und nördlicher war, wurde im Oktober und November mehr westlich, und erst im Dezember wurden wieder mehr östliche Winde vorherrschend.

An Wohnungen zählte man im Jahre 1831 etwa 8500 Häuser, 11,380 Säle, 3380 Buden und 1800 Wohnkeller. Auf diese ca. 25,000 Wohnungen verteilten sich die 145,363 Einwohner. Die Strassen werden uns in der Neustadt als gerade, breit und regelmässig, in der Altstadt aber als gekrümmt, enge, dumpf und

Wohnungs-
verhältnisse

durch hohe Häuser verdunkelt geschildert. Hinter den Häusern befanden sich Hofplätze, durch hoch über einander getürmte kleine Wohnungen eingeschlossen, von denen die unteren Buden, die oberen Säle genannt wurden; und diese Hofplätze hiessen Höfe. Diese waren meistens sehr enge und schmal und von dem Auswurf und Unrat ihrer zahlreichen Bewohner verdorben. Zum Ueberfluss ging oft eine Cloake, Siel oder „Hasenmoor" genannt, mitten unter dem Hofe hindurch. Während die wohlhabenderen Einwohner die an der Strasse gelegenen Häuser bewohnten, lebte in diesen Höfen und Gängen die unbemittelte Klasse, Handwerker, Tagelöhner und Arbeiter; eine zahlreiche Klasse geringer, aber fleissiger, gewerbtreibender Bürger wohnte auch in niedrigen, feuchten und. dumpfen Kellern.

Diese Keller wurden des Jahres 2—4mal bei hohem Flussstande mit Wasser angefüllt, und es dauerte in der Regel 6—8 Stunden, ehe sie wieder vom Wasser befreit waren. Den Rest mussten die Bewohner dann selbst entfernen, und ohne dass die Wohnung ausgetrocknet war, dieselbe wieder beziehen. Dr Fricke fügt dieser Schilderung hinzu: „Den verderblichen Einfluss dieser Wohnungen auf den Gesundheitszustand der Bewohner darf man aber in einzelnen Fällen nicht zu hoch anschlagen, denn die Erfahrung lehrt, dass eine grosse Anzahl dieser Keller oft von 3—4 Generationen hinter einander bewohnt werden, von denen sehr viele Glieder ein hohes Alter erreichen."

In solchen Kellern, Höfen und Gängen wohnten wohl 30—40,000 Menschen. Ausserdem befanden sich in der Stadt ca. 6—7000 Arme, die teils von der Armenanstalt, teils von anderen Wohlthätigkeits-Anstalten unterstützt wurden.

Bemerkenswert bezüglich der Verbreitung der Cholera über die einzelnen Teile der Stadt ist es, dass es in Hamburg eigentlich kein Stadtquartier gab, welches bloss von armen Leuten bewohnt wurde. Denn in dem scheinbar ärmsten Teile der Stadt, den Gängen der Neustadt, wohnten auch ganz wohlhabende Mittelstandsleute mitten unter den ärmsten, sowie in anderen (z. B. den so schwer betroffenen Vorsetzen) die ärmsten mitten unter sehr wohlhabenden, wohl sogar reichen Leuten.

Die ältesten Versuche zur Erlangung eines besseren Trinkwassers als es Elbe. Alster und Bille der Bevölkerung Hamburgs zu bieten vermögen, sind wahrscheinlich schon im 14. Jahrhundert gemacht worden. Wohlhabende Bewohner vereinigten sich zu sogenannten Interessentenschaften und leiteten auf gemeinschaftliche Kosten das Wasser in der Umgegend von Hamburg vorhandener Quellen mittelst hölzerner Röhren bis zu ihren Grundstücken in der Stadt. Natürlich konnten nur ziemlich hoch gelegene Quellen benutzt werden, und die Versorgung aus denselben konnte sich nur auf niedrig liegende Stadtteile erstrecken, in welchen sich aber eben die Häuser der wohlhabenden Kaufleute befanden.

Vier von diesen sogenannten „Feldbrunnen-Leitungen" haben sich bis dieses Jahrhundert hinein erhalten und standen zur Zeit der ersten Cholera-Epidemie (1831/32) noch in Funktion.

Wir finden also im Jahre 1831 60 Grundstücke im Altstadtsüderteil (Eichholz, Kajen, Kremon, Catharinenstrasse, Catharinenkirchhof, Steckelhörn und Grimm) von dem im Jahre 1370 angelegten und erst im Jahre 1871 eingegangenen Catharinen-Feldbrunnen versorgt, welcher seine Hauptquelle in Altona, unweit des jetzigen Menoniten-Begräbnisplatzes, und zwei Nebenquellen am Geestabhange der Vorstadt St. Pauli hatte.

Ferner wurden im Altstadtsüderteil 39 Grundstücke am Rödingsmarkt, Steintwiete, Deichstrasse und Hopfenmarkt von dem erst im Jahre 1872 eingegangenen Deichstrassen- und Rödingsmarkt-Feldbrunnen versorgt, welcher zwei Quellen am Geestabhange der Vorstadt St. Pauli hatte.

Im Süderteil der Neustadt wurden von dem seit 1430 bis heute bestehenden Rödingsmarkt-Feldbrunnen folgende Strassen versorgt: Hafenthor, Eichholz, Schaarmarkt, Schaarsteinweg, Schaarthorsbrücke und Rödingsmarkt Ostseite.

Die Gegend vor dem Dammthor wurde von einer im Jahre 1622 unweit des jetzigen Grindelhofes abgefangenen Quelle versorgt, welche im Jahre 1860 wieder einging.

An der Wasserversorgung der niedrig gelegenen Stadtteile beteiligten sich ferner seit dem 16. Jahrhundert „Wasserkünste", welche mittelst der durch Dämme von der Elbe getrennten und gestauten Alster durch Wasserräder getrieben, Wasser aus der Alster hoben. So versorgte die ältere Wasserkunst am jetzigen alten Jungfernstieg ca. 160 Grundstücke, die neuere ebendaselbst gelegene Kunst ca. 200 Grundstücke und die am jetzigen Graskeller gelegene ca. 100 Grundstücke mit Alsterwasser.

Die nördliche und mittlere Neustadt wurden seit 1822 (bis 1853) von der Bieber'schen Elbwasserkunst versorgt, welche in St. Pauli am Landungsplatze der Dampfschiffe belegen, das Wasser direkt aus der Elbe entnahm. In der Nähe dieser Wasserkunst, am Niederhafen, lagen die seewärts kommenden Schiffe.

Ueber die Bieber'sche Elbwasserkunst hat sich, wie die auf Veranlassung des Herrn Oberingenieur Meyer von Herrn Betriebs-Inspektor Iben angestellten Ermittelungen ergeben haben, folgendes feststellen lassen. Die Wasserkunst war am Hornwerk in St. Pauli belegen und entnahm mittelst eines Pumpwerkes ihr Wasser der Elbe aus 2 Ablagerungsbassins, welche mit der Tide gefüllt wurden; jedoch war auch eine direkte Entnahme aus der Elbe möglich. Die Steigerohre führten das Wasser in eine auf dem Plateau, wo jetzt Wiezels Hotel steht, in einem Gebäude aufgestellte Kumme von 141 cbm Inhalt, aus welcher das Wasser in das Röhrennetz floss.

Bei der staatsseitigen Uebernahme im Jahre 1852 waren in einem auf der Anhöhe errichteten turmartigen Gebäude mehrere Filter vorhanden, auf welche eine dort aufgestellte 8 pferdige Dampfmaschine das Wasser pumpte; von hieraus floss es unter entsprechendem Druck ins Rohrnetz. Die Filterkasten sollen nach mündlichen Ueberlieferungen etwa 1,7 m hoch gewesen sein, das Filtermaterial soll, von oben gerechnet, aus Elbsand, Holzkohle und Kies bestanden haben; nähere Nachrichten fehlen.*)

Das Leitungsnetz der Bieber'schen Wasserkunst erstreckte sich gegen das Jahr 1832 nur über die nördliche und mittlere Neustadt; in St. Pauli soll damals nur ein öffentlicher Brunnen, und zwar an der Silbersackstrasse vorhanden gewesen sein.

Aus dem Stadtrohrnetz wurden gespeist 23 öffentliche Verkaufs- und 204 Privatbrunnen (nach anderer Angabe 213); ferner, wohl besonders für Feuerlöschzwecke: 3 Bassins, 15 Brunnenpfosten und 3 Brunnenkummen. Ausserdem waren in dem Grundstück Neust. Neustrasse 15 6 grosse Wasserfässer von je 23,5 cbm Inhalt aufgestellt. Gegen Mitte der 40er Jahre hatte das Rohrnetz eine Gesamtlänge von 14,816 Metern; es versorgte 36 öffentliche und 309 Privatbrunnen nebst 33 Notpfosten. Neben dem grösseren Teile der Neustadt versorgte es jetzt auch St. Pauli. Nach mündlichen Ueberlieferungen fand zur Zeit der staatsseitigen Uebernahme der Werke 1852 der Betrieb in der Weise satt, dass von 12—2 Uhr und 4—6 Uhr Nachmittags die Verkaufsbrunnen geschlossen und sodann die Behälter in den oberen Stockwerken der Grundstücke unter dem Druck des Filterbassins angefüllt wurden.

Diese Angaben sind von Herrn Betriebsinspektor Iben zum teil dem Aktenmaterial der Baudeputation, zum teil den beiden Auflagen von F. H. Neddermeyers Topographie und Statistik von Hamburg (1832 und 1847) entnommen und mir auf Veranlassung von Herrn Oberingenieur Meyer gütigst zur Verfügung gestellt.

Aus der beigefügten Karte ergibt sich, dass die Bieber'sche Elbwasserkunst sich über den grössten Teil der nördlichen Neustadt erstreckte, dagegen nur einen kleinen Teil der südlichen Neustadt versorgte: (Mühlenstrasse, Schlachterstrasse, Jacobstrasse, Böhmkenstrasse, Hohlerweg, Schaarmarkt und einen kleinen Teil der Admiralitätsstrasse).

Das Elbwasser war im Herbst 1831 trübe und dick. Das Flusswasser sowohl der Elbe als der Alster hatte einen eigentümlichen Fisch-ähnlichen oder Froschlaich-Geruch, welcher im Oktober begann und erst im Dezember fast plötzlich aufhörte.

*) Von den Filtrationseinrichtungen der Bieber'schen Wasserkunst findet sich in den Berichten aus den Jahren 1831/32 nirgends etwas erwähnt: sie scheinen erst später hinzugekommen zu sein, vielleicht erst um das Jahr 1848 herum, wo sie vielleicht bestimmt waren, den Verunreinigungen durch das 1848 eröffnete Sielsystem in unmittelbarer Nähe der Schöpfstelle der Bieberschen Wasserkunst entgegen zu wirken.

Es war kein eigentlicher Sumpf- oder Fleetgeruch, welcher auch nicht statthaben konnte, da die Flüsse und Kanäle reichlich mit Wasser gefüllt waren, sondern glich vollkommen der Ausdünstung trocknender Fische. Er war so stark, dass man schon aus einiger Entfernung das Wasser riechen konnte; dasselbe verursachte eine ekelerregende Empfindung.

Hamburg hatte bis zum Anfang der vierziger Jahre keine systematische Boden-Drainage oder Sielanlage. Alle Regenniederschläge, alle Küchen-, Spül- und Scheuerwässer flossen in offenen Strassenrinnsteinen oberirdisch, oder in Abzugsgräben, die mit hölzernen Seitenwänden und hölzernen Deckeln versehen waren, oder in gemauerten Sielen unter der Strassenoberfläche dem nächsten Wasserlaufe (Elbe oder Alster und ihren Nebenarmen, den sogenannten Flethen) zu.

Während für die Grundstücks-Entwässerungen unter dem öffentlichen Grunde gemauerte Siele gebaut wurden, verblieben innerhalb des Privatgrundes meistens offene Abzugsgräben mit Seitenwänden aus Holz, in welche die Abwässer aus den einzelnen Grundstücken hineingeleitet wurden; diese Gräben waren sehr übelriechend, meist ohne jede Spülung und sehr mangelhaft unterhalten und gereinigt (sogenannte „Hasenmoore").

Alle diese älteren Sielanlagen dienten nur zur Entwässerung der Oberfläche: eine Drainierung oder vollständige Trockenlegung des Baugrundes bis unter die Kellersohle konnte damit nicht erreicht werden.

Während der ersten drei Monate des Jahres 1831 war der Gesundheitszustand der Stadt ein so ausserordentlich guter, dass die Aerzte recht eigentlich medizinische Ferien hatten. Erst vom April d. J. an sah man häufiger Fälle von Wechselfieber und gleichzeitig entwickelte sich wie im Herbst des vorhergehenden Jahres die sporadische Brechruhr, ein katarrhalisch rheumatischer Durchfall, der Mitte Mai von der Influenza verdrängt wurde, welche mit unbeschreiblicher Schnelligkeit eine grosse Menge Menschen jeden Alters und Geschlechtes plötzlich ergriff. Die Influenza herrschte bis Mitte August, wo die Brechruhr wieder erschien, zugleich aber auch der Scharlach. Ende September trat ein besserer Gesundheitszustand ein; selbst Brechruhr und Scharlach minderten sich. Die Fälle, welche sich von diesen beiden letzten Krankheiten zeigten, waren aber um so bösartiger; besonders nahm die Brechruhr wie früher schon eine oft sehr drohende Gestalt an, so dass die Aerzte, welche schon seit Monaten den Gang der Cholera mit gespanntester Aufmerksamkeit verfolgten, wie Dr. Zimmermann schreibt, manchmal in Versuchung gerieten, sie für den Beginn der asiatischen Cholera oder für diese selbst zu halten; jedoch liefen diese Fälle meistens noch glücklich ab. Dr. Zimmermann berichtet, dass er schon im Juni bei einer Dame und Anfang September bei 2 Männern Krankheitserscheinungen beobachtet habe, welche bis auf geringe Abweichungen und den glücklichen Ausgang der asiatischen Cholera vollkommen ähnlich waren, und die man zur Zeit einer Epidemie sicher dafür erklärt haben würde. Solche Beobachtungen waren auch von mehreren anderen Aerzten während des Sommers gemacht worden.

Die ersten Fälle.

Als Vorboten der Epidemie wurden, wie in allen Berichten immer wieder von den ärztlichen Beobachtern angeführt wird, das öftere Vorkommen sporadischer Cholera-Anfälle und das allmähliche Sichtbarwerden einzelner Cholera-Symptome in Krankheiten, in denen sie sich sonst nicht zeigen, aufgefasst.

Indessen war doch das Auftreten der ersten Fälle asiatischer Cholera ein sehr deutlich markiertes.

Am 27. September 1831 wurde zu Geesthacht, einem Dorfe an der Elbe oberhalb Hamburgs, ein von Breslau kommendes Schiff, das bei Dömitz schon eine 21 tägige Quarantäne durchgemacht hatte, wegen des Krankheitsfalles eines 37 jähr. Matrosen angehalten. Derselbe war am 3. September in Wittenberge an Bord gekommen, zugleich mit einem Schneider aus Königsberg, der schon 30 Tage von dort abwesend war. Der Matrose litt schon bei seiner Ankunft im Schiffe an Durchfall, der sich täglich 4—6 mal einstellte, sich unter ärztlicher Behandlung zunächst zu bessern schien, aber angeblich nach einer Erkältungsschädlichkeit am 30. September sich so sehr verschlimmerte, dass bis zum Abend dieses Tages 10 mal Diarrhoe erfolgte. In den folgenden Tagen waren die Stuhlentleerungen mit Blut vermischt und am 2. Oktober trat der Tod ein. Die Durchfälle waren schmerzlos erfolgt, ohne Erbrechen und Fieber; Urin war noch am 28. September reichlich gelassen, am 29. war derselbe sehr trübe. Pat. war von schwächlicher Konstitution und ein starker Branntweintrinker. Bei der amtlich vorgenommenen Obduktion wurde „durchaus nichts gefunden, was man bei Obduktionen an der Cholera Verstorbener findet.“

Das betreffende Schiff wurde am 5. Oktober aus der Quarantäne entlassen und langte spät abends erst am Oberhafen ein, wo es von der Baake unter Aufsicht genommen wurde. Am 6. Oktober untersuchte der Polizeichirurg die Papiere und den Gesundheitszustand der Mannschaft und erst am 6. Oktober abends ward das Schiff in den Oberhafen eingelassen. Bis dahin hatte es also mit der Stadt und deren Bewohnern in keiner Verbindung gestanden. Den Königsberger Schneider behielt man unter Aufsicht, aber sowohl dieser wie Steuermann und Kapitän erfreuten sich auch nachher, während ihres Aufenthaltes in Hamburg, fortdauernd einer guten Gesundheit.

Der erste in der Stadt konstatierte Cholerafall war der folgende.

Am 5. Oktober abends 10³/4 Uhr erkrankte im tiefen Keller, einer Bettlerherberge in der Nicolaistrasse in der Hafengegend, ein dort seit 4 Monaten wohnender 67 jähr. Bettler plötzlich unter choleraartigen Erscheinungen, welche am 7. Oktober morgens 6 Uhr zum Tode führten. Der Fall wurde sofort als Cholera aufgefasst, der Leichnam zunächst ins Kurhaus gebracht und schleunigst beerdigt, ohne dass eine Sektion gemacht wäre. Bezüglich des Ortes, wo sich dieser Kranke möglicher Weise infiziert haben könnte, wird angegeben: „er besuchte keine Fahrzeuge, als die an der Holzbrücke, Brooksbrücke und den Vorsetzen landenden Fisch-, Kartoffel- und Kohlen-Ewer."

Der tiefe Keller wurde augenblicklich polizeilich abgesperrt; und die Absperrung erst am 9. Oktober wieder aufgehoben, nachdem in mehreren Teilen der Stadt Erkrankungen vorgefallen waren. Der Keller, in welchen von der Strasse eine Treppe von 24 Stufen hinunterführte, beherbergte am 5. Oktober 41 Herumtreiber und Bettler, welche uns sämtlich als grosse Branntweintrinker geschildert werden. In den letzten 4 Wochen war kein Fremder zu diesen Stammgästen hinzugekommen. Zu bemerken ist noch, dass die Bewohner ihre Leibesbedürfnisse in einen einzigen auf dem Hofplatze befindlichen Eimer entleerten. Obwohl die 41 Insassen des Kellers in so enger Gemeinschaft lebten, dass sie in nur 25 Betten schliefen, erkrankten von ihnen bemerkenswerter Weise zunächst nur: am Morgen des 7. Oktober das 28 jähr. Frauenzimmer, welches den ersten Kranken gepflegt hatte, und am Mittag desselben Tages ein 37 jähr. Mann, welcher in der Nacht, wo der erste Kranke erkrankt war, bei demselben geschlafen und ihn auch später gewartet und gepflegt hatte. Beide Fälle verliefen tötlich, in beiden Fällen ergab die Sektion Cholera, welche im ersten Falle auch amtlich konstatiert wurde.

Fast gleichzeitig aber traten auch in anderen Teilen der Stadt Cholera-Erkrankungen auf: so erkrankte am 7. Oktober abends ein 34 jähr. Arbeiter, welcher im Langengange (3500 Fuss vom Hafen entfernt) wohnte, aber am 6. und 7. d. M. auf einer Schiffszimmerwerft in St. Pauli gearbeitet hatte. Auch in diesem Falle, welcher am 8. Oktober morgens 9 Uhr tötlich endete, wurde durch die Sektion amtlich asiatische Cholera festgestellt. An demselben 7. Oktober, 12 Uhr nachts, wurde eine 42 jähr. Frau, welche sich mit Waschen und Krankenwarten ernährte, die aber mit den früher Erkrankten in keiner Verbindung gestanden hatte und deren Wohnung eine halbe Stunde von dem Orte der bis dahin erfolgten Erkrankungsfälle gelegen war (Bei den Mühren), von der Krankheit befallen; in der Nacht vom 8. bis 9. Oktober ein Steinsetzer auf dem Dovenfleet (2500 Fuss vom Hafen entfernt).

Sowohl amtlich (Senatsdekret vom 14. Oktober 1831) als auch in der Tagespresse jener Tage wird hervorgehoben, dass die Krankheit ziemlich gleichzeitig, d. h. innerhalb weniger Tage. in den verschiedensten Gegenden der Stadt ausgebrochen sei.

Nachdem am 8. Oktober bei 2 Sektionen asiatische Cholera amtlich festgestellt war, wurde noch an demselben Abend der Senat zusammenberufen und in der bis nach Mitternacht dauernden Sitzung die Erteilung reiner Gesundheitspässe vorgängig untersagt. Am folgenden Sonntag, den 9. Oktober, wurde sodann auf Grund von 6 amtlich konstatierten Erkrankungsfällen die General-Gesundheits-Kommission in Wirksamkeit gesetzt, um die für den Ausbruch einer Epidemie vorgesehenen Massnahmen nach dem Bedürfnis anzuordnen. Die beiden fertigstehenden Cholera-Hospitäler wurden sofort in Benutzung genommen.

Die Erkrankungsfälle wurden seitens der Aerzte sofort gemeldet. Es waren den Aerzten zu diesem Zwecke gedruckte Formulare zur Verfügung gestellt, welche je für einen Kranken galten und auch eine Bemerkung darüber enthielten, zu welcher Tagesstunde der·Arzt die Meldung abgesandt hatte.*)

Ein besonderes Interesse wurde der Erkrankung eines Matrosen Engelund auf einem im Hafen liegenden Schiffe geschenkt. Das Schiff war am 16. Juli 1831 aus Bahia abgegangen, hatte unterwegs in keinem Hafen angelegt und landete im Hamburger Hafen am 14. September. Der zur Besatzung gehörende Matrose Engelund litt vom 1.—8. Oktober fortwährend an Diairhoe. Am 8. Oktober wurde das Schiff gelöscht; während der ausserordentlich anstrengenden Arbeit trank Engelund wie das übrige Schiffsvolk eine grosse Quantität frischen Bieres. In der Nacht zum 9. Oktober wurde E. kränker; in der Nacht zum 10. Oktober bekam er so heftige Krämpfe, dass ihn seine Kameraden kaum zu halten vermochten. Am 10. Oktober wurde er in das Cholera-Lazareth gebracht, wo die Diagnose der asiatischen Cholera bestätigt wurde. Patient starb am 14. Oktober. Der Patient hatte also jedenfalls 1 Tag und 2 Nächte in schwerem Cholerazustande an Bord seines Schiffes zugebracht, welches im Niederhafen lag. Indessen kamen bis zum 17. Oktober, von diesem Falle abgesehen, in den Häfen Hamburgs selbst keine weiteren Cholerafälle vor, wie sowohl für den Oberhafen wie für den Niederhafen amtlich festgestellt wurde. Dr. Zimmermann gibt allerdings an, dass am 12. Oktober auf einem Schiffe „Friedrich“. am 15. Oktober auf einem Schiffe beim Hamburger Berge und am 16. Oktober auf einem Schiffe „Gloria Deo“ je ein Cholerafall vorgekommen

---

*) Die Einrichtung, dass jeder Erkrankungsfall auf einem besonderen Formulare, etwa von der Grösse der üblichen Receptformulare, gemeldet wird, verdient in Epidemiezeiten entschieden den Vorzug vor den im Jahre 1892 üblichen Sammelformularen. Es kann bequem im Hause des Kranken ausgefüllt werden, lässt sich dann leicht dem nächsten Briefkasten übergeben und ist für statistische Zwecke jedenfalls viel handlicher und zuverlässiger als die nachträglich ausgefüllten Sammelformulare.

sci. Diese Schiffe haben vermutlich ausserhalb des eigentlichen Hafens gelegen.

Nachdem im tiefen Keller noch in der Nacht vom 8. zum 9. Oktober zwei weitere und am 10. Oktober ein dritter Erkrankungsfall vorgekommen war, wurde der Keller am 11. Oktober polizeilich geschlossen und die Bewohner desselben nebst 85 ähnlichen, in anderen Bettlerherbergen sich aufhaltenden Personen nach dem hart an der Elbe liegenden Hanfmagazine auf dem Hamburger Berge gebracht, wo dieselben sämtlich auf Staatsunkosten ernährt und unter strenge polizeiliche Aufsicht gestellt wurden. Am 12. Oktober befanden sich im Hanfmagazin 213 Personen, alles Bettler, Herumtreiber und Vagabunden jeglicher Art, jeglichen Alters und Geschlechtes. Die Erwachsenen werden uns sämtlich als grosse Säufer geschildert. Von diesen 213 Personen erkrankten bis zum 6. November 27 Personen an der Cholera; dieselben wurden sofort in das Cholera-Lazareth überführt. In der letzten Zeit der Epidemie, wo die Zahl der Insassen auf 283 stieg, kam im Hanfmagazin keine Cholera-Erkrankung mehr vor; dagegen trat ein exanthematischer Typhus auf, von welchem 119 Personen ergriffen wurden. Die ausserordentliche Contagiosität dieses Typhus im Vergleiche zu der bedingten Contagiosität der Cholera veranlasste manche Aerzte dazu, die Ansteckungsfähigkeit der Cholera überhaupt in Abrede zu stellen. Eine um so grössere Rolle spielte dafür damals die psychische Ansteckung.

Die Seuche, welche schon gleich in den ersten Tagen an verschiedenen Punkten der Stadt aufgetreten war, breitete sich „gleich einem Lauffeuer", wie Dr. Zimmermann sich ausdrückt, immer weiter aus; anfangs mehr am Hafen, dem Ufer der Elbe, deren Armen und Kanälen, drang sie allmählich vom 11. Oktober an mehr in das Innere der Stadt, und die Vorstädte Hamburger Berg (jetzt St. Pauli) und Stadtdeich, hielt sich aber vorzugsweise am Wasser, in den an der Elbe oder den Fleeten sich hinziehenden Strassen und ergriff auch die Schiffe im Hafen. Einer Zusammenstellung der Krankheitsfälle nach Stand und Gewerbe von Dr. Zimmermann entnehmen wir mit Reincke, dass unter 728 Erkrankten, deren Beruf sich hat feststellen lassen, sich 93 Seeleute und Schiffer und 23 im Hafen und auf Schiffen beschäftigte Personen, also zusammen 116 Personen befanden, so dass also die Zahl der Fälle, welche direkt aus dem Hafen stammten, ca. den siebenten Teil der Gesamtzahl betrug. Die Zahlen würden sich vermutlich noch erhöhen, wenn bei den Erkrankungsfällen in der Stadt immer die Arbeitsstelle der Erkrankten festgestellt wäre. Bemerkenswert ist indessen, dass auch andere Bevölkerungskategorien, welche nicht mit dem Wasser in so direkte Berührung kamen, eine noch höhere Cholerafrequenz aufwiesen; so befanden sich nach der Zimmermann'schen Zu-

Die Erkrankungen in der Stadt.

Verlauf der Epidemie.

sammenstellung unter jenen 728 Erkrankten 155 Handwerker
und 164 Arbeiter.

Den höchsten Stand erlangte die Epidemie in der zweiten
Woche, von dieser an nahm sie allmählich ab. Anfangs äusserte
sie sich äusserst tötlich, bis zur dritten Woche; von dieser an
war der Verlauf der Krankheit günstiger. Am besten ist dies
aus einer vergleichenden Uebersicht der Erkrankungs-, Sterbe-
und Genesungsfälle nach Wochen zu ersehen:

				Erkrankt:	Genesen:	Gestorben:
I. Woche, vom		7.—14. Oktober:		55	2	31
II.	„	„	14.—21. „	247	15	102
III.	„	„	22.—28. „	218	65	141
IV.	„	„	29. Okt.— 4. Nov.	152	94	79
V.	„	„	5. Nov.—11. „	83	53	46
VI.	„	„	12. „ —18. „	52	60	29
VII.	„	„	19. „ —25. „	48	29	20
VIII.	„	„ .	26. „ — 2. Dez.	25	21	8
IX.	„	„	3. Dez.— 9. „	14	27	11
X.	„	„	10. „ —16. „	2	40	9
XI.	„	„	17. „ —23. „	8	14	4
XII.	„	„	24. „ —30. „	9	4	3
XIII.	„	„	31. „ — 6. Jan.	11	2	6
XIV.	„	„	7. Jan. —13. „	6	8	6
XV.	„	„	14. „ —20. „	7	3	2
XVI.	„	„	21. „ —27. „	—	2	1
				937	439	498

Bei der anfänglich so geringen, aber mit jeder Woche fast
zunehmenden Zahl der Genesungsfälle ist ausser der allmählich
abnehmenden Bösartigkeit der Epidemie auch zu berücksichtigen.
dass viele Patienten noch längere Zeit an Nachkrankheiten in
Behandlung blieben.

Fürsorge für die Erkrankten. Von diesen 937 Erkrankten waren 323 in den Cholera-
Hospitälern und 3 im Allgemeinen Krankenhause behandelt. Das
Ericus-Hospital war vom 9. Oktober 1831 bis 24. Dezember
1831 geöffnet und nahm während dieser Zeit 107 männliche und
38 weibliche Kranke auf, von welchen 47 männliche und 12
weibliche genasen.

Das Hospital vor dem Millernthor wurde vom 9. Oktober
1831 bis 14. Januar 1832 für Cholerakranke benutzt. Es wurden
im Ganzen 137 männliche und 41 weibliche Kranke darin aufgenommen, von denen 57 männliche und 17 weibliche genasen.
Die Cholerakranken, welche noch nach dem Schlusse des Hospitals
vorkamen und der Hospitalpflege bedurften, wurden bis zum
gänzlichen Erlöschen der Krankheit — 22. Januar 1832 in das
Allgemeine Krankenhaus gebracht.

Ueber die Zeit, in welcher die Kranken aus dem Hospital
Hornwerk entlassen wurden, berichtet Dr. Buchheister folgendes: am 2. Tage wurden 8; am 3. 11; am 4. 4; am 5. 4;

am 6. 4; am 7. Tage 6 entlassen. Die Zahl der später Entlassenen wird immer kleiner. Es geht daraus hervor, dass die Kranken möglichst früh entlassen wurden, man sich der Gefahr der Ansteckung von seiten der Rekonvalescenten also nicht versah.

611 Erkrankte verblieben also in ihrer eigenen Wohnung und wurden dort verpflegt. Es erhebt sich hier die Frage, in welcher Weise damals die Desinfektion der inficierten Wohnungen vorgenommen wurde.

Schon am 25. August 1831 ordnete die General-Gesundheits-Kommission für den Fall des Ausbruchs der Cholera die Niedersetzung einer Reinigungs-Kommission an, welche die Desinfektions-Massnahmen zu überwachen, und „auch allgemeine Vorschriften für die zweckdienlich erscheinenden luftreinigenden Mittel zu geben hatte." Für jeden Bezirk der Stadt wurde eine Special-Kommission gebildet. An der Spitze der letzteren stand der Apotheker, welcher die ihm untergeordneten Reinigungsgehülfen in der verschiedentlichen Art der Desinfektion speciell zu unterweisen und darauf zu achten hatte, dass die Reinigungen vorschriftsmässig beschafft wurden.

Jeder Cholerafall wurde von dem behandelnden Arzte der Reinigungs-Kommission angezeigt, welche dann ihre Reinigungsgehülfen absandte, die unter Aufsicht eines Apothekers die Desinfektion vornahmen. Die Desinfektion geschah durchgehends mit Chlor, womit vorzugsweise die Krankenzimmer stark durchräuchert wurden. Wäsche, Kleidungsstücke und Betten der Kranken wurden in denselben ausgebreitet, um von der Chlorräucherung möglichst durchdrungen zu werden. Nach 12 Stunden wurden die Zimmer durch Oeffnen der Fenster gelüftet. In den übrigen Räumen des Hauses, mit welchen der Kranke nicht in Berührung gekommen war, wurde leicht mit Chlor geräuchert und fleissig gelüftet; Fussboden und Treppen wurden mit Seifenwasser gereinigt und öfter mit Chlorwasser besprengt. Sämtliche mit dem Kranken in Berührung gewesene Wäsche musste „sofort noch während der Anwesenheit der Reinigungsgehülfen von den Krankenwärtern oder Angehörigen durch Waschen mit schwachem Chlorwasser gereinigt werden." Den mit den Kranken in direkte Berührung kommenden Personen wurde empfohlen, sich mit Chlorwasser in etwas verdünntem Zustande zu waschen und dann und wann ein mit Chlorwasser befeuchtetes Tuch vor Mund und Nase zu halten. Den Excrementen der Kranken sollte ein mässiges Quantum von Chlorwasser zugegossen werden. Die Bewohner kleiner Wohnungen wurden nötigenfalls während der Desinfektion für einen Tag ausquartiert und erhielten in diesem Falle Obdach und Beköstigung auf Kosten der Stadt.

Am 14. Dezember 1831 wurden durch Senatsbeschluss die Ausnahmebestimmungen betr. die in Cholerafällen vorzunehmende

Desinfektion und die Beerdigung von Choleraleichen auf besonderen Nebenkirchhöfen aufgehoben.

Der Gesundheitzustand während der Epidemie. Während der Epidemie traten die gewöhnlich zu dieser Jahreszeit herrschenden Krankheiten gar nicht oder nur in sehr geringer Zahl ein. Es war aber in den 4 Monaten der Epidemie die Sterblichkeit überhaupt grösser, als sie es sonst zu sein pflegte.

Der Genius epidemicus cholerae äusserte einen unverkennbaren Einfluss auf Tausende. Eine sehr grosse Anzahl ganz gesunder und furchtloser Menschen, ja selbst solche, die an das Dasein der Krankheit nicht glaubten, fühlten diesen Einfluss; sie befanden sich unwohl, hatten etwas Kopfweh, ihr Digestionsapparat war Unordnung, sie hatten leichtes Ziehen in den Beinen. Einige überfiel plötzlich eine ungeheure Angst, die bald einem allgemeinen Schweiss wich. Leute, die sonst an leichten Cardialgien litten, erbrachen jetzt oft, wenn der Magenkrampf eintrat. Gewiss haben in Hamburg mehr als 10,000 Personen diesen epidemischen Einfluss gefühlt. In Altona war namentlich dieser epidemische Einfluss vor dem Erscheinen der Cholera daselbst recht sichtbar.

Krankheits-Erscheinungen in der Tierwelt. Ueber das plötzliche Erkranken und Sterben vieler Tiere, besonders des Geflügels und der Fische, berichtet Dr. Zimmermann folgendes: Fast genau 2 Tage vor dem Ausbruche der Cholera in Hamburg, in den letzten Tagen des Septembers starben plötzlich ohne bekannte Veranlassung mehrere Hühner in der Stadt, eine grössere Menge Federvieh aber auf den Elbinseln Wilhelmsburg und Vierlanden. Zugleich trieb eine grosse Anzahl toter Fische die Elbe herab. Häufig wurden Hasen und andere Tiere tot auf dem Felde gefunden, und Hunde und Katzen starben plötzlich, besonders während der Herrschaft der Cholera; und mitunter an den Erscheinungen der Cholera. Auch Dr. Buchheister führt an, dass in den letzten 4 Wochen vor Ausbruch der Epidemie ein auffallendes Sterben unter dem Federvieh sich zeigte, so dass mehreren Wirten von 60 Gänsen nach Verlauf von 14 Tagen nur noch 4 übrig blieben. Die Tiere verloren die Lust zum Fressen, hatten häufige Ausleerungen per anum, bekamen starke Krämpfe und starben unter diesen innerhalb 12—24 Stunden.

Cholerafälle in der Umgebung. Der Verkehr des verseuchten Hamburgs mit seiner Umgebung war nach allen vorliegenden Berichten wenig behindert.

Verkehrsverhältnisse während der Epidemie. Auch der Warenverkehr wurde nur bezüglich gewisser Fabrikate beschränkt.

Am 12. Oktober wurden die Fahrposten nach Hannover, Bremen und Braunschweig eingestellt, damit auch die Geld- und Packetsendungen. Von dem preuss. Oberpostamt zu Hamburg wurden von der Annahme nur ausgeschlossen: Kleidungsstücke, Bett- und Schreibfedern, Lumpen, Tierhaare, Flachs, Hanf, Werg, Pelzwerk etc. Die Verpackung musste in Kisten, Fässern oder mit guter Wachsleinwand überzogenen Packeten geschehen. Alle Packete und Warensendungen wurden einer äusseren Reinigung unterzogen.

Die mecklenburger Post beförderte Hamburger Fabrikate aus Seide, Baumwolle und Leinen nur, wenn es neue Fabrikate waren. Auch die Beförderung von Kolonialwaren und Viktualien war zulässig. — Alte getragene Kleidungsstücke, alte Bücher etc. — wurden, wenn in Packeten gefunden, an der Grenze konfisziert und eventuell gleich vernichtet. — Die Deklaration des Inhaltes hatte an Eidesstatt zu erfolgen.

Im Hamburgischen Gebiete waren bis zum 27. November 1831 16 Personen an Cholera erkrankt; davon 9 genesen und 7 gestorben. 2 von diesen Erkrankungen betrafen das Gebiet der Geestlande und 8 das Gebiet der Marschlande.

In der Umgegend von Hamburg zeigte sich, trotz der steten, fast nie unterbrochenen Kommunikation und des innigsten Verkehrs mit den Elbinseln, den hannöverschen Elbufern, mit Harburg u. s. w. erst am 23. Oktober ein Cholerafall in Moorburg. Auf der Insel Wilhelmsburg kam am 24., in Altenwärder am 25., in Finkenwärder am 26. Oktober der erste Erkrankungsfall vor. In den benachbarten Dörfern kam fast kein oder höchst selten nur ein Fall von wahrer Cholera vor, während überall in diesen Orten häufig Fälle der gutartigen sporadischen Brechruhr sich zeigten. Obwohl Holstein und die meisten holsteinischen Städte gar nicht oder nur sehr unvollkommen zerniert waren und die Verbindung mit allen diesen Orten, besonders aber mit Kiel, fast unbeschränkt und stark war, kam nur in Ostorff, Otmarschen, Eidelstedt und Wedel je ein Fall vor. Auch in Bahrenfeld starb eine Frau, die sich mehrere Tage in Hamburg aufgehalten hatte; weitere Erkrankungen kamen dort nicht vor. Das nur sehr unvollständig geschützte Lübeck blieb frei, ebenso Harburg, Cuxhaven und Ritzebüttel, mit denen vorzüglich ein starker Schifferverkehr stattfand.

Im Königreich Hannover erkrankten bis zum 12. November 1831 im Ganzen 87 Personen, von denen 21 genasen und 52 starben. 73 dieser Fälle betrafen allein Lüneburg, welches damals ca. 12,000 Einwohner hatte. Die ersten Erkrankungsfälle zeigten sich dort am 16. Oktober bei 2 Schiffsknechten, welche krank von Hamburg ankamen. Diese Fälle wurden nur wahrscheinlich für Cholera erklärt. Erst am 28. Oktober, nachdem die Krankheit unverkennbar bei mehreren Individuen aufgetreten war, wurde der Ausbruch der Epidemie amtlich erklärt. In Lüneburg, wo man sich durch sehr rigorose Massnahmen geschützt gewähnt hatte, wurde man nach Ausbruch der Epidemie an der Wirksamkeit solcher Schutzmassregeln so sehr irre, dass selbst von Desinfektion kaum mehr die Rede war.

In dem benachbarten Wandsbeck kam nur ein Erkrankungsfall, und zwar am 23. Oktober, vor. Von Interesse ist hier eine Notiz aus der Tagespresse vom 7. November 1831:

„Ein ganzer Monat ist nunmehr verlaufen, seit in Hamburg die Cholera ausbrach. Keinen Augenblick hat der Verkehr zwischen den Nachbarstädten gestockt. Nichts hat uns genötigt. den Geschäftsverkehr irgendwie zu beschränken. Hunderte von Menschen kamen täglich zu uns heraus, hunderte gingen, fuhren. ritten von hier hinein. Milchkannen und Wagen teils von hier. teils aus den nächsten Dörfern durchfuhren tagtäglich alle Quartiere, alle Strassen, verkauften in jedem Hause, wo ihre Ware Abnehmer fand. Wäscher, deren es bekanntlich viele im Orte gibt, holten nach wie vor ganze Fuder Leibwäsche heraus und lieferten sie gereinigt ihren Kunden zurück .... Gleichwohl haben wir bei einer Bevölkerung von 300 Seelen in reichlich 4 Wochen nur einen einzigen Cholerafall erlebt. Und auch in diesem Falle liess sich keine Gemeinschaft mit Cholerakranken nachweisen ... Dieselben beruhigenden Erfahrungen haben auch die 17 Dorfschaften gemacht, die gleich uns zwischen Bille und Alster ausserhalb des Sperrkordons geblieben sind.“

Das Befallensein Altonas im Jahre 1831 ist im Zusammenhang dessen, was wir über das Auftreten der Cholera in Altona überhaupt wissen, mitgeteilt. (s. Anhang: Die Cholera in Altona.)

Die Krankheitsfälle nach Stand und Gewerbe.

Unter den Krankheitsfällen finden sich nach dem Alter:

	Männlich.	Weiblich.	Summa.
Unter 10 Jahren	36	23	59
Von 11—20 Jahren	27	14	41
„ 21—30 „	117	66	183
„ 31—40 „	149	60	209
„ 41—50 „	114	53	167
„ 51—60 „	95	41	136
„ 61—70 „	50	33	82
Ueber 71 Jahre	25	21	46
Von unbestimmtem Alter	—	—	—
	613	311	940

Nach Stand und Gewerbe unterschieden sich die Erkrankten folgendermassen:

Arbeitsleute	125	Schiffskapitäne	5
Arbeitsfrauen	19	Steuerleute	5
Dienstmädchen	24	Schiffsköche	4
Hausknechte	13	Schiffsjungen	3
Krankenwärterinnen	10	Jollenführer	4
Krankenwärter	7	Soldaten	19
Matrosen	29	Wäscherinnen	14
Schiffer	34	Zuckersieder	10
Schiffsarbeiter und Schiffszimmerleute	14	Tischler	18
		Aerzte	1

Unter den Momenten, welche den damaligen ärztlichen Be-
obachtern*) von Einfluss auf den Verlauf der Cholera zu sein
schienen, mögen folgende hervorgehoben werden.

Solange die Witterung milde und trocken war, sagt Dr.
Zimmermann, nahm die Seuche zu; seitdem das Wetter ver-
änderlich und regnerisch war, war sie im Abnehmen.

Die General-Gesundheits-Kommission schränkte am 18. No-
vember die gesundheitspolizeilichen Massregeln ein, weil „un-
geachtet des Eintritts nasskalter Witterung, hohen Wassers und
überstandener Umzugszeit, im Ganzen der Stand der Krankheit
fortwährend ein günstiger sei."

Dr. Buchheister sagt in seinem Berichte über die 155
Kranken seines Cholera-Hospitals: „Bezüglich der Wohnung war
es auffallend, wie bei weitem die grösste Zahl der Kranken in der
Nähe der Elbe wohnte. Dieses überwog sogar die übrige Lebens-
weise, denn ein grosser Distrikt, wo mehrere Tausend meist
armer Leute in schlechten Wohnungen lebte, nämlich die Oel-
mühle, lieferte während der ganzen Dauer der Seuche nur 5 Kranke,
von denen 2 ins Hospital gebracht wurden. Diese Oelmühle
liegt aber weit von der Elbe ab und sehr hoch."

Dr. Zimmermann schrieb am 7. November:

„Auffallend ist es aber, dass wir trotz unserer engen Strassen,
dumpfen Höfe, feuchten Kellerwohnungen, und besonders des
sumpfigen Bodens der Stadt ein so günstiges Mortalitätsverhältnis
aufzuweisen haben."

„Die Cholera verschonte höher gelegene Gegenden fast gänz-
lich, ungeachtet des regsten Verkehrs, den diese mit den vor-
züglich befallenen Distrikten unterhielten." (Dr. Buchheister.)

„Gegen diese Krankheit half keine Absonderung und Ab-
sperrung, wenn sie auch noch so strenge beobachtet wurde.
Trotz der Absperrung kamen auch unter den Kranken im All-
gemeinen Krankenhause, im Kur-, Spinn- und Zuchthause einige
Cholerafälle vor. So erkrankte im Detentionshause am 19. Ok-
tober ein Arrestant, der sich seit dem 7. Oktober dort befand
und während dieser Zeit in keiner Verbindung ausserhalb des
Hauses gestanden hatte." (Zimmermann.)

Dr. Siemssen konnte unter den ca. 150 Kranken des Hospi-
tals Ericus nur bei 10 die Möglichkeit der Ansteckung nach-
weisen; 2 von diesen waren Krankenwärter des Hospitals, die
schwer erkrankten, aber wiederhergestellt wurden; von dem
übrigen Personal, welches sich zuweilen auf 30 belief, erkrankte
niemand, „obgleich sich bei manchen der Einfluss der Epidemie
durch Uebelkeit, Mangel an Appetit, Durchfall und Ziehen in
den Extremitäten zu erkennen gab."

------

*) Ein ausführliches Litteraturverzeichnis für die einzelnen Epidemie-
Jahre findet sich am Schluss der Arbeit zusammengestellt.

Da der Verkehr der Gesunden mit den Kranken durch keine Absperrung gehemmt war, noch durch auffallende Massregeln grosse Furcht vor den Kranken erweckt oder unterhalten wurde, so scheute sich niemand vor dem Umgang mit Kranken oder deren Angehörigen; und dessenungeachtet breitete sich die Seuche nicht rascher und weiter aus als an anderen Orten. Auch die Cholerakranken in den Hospitälern durften zweimal täglich eine Stunde Besuch erhalten.

Am 24. Oktober 1831 wurden die Verfügungen zur Vermeidung des Einschleppens der Cholera von der Seeseite her wieder aufgehoben, „da die früher getroffenen Sperrmassregeln den beabsichtigten Zweck nicht erfüllten, die Erfahrung auch lehrt, dass die Gefahr, die Krankheit durch Waren verschleppt zu sehen, weniger gross ist und die benachbarten Staaten den Verkehr zu Lande grösstenteils freigegeben haben."

Ende der Epidemie. Seit Anfang Dezember 1831 hatten sich nur noch einzelne Erkrankungsfälle gezeigt. Der letzte Erkrankungsfall erfolgte am 20. Januar 1832; am 22. d. M. war der letzte und einzige Patient genesen. Daraufhin wurde am 1. Februar 1832 Stadt und Gebiet für seuchefrei erklärt und die Ausstellung von Gesundheitspässen wieder gestattet.

Am 12. Februar 1832 fand ein vom Senate angeordnetes kirchliches Dankfest statt.

1832.

Die ausserordentlichen Anstrengungen, welche die hamburgischen Behörden im Jahre 1831 zur Abwehr und Bekämpfung der Cholera gemacht hatten, die Schutzmassregeln, welche Monate lang Handel und Verkehr gelähmt hatten, mussten nach dem Ausbruche der Epidemie den Laien um so mehr als überflüssig erscheinen, als die Aerzte allgemein die Entstehung der Seuche aus einer allmählichen Fortentwickelung der vorhandenen Krankheits-Konstitution erklärten, eine Einschleppung als unwahrscheinlich oder jedenfalls als unerwiesen betrachteten und eine Ansteckung überhaupt leugneten. Es darf daher nicht allzusehr Wunder nehmen, wenn man im Jahre 1832 von allen Schutzmassregeln absah, welche ausser den unberechenbaren Schädigungen des Handels dem hamburgischen Staate innerhalb zweier Monate eine halbe Million Mark Courant gekostet hatten.

Eine Absperrung des hamburgischen Gebietes gegen Schiffs- und Landverkehr, wie man sie im vorigen Jahre Monate lang durchgeführt hatte, unterblieb; jedoch wurde am 27. Februar 1832 bezüglich aller aus Choleraorten kommenden Schiffe angeordnet, dass dieselben bei Cuxhaven auf den Gesundheitszustand der Mannschaft und der Passagiere zu untersuchen seien. Ergab die ärztliche Untersuchung keine Anhaltspunkte für choleraverdächtige Erkrankungen, so musste das Schiff doch bis zum fünften Tage nach der Abreise von jenem Orte in Quarantäne liegen. Hatte aber das Schiff Cholerakranke an Bord, oder war auf der Reise Jemand auf demselben an der Cholera gestorben, so musste es 10 Tage von dem letzten Genesungs- resp. Todesfalle an, in Beobachtungs-Quarantäne bleiben, bevor es Erlaubnis bekam, die Elbe aufzusegeln.

Die beiden Cholera-Hospitäler, für welche allein 128,650 Mark verwendet waren, wurden nicht wieder in Benutzung genommen: hatte doch der amtliche Bericht (erstattet im März 1832) mit den Worten geschlossen: „vielleicht erscheinen diese Anstalten jetzt etwas zu bedeutend, indessen liess sich nicht vorhersehen, dass die gefürchtete Epidemie so leicht und rasch in Hamburg vorübergehen würde."

Schutz-
mass-
nahmen
1832 im
Vergleich
zu 1831.

16

Auch hatte der dirigierende Arzt des Cholera-Hospitals Hornwerk am Ende der Epidemie davon abgeraten, eigene Cholera-Hospitäler zu errichten, wenn die bestehenden Krankenhäuser gross genug wären, um einige Säle für Cholerakranke einzuräumen. Man wirke dadurch belebend auf den Mut des Volkes ein, das jede solche Einrichtung mit Entsetzen betrachte.

Eine von Staatswegen geleitete, allgemeine Desinfektion unterblieb; die Spezial-Gesundheits-Kommissionen wurden nicht wieder eingerichtet; offizielle Berichte über den Stand der Krankheit nicht ausgegeben; die Bürger nicht wieder zu ausserordentlichen persönlichen Diensten in der Bekämpfung der Seuche herangezogen. So lag die ganze Last der Bekämpfung der Seuche auf den Schultern der Aerzte. Dieselben wurden von dem Polizeiherrn ermächtigt, die Krankenwärter, Träger und Wagen zum Transport nach dem Krankenhause anzuschaffen, ja selbst Geld vorzuschiessen, und sich die Kosten und Auslagen wöchentlich auf dem Stadthause ersetzen zu lassen. Recepte mit Polizeistempel wurden angefertigt und den Aerzten in Blanco überliefert zur beliebigen Ausfüllung für bedürftige Kranke. Auch ward den Aerzten gestattet, nach Thorschluss in die Stadt zu kommen, wenn sie sich nur vorher am Thore gemeldet hatten.

Der ärztliche Verein errichtete in seinem Vereinslokal eine Sanitätswache und forderte auch die ärztlichen Nichtmitglieder auf, ihm bei seinem Vorhaben thätige Hülfe zu leisten. Es meldeten sich 82 Aerzte, die von 8 Uhr Morgens bis 10 Uhr Abends, je zwei, immer alle 2 Stunden auf der Wache wechselten.

Da keine offiziellen Erkrankungs- und Sterblichkeitslisten von der Behörde eingefordert oder nach den Totenscheinen ausgegeben wurden, so liess der ärztliche Verein auf seine Kosten Formulare drucken und den sämtlichen Aerzten Hamburgs zur Ausfüllung zusenden.

Diese im Archiv des ärztlichen Vereins aufbewahrten Meldebögen sind mit grösser Sorgfalt ausgefüllt und auf ihnen basiert die genaueste Darstellung der Epidemie des Jahres 1832, welche wir Dr. Rothenburg verdanken.

Beginn und Verlauf der Epidemie. Die Epidemie des Jahres 1831 schien am 20. Januar 1832 den letzten Erkrankungsfall gefordert zu haben: am 22. Januar war der letzte Cholerakranke genesen. Damit wurde die Epidemie amtlich als erloschen betrachtet. Indessen hat Dr. Rothenburg festgestellt, dass am 2. Februar noch ein Cholerafall vorkam.

Von diesem Fall bis zu dem ersten Fall am 1. April 1832 sind offiziell keine Cholerafälle bekannt geworden. Indessen wurden in den dazwischen liegenden 2 Monaten, wie in der wissenschaftlichen Sitzung des ärztlichen Vereins am 6. März 1832 konstatiert wurde, auffallend viele Brechdurchfälle beobachtet, die mit einer grossen Prostation der Kräfte einhergingen. So betrachtete man in ärztlichen Kreisen die Epidemie des Jahres 1832 nur als ein Wiederaufleben der im Februar und März latent gewesenen Seuche.

Am 1. April 1832 kam der erste neue Fall vor; bis zum 27. April erfolgten weitere 8, von welchen allerdings einer als Cholera nostras bezeichnet wurde. Von diesen 9 Fällen verliefen 5 tötlich. Diese ersten Erkrankungsfälle kamen, wie Dr. Rothenburg hervorhebt, in der Altstadt und in der Neustadt, in hoch und niedrig gelegenen Strassen vor. Im Ganzen zählte man im April 18 Erkrankungsfälle, von denen 9 tötlich verliefen. Bis zum 27. April hatten sich die Erkrankungsfälle allerdings der Kenntnis der Behörden entzogen; erst an diesem Tage wurde ihnen ein in 5 Stunden tötlich verlaufener Cholerafall gemeldet. Derselbe betraf eine auf den dritten Vorsetzen wohnende Arbeitsfrau. Von diesem Tage an datiert daher amtlich der Ausbruch der Epidemie. Die vorher im Laufe des April stattgefundenen 9 Erkrankungsfälle wurden erst nachträglich durch Dr. Rothenburg festgestellt.

Im Mai 1832 stieg dann die Zahl der Erkrankungen allmählich an; die höchste Zahl betrug 15 am 23. und 24. Mai. Am 3. Juni stieg die Zahl auf 20 und nahm nun zu bis Mitte Juni, wo die Seuche ihre Akme erreichte. Am 16. Juni erkrankten 92, von denen 50 starben; in der Woche vom 17. bis 23. Juni erkrankten 471 Personen und starben 223. Bis zur dritten Juliwoche fand eine allmähliche Abnahme statt, die erst in der vierten Juliwoche, wo man 90 Erkrankungen und 52 Todesfälle zählte, erheblicher wurde, so dass am 30. Juli nur 6 erkrankten, von denen 3 starben, und am 31. Juli nur 3, die sämtlich genasen. Nachdem in den ersten Augusttagen sich die Zahl der Erkrankungen so verringert hatte, dass man in der Woche vom 29. Juli bis 4. August nur 36 Erkrankungen und 22 Todesfälle zählte, erfolgte im Laufe des Monats ein neuer allmählicher Anstieg, so dass man in der vierten Augustwoche 121 Erkrankungs- und 61 Todesfälle hatte; am 26. August kamen 30 Fälle vor, von denen 19 tötlich verliefen. Bis zur Mitte des September schwankte die Zahl der Erkrankungen auf und ab, bis zu 5 hinabsteigend, aber auch wieder bis 15 sich erhebend. Von da an erfuhr die langsame, aber stetige Abnahme der Krankheit nur noch einmal in der zweiten und dritten Oktoberwoche eine geringe Unterbrechung, indem die wöchentliche Erkrankungsziffer auf 50, die der Todesfälle auf 33 stieg; der 16. Oktober brachte 14 Erkrankungen, von denen 9 starben. Seit dieser Zeit verringerte sich die Zahl der Erkrankungen stetig, jedoch hörten erst am 3. November die täglichen Erkrankungen auf, und im Laufe des November kamen noch 16 Fälle vor, von denen 9 tötlich verliefen. Am 17. Dezember endlich erreichte die fürchterliche Seuche ihr Ende, nachdem sie $^3/_4$ Jahre lang Unglück, Sorge, Angst und Schrecken über die Stadt verbreitet hatte.

Die Gesamtzahl aller vom 1. April bis 17. Dezember 1832 vorgekommenen Erkrankungsfälle betrug 3349.

Von diesen starben	1652
Es genasen	1672
Ausgang unbekannt bei	. 25
	3349

Das Gesamtverhältnis der Erkrankungen in der Stadt zu der Einwohnerzahl ist 2,26 %; das der Todesfälle 1,12 %.

Erkrankungs- und Todesfälle nach den Wochen.

In der Woche	Erkrankt:	Gestorben:		
1.— 7. April	2	1	1. Woche	
8.—14.	—		2.	
15.—21.	2	—	3.	
22.—28. ..	9	3	4.	
29.— 5. Mai	16	6	5.	
6. Mai—12. Mai	44	14	6.	
13. —19.	58	32	7.	
20. —26.	74	33	8.	
27. „ — 2. Juni	59	33	9.	
3. Juni— 9.	216	97	10.	
10. —16.	368	169	11.	I. Akme
17. —23.	471	223	12.	
24. „ —30.	400	193	13.	
1.— 7. Juli	336	150	14.	
8.—14.	208	104	15.	
15.—21.	238	110	16.	
22.—28.	90	52	17.	
29. Juli 4. Aug.	36	22	18.	
5. Aug.- 11.	43	24	19.	
12. —18.	92	35	20.	
19. —25. „	105	70	21.	II. Akme
26. „ — 1. Sept.	121	61	22.	
2. Sept.— 8.	59	26	23.	
9. —15.	67	35	24.	
16. —22.	35	26	25.	
23. —29.	32	19	26.	
30. „ — 6. Okt.	31	24	27.	
7. Okt.—13.	44	26	28.	III. Ak-
14. —20.	50	33	29.	me
21. —27. „	19	14	30.	
28. „ — 3. Nov.	11	7	31.	
4. Nov.—10.	8	7	32.	
11. —17.	2	1	33.	
18. —24.	—	—	34.	
25. „ — 1. Dez.	2	—	35.	
2. Dez.— 8.	—	1	36.	
9. —15.	—	—	37.	
15. „ —22. „	1	1	38. „	
Vom 1. April bis 22. Dezember 1832	3349 Erkrankungsfälle	1652 Todesfälle	in 38 Wochen.	

In dem Verlaufe der Epidemie von 1832 sind drei Perioden grösserer Steigerung der Erkrankungsziffer bemerkbar. Die erste Periode der höchsten Steigerung, die eigentliche Akme der Epidemie, fällt in den Juni und die erste Hälfte des Juli (10. bis 16. Woche); die zweite Steigerung in die zweite Hälfte des August und Anfang des September (20. bis 24. Woche), und die dritte in die erste Hälfte des Oktober (28. und 29. Woche).

Die Tötlichkeit der Epidemie stieg mit ihrer Zunahme, war bei ihrer jedesmaligen Akme am höchsten und fiel mit ihrer Abnahme wieder. Ganz ebenso verhielt es sich mit dem mehr oder weniger akuten Verlauf der Krankheit. Je mehr sich die Cholera auf ihrer Akme befand, je schneller tötete sie, wie sich aus folgender Uebersicht ergibt:

| | | Gestorben | | | | Aus-gang unbe-kannt |
Monat	Er-krankt	am ersten Tage	am zwei-ten Tage	Später	Ge-nesen	
Vom 1. April bis ultimo Mai	239	38	42	34	125	—
Juni	1480	289	260	184	744	12
Juli	887	129	160	112	480	6
August	368	86	70	41	168	3
September	209	40	39	32	97	1
Oktober 1.—16. . .	106	29	26	14	36	1
Oktober 17.- Fin. Epid.	60	4	20	13	21	2

Den Umstand, dass die Cholera erst in den Perioden ihrer schnell ansteigenden Akme einen schnelleren und häufiger tötlichen Verlauf nahm, erklärte man damals damit, dass die Bevölkerung, die schon einmal unter dem Einfluss der Seuche gelebt hätte, eine gewisse Immunität erworben hätte, und dass die Seuche sich daher erst dann hätte in ihrer vollen Bösartigkeit zeigen können, als die Schwere der Infektion eine grössere geworden war.

Um dem Einwurfe zu begegnen, dass von den als cholerakrank Gemeldeten eine grössere Anzahl nur an leichteren oder der Cholera ähnlichen Symptomen gelitten haben dürften, hat Dr. Rothenburg den Listen, welche den Aerzten zugeschickt wurden, die Rubrik beigefügt: Ausgebildete Form der Krankheit oder Diarrhoe. Diese Rubrik wurde bei 2628 Kranken derart ausgefüllt, dass 1955 als an den schwereren Formen der Cholera und 673 als an den leichteren, Choleradiarrhoe u. s. w., erkrankt bezeichnet wurden. Wenn wir dies Verhältnis auf die Summe von 3349 Erkrankten übertragen, so ergibt sich für die leichteren Fälle 857; für die wirklichen Cholerakranken 2492. Vergleicht man hiermit die Zahl der Gestorbenen 1652, so gewinnt man den Eindruck, dass die Hamburgischen Aerzte ihre Angaben mit grosser Gewissenhaftigkeit und Zuverlässigkeit gemacht haben.

Von den 3349 Erkrankungsfällen wurden im Allgemeinen Krankenhause aufgenommen und verpflegt: 507.

Es starben von diesen	282
Es genasen .	200
Der Ausgang blieb unbekannt bei .	25
	507

Es wurden ferner aufgenommen:

im Freimaurer-Krankenhause	2 (beide †).
im Kurhause aufgenommen u. erkrankt	25 (es starben 13)
im Werk- und Armenhause	18 (es starben 13)
im Spinnhause	1
im Gasthause	6 (es starben 5)
im Heiligen-Geist-Hospital . .	8 (es starben alle)
	60
Dazu im Allgem. Krankenhause obige	507
	567

Von den 3349 Erkrankten wurden also nur 567 in Krankenhäuser aufgenommen, so dass also 2782 in häuslicher Pflege verblieben. Es möge hier darauf hingewiesen sein, dass trotz dieser grossen Zahl von 2782 in häuslicher Pflege verbliebenen Cholerakranken und trotz des Fehlens aller modernen Desinfektionsmassnahmen die Cholera im Jahre 1832 in Hamburg erlosch und in den folgenden Jahren nur in ganz geringem Masse sich wieder zeigte. (1833: 46 †; 1834: 155 †; 1835: 8 †. 1836: 0 (Rothenburg), 16 † (Warburg); 1837: 142 †.)

Cholera-
frequenz
der
einzelnen
Strassen
und
Stadtteile.

Es ist uns über die Epidemie von 1831/32 ein sehr genaues Verzeichnis aller Strassen der Stadt und der Vorstädte erhalten, in welchem die Zahl der daselbst vorgekommenen Erkrankungs- und Todesfälle von Dr. Rothenburg sowohl absolut als im Verhältnis zur Bevölkerungszahl angegeben ist. Nach diesem Verzeichnis ist die Tafel III angefertigt, in welche die Cholera-Sterbeziffern der einzelnen Strassen eingetragen sind. Rothenburg kommt zu dem Schlusse, dass neben Armut, schlechter Ernährung, unordentlicher Lebensweise und anderen schädlichen Einflüssen den grössten Einfluss die Nähe des Wassers, vorzüglich die des fliessenden Wassers, habe, wobei er das „unbekannte Agens“ in den „Exhalationen des Wassers“ sucht.

In der nachfolgenden Uebersicht sind die Strassen in grösseren Gruppen zusammengestellt, und innerhalb dieser Gruppen ist besonders das Befallensein derjenigen Strassen hervorgehoben, welche jedenfalls teilweise mit Brunnenwasser versorgt waren. Es ergibt sich, dass diese Strassen durchweg in ähnlicher Weise betroffen waren, wie der betreffende Stadtteil im Durchschnitt; zum teil ist die Cholerafrequenz nahezu gleich, zum teil etwas geringer, in 5 von jenen 14 Strassen sogar höher als diejenige des Stadtteils.

Bei der Abschätzung, inwieweit die bessere Wasserversorgung an dem Befallensein dieser Strassen beteiligt ist, ist übrigens einerseits zu berücksichtigen, dass die an der Feldbrunnen-Wasserleitung Anteil habenden Strassen durchgängig von wohlhabenderen Bevölkerungskreisen bewohnt waren, und andererseits, dass in dem damaligen Hamburg Arm und Reich vielmehr durcheinander wohnte als heute.

Aus den nachfolgenden grösseren Tabellen stellen wir zunächst kurz die an der Feldbrunnen-Wasserleitung Anteil habenden Strassen mit ihrer Cholerafrequenz im Vergleiche zu der Cholerafrequenz des Stadtteiles, zu dem sie gehören, zusammen:

Namen der Strassen	Von 100 Bewohnern		Befallensein des zugehörigen Stadtteiles:	
	erkrankt	gestorben	erkrankt	gestorben
Eichholz .	2,93	1,84	3,76	2,05
Schaarmarkt	1,68	0,42		
Schaarsteinweg	1,61	1,31		
Schaarthorsbrücke	2,79	0,55		
Kajen	3,78	1,47	3,93	1,9
Hopfenmarkt und Nicolaikirchhof	1,04	—	1,49	0,56
Deichstrasse	1,37	0,45		
Steintwiete	1,8	0,6		
Rödingsmarkt	3,23	1,61		
Catharinenkirchhof	2,37	1,18		
Steckelhörn / Catharinenstrasse	1,99	0,83		
Cremon	0,97	0,32		
Grimm	—	—		

	1831	1832	
	Von 100 erkrankt	Von 100 erkrankt	gestorben

Gesamt-Verhältnis. der Erkrankungen in der Stadt zu der Einwohnerzahl . . — 0.65 | 2.26 | 1.12

Gruppe I: Diese Gegend, welche sich an der Elbe, resp. an den von der Elbe durchströmten Fleethen hinerstreckt und zugleich viele Arme enthält, litt am meisten . . . . . . — 1.23 | 3.63 | 1.85

    Abteilung 1: Am unglücklichsten war die Gegend, welche unmittelbar an der Elbe liegt: vom Eichholz bis zum Schaarthor . — 1,3 | 3,76 | 2.05

        Am schwersten traf die Seuche hier die ersten Vorsetzen, wo 7,13 erkrankten und 3,01 starben; und den Neuenweg: 7,67; 3,06.

    Die in dieser am schwersten betroffenen Gegend gelegenen Strassen, welche mit dem Wasser der Feldbrunnenleitungen versehen waren, waren in folgender Weise ergriffen:

	erkrankt:	gestorben:
Eichholz .	2,93	1,84
Schaarmarkt	1,68	0,42
Schaarsteinweg .	1,61	1,31
Schaarthorsbrücke	2,79	0,55
[Kajen . .	3,78	1,47]

    Abteilung 2: Die Gegend vom Schaarthor bis zum kleinen Fleet, einschliesslich Brook und Kehrwieder, gab . . — 1,09 | 3,93 | 1,9

        Hier waren am meisten betroffen die Strassen: Beim kleinen Fleet und Kanngiesserort: 4.92 resp. 2,59; und die unmittelbar am Binnenhafen gelegene Strasse: „Neuer Krahn" 4,37; 2,91. Die dort ebenfalls gelegenen Kajen, welche mit dem Brunnenwasser der Feldbrunnenleitungen versehen waren, hatten: 3,78 resp. 1,47.

    Abteilung 3: Die Gegend vom kleinen Fleet bis zum Deichthor gab . . . — 1,27 | 3.18 | 1.54

Gruppe II: Die Gegend des Petri- und Jacobi-Kirchspiels, die Höhe der Altstadt, wo sehr viele Arme wohnten, aber keinerlei Wasserarme den Stadtteil durchzogen, wurde in erheblich geringerem Grade als Gruppe 1 befallen . . . . . . — 0,46 | 1,97 | 1.04

Gruppe III: Die Gegend, welche die Mitte der Stadt einnimmt, von Kanälen durchschnitten und von der Alster durchflossen wird, litt im ganzen weniger . . . . — 0,4 | 1,8 | 0,72

    Abteilung 1: Die Gegend vom Jungfernstieg bis zum Schaarthor, also die Mitte der Stadt, war erheblich stärker befallen als die zweite Abteilung . . . . — 0,56 | 2,36 | 1,02

        Dieser stärker befallene Teil ist von zahlreichen Wasserarmen durchzogen, welche

	1831	1832	
	Von 100 er- krankt	Von 100 er- krankt	gestor- ben

die Verbindung von Alster und Elbe darstellen. An der Wasserversorgung beteiligten
sich die Feldbrunnenleitungen, die Alsterwasserkünste und teilweise auch die Bieber-
sche Elbwasserleitung. (s. Reincke, Tafel 1.)
Es wohnte hier eine grössere Anzahl armer
Leute.

Abteilung 2: Die von Kanälen durchschnittene,
fast nur von wohlhabenden Leuten bewohnte
Gegend des Nicolai- und zum teil des Catha-
rinen-Kirchspiels hatte ein günstigeres Ver-
hältnis . . . . 0,32 | 1,49 | 0,56

Im Nicolai-Kirchspiel waren am schlimmsten
befallen:
der Adolfsplatz mit 5,11 Erkrankungen und
2,79 Todesfällen,
die Görttwiete mit 4,36 Erkrankungen und
1,09 Todesfällen.
Graskeller mit 4.5 Erkrankungen und 2.87
Todesfällen.
Am wenigsten waren hier befallen der grosse
und kleine Burstah mit 0.62 Erkrankungen
und 0.25 Todesfällen.
Die in diesem Nicolai-Kirchspiel mit Brunnenwasser versehenen Strassen waren in folgender Weise befallen:
der Hopfenmarkt u. ⎫ mit 1.04 Erkran-
Nicolai-Kirchhof ⎭ kungen.
die Deichstrasse mit 1,37 Erkrankungen
und 0,45 Todesfällen.
die Steintwiete mit 1.8 Erkrankungen und
0.6 Todesfällen,
Rödingsmarkt mit 3.23 Erkrankungen und
1.61 Todesfällen.
Im Catharinen-Kirchspiel
schlimmsten befallen:
die Wandrahmsbrücke mit 10,2 Erkrankungen und 3,08 Todesfällen und
Dovenfleet m. 5,1 Erkrank. u. 2.3 Todesf.
Am wenigsten waren betroffen:
Neue Gröningerstrasse mit 0.77 Erkrankungen und 0.77 Todesfällen.
Die mit dem Wasser der Feldbrunnenleitungen
jedenfalls zum Teil versorgten Strassen waren
in folgender Weise befallen:
Catharinenkirchhof mit 2,37 Erkrankungen
und 1,18 Todesfällen.
Grimm m. — Erkrankg.- u. — Todesfällen,
Steckelhörn ⎫ mit 1,99 Erkrankungen
Catharinenstr. ⎭ und 0.83 Todesfällen,
Cremon m. 0,97 Erkrankg.- u. 0.32 Todesf.

	1831	1832	
	Von 100 er-krankt	Von 100	
		er-krankt	gestor-ben
Gruppe IV: Die Neustadt, d. h. der westliche, luftigste, von mehr geraden Strassen durchschnittene Teil der Stadt, war am glücklichsten, obwohl dort in dem Labyrinth der Gänge viele Arme zusammen wohnten	0,48	1.25	0,65
Besonders bemerkenswert ist, dass z. B. in dem Labyrinth der Gänge der Neustadt nur 1,47 Erkrankungen und 0,81 Todesfälle vorkamen.			
Die **Vorstadt St. Georg** ergab im Durchschnitt	0,56	2.19	0.87
Auch hier wütete die Seuche am schlimmsten in dem an der Elbe gelegenen Teile (Stadtdeich bis Brandshof)	1.12	4.26	
Die Mitte von St. Georg (die Gegend des Strohhauses), welche ebenfalls sehr viele Arme enthielt, litt nicht halb so viel .	0,69	2,00	0.61
Am wenigsten war der von den meisten wohlhabenden Leuten bewohnte Teil von St. Georg (die Gegend der Kirche und nach der Alster hin) befallen	0,31	1.59	0.44
Die **Vorstadt St. Pauli** ergab im Durchschnitt einen höheren Prozentsatz an Erkrankungen und Todesfällen als die Stadt . . .	1.28	3.00	1.48

Es findet sich hier das unglücklichste Verhältnis neben dem glücklichsten: so hatte z. B. die Davidstrasse, welche fast nur grosse Bordells mit Matrosenverkehr enthielt, 14,28 Erkrankungs- und 8,92 Todesfälle; die unfern gelegene Reeperbahn aber nur 0,58 Erkrankungs- und keinen Todesfall.

Bemerkenswert ist, dass Strassen, welche in der Nähe des Altonaer Gebietes lagen, recht stark befallen waren, so z. B. die Herrenweide mit 2,73 Erkrankungen und 1.84 Todesfällen; die Silbersackstrasse 2,53 resp. 0.63; die Hörmannstrasse mit 2,7 Erkrankungs- und 2,7 Todesfällen.

Auf dem hamburgischen Gebiete, wo die Angaben zum teil ungenau und unvollständig gemacht sind, war der Billwärder- und der Grüne-Deich besonders schlimm befallen. — Auf dem Grindel, der damals einen sehr feuchten Grund hatte, kamen 7 Erkrankungs- und 4 Todesfälle vor. — Der Grasbrook hatte 2,35 Erkrankungs- und 1,41 Todesfälle.

Es empfiehlt sich, die Angaben der vorstehenden Tabelle einmal an der Hand einer Karte, welche die Höhen- und Tiefenverhältnisse der einzelnen Stadtteile illustriert, zu studieren und sich bei der verschiedenen Cholerafrequenz einmal die Höhenlage und die Bevölkerungsverhältnisse der einzelnen Stadtteile zu vergegenwärtigen. Solche Karten findet man in dem Gaffky-schen Werke (Karte Nr. IV) und in dem Reincke'schen Werke (Tafel 1). Es ergibt sich bei einer solchen Betrachtung, dass die am schwersten betroffenen Teile der Stadt diejenigen sind, welche an der Elbe sich hinerstrecken und von ihren zahlreichen Armen (Fleeten) bis zur Inselbildung durchschnitten werden, und dass diese Teile zugleich die tiefgelegensten Gegenden der Stadt darstellen, während andererseits der auf der westlichen, staffelförmig von 8—22 m über 0 ansteigenden Geesthöhe liegende grössere Teil der Neustadt die geringste Cholerafrequenz hatte, obwohl dort in dem Labyrinth der Gänge viele Arme wohnten und obwohl dieser Stadtteil allein von der Bieber'schen Wasserleitung mit Elbwasser versorgt wurde (s. Reincke, Tafel 1). Die Rothenburg'schen Zahlenangaben für die einzelnen Strassen sind in dem Reincke'schen Werke in einen Stadtplan (Tafel 6)*) eingetragen, aus welchem sich auf das Deutlichste ergibt, wie sehr sich die Cholera, welche allerdings in den tiefgelegenen Gegenden an der Elbe am schwersten auftrat, über alle Stadtteile verbreitete und auch in den dem Wasser ganz fern gelegenen Stadtteilen mit grosser Heftigkeit auftrat, ohne dass man eine centrale Versorgung der ganzen Stadt mit Elbwasser zur Erklärung dieser Thatsache heranziehen könnte.

Besonders bemerkenswert erscheint das schon damals auffallende Befallensein der Vorstadt St. Pauli (15,0 $^0/_{00}$ †) im Gegensatz zu der unmittelbar angrenzenden Nachbarstadt Altona (4 $^0/_{00}$ †), wie es besonders auch in den Strassen an der Altonaer Grenze hervortritt (cf. Reincke, Tafel 6)*) und im allgemeinen Teile unserer Betrachtungen ausführlich besprochen ist. (s. S. 125 ff.)

Gegenüber den Ansichten, welche die Cholera entstanden wissen wollten aus einer allmählichen Fortentwicklung der vorhandenen Krankheits-Konstitution, weist Dr. Rothenburg darauf hin, wie die Seuche im Jahre 1832, und auch in den folgenden Jahren, ihren Verlauf unabhängig von der gleichzeitigen Krankheits-Konstitution zu nehmen schien. Folgendes Schema gibt davon einen Ueberblick:

---

*) Die Tafel 6 des Reincke'schen Werkes ist in Tafel III wiedergegeben.

1832	Allgemeine Totenzahl	Todesfälle an der Cholera	Todesfälle an anderen Krankheiten
April . . .	462	5	457
Mai	546	106	440
Juni	1068	693	375
Juli	807	429	378
August . .	503	197	306
September . .	412	110	302
Oktober . .	429	101	328
November . .	369	9	360
Dezember . .	399	2	397

Dr. Rothenburg fügt hinzu, dass die Zahl der Todten in der letzten Rubrik „die gewöhnliche eines jeden Jahres" ist, und schliesst daraus, dass die Cholera eine Krankheit zu sein scheint, die von keiner der gewöhnlichen in der Atmosphäre herrschenden, Krankheit erregenden Ursachen herrührt, sondern welche unabhängig davon mitten in irgend eine herrschende epidemische Konstitution hineintritt und ihren Verlauf nimmt, ohne deren Verlauf zu beeinflussen oder selbst beeinflusst zu werden.

Einfluss von Stand und Beschäftigung.Bei 2183 von 3349 Erkrankten hat Dr. Rothenburg den Beruf festgestellt. Davon waren 404 Handwerker; 293 Arbeiter; 277 Seeleute und Schiffer; 68 im Hafen und auf Schiffen beschäftigte Personen (Schauerleute, Schiffszimmerleute, Schiffsarbeiter etc.); 94 Kaufleute und Commis; 63 Kellner, Knechte, Kutscher und Diener; 62 Weinhändler, Destillateure und Gastwirte; 63 Wäscherinnen und Plätterinnen; 40 Beamte; 27 Schiffer- und Matrosenfrauen; 12 Krankenwärterinnen; 0 Krankenwärter; 8 Aerzte, Zahnärzte, Thierärzte, Wundärzte und Apotheker.

Reincke hat aus diesen Rothenburg'schen Listen die Zahl der Erkrankten festgestellt, die auf oder an dem Wasser arbeiteten: es ist nur ca. der siebente Teil jener 2183, deren Beruf sich hat feststellen lassen.

Dr. Rothenburg hat so sorgfältig wie möglich alle Fälle ausgezogen, bei denen an eine Entstehung durch Ansteckung zu denken war: es waren im ganzen 69 unter den 3349 Erkrankungsfällen. Davon schaltete er zunächst 12 Fälle aus, wo 2 oder mehrere Personen an einem Tage befallen wurden. In den übrigen Fällen kamen vor:

Binnen 2 Tagen	14 Erkrankungen bei 2 Personen:
„ 3 „	11 „
„ 4 „	10 „
„ 5 „	8 „
„ 6 „	3 „
„ 7 „	3 „
„ 8 „	1 „
„ 9 „	2 „
„ 10 „	1 „
„ 13 „	1 „
„ 14 „	1 „
„ 15 „	1 „
„ 21 „	1 „

Von Interesse ist die Bemerkung, womit Rothenburg diese Erörterung schliesst: „Auffallend bleibt es freilich, dass die Fälle, welche den Verdacht der Ansteckung zulassen, am häufigsten vom zweiten bis fünften Tage nach dem ersten Erkrankungsfall vorkommen, und von da an sehr abnehmen, so dass, wenn eine Ansteckung stattfinden sollte, man mit Fug daraus schliessen könnte, dass sie binnen diesen Tagen (dem zweiten bis fünften nach dem ersten Erkrankungsfall) am gefährlichsten, ja dann fast nur möglich sei. Indessen wird die Kontagiosität von den meisten hiesigen Aerzten geleugnet.“

Von der Garnison erkrankten . 33 (es starben 16),
Von der letzteren erkrankten in der
    Infanterie-Kaserne allein 25 (es starben 12),

Von den geschlossenen Anstalten scheint nur das Spinnhaus nahezu verschont geblieben zu sein (bis auf einen Fall).

Das mittlere Alter von 31—40 Jahren war der Erkrankung am meisten ausgesetzt (zu berücksichtigen ist dabei, dass die Zahl der Individuen dieses Alters in der Bevölkerung die überwiegende ist); am wenigsten litt das Alter vom 11.—20. Jahre. Hinsichtlich der Mortalität stellte sich das Resultat aber anders: im höchsten Alter war dieselbe am grössten, von da ab wurde sie fast in arithmetischer Progression gleichmässig mit dem geringeren Alter auch geringer; nur war das geringste Alter bis zum 10. Jahre gewissermassen dazwischen geschoben.

Das Geschlecht schien insofern einen Unterschied zu bedingen, als in der Zeit vom 1. April bis Ende Mai, wo die Akme der Epidemie eintrat, das weibliche Geschlecht bei weitem weniger befallen war: es erkrankten 183 Männer und nur 54 Frauen. Später änderte sich dies Verhältnis derart, dass im ganzen 1826 Männer und 1519 Frauen erkrankten. Dabei ist noch zu berücksichtigen, dass damals die weibliche Bevölkerung Hamburgs und der Vorstädte die männliche um 7500 überwog. Auch in der ersten Epidemie waren unter 924 Erkrankten 613 Männer und 311 Weiber.

1833.

Die im Jahre 1833 vorgekommenen Cholerafälle verliefen fast unbeachtet, kaum von den Aerzten besprochen und noch weniger von der Behörde berücksichtigt. Dr. Rothenburg[*] hat sie aus den im Archiv des Medizinalkollegiums vorgefundenen Totenscheinen wie folgt zusammengestellt:

1833	Gesamt-Sterblichkeit	Cholera-Todesfälle			
		Männer	Frauen	Kinder	Total
August	316	10	1	—	11
September	319	9	4	1 Säugling	14
Oktober	322	10	4	1	15
November	375			1	6
			Insgesamt Cholera-Todesfälle:		46

Die ersten Fälle traten wieder in der Nähe des Hafens auf.

[*] Rothenburg a. O. S. 48 ff.

1834.

Im Jahre 1834 kamen im Mai, Juni und Juli einige wenige sporadische Cholerafälle vor. Ende August wurden dieselben häufiger; die Erkrankungszahl stieg bis zum 15. September und fiel gradatim bis zum 11. Oktober, wo die Seuche nach 8wöchentlichem Verlaufe erlosch.

Die Zahl der Todesfälle ist folgende:

1834	Gesamt-Sterblichkeit	Cholera-Todesfälle			
		Männer	Weiber	Kinder unter 10 Jahren	Total
Mai	413			—	
Juni	363		—		
Juli	409		1		4
August	411	4		9	18
September	448	50	50	13	113
Oktober	344	10	4		16
November	362	—	—	—	—
				Total Todesfälle:	155

In diesem Jahre brach die Seuche zugleich im Osten und Westen aus: man findet Mitte August 1834 an demselben Tage Fälle im Osten (Pferdemarkt) und Westen der Stadt (St. Pauli, Eichholz); doch war der Westen stärker betroffen als der Osten (7 4).

1835.

Im Jahre 1835 ereigneten sich 8 Cholera-Todesfälle, 5 im August und 3 im September; von den 8 Kranken waren 4 unter 10 Jahren.

1837.

Im Archiv des Aerztlichen Vereins zu Hamburg findet sich ein Verzeichnis der Cholerafälle, welche in der Zeit vom 2. September bis 23. November 1837 vorgekommen sind. Es sind im ganzen 239 Fälle, von welchen 142 tötlich verliefen. 15 Fälle betrafen Kinder unter 10 Jahren; 3 davon waren unter 1 Jahre. 79 Fälle kamen in der Nähe des Hafens vor.

Der Verlauf der Epidemie war folgender:

		Erkrankt	Genesen	Gestorben
1. Woche	2.— 8. September	2	1	1
2.	9.—15.	16	2	14
3.	16.—22.	54	15	39
4.	23.—29. ,,	48	28	20
5.	30. Sept.— 6. Oktb.	34	15	19
6.	7. Oktb.—13.	43	18	25
7.	14. —20.	27	12	15
8.	21. —27. ,,	11	6	5
9.	28. ,, — 3. Nov.	2	—	2
10.	3. Nov. —19.	—	—	—
11.	11. —17.	1		1
12.	18. —24. ,.	1	—	1
	Total:	239	97	142

Reincke führt nach einer anderen Quelle*) für das Jahr 1837 folgende Zahlen an:

August	4 Cholera-Todesfälle,
September	102
Oktober	93
November	. 10
	209

Auch zitiert Reincke aus seiner Quelle, dass „der südlichere der Elbe nahe gelegene Stadtteil wieder vorzugsweise heimgesucht wurde."

---

*) Warburg: Hamburgs Witterungs- und Krankheits-Konstitution im Jahre 1837. Zeitschrift für die gesamte Medizin. Bd. 9. Hamburg 1838. S. 9.

Das Verhältnis
der zweiten Cholera-Periode Hamburgs (1848—49—50) und der dritten Cholera-Periode Hamburgs (1853—54—55—56—57—59) zu der dritten Pandemie (1846—61).

Im Jahre 1846 kam die Cholera*) in Indien wieder zu sehr grosser Ausbreitung und trat gleichzeitig auch in Persien, einem Teile der asiatischen Türkei und Syrien auf; im Januar 1847 brach sie in Mekka aus, im September 1847 in Moskau.

Im Jahre 1848 wurde Ost-, Nord- und Mittel-Europa von einem epidemischen Auftreten der Seuche betroffen: Petersburg im Juni, Berlin im Juli, Hamburg und London im September, Norwegen im Dezember; ebenso auch der Orient (Türkei, Aegypten etc.). Gegen Ende des Jahres 1848 erschien die Krankheit auch wieder in den grossen Hafenstädten der Vereinigten Staaten (New York, New Orleans). In Deutschland, wo die Seuche zuerst in den Provinzen Pommern, Sachsen und Brandenburg, später in Hamburg, Bremen, Hannover und Braunschweig, im Herbste in Posen, Ost- und Westpreussen und Schlesien auftrat, herrschte sie in den nächsten Jahren in grosser Ausdehnung. Auch England und Schottland wurden im Jahre 1848 von der Seuche heimgesucht, die durch ein Schiff von Hamburg nach Hull übertragen worden sein sollte. Gleichzeitig hatten die Niederlande und Belgien, im nächsten Jahre 1849 besonders Oesterreich und Frankreich zu leiden. Im Jahre 1849 erfolgte ein epidemisches Auftreten der Seuche in Paris und eine grosse Verbreitung über Frankreich, Belgien etc. sowie über Deutschland, wo die Seuche 1849 und 1850 in grösserer Ausbreitung als jemals früher auftrat. Das Jahr 1851 hingegen war für Deutschland cholerafrei.

Im Jahre 1852 erlangte die Cholera in Europa und Asien wieder eine grössere Intensität. Unter unregelmässiger Verbreitung auf die verschiedensten europäischen und aussereuropäischen Länder (Bayern [München 1854], Frankreich, Italien, Spanien,

---

*) Der Ueberblick über die dritte Pandemie ist gegeben nach Griesinger, Infektionskrankheiten, S. 247.

der Orient, Oesterreich [Wien 1854—55], Schweiz, Portugal, Schweden) hielt sich die Seuche in Russland mehr oder weniger verbreitet bis zum Jahre 1861. Die norddeutsche Tiefebene hatte besonders in den Jahren 1853, 1855 und 1859 an einzelnen Punkten schwere Epidemien aufzuweisen. 1853 hatten auch die skandinavischen Länder, Schweden, Norwegen und Dänemark ihre erste schwere Epidemie. Frankreich wurde 1853, Italien 1854 von der Seuche heimgesucht.

In diese dritte Pandemie (1846—61) fällt die zweite Cholera-Periode Hamburgs (1848—49—50) und die dritte Periode (1853—54—55—56—57—59), so dass Hamburg, nachdem die Seuche im Jahre 1848 hier wieder aufgetreten war, bis zum Jahre 1859 eigentlich nur in den Jahren 1851, wo ganz Deutschland cholerafrei war, 1852, wo die Seuche nur in den östlichen Landesteilen auftrat und als westlichsten Punkt nur Berlin erreichte, und 1858 frei von Cholera war; allerdings war die Ausdehnung der Seuche in den einzelnen Jahren eine sehr verschiedene. Nach der Epidemie des Jahres 1859 erlosch die Seuche in Hamburg und gleichzeitig auch im übrigen Deutschland.

1848.

Im Jahre 1848 waren bis Ende September im russischen Reiche 1,480,000 Menschen an der Cholera erkrankt und 640,000 gestorben. Im August brach die Seuche in Berlin und Stettin aus. Gleichzeitig vermehrten sich in Hamburg die sporadischen Fälle von Cholera nostras. „Wie im Jahre 1831 vor dem epidemischen Auftreten der Cholera, so waren auch im Frühling und Sommer 1848 leichtere sporadische Fälle der Brechruhr, sogen. Cholera nostras, zuweilen selbst tödtlich verlaufend, bereits häufiger vorgekommen,“ schreibt Physikus Buek in seinem Berichte über die Epidemie.*) Aus den Totenlisten stellt Buek fest, dass in den ersten 8 Monaten des Jahres 1848 im ganzen 20 Personen an Cholera nostras gestorben sind, darunter 11, nach Reincke 8 unter 10 Jahren.

Vergleichsweise Zusammenstellung der Erkrankungs- und Sterbefälle

in den Jahren 1831—1832—1848 in den einzelnen Teilen der Stadt.

	1831	1832		1848	
	von 100	von 100		von 100	
	er-krankt	er-krankt	gestor-ben	er-krankt	gestor-ben
Im ganzen hamburgischen Gebiet (ohne Ritzebüttel und das „beiderstädtische“ d. h. Hamburg und Lübeck gemeinsam gehörige Gebiet)	—	—	—	2,04	0,97
In der Stadt m. d. Häfen u. Vorstädten	—	—	—	2,27	1,1
In „ „ „ „ „ ohne Vorstädte	—	—	-	2,33	1,09
In „ „ ohne Häfen .	0,65	2,26	1,12	2.33	1.09
Das Gebiet der Geestlande .	—	—	—	0,25	0,11
Marschgebiet .	—	—	—	1.32	0,63
Vorstadt St. Georg .	0,56	2,19	0,87	2.33	1,09
„ St. Pauli .	1,28	3,0	1,48	2,0	1,099

*) Die wichtigsten Nachrichten über die Cholera-Epidemie in Hamburg im Jahre 1848 verdanken wir dem damaligen Physikus Dr. Buek sen., welcher seinen Bericht im Januar 1849. also unmittelbar unter dem Eindruck der Ereignisse, fertigstellte und denselben im Archiv des ärztlichen Vereins zu Hamburg niedergelegt hat. Der Bericht erstreckt sich auf die Verhältnisse der Epidemie bis zum Schlusse des Jahres 1848. mit einem Nachtrage bis zum 21. Januar 1849; abschriftlich ist derselbe auch im Senatsarchiv. sowie im Archiv des Medizinal-Kollegiums vorhanden. Der Druck der für die Geschichte der Cholera in Hamburg sehr wichtigen Arbeit wurde damals der Kosten wegen abgelehnt.

Abwehr- und Bekämpfungsmassnahmen.

Die schlimmen Nachrichten aus dem Osten Europas hatten den Gesundheitsrat Hamburgs schon am 8. Juli 1848 veranlasst, Vorkehrungen zur Abwehr der Cholera ins Auge zu fassen. Die darauf bezüglichen Vorschläge der ärztlichen Mitglieder wurden am 5. August durchberaten und, soweit nötig, sofort ins Werk gesetzt oder soweit vorbereitet, dass sie beim Ausbruch der Epidemie sofort in Ausführung gebracht werden konnten.

Der Gesundheitsrat ging bei den Abwehrmassregeln gegen die zu befürchtende Cholera-Invasion in seiner Denkschrift vom 5. August 1848 davon aus, dass vor allem eine Beunruhigung des Publikums vermieden werden müsse. In dieser Absicht solle bis zum wirklichen Ausbruch der Epidemie keine öffentliche Anzeige mit Hinweisung auf die von so vielen gefürchtete Krankheit erfolgen, aber auch nach Ausbruch der Epidemie keine Massregel ergriffen werden, welche die Krankheit als eine besonders gefährliche erscheinen lasse. In der Motivierung dieses Standpunktes heisst es: hätte man dies in der vorigen Epidemie von Anfang an gehörig beobachtet, so würde die freilich immer sehr traurige Krankheit bei weitem nicht so schrecklich und furchtbar erschienen sein und — soviele Opfer gekostet haben. Von allen Sperrmassregeln, von allen Quarantänen, allen Cordons, Häusersperren, Absperrung der einzelnen Kranken, sowie besonderen Vorschriften für die Beerdigung der Leichen sei aufs entschiedenste abzuraten, weil die Krankheit auch in ihrer epidemischen Form sich nicht durch Ansteckung verbreite, solche Massnahmen also unbegründet wären und nur durch die Aufregung der Gemüter schadeten. Dagegen wurde eine strenge polizeiliche Aufsicht auf den Marktverkehr, namentlich bezüglich schlechter und ungesunder Nahrungsmittel, besonders bezüglich unreifen Obstes, empfohlen, und eine strenge Beaufsichtigung der Bettlerherbergen und ähnlicher Institute hinsichtlich der Reinlichkeit als wünschenswert bezeichnet: die Schanklokalitäten sollten frühzeitig geschlossen werden; auf eine möglichst gute Verpflegung der Armen durch Nahrungsmittel und auf die Aufklärung der Bevölkerung über das Wesen der Krankheit sei Bedacht zu nehmen. Für möglichst frühzeitige und leicht erreichbare ärztliche Hilfe sei durch Einrichtung einer ständigen ärztlichen Wache Sorge zu tragen; die Medikamente für Unbemittelte seien auf Kosten der Armenanstalt anzufertigen. Für die Krankenaufnahme seien die vorhandenen Hospitäler genügend, da die Kranken, wenn sie in ihrer Wohnung nicht ganz hilflos und schlecht gebettet seien, lieber dort blieben, und eine Absonderung der Cholerakranken von anderen Kranken ja nicht nötig sei. Im Notfalle liessen sich Hilfshospitäler leicht einrichten.

Für den Transport der Erkrankten wurden an verschiedenen Punkten der Stadt Tragkörbe bereitgestellt.

Eine tägliche Anmeldung der vorgekommenen Erkrankungs-fälle wurde als wünschenswert bezeichnet.

Auf Grund dieser ärztlichen Ratschläge wurde sowohl im Jahre 1848 wie in den folgenden Jahren von allen Quarantäne- und Absperrungsmassregeln abgesehen. (Senatsbeschluss vom 14. August 1848 und 11. Juni 1849.)

Die ärztliche Cholera-Kommission richtete beim Ausbruche der Epidemie an alle Aerzte der Stadt und des Gebietes die Bitte, sie möchten alle ihnen vorkommenden Cholerafälle täglich anmelden; die auf besonderen Formularen ausgefertigten Listen wurden in den Apotheken abgegeben, von wo sie jeden Abend 9 Uhr abgeholt wurden. Alltäglich wurde dann ein General-bericht über den Stand der Erkrankungen ausgegeben. Dr. Buek klagt indessen darüber, dass diese Anmeldungen seitens der Aerzte in vielfacher Beziehung mangelhaft und unregelmässig erfolgt seien, so dass die Berichterstattung über die Epidemie dadurch beeinträchtigt wäre.

Zur Beruhigung und Belehrung des Publikums gab der Gesundheitsrat im September 1848 eine Schrift heraus, welche davon ausging, dass die Krankheit nicht ansteckend sei, dass sie in den meisten Fällen durch eine zweckmässige Lebensweise ver-hütet und durch eine frühzeitige und angemessene Behandlung der ersten Krankheitssymptome in den meisten Fällen gefahrlos gemacht werden könne. Weiter wurde auf die Wichtigkeit einer zweckmässigen Unterstützung der Armen durch Darreichung ge-sunder Nahrungsmittel hingewiesen und vor jeglichem Ueber-mass im Genusse geistiger Getränke und vor übermässigen und erschöpfenden körperlichen Anstrengungen gewarnt. Bezüglich des Wassers heisst es: „es ist während der Cholera der Genuss des Brunnenwassers dem aus Flüssen oder Teichen vorzuziehen, oder, wo kein Brunnenwasser zu haben ist, gekochtes Wasser mit einem sehr mässigen Zusatze von Branntwein."

Als die Cholera im Jahre 1848 in Hamburg auftrat, fand sie die Stadt im Vergleich zu den Verhältnissen der Jahre 1831/32 in mannigfacher Beziehung verändert.

Hamburg im Jahre 1848 im Ver-gleiche zu 1831/32.

Die Einwohnerzahl hatte sich um ca. 20,000 vermehrt, ohne dass sich die Stadt wesentlich über die Grenzen von 1831/32 hinaus räumlich ausgedehnt hatte. Der grosse Brand des Jahres 1842 hatte in den Wohnungsverhältnissen und den sanitären Ver-hältnissen (Besielung) mancherlei Veränderungen herbeigeführt. Der Neubau des abgebrannten Stadtteiles war vollendet. Ein besonderes Interesse erweckt die Frage, wie sich die Seuche in diesen neuerbauten Strassen im Vergleich zu den früheren Epi-demien verhalten hat. Was die Anlage der Strassen und die Einrichtung der neuerbauten Häuser betrifft, so erkennt man noch heute, dass sie sich von den früheren Zuständen jedenfalls sehr vorteilhaft unterschieden haben müssen. In sanitärer Beziehung bestand der Unterschied vor allem darin, dass die Besielung und die Wasserversorgung bei dem Aufbau von vornherein reguliert war. Der nach dem Brande in Angriff genommene Bau der tiefliegenden Siele war derartig gefördert, dass 1848 alle abgebrannten Stadtteile belegenen Strassen mit Sielen versehen waren. Die Besielung der übrigen Stadtteile wurde erst im Jahre 1853 in Angriff genommen; bis dahin flossen die Abwässer dieser Stadtteile also noch durch die Fleete, Hasenmoore und andere oberirdische Kanäle direkt oder indirekt der Elbe und Alster zu. Die Mündung des Sielsystems der neuerbauten Stadtteile lag wie noch heute die Mündungen des gesamten Sielsystems in der Nähe der Stelle, wo sich der bei Hamburg vorbeiströmende nördliche Arm der Elbe, die Norderelbe, mit der doppelt so mächtigen Süderelbe vereinigt, so dass die Schmutzabflüsse nahezu durch das gesamte Wasserquantum der vereinigten Stromarme verdünnt werden. Auch trägt die Meeresflut an dieser Stelle ganz wesentlich zur Ausgleichung und Spülung des ganzen Aestuariums bei.

Das Rohrnetz der Bieber'schen Wasserkunst war in dem Masse ausgedehnt worden, dass es neben dem grösseren Teile der Neustadt auch die Vorstadt St. Pauli versorgte. Neben der Schöpfstelle dieser Wasserkunst lag von 1848—53 die Ausmündungsstelle des 1848 eröffneten Sielsystems des abgebrannten Stadtteiles. Das Rohrnetz dieser Wasserleitung hatte gegen die Mitte der 40er Jahre eine Gesamtlänge von 14,816 Metern; es speiste im ganzen 36 öffentliche und 300 Privatbrunnen nebst 33 Notpfosten.

Im Jahre 1843 war die Smith'sche Wasserkunst in Betrieb gesetzt, welche auf dem Grasbrook, einer der Stadt vorgelagerten Elbinsel, in der Nähe des jetzigen Pariser Bahnhofes gelegen, grössere Teile der Altstadt und der Vorstadt St. Georg (s. Reincke, Tafel 2) mit unfiltriertem Elbwasser versorgte, dem seit Eröffnung der Siele (1848) bei jeder Flut, auch im Winter, Sielinhalt beigemischt war.

Die ihrer Vollendung entgegengehende Stadtwasserkunst lieferte im Oktober 1848 das erste Wasser zur Stadt durch die mittlerweile gelegte 20zöllige Hauptleitung von Rothenburgsort her; indessen war erst am Ende des Jahres 1848 das Ganze soweit vollendet, dass die regelmässige Versorgung des von Röhren durchzogenen Distriktes (in der Altstadt) mit abgeklärtem Elbwasser beschafft werden konnte. (Fölsch a. a. O. S. 10.) Die Stadtwasserkunst entnimmt ihr Wasser 6 Kilometer oberhalb der Ausmündungen der 3 Hauptsielstämme aus der Elbe. Das von der Stadtwasserkunst gelieferte Wasser ist ungereinigt, dass es sich vom Elbwasser fast nicht unterscheidet. In den ersten Jahrzehnten, um welche es sich zunächst handelt, erfuhr das Wasser allerdings eine gewisse Reinigung durch Ablagerung; diese Ablagerung ist durch die grosse Steigerung des Verbrauches erst im Laufe der Zeit fast ganz unwirksam geworden.

Bezüglich der Möglichkeit, dass mit der täglich 2 mal wiederkehrenden Flut Sielinhalt bis zu der Schöpfstelle der Stadtwasserkunst gelangen könnte, mag darauf hingewiesen werden, dass Reincke bezüglich des Typhus dargethan hat, dass ein Typhus-Stuhlgang, der oberhalb der Schöpfstelle, etwa von einem Elbkahn aus, in den Fluss gelangt, ungleich gefährlicher ist als die Stühle aller Typhuskranken der Stadt zusammengenommen.

Das Röhrennetz der vereinigten 3 Alsterwasserkünste, welche sämtlich durch den grossen Brand des Jahres 1842 zerstört waren, wurde durch eine am Reesendamm aufgestellte Maschine mit Alsterwasser gespeist. Seit Oktober 1848 verteilten nach Reincke (S. 10) auch diese Alsterwasserkünste Elbwasser.

Die Quellwasserleitungen des Catharinen-, Rödingsmarkt- und Dammthor-Feldbrunnen bestanden im Jahre 1848 und den folgenden Jahren bis 1871/72 und zum Teil noch bis heute, wie es gelegentlich der ersten Epidemie geschildert und aus Tafel 1 des Reincke'schen Werkes ersichtlich ist.

Als Tag des Ausbruchs der Epidemie wird der 1. September 1848 bezeichnet, an welchem der erste zweifellose Cholerafall vorkam, nachdem in den letzten Tagen des August keiner jener sporadischen Fälle von Brechruhr mehr zur Beobachtung gekommen war, welchen ärztlicherseits eine besondere Aufmerksamkeit geschenkt wurde. Dieser erste Kranke war ein 38 jähriger Kaufmann, wohnhaft in einem Neubau auf dem Neuenwall, der am Abend des 31. August einen bedeutenden Diätfehler begangen haben sollte, in der Nacht erkrankte und am folgenden Tage starb. Der zweite Kranke war ein Magdeburger Schiffer, 44 Jahre alt, „der jedoch schon seit längerer Zeit in Hamburg war", ein Potator, der am 2. September auf seinem Kahne im Oberhafen erkrankte, ans Land gebracht wurde und am folgenden Tage auf dem Messberge starb.

Am 3. September erkrankten am anderen Ende der Stadt (in der zweiten Neumannstrasse) 2 Kinder von 6 resp. 3 Jahren, von denen das jüngere schon 2 Tage an Durchfall gelitten hatte, und ein 75 jähriger Grünhändler im Billwärder-Ausschlag, eine halbe Stunde von der Stadt entfernt; letzterer genas. Der fünfte Kranke endlich war ein Mann von 21 Jahren im grossen Bäckergang, der am 4. September abends 10 Uhr erkrankte und am andern Morgen, 5 Uhr, starb.

Dr. Buek schliesst diese Betrachtung der ersten Fälle mit dem Bemerken, dass also „eine Einschleppung oder eine Uebertragung von einem Kranken auf den andern in diesen Fällen nicht nachweisbar sei, und es selbst dem eifrigsten Kontagionisten schwer fallen möchte, hier irgend einen Zusammenhang zu finden."

Am 5. September erkrankten 4 an vier verschiedenen Punkten der Stadt; am 6. September zählte man 12 Erkrankungen, und nun stieg die Zahl kontinuierlich an, bis am 15. September die erste Akme mit 106 Erkrankungen erreicht war. Zwischen 100—70 täglichen Erkrankungen schwankend, erreichte die Epidemie am 11. Oktober ihren zweiten Höhepunkt mit 119 Erkrankungsfällen, von welchen 62 genasen und 57 starben. Alsdann fiel die Erkrankungsziffer zuerst in schnellerem, dann in langsamerem Tempo ab und am 31. Dezember 1848, wo noch ein tötlich verlaufender Fall eintrat, schien die Epidemie ihr Ende erreicht zu haben.

Im September erkrankten	1761
Oktober	1776
November	122
Dezember	. 28
	3687

Da gegen Ende der Epidemie, zumal als dieselbe amtlich als erloschen erklärt war, die Meldungen leichterer Fälle vielfach unterblieben, so· dürfte die Zahl der Erkrankten für die letzten 6 Wochen höher, die Zahl der Gestorbenen im Verhältnis zu derjenigen der Erkrankten geringer anzunehmen sein.

Die Mortalität betrug 48 %; für Kinder bis zum 15. Lebensjahre fast 5 % mehr, für Mädchen beinahe 6 %; in dem Alter vom 15.—30. Jahre war sie fast 13 % geringer (bei Männern 10 %, bei Weibern 16 %); in dem Lebensalter vom 30.—60. Jahre stellte sie sich um 2 % geringer, nach dem 60. Jahre aber um 28,5 %, für Männer gar um 37 % höher.

Verteilung der Erkrankungsfälle über die einzelnen Stadtteile. Das Befallensein der einzelnen Stadtteile geht am deutlichsten aus dem Stadtplan von 1848 hervor, in welchen Buek die Prozentsätze der Erkrankten und Gestorbenen im Verhältnis zur Bevölkerungszahl eingetragen hat; eine andere ebenfalls sehr übersichtliche Einteilung hat Reincke gewählt, indem er die grösseren Stadtteile in kleinere Bezirke eingeteilt und für die einzelnen Bezirke die Zahl der Todesfälle, berechnet auf 1000 Lebende, eingetragen hat. (Reincke, Tafel 7.)*)

Beide Darstellungen lassen mit ausserordentlicher Deutlichkeit erkennen, einmal wie sich die Cholera über das ganze städtische Gebiet ausgebreitet hat, und sodann wie die in tiefer Lage am Hafen gelegenen und von den Elbarmen bis zur Inselbildung durchschnittenen Stadtteile am schwersten von der Seuche befallen waren (s. Bezirke IV, II und III auf dem Buek'schen Stadtplan), während die auf der östlichen Geesthöhe gelegenen Teile der Altstadt, der eigentliche hochgelegene Teil derselben, das günstigste Verhältnis aufweisen (Bez. I). In der Mitte stehen nach der Frequenz des Befallenseins die auf der westlichen Geesthöhe gelegenen Teile der Neustadt (Bez. V u. VI auf dem Buekschen Plane), welche im Jahre 1848 von ungefähr dem vierten

---

*) Wiedergegeben in Tafel II.

Teil der gesamten Einwohnerzahl der Stadt bewohnt waren,
nämlich von 41,685, während Stadt und Vorstädte damals 150,566
Einwohner zählte. Auch enthielten diese Teile der Neustadt nach
Buck damals ein grosses Quarrée von Gängen und viele Höfe.
Bemerkenswert ist, dass auch in den sonst am wenigsten betroffenen Teilen der hochgelegenen nördlichen Altstadt diejenigen
Strassen die grösste Krankenzahl hatten, welche viele Höfe enthielten: Steinstrasse, Raboisen (Neubau), Langemühren, Spitalerstrasse, Rosenstrasse (Neubau).

Die bis auf den schmalen Ufersaum an der Elbe ganz auf
der Geest (12—28 m über Null) liegende Vorstadt St. Pauli
(Buck, Stadtplan, Bez. VIII) hatte 10,99 $^0/_{00}$ Mortalität, während
die ebenfalls auf Geest liegenden Teile der Neustadt ca. 8,26—
8,31 $^0/_{00}$, und die jedenfalls grösstenteils auf Geest liegenden
Teile der Vorstadt St. Georg 8,75 $^0/_{00}$ Mortalität hatten. (Reincke,
Tafel 7.)*) Die Vorstadt St Pauli war damals, wie ein Blick
auf den Stadtplan zeigt, ganz vorwiegend in ihrem südlichen
Teile bewohnt, auf welchen also die grosse Mehrzahl der 15,874
Einwohner und damit auch die grösste Zahl der Erkrankungen:
286 entfällt. Dieser südliche Teil war damals das Hauptcentrum
des seemännischen Verkehrs. In dem nördlichen Teile der Vorstadt erkrankten nur 26; hier hatte die Rosenstrasse die meisten
Kranken.

In der Vorstadt St. Georg hatte der vorwiegend auf Geestboden gelegene nördliche Teil 8,75 $^0/_{00}$, die auf Marschboden
gelegenen Teile 17,14 $^0/_{00}$ resp. die auf Marschboden an der
Elbe gelegenen Teile 23,49 $^0/_{00}$ Mortalität. (Reincke, Tafel 7*)
und Tafel 1.) In dem sonst am meisten verschonten nördlichen
Teile waren die Erkrankungen besonders zahlreich in den dichtbewohnten Gängen, im Bäckergang und Grützmachergang, sowie
hinter dem Strohhause.

Das Gebiet der Marschlande war im Vergleiche zum
Gebiete der Geestlande ausserordentlich viel schwerer von der
Seuche befallen: das Marschgebiet hatte 1,32 $^0/_{00}$ Erkrankungs-
und 0,63 $^0/_{00}$ Todesfälle; das Geestgebiet 0,25 $^0/_{00}$ Erkrankungs-
und 0,11 $^0/_{00}$ Todesfälle. Im Marschgebiet waren es vorzugsweise die Ortschaften an der Elbe, besonders am rechten Elbufer,
und namentlich der Billwärderdeich und Billwärder-Ausschlag (88),
der Grasbrook (35) und Moorfleth (12), welche von der Krankheit am meisten litten. Verhältnismässig häufig waren auch die
Erkrankungen auf Steinwärder (10) bei kaum 300 Einwohnern.

Auf dem Geestgebiete hatten die Ortschaften in der
nächsten Nähe der Stadt (Grindel, Roterbaum, Pöseldorf, Borgfelde und Hohenfelde) die meisten Kranken; die ferner gelegenen
hatten nur wenige: Winterhude, Ohlsdorf, Langenhorn und Horn
blieben ganz verschont, ebenso die Walddörfer.

---

*) Wiedergegeben in Tafel II.

Die Mortalität war besonders gross im Marschgebiet: Billwärder-Ausschlag 68 $^0/_{00}$; im Ochsenwärder 58 $^0/_{00}$; im Finkenwärder 70 $^0/_{00}$ der Erkrankten.

Auf Kähnen im Oberhafen erkrankten 93, worunter 85 männlichen und 10 weiblichen Geschlechtes; auf Schiffen und Kähnen im Niederhafen 147, darunter 132 Männer und 15 Weiber.

Bezüglich des zeitlichen Verlaufes der Epidemie des Jahres 1848 wird nun hervorgehoben, dass „die Epidemie selbst innerhalb der Stadt nicht gleichzeitig verlief, sondern dass ein ausgesprochenes Fortschreiten der Seuche von Westen nach Osten und gegen Norden stattfand, wie das in keinem anderen Cholerajahre in der Weise beobachtet ist" (Reincke, a. a. O. S. 15). Auch Deneke (Münchener med. Wochenschrift Nr. 41, 1895) betont das ausgesprochene Fortschreiten der Seuche vom Osten nach dem Westen des Stadtgebietes im Jahre 1848 im Gegensatze dazu, dass „1892 zeitliche Unterschiede im Befallensein der einzelnen Stadtteile nicht hervortraten." Wir haben indessen gesehen, dass nach Ausweis des Gaffky'schen Berichtes auch im Beginne der Epidemie des Jahres 1892 sehr bemerkenswerte und der bakteriologischen Auffassung der Choleragenese sehr unbequeme zeitliche Unterschiede im Befallensein der einzelnen Stadtteile hervortreten.*) Was nun den zeitlichen Verlauf der Epidemie des Jahres 1848 betrifft, so illustriert die nachstehende Tabelle (S. 267) das zeitliche Befallensein der einzelnen Teile der Stadt und des städtischen Gebietes; die Zahlenangaben sind dem Buek'schen Berichte entnommen und somit dieselben, wie Reincke sie in seiner Arbeit zu grunde legt (Reincke S. 45). Hinzugefügt habe ich nur die Bevölkerungszahlen der einzelnen Stadtteile, weil die absoluten Erkrankungszahlen allein, ohne dass man sie in Beziehung zur Bevölkerungszahl des betreffenden Stadtteiles setzen könnte, leicht zu irrigen Schlüssen bezüglich der Cholerafrequenz führen könnten. Die Einwohnerzahlen für nördliche und südliche Altstadt und Neustadt fehlen in dem grossen Berichte von Dr. Buek sen., welcher nur die Zahlen der einzelnen Quartiere des Bürgermilitärs angibt und darauf Erkrankungs- und Sterbefälle prozentualiter verrechnet hat. Diese Zahlen lassen sich aber aus der uns erhaltenen statistischen Bearbeitung der Epidemien von 1848. 1859 und 1866 von Dr. Buek jun. noch feststellen. Letzterer hat nämlich in seiner Statistik die Bewohnerzahl jeder einzelnen Strasse angegeben, so dass man durch eine allerdings etwas umständliche Zusammenstellung einzelner Strassen und kleinerer Complexe die Einwohnerzahl der einzelnen grösseren Stadtteile feststellen kann. Das Ergebnis dieser Berechnung, wie es in die Tabelle eingetragen ist, ist offenbar ziemlich zuverlässig, denn es stimmt die so berechnete Gesamt-Einwohnerzahl von 180,891 ziemlich genau mit der von Buek sen. angegebenen Zahl von 182,435 überein.

---

*) s. S. 114 und 115.

Stadtteile	Einwohnerzahl	Cholera-Erkrankungen in den einzelnen Stadtteilen in der Zeit:								
		1.—15. Sept.	16.—30. Sept.	1.—15. Oktbr.	16.—31. Oktbr.	1.—15. Novbr.	16.—30. Novbr.	1.—15. Dezbr.	16.—31. Dezbr.	Zusammen
Nördliche Altstadt	ca. 20948		63	74	45	12			1	219
Südliche Altstadt u. Oberhafen	34972	180	314		102	13		—		949
Nördliche Neustadt	35089	90	229	228	96	27	4			680
Südliche Neustadt u. Niederhafen	25952	135	230	248	92	15		4		734
Vorstadt St. Pauli	15874	58	119	86		17	1	3	1	320
St. Georg	16187	10		123	40	9			—	261
Stadtdeich		11	46	58	17		—	—	—	135
Marschgebiet	15049	18	70	75	34	1	—	1	—	199
Geestgebiet	16820	5	18	12	5		—	—	—	42
unbestimmt	—	8	60	47	22	6	2	1	2	148
	180891	537	1224	1288	488	105	17	16	12	3687

Die Betrachtung der Tabelle ergibt mit grosser Deutlichkeit, dass die Cholera gleich in den ersten 14 Tagen in allen Teilen der Stadt und des städtischen Gebietes aufgetreten ist, und zwar mit einer grösseren oder geringeren Erkrankungszahl, deren Höhe sich abhängig zeigt einmal von der Einwohnerzahl und sodann von der Cholerafrequenz des betreffenden Stadtteiles überhaupt.

Am schwersten trat die Seuche gleich von vornherein in den tiefgelegenen, wasserreichen, zum Teil der Marsch angehörigen Stadtteilen am Hafen auf, in der südlichen Neustadt und südlichen Altstadt, und in der Vorstadt St. Pauli, deren Bevölkerung vorwiegend am Hafen thätig ist; nächstdem in dem bevölkerungsreichsten Stadtteil, der nördlichen Neustadt: in diesen Stadtteilen verharrte zugleich die Cholerafrequenz in der zweiten September- und ersten Oktoberhälfte auf ihrem Höhepunkt. Anders gestaltete sich gleich von vornherein das Auftreten der Seuche in den hoch und trocken auf der Geest gelegenen Stadtteilen: nördliche Altstadt und Vorstadt St. Georg, wo die Seuche von Anfang an mit geringerer Frequenz auftrat und erst in der ersten Oktoberhälfte ihre Akme erreichte. Von Mitte Oktober an sehen wir dann in allen Stadtteilen die Cholerafrequenz gleichmässig zunächst steiler und dann langsamer abnehmen bis zum Erlöschen im Januar 1849.

Der Umstand, dass „die Seuche in der Vorstadt St. Pauli und in der Neustadt, welche von der Bieber'schen Wasserkunst versorgt wurden, sofort mit grosser Intensität auftrat, und schon mit Ende September die Höhe überschritten resp. so gut wie erreicht hatte, während in der von der Smith'schen Wasserkunst versorgten Vorstadt St. Georg die Höhe in die erste Hälfte des Oktober fiel, hat Reincke (S. 46) zu der Vermutung veranlasst, dass vielleicht erst die Bieber'sche und später die Smith'sche Wasserkunst inficiert worden sei. Aus den Zahlen der vorstehenden Tabelle ergibt sich aber, dass der „Gang der Epidemie" in St. Pauli und in den ebenfalls von der Bieber'schen Leitung versorgten beiden Teilen der Neustadt nicht etwa ähnlich, sondern in der Art verschieden gewesen ist, dass während in St. Pauli in der ersten Hälfte des Oktober ein Abfall von 119 auf 86 Erkrankungsfälle eintrat, in der nördlichen Neustadt die Erkrankungszahl in derselben Zeit nur von 229 auf 228 zurückging und in der südlichen Neustadt gar von 230 auf 248 stieg. Auch ergibt die Tabelle, dass die südliche Altstadt, welche nicht von der Bieber'schen Leitung versorgt war, ähnlich wie St. Pauli und die beiden Teile der Neustadt sofort mit grosser Intensität befallen war und in der zweiten Hälfte des September bereits 314 und in der ersten Hälfte des Oktober 337 Erkrankungsfälle hatte. Und wenn man das regelmässige Ansteigen und Abfallen der

Erkrankungszahlen in den von der Smith'schen Leitung*) versorgten Stadtteilen, Vorstadt St. Georg und nördliche Altstadt, betrachtet, so hat man durchaus nicht den Eindruck, dass die Zunahme der Erkrankungsfälle in der ersten Hälfte des Oktober auf eine spätere Infektion dieser Wasserleitung zurückzuführen sein dürfte. Der allgemeine Eindruck der Tabelle ist überhaupt offenbar der, dass die Cholera wie überall so auch hier mit einer gesetzmässigen Regelmässigkeit erst zur Akme angestiegen und dann in gesetzmässiger Weise abgelaufen und erloschen ist, ohne dass der Verlauf irgendwie durch eine solche Zufälligkeit, wie es die Infektion einer Wasserleitung ist, nachweislich alteriert wäre.

Das Verhältnis der Erkrankten zu der Bevölkerung im Jahre 1848 hat Dr. Buek festgestellt nach den Listen, welche für die einzelnen Bezirke des Bürgermilitärs geführt wurden. Für die Stadt und die Vorstädte ist die Zählung vom Jahre 1847 zu grunde gelegt. Es sind hinzugezählt die Besatzungen zweier Kasernen (im Wandrahm und Valentinskamp) mit 791 resp. 103 Mann; unberücksichtigt aber haben leider die Personen bleiben müssen, welche während der Epidemie die Kähne und Schiffe in den beiden Häfen bewohnten. Für das Gebiet der Marschlande stand nur die Zählung vom Jahre 1844, für das Geestgebiet nur die Gesamtzahl der Bevölkerung vom Jahre 1847 zu Gebote.

Ein besonderes Interesse erweckt die Frage, in welchem Grade diejenigen Teile der Stadt, welche im Jahre 1842 bei dem grossen Brande zerstört und inzwischen neu aufgebaut waren, bei der Epidemie des Jahres 1848 im Vergleiche zur Epidemie von 1832 befallen waren. In der nachfolgenden Tabelle sind die Zahlen der Erkrankungs- und Sterbefälle im Verhältnis zur Bewohnerzahl der einzelnen Strassen vergleichsweise für die Epidemien von 1832 und 1848 zusammengestellt. Von den 32 Strassen ist in 19 die per Mille berechnete Zahl der Erkrankungen und Sterbefälle pro 1848 geringer, und zwar zum Teil ganz erheblich geringer als 1832; für 13 Strassen aber sind die Zahlen für 1848 höher. Bei diesem Vergleiche wie bei der Beurteilung der Wohnungsverhältnisse in ihrer Einwirkung auf die Ausbreitung der Cholera überhaupt darf nicht ausser Acht gelassen werden, dass sich in den neuerbauten Strassen nicht nur die Wohnungsverhältnisse verändert hatten, sondern auch die der Bewohner und mit den Verhältnissen derselben auch die Art und die Dichtigkeit des Bewohnens; wo sich aber diese Bewohnungsverhältnisse nicht geändert oder gar verschlechtert hatten, konnten sich auch die günstigeren Verhältnisse des Neubaus nicht geltend machen.

---

*) Das Versorgungsgebiet der Smith'schen Leitung ist ersichtlich aus Tafel 2 des Reincke'schen Werkes.

Das Befallensein der nach dem Hamburger Brande von 1842 neuerbauten Strassen im Jahre 1848 im Vergleiche zu dem Jahre 1832.

Strassen	Erkrankung-zahl per Mille		Mortalität per Mille		
	1832	1848	1832	1848	
Breitestrasse .	21,4	5,61	8,00	0,00	*) Den Zahlen für das
Alsterthor*) .	13,5	21,74	7,7	21,74	„Alsterthor" kommt eine
Pferdemarkt .	9,5	4,58	2,0	1,83	geringe Bedeutung zu,
Raboisen .	27,2	16.92	13,6	6,45	da es sich nur um wenige
Rosenstrasse .	22,7	13,25	13,0	6,12	Häuser mit geringer Er-
Lilienstrasse .	27,4	6.11	10,2	1,22	krankungszahl handelt.
Paulstrasse	9,0	6,71	6.0	0,00	
Speersort .	12,7	5.0	2,9	0,00	
Knochenhauerstr. ..	17,4	8,58	8,7	4,29	
Gr. Johannisstrasse .	18,2	15,69	6,9	7,84	1848: Einwohnerzahl: 255.
Adolfsplatz .	51,1	30,12	27,9	12,05	
Mönkedamm .	25,7	18,35	11,9	0,00	
Gr. Burstah .	6,2	10,15	2,5	1,27	1848: Einwohnerzahl: 788.
Alte Wallstrasse .	21,1	22,45	8,1	6,91	1848: Einwohnerzahl: 579.
Graskeller .	45,0	19,42	28,7	4,85	
Rödingsmarkt .	32,3	16,13	16,1	1,24	
Steintwiete .	18,0	23,72	6,0	7,91	1848: Einwohnerzahl: 253.
Deichstrasse .	13,7	6,86	4,5	1,14	
Kl. Burstah	6,2	20,83	2,5	0,00	1848: Einwohnerzahl: 144.
Hopfenmarkt	10,4	31,51	0,00	4,2	1848: Einwohnerzahl: 476.
Neueburg .	12,0	5,87	1,5	0,00	
Bohnenstrasse . .	15,0	7,46	9,0	3,73	
Bei der alten Börse	22,7	31.58	7.5	0,00	1848: Einwohnerzahl: 95.
Dornbusch .	12,1	13,33	9,1	0,00	1848: Einwohnerzahl: 75.
Kl. Johannisstrasse .	9,9	30,86	0,00	6,17	1848: Einwohnerzahl: 162.
Pelzerstrasse .	23,6	11,86	13,5	3,95	
Gr. Bäckerstrasse .	12,1	5,1	9,1	0'00	
Kl. Bäckersrasse .	8,1	4,18	2,7	0.00	
Alter Jungfernstieg	20,8	13,06	10,4	1,87	
Neuerwall .	18,2	26,59	10,6	10,34	1848:Einwohnerzahl:1354.
Bleichenbrücken . .	10,4	33.52	5,2	11.17	1848: Einwohnerzahl: 179.
Gr. Bleichen .	13,5	13,19	4.5	7,19	1848: Einwohnerzahl: 834.

Die Witterungsverhältnisse, Barometerstand, Temperatur-schwankungen, ja sogar die Feuchtigkeitsverhältnisse, Wolken-bildung, Regenmengen schienen nach Dr. Buek ohne Einfluss auf den Verlauf der Epidemie und die Höhe der Krankenzahl. Nur die Richtung der herrschenden Winde schien insofern von einigem Einfluss zu sein, als die Zahl der Erkrankungen im all-gemeinen bei N- und O-Winden grösser als bei S- und W-Winden zu sein pflegte. Dr. Buek hat das aus folgender Tabelle ersicht-lich gemacht:

	Tage	Summe der Erkrankungen	
		im ganzen	täglich
O (O u. ONO) .	10	508	51
NO (NO u. NNO)	7	315	45
N (N u. NNW) . .	6	424	71
NW (NW u. WNW)	12	420	35
W (W u. WSW)	32	548	17
SW (SW u. SSW)	18	462	26
S (S u. SSO) .	13	260	20
SO (SO u. OSO)	24	750	31
Summe	122	3687	30

Während der Epidemie von 1848 traten, wie Dr. Buek bemerkt, andere Krankheiten, namentlich epidemische wie Scharlach, Keuchhusten, Nerven- und gastr. Fieber keineswegs so ganz zurück, wie das sonst wohl der Fall zu sein pflegt.

Die ersten Tage der Woche, namentlich der Montag, zeichneten sich durch eine grössere Zahl von Erkrankungen aus.

Ueber den Beruf der Erkrankten hat Reincke nach den Tabellen von Buek eine Liste zusammengestellt, der wir folgende Daten entnehmen, indem wir den Erkrankungszahlen pro 1848 die vielfach auffällig gleichmässigen Zahlen pro 1832 in Klammern hinzufügen: Handwerker 399 (404); Arbeiter 374 (293); Seeleute und Schiffer 313 (277); im Hafen und auf Schiffen beschäftigte Personen (Schauerleute, Schiffszimmerleute, Schiffsarbeiter etc.) 14 (68); Kaufleute und Commis 97 (94); Kellner, Kutscher, Knechte, Diener u. dgl. 76 (63); Weinhändler, Destillateure, Gastwirte 45 (62); Wäscherinnen 29 (1832 incl. Plätterinnen 63); Beamte 45 (40); Schiffer- und Matrosenfrauen 20 (27); Krankenwärterinnen 18 (12); Krankenwärter 7 (0); Aerzte, Zahnärzte, Thierärzte, Wundärzte, Apotheker 8 (8); Bleicher 2 (4).

Wie im Jahre 1832 stellten also auch 1848 die Handwerker und Arbeiter das Hauptkontingent der Erkrankten, während die Seeleute und Schiffer und die sonst im Hafen und auf Schiffen beschäftigten Personen in beiden Jahren die dritte Stelle einnahmen. Reincke hat die Zahl der Erkrankten, welche ihren Beruf auf dem Wasser hatten, besonders berechnet: es waren 1848 nur ca. ein Zehntel aller Fälle, 1832 nur ca. der siebente Teil jener Fälle, deren Beruf sich feststellen liess.

Sehr häufig, bemerkt Dr. Buek, kamen mehrere Erkrankungen in einer Familie, in einem Hause vor.

Im Freimaurerkrankenhause ward am 13. September die erste Kranke, am 18. die zweite aufgenommen, beide auf der weiblichen Abteilung; darauf erkrankte am 19. in der männlichen Abteilung ein 74jähr. Augenkranker, der sein Zimmer nicht verlassen konnte, am 23. ein Krankenwärter, 25. eine Kranke

im weiblichen Hause, am 26. ein Dienstmädchen und am 16.
Oktober wieder eine Kranke im weiblichen Hause; an diesem
Tage betrug die Zahl der im Hospitale behandelten Cholera-
kranken 33, von denen 5 im Krankenhause selbst erkrankt waren.

Im Israelitischen Krankenhause kamen sehr bald nach der
Aufnahme der ersten Cholerakranken rasch hinter einander
mehrere Erkrankungen vor, worauf die Verwaltung für eine Zeit
lang die Aufnahme von Cholerakranken verweigerte. Am 12.
und 13. September waren die ersten 5 Cholerakranken aufgenommen worden; schon am 14. erkrankte zuerst die Wäscherin
im Krankenhause, am 15. zwei Hospitaliten und eine Wärterin,
am 17 zwei Hospitaliten, am 18. ein Hospitalit und eine Wärterin, am 19. ein Hospitalit, am 21. eine Wärterin; am 2. Oktober zwei Hospitaliten, am 4. Oktober ein Hospitalit und am
7. Oktober die Köchin. Die ganze Zahl der behandelten Cholerakranken betrug am 7. Oktober 36, und von diesen waren 14
im Krankenhause erkrankt. Nach dem 7. Oktober fielen im
Hause keine weiteren Erkrankungen vor, obgleich seitdem noch
12 Cholerakranke aufgenommen wurden.

Die Zahl der in den öffentlichen Anstalten behandelten
Cholerakranken war folgende:

	Zahl der Kranken	im Hause erkrankt:		geheilt	gestorben
		im ganzen	darunter Wärter und Wärterinnen u. Personal		
Im Allgemeinen Krankenhause	385	22	1 Oberwärter 1 Wärter 1 Wärterin	180	205
Im Israelitisch. Krankenhause	49	14	3 Wärterinnen 1 Wäscherin 1 Köchin	17	
Im Freimaurerkrankenhause	36	5	1 Wärter 1 Dienst- mädchen	18	18
Im Kurhause, wo mehrere mori- bund od. als Leichen ankamen	36	—	—	12	24
Im Werk- und Armenhause .	7	—	—	1	6
Im Gasthause	3	—	—	—	3
Im heiligen Geist-Hospital .	1	—	—	—	1
Im Waisenhaus . .	keine Erkrankungsfälle				
In der Taubstummenanstalt .	keine Erkrankungsfälle				

Im Allgemeinen Krankenhause in St. Georg wurde die erste
Cholerakranke am 7. September aufgenommen; der erste Erkrankungsfall Hause, welcher einen Krankenwärter betraf,
ereignete sich erst am 22. September, nachdem bereits 117
Cholerakranke aufgenommen waren. Im ganzen wurden im

Allgemeinen Krankenhause 385 Cholerakranke behandelt, worunter ein Oberwärter, ein Wärter und eine Wärterin. Dr. Buek glaubte diese in den Krankenhäusern vorgekommenen Erkrankungsfälle nicht auf Ansteckung zurückführen zu sollen, sondern vielmehr auf den Einfluss der Epidemie, indem er darauf hinweist, dass die Erkrankungsfälle im Israelitischen Krankenhause in jene zweite Septemberhälfte fallen, wo die Krankheit in der Vorstadt St. Pauli ihren Höhepunkt hatte, diejenigen im Allgemeinen Krankenhause aber in die erste Hälfte des Oktober, wo die Seuche in der Vorstadt St. Georg ihre Akme erreichte.

Am 22. November d. J. wurde, nachdem einige Tage kein neuer Cholerafall vorgekommen war, vom Senate die Ausstellung reiner Gesundheitspässe wieder gestattet, allerdings ohne dass der Gesundheitsrat oder die bestehende ärztliche Cholera-Kommission gutachtlich gehört wäre, ebensowenig wie früher bei der angeordneten Sistierung der Ausfertigung solcher Pässe. Dr. Buek bemerkt, dass die ärztlichen Sachverständigen, wenn man sie befragt hätte, bei ihrer Ueberzeugung von der nicht kontagiösen Natur der Krankheit die Notwendigkeit, die Epidemie auf den Pässen zu vermerken, hätten in Abrede stellen müssen.

Nach dem 23. November 1848, wo die Epidemie amtlich für erloschen erklärt wurde, kamen bis Ende Dezember noch einzelne Fälle vor; am 31. Dezember z. B. noch ein Fall, der in 12 Stunden tötlich verlief. Nach der amtlich erklärten Beendigung der Epidemie liefen übrigens die Meldungen der Aerzte sehr unvollständig ein; zumal leichtere, glücklich verlaufende Fälle wurden gewöhnlich nicht mehr gemeldet, und sogar mehrere im Dezember tötlich verlaufene Fälle kamen erst durch die Todesbescheinigung zur Kenntnis der Behörden.

Die Epidemie des Jahres 1848 reichte noch mit 4 Fällen in das Jahr 1849 hinein: der letzte Fall ereignete sich am 21. Januar. Von diesen 4 Fällen verlief einer tötlich. 6 Wochen nach dem letzten Cholerafalle, am 3. März 1849, wurde die Epidemie amtlich für erloschen erklärt.

In einem Nachtrage zu seinem Berichte, datiert vom 19. Februar 1849, führt Buek noch 32 Erkrankungsfälle auf, welche seit dem 1. Januar 1849 nachträglich gemeldet wären; davon kommen 28 (6 †) auf das Marschgebiet aus den Monaten Oktober (18), November (6) und Dezember (4) 1848, und 4 (1 †) aus dem Januar 1849 auf die nördliche (1 †) und auf die südliche Neustadt (3).

Die Gesamtzahl der im Verlaufe der Epidemie des Jahres 1848 (und Januar 1849) in der Stadt, den Vorstädten und dem Landgebiete Erkrankten und Gestorbenen beziffert Buek darnach auf 3719 Erkrankungs- und 1772 Todesfälle.

1849.

Die Epidemie des Vorjahres hatte noch im Januar 1849 vier Cholerafälle veranlasst, deren letzter sich am 21. Januar ereignete. Nach ca. 4monatlicher Pause trat dann am 14. Mai 1849 der erste neue Erkrankungsfall ein, von welchem der Beginn der Epidemie des Jahres 1849 datiert wird. Dieser erste Erkrankungsfall betraf einen 50jähr. Schneider in der Neustädter Fuhlentwiete, welcher am 14. Mai erkrankte und am 28. Mai im Verlaufe eines Cholera-Typhoids starb.

Von Interesse ist der ganz allmähliche Beginn der Epidemie des Jahres 1849. Vom 14. Mai bis 7. Juli d. J. kamen im ganzen 53 Erkrankungsfälle vor, welche sich folgender Weise auf die einzelnen Wochen verteilen:

Die Erkrankungsfälle der ersten 8 Wochen:

1. Woche	14.—21. Mai	1
2.	21.—28.	1
3.	28. Mai — 4. Juni	2
4.	4. Juni—11.	13
5.	11. —18.	14
6.	18. —25. „	7
7.	25. „ — 2. Juli	10
8.	2. Juli — 7.	5
		53

Die meisten der in den ersten 8 Wochen vorgekommenen Erkrankungsfälle betrafen den südlichen, tiefgelegenen Teil der Altstadt und insbesondere die Kähne im Oberhafen (25 Fälle). Der nördliche hochgelegene Teil der Altstadt, welcher dem Hafen ferne liegt, hatte am Schluss der 8. Woche nur einen Fall; in der Neustadt waren dagegen die Erkrankungen im nördlichen Teile häufiger (11) als im südlichen (2). In der Vorstadt St. Pauli waren bis zum 7. Juli 4 Fälle, in St. Georg 3 Fälle, wovon 2 auf dem Stadtdeiche, vorgekommen; auf dem Gebiet der Marschlande 4 Fälle. Zum Schluss des Berichtes, welchen Dr. Buek am 7. Juli d. J. dem Gesundheitsrat über die bis dahin vorgekommenen Erkrankungen erstattete, wird bemerkt, dass von den bis dahin vorgekommenen 53 Erkrankungen 36 auf dem Wasser oder in der Nähe desselben, und 14 im Innern der Stadt sich ereigneten und 3 ohne nähere Angabe waren. 20 von den Erkrankten waren Schiffer, Schifferfrauen und -Kinder und Matrosen.

Nachdem im Mai 1849 bereits einige Cholerafälle bedenklicher Art mit tötlichem Ausgange vorgekommen waren, veranlasste das häufigere Auftreten solcher Fälle Anfang Juni das Wiederzusammentreten der ärztlichen Cholera-Kommission des vergangenen Jahres und die Vorbereitung aller derjenigen Massnahmen, „welche sich während der vorjährigen Epidemie nützlich und zweckmässig erwiesen hatten," in der Art, dass diese Massregeln, sobald es nötig erscheinen sollte, sogleich in Ausführung gebracht werden könnten.

Als eine der ersten Vorkehrungsmassregeln empfahlen die ärztlichen Mitglieder des Gesundheitsrates eine möglichst bald zu beschaffende Verbesserung oder wenigstens Reinigung der hinter dem Kehrwieder und Brook gelegenen Gräben, „da die Krankheit sich jetzt wieder, ausser im Hafen, zuerst daselbst gezeigt hätte." Das Zuwerfen der Gräben musste wegen des Widerspruchs der Anwohner und der hohen Kosten halber unterbleiben.

Mit Rücksicht darauf, dass in früheren Epidemien bei zunehmender Hitze die Zahl der Cholera-Erkrankungen gleichfalls zuzunehmen pflegte, wurde nach dem Beispiele von Paris abseiten der ärztlichen Cholera-Kommission das Ersuchen gestellt, bei heissem Wetter alle Strassen der Stadt und der Vorstädte, soweit möglich, täglich, wenigstens einmal, besprengen zu lassen, um die übermässige Hitze zu mildern.

Die erhebliche Zunahme der Erkrankungsfälle Ende August veranlasste die Cholera-Kommission am 2. September den Aerzten die tägliche Anmeldung wieder in der Weise zu erleichtern, dass die Anmeldeformulare in den Apotheken abgegeben würden.

Es erkrankten in der Zeit vom 14. Mai 1849 bis 8. Januar 1850 im ganzen 1191; davon wurden geheilt 598; es starben 593.

1849 Verteilung der Erkrankungsfälle nach Monaten		Verteilung der Erkrankungsfälle über die einzelnen Teile der Stadt	
Mai	3	Nördliche Altstadt . . .	69
Juni	57	Südliche Altstadt . . .	204
Juli	120	Nördliche Neustadt . .	181
August	259	Südliche Neustadt . . .	144
September	658	Oberhafen	47
Uebertrag	1097	Uebertrag	645

<table>
<tr><td colspan="2">1849
Verteilung der Erkrankungsfälle
nach Monaten</td><td colspan="2">Verteilung der Erkrankungsfälle
über die einzelnen Teile der Stadt</td></tr>
<tr><td>Uebertrag</td><td>1097</td><td>Uebertrag</td><td>645</td></tr>
<tr><td>Oktober</td><td>76</td><td>Niederhafen</td><td>113</td></tr>
<tr><td>November</td><td>13</td><td>St. Pauli . . .</td><td>136</td></tr>
<tr><td>Dezember .</td><td>2</td><td>St. Georg (incl. Stadtdeich)</td><td>151</td></tr>
<tr><td>Januar (1850)</td><td>1</td><td>Marschgebiet</td><td>80</td></tr>
<tr><td>Ohne Angabe</td><td>2</td><td>Geestgebiet</td><td>28</td></tr>
<tr><td></td><td>1191</td><td>Ohne Angabe</td><td>38</td></tr>
<tr><td></td><td></td><td></td><td>1191</td></tr>
</table>

Es kamen in das

Allgemeine Krankenhaus 163
Israelitische 28
Freimaurer „ 10
Vom preussischen Militär
erkrankten . . . 25
226

In häuslicher Pflege verblieben also 965.

Die Epidemie des Jahres 1849 erreichte am 8. Januar 1850 mit dem letzten Falle ihr Ende.

Aenderungen

in der Einwohnerzahl, in der Wasserversorgung und in der Besielung Hamburgs in den 50er Jahren.

Die Einwohnerzahl Hamburgs nahm in den 50er Jahren langsam und stetig zu, indem sie sich in der Stadt und den Vorstädten von 171,013 Einwohnern im Jahre 1850 auf 196,747 im Jahre 1859 hob, im Landgebiete von 43,628 im Jahre 1850 auf 51,863 Einwoher im Jahre 1859.

Die Stadtwasserkunst, welche im Jahre 1849 in Betrieb gesetzt war, übernahm in den Jahren 1851 und 1852 die Privatwasserkünste von Bieber und Smith unter Benutzung der Röhrennetze derselben. Es trat dadurch in der Wasserversorgung St. Paulis, der hochgelegenen Teile der inneren Stadt, St. Georgs und einiger östlich gelegenen Stadtteile insofern eine Aenderung ein, als die Schöpfstelle der Stadtwasserkunst sehr viel günstiger lag als die Schöpfstelle jener Privatwasserkünste. Die 1849 in Betrieb gesetzte Stadtwasserkunst entnahm bis zum 10. September 1884 ihr Wasser in der alten Norderelbe, am rechten Flussufer, ungefähr 6 Kilometer oberhalb der Ausmündungen der städtischen Siele, während die Bieber'sche Kunst in unmittelbarer Nähe dieser im Jahre 1848 eröffneten Siele und in sehr grosser Nähe der im Niederhafen liegenden seewärts kommenden Schiffe ihre Schöpfstelle hatte, und die Smith'sche Wasserkunst auf dem Grasbrook in der Nähe des jetzigen Pariser Bahnhofes so belegen war, dass ihrem Wasser bei jeder Flut, auch im Winter, Sielinhalt beigemischt war.

Der Sielbau hatte, nachdem im Jahre 1848 alle im abgebrannten Stadtteile belegenen Strassen mit Sielen versehen waren, bis zum Jahre 1853 fast ganz geruht. Im Jahre 1853 wurde mit dem weiteren Ausbau der Siele begonnen, zunächst in der oberen Altstadt, in der Neustadt und in der ehemaligen Vorstadt St. Georg und später, 1859, in der unteren Altstadt (Inseldistrikt) und in der Vorstadt St. Pauli, bis endlich das Sielsystem über die ganze Stadt und die Vorstädte ausgedehnt worden ist. Bis Ende 1875 sind beiläufig 156,119 Meter oder 20,82 geographische Meilen Siele für die Summe von 13,257,000 M. gebaut worden.

1850.

Nach dem Generalberichte über die Cholera-Erkrankungen des Jahres 1850, erstattet vom damaligen Physikus Dr. Buek, am 11. Februar 1851, gewann die Cholera erst im Juli 1850 eine grössere Ausbreitung und erreichte im August ihren Höhepunkt mit 486 Erkrankungen. Im September und Oktober fiel dann die Erkrankungszahl ziemlich steil ab. Im November und Dezember kamen noch vereinzelte Fälle vor; die letzten Fälle am 8. und 11. Januar 1851.

Die Erkrankungen in den einzelnen Monaten:

am 26. Mai (der erste Fall)	1
am 26. Juni	1
Juli	139
August	486
September	119
Oktober	34
November	7
Dezember	5
am 8. u. 11. Jan. 1851 je ein Fall . .	2
	794

Die Gesamtsumme der Erkrankungen betrug 794; darunter 349 Männer, 273 Weiber, 87 Knaben und 85 Mädchen. Von den 794 Erkrankten wurden 134 in die öffentlichen Krankenhäuser aufgenommen; also 660 im eigenen Hause verpflegt.

Geheilt wurden 354; es starben 440. Die Mortalität würde also 55,42 % betragen; es ist aber hier zu bemerken, dass in den letzten Monaten die leichteren, glücklich verlaufenen Fälle vielfach nicht angemeldet worden sind, während die unglücklich verlaufenen Fälle wohl alle zur Kenntnis der Behörde gekommen sind.

Auch bei der Epidemie des Jahres 1850 war die Zunahme der Erkrankungsfälle in den ersten Wochen eine ganz allmähliche, wie aus folgender Tabelle ersichtlich wird, welche dem Generalberichte Dr. Bueks vom 5. September 1850 entnommen ist.

Datum	Zahl der Erkrankungsfälle	Datum	Zahl der Erkrankungsfälle
Mai 26	1	Uebertrag	30
Juni 26	1	Juli 21	10
Juli 2	2	,, 22	11
,, 7	1	,. 23	8
., 8	1	,, 24	6
.. 9	1	,, 25 . . .	14
., 13	1	,, 26	15
,, 14	1	,, 27	13
., 17	2	., 28	7
.. 18	8	., 29	11
,, 19	6	.. 30	13
., 20	5	.. 31	13
Uebertrag	30		151

Ueber die Verbreitung der Erkrankungsfälle über die einzelnen Stadtteile liegen nur zwei Berichte vor vom 12. resp. 24. August 1850. An diesen Tagen waren die einzelnen Stadtteile in folgender Weise befallen:

	Erkrankungszahlen	
	am 12. August	am 24. August
Nördliche Altstadt . . .	13	27
Südliche Altstadt . . .	70	114
Nördliche Neustadt . .	29	53
Südliche Neustadt . . .	25	53
Oberhafen	13	24
Niederhafen	10	20
St. Pauli	35	82
St. Georg	29	41
Marschgebiet	16	41
Geestgebiet	5	20
unbestimmt	5	3
	250	478

1853.

Die Nachrichten über die Epidemie des Jahres 1853 verdanken wir ebenfalls dem Physikus Dr. Buek, welcher am 1. August 1853 im Auftrage des Gesundheitsrates die hamburgischen Aerzte aufforderte, die bis dahin vorgekommenen und von da an vorkommenden Fälle möglichst bald ihm anzuzeigen. Auf Grund dieser Meldungen erstattete Dr. Buek täglich resp. alle 2—3 Tage einen Generalbericht. Diese Generalberichte befinden sich im Archiv des Aerztlichen Vereins zu Hamburg deponiert und sind der nachfolgenden Darstellung zu grunde gelegt.

In der Versammlung des Gesundheitsrates vom 30. Juli 1853 wurde konstatiert, dass seit dem 23. Juli im ganzen 12 Cholerafälle gemeldet seien, von denen bis dahin 8 tötlich verlaufen waren, und zwar meistens in wenigen Stunden. Diese ersten Fälle betrafen wieder vorwiegend die Hafengegend (Eichholz, Johannisbollwerk), wie ausdrücklich hervorgehoben wurde. Die getroffenen Vorkehrungen bezogen sich wie in den früheren Jahren auf möglichst leicht erreichbare ärztliche Hilfe (ärztliche Wache, Vermehrung der Armenärzte); Sorge für genügende Transportmittel und Krankenträger; Reinigung der Strassen, zumal in der Hafengegend; Beaufsichtigung der Bettlerherbergen und erleichterte Krankenaufnahme in den bestehenden Krankenhäusern.

In der Vorstadt St. Pauli hatten die Vorsteher der einzelnen Armendistrikte im Verein mit den Armenärzten diejenigen Lokalitäten, von denen gesundheitliche Schädigungen zu erwarten waren, zu beaufsichtigen und den Behörden die nötigen Massnahmen vorzuschlagen.

Der erste Erkrankungsfall ereignete sich am 23. Juli, der letzte am 1. November. Nach dem Generalbericht vom 16. November waren in der Zeit vom 23. Juli bis 1. November erkrankt: 558, darunter 214 Männer, 215 Weiber, 66 Knaben und 63 Mädchen. Geheilt waren 257; gestorben 301 (= ca. 54 % der Erkrankten). In die öffentlichen Krankenhäuser waren aufgenommen: 90, davon 40 geheilt und 50 gestorben. In häuslicher Pflege verblieben: 468.

Dass die Seuche auch in diesem Jahre wieder ihren Ausgang von den am Wasser liegenden Stadtteilen genommen hatte, zeigt das ganz vorwiegende Befallensein der Hafengegend in den ersten 14 Tagen (23. Juli bis 5. August). In dieser Zeit kamen

47 Fälle vor; davon sind wir in 7 Fällen über die Wohnung der Erkrankten nicht unterrichtet. Von den übrigen 40 Fällen betrafen 38 die Hafengegend; die beiden anderen Fälle stellen zugleich die ersten Erkrankungsfälle in Stadtteilen dar, welche dem Hafen fern lagen, nämlich ein Fall in St. Georg am 4. August und ein Fall in der Paulstrasse am 5. August. Es waren auch diese beiden Fälle nicht etwa das Signal zu einer explosiven Verbreitung der Erkrankungsfälle über alle Teile der Stadt oder etwa über alle diejenigen Teile, welche von der Stadtwasserkunst mit unfiltriertem Elbwasser versorgt wurden, sondern es hielt sich auch weiterhin die Krankheit ganz vorzugsweise in den dem Hafen zunächst gelegenen Stadtteilen, und zwar in der Art, dass von den 74 Erkrankungsfällen, welche in den nächsten 14 Tagen (6.—19. August) vorkamen, nur 8 Fälle Strassen betrafen, welche der Hafengegend ferner lagen.

Der Beginn der Epidemie war ein ganz allmählicher, wie die Zahl der täglichen Erkrankungsfälle in den ersten 4 Wochen zeigt:

Juli 23.	2	Aug. 1.	5	Aug. 11.	4
24.	—	2.	7	12.	9
25.	2	3.	5	13.	5
26.	1	4.	4	14.	3
27.	3	5.	3	15.	4
28.	1	6.	8	16.	5
29.	2	7.	2	17.	3
30.	8	8.	8	18.	5
31.	4	9.	7	19.	6
	23	10.	6		

Die nachfolgende Zusammenstellung der Erkrankungsfälle nach Wochen zeigt, dass die Seuche in der 4. Juliwoche beginnend, in den ersten 4 Wochen allmählich zunahm und erst im letzten Drittel des August weiter um sich greifend, im ersten Drittel des September ihren Höhepunkt erreichte, um dann bis Ende September ziemlich steil abzufallen.

1. Woche	(23.—29. Juli)		11
2. „	(30. Juli — 5. Aug.)		36
3. „	(6. Aug.—12. „)		44
4. „	(13. „ —19. „)		36
5. „	(20. „ —26. „)		66
6. „	(27. „ — 2. Sept.)		98
7. „	(3. Sept.— 9. „)		98
8. „	(10. „ —16. „)		82
9. „	(17. „ —23. „)		47
10. „	(24. „ —30. „)		22
11. „	(1. Okt. — 7. Okt.)		5
12. „	(8. „ —14. „)		5
13. „	(15. „ —21. „)		2
14. „	(22. „ —28. „)		4
15. „	(29. „ — 2. Nov.)		2
16. u 17. „	(3. Nov.—16. „)		—
			558

Die Erkrankungszahlen nach Monaten:

Juli	23
August	238
September	279
Oktober	17
November	1
	558

Die Erkrankungszahlen für die einzelnen Stadtteile:

	erkrankt	gestorben
Untere Neustadt	61	36
Obere „	22	12
Untere Altstadt	118	73
Obere „	30	12
St. Pauli	49	33
St. Georg	60	32
Niederhafen	38	17
Oberhafen	14	8
Marsch	150	72
Geest	16	6
	558	**301**

Bemerkenswert ist, dass die Höhe der Zahlen für die untere Neustadt und die untere Altstadt im Vergleiche zur oberen Neustadt und Altstadt ganz wesentlich ausgemacht wird durch das stärkere Befallensein der am Hafen liegenden Strassenzüge.

Eine besondere Aufmerksamkeit wurde im Jahre 1853 den Erkrankungsfällen unter den Auswanderern geschenkt. Auf einen Bericht des Physikus Dr. Gernet hin, dass „auf einem Auswandererschiff ein Mann von Cholera befallen und ohne ärztliche Hilfe gestorben sei, und dass ähnliche Fälle auf anderen Auswandererschiffen auch vorgekommen sein sollten": wurde am 17. August eine ärztliche Beaufsichtigung der Auswanderer-Häuser und -Schiffe angeordnet und dieselbe einem Polizeiarzt übertragen. Es ist bemerkenswert, dass diese ärztliche Kontrolle eigentlich nur im Interesse der Kranken und zum Schutze ihrer nächsten Umgebung angeordnet wurde.

Der betreffende Arzt hatte die Auswandererhäuser täglich zu besuchen, in Erkrankungsfällen möglichst schnell ärztliche Hilfe zu leisten und die pflegenden Personen zu instruieren. Dabei sollte er zugleich seine Aufmerksamkeit auf die hygienischen Verhältnisse richten, unter welchen die Auswanderer in den Gasthöfen lebten, „wobei vor allem auf die Beschaffenheit und Reinhaltung der Klosetts zu achten sei." Etwa notwendige Desinfektionen seien von den Gastwirten nach ärztlicher Anordnung auszuführen. Dieselben Vorschriften galten auch für die Auswandererschiffe, sobald die Auswanderer an Bord gegangen waren. Bemerkenswert ist, dass die Kranken eventuell an Bord des Schiffes verbleiben konnten, während Leichen schleunigst zu entfernen waren. Logierstätte, Betten und Kleidungsstücke seien „nötigenfalls" zu desinfizieren.

Auch aus den Berichten des Auswandererarztes geht hervor, dass sich seine Thätigkeit beschränkte auf Konstatierung der zur Anmeldung kommenden Cholerafälle, ärztliche Fürsorge für die Erkrankten durch Behandlung an Bord des Schiffes oder durch Ueberweisung in die Krankenhäuser, Kontrolle der Medizinkisten und Abstellung der ihm seitens der Passagiere geklagten Beschwerden. In letzterer Beziehung sind nur einmal Klagen der Zwischendeckspassagiere über Beengung des ihnen zukommenden Raumes angeführt. Von einer Desinfektion oder einer Anhaltung derjenigen Schiffe, auf welchen Cholerafälle vorgekommen waren, findet sich nichts erwähnt.

Cholerafälle auf den Auswandererschiffen und in den Auswandererhäusern in der Zeit vom 30. August bis 26. Oktober 1853 nach den Berichten des Auswandererarztes Dr. Meyer:

Datum der Erkrankung	Bezeichnung der Fälle.	Bemerkungen.
Septbr.	Ein 7 jähr. Knabe erkrankte auf einem Auswandererschiff an Cholerine.	Pat. genas am selben Tage. Das Schiff verliess den Hafen am selben Tage.
28. Septbr.	1 Ehepaar erkrankte an Cholera in einem Auswandererhause in der Hafengegend. (Neust. Neuerweg.)	Das Ehepaar wurde ins Krankenhaus geschafft. wo die Frau an Choleratyphoid verstarb. Der Mann genas und war nach dem Berichte vom 16. Oktober bereits abgereist.
6. Oktober	Junger Mann erkrankte an Cholerine in einem Gasthause am Hafen (Johannisbollwerk).	Am anderen Tage genesen.
8. Oktober	Auf einem am 7. Oktober mit 86 Personen im besten Gesundheitszustande von Hamburg abgegangenen Schiffe starb am 8. Oktober ein 43j. Mann an Cholera; 2 andere Pat. fand der Polizeiarzt am 10. an Intestinalkatarrh leidend.	

Nach dem Berichte vom 26. Oktober 1853 waren in den letzten 14 Tagen unter den Auswanderern keine Cholerafälle zur Kenntnis des Auswandererarztes gekommen.

Während sich die abseiten der hamburgischen Behörden angeordnete Controlle nur auf die Auswandererschiffe bezog, wurde im September 1853 von der englischen Gesandtschaft in Hamburg im Auftrage der englischen Regierung ein Arzt (Dr. G. Helbert) beauftragt, täglich im Hafen die englischen Schiffe in betreff ihres Gesundheitszustandes zu untersuchen und besonders nach-

zuforschen, ob unter der Schiffsmannschaft Leute seien, welche
an Durchfall oder an anderen Affektionen litten, aus denen sich
wohl die Cholera herauszubilden pflege, um solche Patienten
möglichst frühzeitig in Behandlung zu nehmen. Diese Massregel,
welche vom Ministerium der auswärtigen Angelegenheiten angeordnet war, entsprach, wie Dr. Helbert berichtet, einem vom
General Board of health ausgehenden und in England damals
überall, wo Cholera herrschte, angeblich mit sehr günstigem
Erfolge eingeführten Verfahren, der sogenannten house to house
visitation, wobei durch eine in einem jeden Hause der ärmeren
Klasse angestellte Nachfrage die ersten so oft übersehenen und
vernachlässigten Symptome der Cholera entdeckt und durch
passende diätetische und medizinische Behandlung erstickt werden
sollten. In der Instruktion, welche den Kapitänen der englischen
Schiffe bezüglich der Vorsichtsmassregeln gegen die Cholera mit-
gegeben wurde, sind folgende Stellen, welche sich auf das Elbwasser und das · Wasser des Kielraums beziehen, von Interesse:

The Elbe water is bad, and likely to purge; therefore it
would be better to use water brought from England; and Cap-
tains are recommended to take in a supply accordingly.

Keep the ship as free as possible from bilge water, using
the pumps daily for this purpose, because it prevails most when
ships are vere tight, and open the hatches to purify the hold.*)

---

*) Diesem wenig günstigen Urteil über das Elbwasser steht übrigens
die auch von Reincke in seiner mehrfach zitierten Typhusarbeit hervor-
gehobene Thatsache gegenüber, dass die Trinkwasserbehälter unserer Seeschiffe durchgehends und sogar besonders gern mit Elbwasser gefüllt werden,
weil es weniger fault als andere Wässer; und ferner die andere Thatsache,
dass, obwohl in den Tanks der Seeschiffe das Wasser oft Wochen- und
Monate lang sehr oft auch unter hohen Temperaturen verweilt, somit die
Bedingungen für eine Vermehrung der im Wasser etwa enthaltenen Bazillen
besonders günstig sind; auch in den grossen Typhus-Epidemien der Jahre
1885—88, wo in Hamburg bis zu 12 auf 1000 Einwohner erkrankten, die
von Hamburg ausgehenden, mit Elbwasser ausgerüsteten Seeschiffe unterwegs von Typhus frei waren. (s. Reincke, a. a. O. S. 25.)

1854.

Die Cholera-Epidemie des Jahres 1854 begann mit dem ersten Falle am 14. Juni und endete mit 2 Erkrankungsfällen am 27. November. In dieser Zeit erkrankten 478, und zwar 189 Männer, 151 Weiber, 76 Knaben und 62 Mädchen. Davon wurden 73 in die öffentlichen Krankenhäuser aufgenommen, während 405 in häuslicher Pflege verblieben. Geheilt wurden 167, und zwar 31 in den Krankenhäusern; es starben 311, darunter 42 in den Hospitälern.

Auch für die Epidemie dieses Jahres ist Physikus Dr. Buek unser Gewährsmann. Die nachfolgenden Daten sind seinen amtlichen Berichten entnommen, die im Archiv des Aerztlichen Vereins zu Hamburg deponiert sind. Als Dr. Buek übrigens am 18. September seinen ersten Bericht über die bis dahin seit dem 14. Juni vorgekommenen Erkrankungsfälle zusammenstellte, bemerkt er: von den 105 Gestorbenen seien ihm 34 nicht gemeldet, dieselben seien ihm erst aus den Todesattesten bekannt geworden. Daraus und aus der grossen Zahl der Gestorbenen (105) im Vergleich zu den Erkrankten (157) darf man wohl schliessen, dass die Erkrankungsziffern für die ersten 8 Wochen jedenfalls höher anzunehmen sind. Immerhin darf aber doch soviel wohl als feststehend betrachtet werden, dass die Zunahme der Erkrankungsfälle bis Ende August eine sehr allmähliche war.

Nach den amtlichen Berichten war das Ansteigen der Erkrankungszahl seit dem ersten Fall am 14. Juni ein so allmähliches, dass in den ersten 10 Wochen (vom 14. Juni bis 28. August) nur 43 Erkrankungsfälle gemeldet wurden, von denen 18 geheilt wurden und 25 starben. In der Woche vom 29. August bis 4. September stieg dann die Erkrankungszahl plötzlich steil an, hielt sich mit einigen Schwankungen im September auf ziemlich gleicher Höhe, um dann im Laufe des Oktober allmählich abzufallen und Mitte November zu erlöschen; die letzten sporadischen Fälle kamen am 27. November zur Anmeldung.

Ueber die anfängliche Verbreitung der Seuche kann man sich nur orientieren aus folgender Tabelle, welche Dr. Buek am 20. September 1853 über die bis dahin gemeldeten Fälle zusammenstellte. Es geht daraus noch deutlicher als aus der Schlusstabelle über die Gesamtzahl der Erkrankungen das ganz vorwiegende Befallensein der am Hafen gelegenen Stadtteile hervor.

```
Nördliche Neustadt  . . . . . . 11
Südliche        „     . . . . . . 19
Nördliche Altstadt  . . . . . . 16
Südliche        „     . . . . . . 32
Oberhafen   . . . . . . . . .  4
Niederhafen . . . . . . . .  7
St. Pauli . . . . . . . . . 19
St. Georg . . . . . . . . .  7
Stadtdeich  . . . . . . . . 46
Marsch  . . . . . . . . ,  33
Geest . . . . . . . . . . .  3
   ?    . . . . . . . . . . .  3
                          ─────
                           201
```

Hervorzuheben ist das besondere Befallensein der südlichen
Altstadt, des Stadtdeiches und des Marschgebietes. Bemerkenswert sind zumal die Zahlen des Stadtdeiches im Vergleiche zu
St. Georg. Bezüglich der Erkrankungsfälle im Marschgebiete
bemerkt Dr. Buek, dass sie sämtlich aus der Nähe der Stadt,
d. h. aus der Hafengegend sind (Grasbrook, Billwärderdeich,
Grünerdeich, Veddel).

Am Schluss der Epidemie stellte sich die Verteilung der
Erkrankungsfälle über die einzelnen Stadtteile in folgender
Weise dar:

```
Nördliche Neustadt  . . . . . . 52
Südliche        „     . . . . . 38
Nördliche Altstadt  . . . . . . 66
Südliche        „     . . . . . 82
Oberhafen   . . . . . . . .  7
Niederhafen . . . . . . . . 13
St. Pauli . . . . . . . . . 35
St. Georg . . . . . . . . . 32
Stadtdeich  . . . . . . . . 63
Marsch . . . . . . . . . . 73
Geest  . . . . . . . . . .  7
                          ─────
                           478
```

Erkrankungszahl nach Monaten:

	erkrankt:	geheilt:	gestorben:
im Juni	3	1	2
Juli	7	5	2
August	48	18	30
September	257	85	172
Oktober	145	49	96
November	18	9	9
	478	167	311

Die Erkrankungszahl nach Wochen:

	erkrankt:	geheilt:	gestorben:
Juni	3	1	2
Juli	7	5	2
August 1.— 7.	3	3	—
„ 8.—14.	8	3	5
„ 15.—21.	10	1	9
Uebertrag	31	13	18

Die Erkrankungzsahl nach Wochen:

		erkrankt:	geheilt:	gestorben:
	Uebertrag	31	13	18
August 22.—28.		12	5	7
„ 29.— 4. Septbr. . . .		56	20	36
Septbr. 5.—11. „ . . .		68	24	44
„ 12.—18. „ . . .		42	12	30
„ 19.—25. „ . . .		68	21	47
„ 26.— 2. Oktbr. . . .		53	20	33
Oktbr. 3.— 9. „ . . .		50	17	33
„ 10.—16. „ . . .		31	10	21
„ 17.—23. „ . . .		36	11	25
„ 24.—30. „ . . .		12	4	8
„ 31.— 6. Novbr. . . .		10	5	5
Novbr. 7.—14. „ . . .		6	3	3
„ 14.—21. „ . . .		—	—	—
„ 22.—28. „ . . .		3	2	1
		478	167	311

Die Mortalität berechnete Dr. Buek in seinem Generalbericht vom 27. November 1854 für die bis dahin gemeldeten
475 Fälle in folgender Weise:

	Män-ner	Wei-ber	Er-wach-sene	Kna-ben	Mäd-chen	Kinder	Männ-lich	Weib-lich
Erkrankt . . .	188	149	337	76	62	138	264	211
Geheilt . . .	66	53	119	30	16	46	96	69
Gestorben . . .	122	96	218	46	46	92	168	142
Mortalität %	64,9	64,4	64,7	60,5	74,2	66,6	63,6	67,3

1855.

Die Epidemie des Jahres 1855 begann mit dem ersten Fall am 19. Juni und endete mit dem letzten am 29. Oktober. In dieser Zeit erkrankten 353, und zwar 135 Männer, 134 Weiber, 47 Knaben und 37 Mädchen. In die öffentlichen Krankenhäuser wurden aufgenommen 68, in häuslicher Pflege verblieben 285. Geheilt wurden 149, von welchen 32 in den Krankenhäusern genasen; es starben 204, wovon 36 in den Hospitälern.

Die Erkrankungsfälle der ersten 12 Tage.

	Zahl der Fälle	Ort der Erkrankung
Juni 19	. . . 1	Mattentwiete,
„ 24	. . . 1	Niederhafen,
„ 28	. . . 1	Oberhafen,
„ 29	. . . 1	St. Georg.
Juli 8	. . . 1	Allermöhe.
„ 9	. . . 2	Steinstrasse und Rotenburgsort,
„ 10	. . . 2	Niedernstrasse und Kl. Rosenstrasse,
„ 11	. . . 4	Venusberg, Gründerdeich, Peute, Rotenburgsort.
„ 12	. . . 3 (+5)	Glockengiesserwall, Grünerdeich, Rotenburgsort,
„ 13	. . . —	
„ 14	. . . 3 (+5)	Görttwiete (1), St. Georg (2),
„ 15	. . . 5	N. Neustrasse, Rotenburgsort. St. Georg (3).
	24*)	

Die Zunahme der Erkrankungsfälle in den ersten 12 Tagen war also eine ganz allmähliche. Dieselben verteilten sich in folgender Weise über die einzelnen Teile der Stadt:

Obere Neustadt	1
Untere „	1
Obere Altstadt	3
Untere „	3
St. Pauli	—
St. Georg	6
Stadtdeich	—
Niederhafen	1
Oberhafen	1
Marsch**)	8
Geest	—
	24

---

*) Durch Nachmeldungen erhöhte sich die Zahl auf 34. Bei den 10 nachgemeldeten Fällen fehlt jedoch die Angabe der Strasse.

**) d. h. Grünerdeich, Rotenburgsort, Peute.

Tägliche Erkrankungsfälle bis zum 31. Juli:

Bis zum 15. Juli . .	34		Uebertrag	103
Juli 16	13	Juli 24		7
17	9	25		5
18	7	26		9
19	7	27		7
20	10	28		13
21	8	29		7
22	11	30		10
23	4	31		9
Uebertrag	103			170

Erkrankungsfälle nach Monaten:

Juni	4
Juli	168
August	141
September	31
Oktober	9
	353

Morbidität und Mortalität in den einzelnen Stadtteilen sind aus folgender Tabelle ersichtlich, welche dem Generalberichte Dr. Bucks vom 10. Oktober 1855 entnommen ist:

	erkrankt	geheilt	gestorben	noch in Behandlung
Obere Neustadt . . .	23	11	12	..
Untere „ . .	23	7	16	..
Obere Altstadt . . .	34	14	20	—
Untere „ . . .	53	17	35	1
Oberhafen	15	8	6	1
Niederhafen	18	8	10	—
St. Pauli	48	17	30	1
St. Georg	21	6	15	..
Stadtdeich	9	6	3	—
Marsch	69	33	36	—
Geest	26	14	12	—
	339	141	195	3

Die bis zum Schluss der Epidemie noch gemeldeten 14 Fälle lassen sich in dieser Tabelle nicht unterbringen.

Verteilung der Erkrankungsfälle über die einzelnen Stadtteile:

Obere Neustadt	23
Untere „	23
Obere Altstadt	34
Untere „	54
Oberhafen	17
Niederhafen	21
St. Pauli	50
St. Georg	22
Stadtdeich	9
Marsch	74
Geest	26
	353

Von Interesse ist eine Gruppe von Erkrankungen in dem Vororte Barmbeck (Geestlande). Physikus Gernet berichtet darüber: „Ein Mann war am 16. Juli unter Cholerasymptomen auf dem Grasbrook (Elbinsel; Marschboden) erkrankt und starb, nach seinem Hause in Barmbeck gebracht, in wenigen Stunden. Im Verlaufe einiger Tage erkrankten und starben in demselben Hause mehrere Familienglieder; von dort aus ging die Krankheit weiter auf Verwandte und einige andere Personen, die in direktem Konnex mit dem Hause gewesen waren. Die Zahl der Erkrankungen betrug 26, von denen 12 starben. Der Verlauf lässt annehmen, dass, wenn der erste Fall, wie anfangs beabsichtigt war, ins Krankenhaus geschickt worden wäre, die Epidemie nicht zum Ausbruch gekommen sein würde." *)

Auf dem Auswandererschiff „Francisca", das am 13. Oktober Hamburg mit 220 Zwischendeckspassagieren verliess, erkrankten auf der Reise nach Rio bis zum 12. Dezember 53 Personen an Cholera, von denen 16 starben. **)

---

*) Bezüglich der Cholerafrequenz Barmbecks überhaupt vgl. die Anmerkung S. 297.

**) Kupfer. Ueber eine Cholera-Epidemie an Bord des Auswandererschiffes „Francisca". Vierteljahresschrift für gerichtliche Medizin und öffentliches Sanitätswesen. N. F. Bd. XVIII. 1873. S. 85.

1856.

Die Cholera-Erkrankungen des Jahres 1856 fielen in die Zeit vom 13. Juni bis 23. November. Dem ersten Fall am 13. Juni folgten im Juli vier Erkrankungen, von denen 2 am 6. und 30. Juli vorkamen.

Die nachfolgende Tabelle zeigt den ganz allmählichen Beginn der Epidemie.

Juni 13	 1	
	1	
Juli 6	 1	S. Georg.
30	 1	
?	 2	
	4	
August 3	 1	Billwärderdeich,
5	 2	Stadtdeich (1 Fall),
14	 1	St. Pauli,
24	 1	Langergang,
26	 1	Niedernstrasse,
28	 1	
29	 1	Veddel,
31	 1	Steinstrasse.
?	 1	
	10	
September 5	 1	Stadtdeich,
10	 2	Stadtdeich (1 Fall),
11	 1	
14	 1	Görttwiete,
15	 2	Infanteriekaserne u. Militärhospital.
16	 2	Alter Jungfernstieg (1 Fall),
17	 2	Poggenmühle u. Niedernstrasse.
18	 2	
19	 2	
20	 3	

In der Zeit vom 13. Juni bis 23. November 1856 erkrankten insgesamt 121 Personen, darunter 40 Männer, 27 Frauen, 33 Knaben und 21 Mädchen. 17 wurden in die öffentlichen Krankenhäuser aufgenommen und 104 verblieben in häuslicher Pflege. 43 wurden geheilt (6 davon in den Krankenhäusern); 78 starben (11 davon in den Krankenhäusern).

Erkrankungszahlen für die einzelnen Monate:

Juni	1
Juli	4
August	10
September	46
Oktober	57
November . . .	3
	121

Erkrankungszahlen für die einzelnen Stadtteile:

Obere Neustadt . . .	6
Untere „ . . .	9
Obere Altstadt	11
Untere „	31
St. Pauli	11
St. Georg	3
Stadtdeich	6
Oberhafen	2
Niederhafen	5
Marschgebiet	37
Geest	—
	121

Es ist bemerkenswert, dass die Gegenden der Stadt, welche dem Hafen und der Elbe ferner lagen (Obere Neustadt, Obere Altstadt, St. Georg und das Gebiet der Geestlande), zusammen nur 20 von jenen 121 Erkrankungen hatten.

1857.

Die Cholera-Erkrankungen des Jahres 1857 begannen mit dem ersten Falle am 6. Juni und endeten mit dem letzten Erkrankungsfalle am 27. November. In dieser Zeit wurden im Ganzen 765 Personen als erkrankt gemeldet, davon waren 298 Männer, 242 Frauen, 128 Knaben und 97 Mädchen. Als geheilt gemeldet wurden 274 (davon 52 in den Hospitälern), als gestorben 491 (davon 78 in den Hospitälern). In die öffentlichen Krankenhäuser wurden 131 aufgenommen; in häuslicher Pflege verblieben also 634.

Die Zunahme der Erkrankungsfälle war eine ganz allmähliche:

Juni	6	1	St. Georg,
	10	1	St. Pauli,
	12	1	
	21	1	
		4	
Juli	2	1	
	6	1	
	8	1	
	23	1	
	26	1	
	28	1	
	31	1	Kehrwieder.
		7	
August	1	3	(1 Fall: Brook)
	4	3	2 Vorsetzen, Kl. Michaeliskirche, Kehrwieder,
	6	2	In St. Georg (2),
	7	1	St. Pauli,
	8	3	Kehrwieder (1 Fall),
	9	3	
	10	2	
	11	2	
	12	1	
	13	4	
	14	4	
	15	6	
	16	3	
	17	5	
	18	8	
	19	5	
	20	6	

Uebertrag 61

```
        Uebertrag  61
21    .      .   3
22    .   .  .   1
23    .   .  .   6
24    .   .  .  12
25    .   .  .  15
26    .   .  .   8
27    .   .  .  14
28    .   .  .  17
29    .   .  .  20
30    .   .  .  21
31    .   .  .  24
       ─────────────
    Im August   202
```

	Männer.	Frauen.	Knaben.	Mädchen.	Summa.
geheilt:	112	98	34	30	274
gestorben:	186	144	94	67	491
Summa:	298	242	128	97	765
gestorben:	62%	60%	76%	69%	64%.

Erkrankungsfälle nach Monaten:

```
Juni       .  .  .  .  .  .    4
Juli       .  .  .  .  .  .    7
August     .  .  .     .  .  202
September  .  .  .  .  .  351
Oktober    .  .  .  .  .  177
November   .  .  .  .  .   24
```

Verteilung der Erkrankungsfälle über die einzelnen Stadtteile:

	erkrankt:	gestorben:
Nördliche Neustadt . .	62	42
Südliche „ . .	65	51
Nördliche Altstadt . .	51	35
Südliche „ . .	188	125
Niederhafen . . .	38	24
Oberhafen	24	19
Vorstadt St. Pauli . .	57	42
„ St. Georg . .	81	37
Stadtdeich	35	20
Marschlande . . .	108	63
Geestlande	56	33
	765	491

Bemerkenswert ist, dass die dem Hafen und der Elbe fern-
liegenden Stadtteile nur 250 dieser 765 Erkrankungsfälle zählten.

1858.

Ueber das Jahr 1858 sagt Physikus Dr. Buek in seinem Physikatsberichte*) vom 22. August 1859, dass nur 7 Cholerafälle zu seiner Kunde gekommen seien, so dass von einer epidemischen Verbreitung der Seuche jedenfalls nicht die Rede sein konnte.

1859.

Die Epidemie des Jahres 1859 begann mit dem ersten Fall am 9. Juni und endete mit dem letzten Fall am 5. Oktober. In dieser Zeit wurden 2586 Personen als erkrankt gemeldet, darunter 1001 Männer, 979 Frauen, 328 Knaben, 278 Mädchen. Davon wurden geheilt 1301; es starben 1285 In die öffentlichen Krankenhäuser wurden aufgenommen: 238, davon wurden geheilt: 126; es starben 112. In häuslicher Pflege verblieben: 2348.

Erkrankungsfälle nach Monaten:

Juni	27
Juli	1018
August	1294
September	245
Oktober	2
	2586

Der Beginn der Epidemie des Jahres 1859:

Juni	9	1	in St. Pauli,
	15	3	(Dovenfleet, kl. Reichenstr., Heizer auf einem Dampfschiff im Niederhafen).
	20	1	im Breitengange.
	22	1	im Hafen (beim Sandthor),
	23	1	
	24	2	
	25	1	
	26	1	
	28	5	
	29	5	
	30	6	
Juli	1	10	
	2	4	
	3	15	
	4	10	

Juli	5	23
	6	16
	7	13
	8	6
	9	19
	10	27
	11	25
	12	20
	13	19
	14	12

---

*) Im Stadtarchiv.

Juli 15 15	Juli 24 . 88
16 28	25 . 81
17 16	26 . . 65
18 24	27 . . 56
19 34	28 42
20 35	29 . . . 50
21 42	30 48
22 43	31 40
23 68	etc.

Bezüglich des Ortes, wo die ersten Erkrankungsfälle vorkamen, sind folgende Tabellen von Interesse:

	Nach dem I. Berichte vom 4. Juli		Nach dem II. Berichte vom 7. Juli		Nach dem III. Berichte vom 10. Juli	
	erkrankt	gestorben	erkrankt	gestorben	erkrankt	gestorben
Nördliche Neustadt .	3	3	7	7	11	10
Südliche „ .	2	2	10	5	13	8
Nördliche Altstadt .	—	—	1		1	—
Südliche „ .	7	5	12	10	33	25
Niederhafen	3	2	5	3	5	3
Oberhafen	1	—	1	1	3	3
Vorstadt St. Pauli . .	2	2	2	2	9	8
„ St. Georg .	--	—	—	—	1	—
Stadtdeich	—	—	—	—	—	—
Marschlande	1	1	3	3	5	5
Geestlande	—	—	—	—	2	1
	19	15	41	31	83	63

Von den 19 Fällen des ersten Berichtes betreffen 16, von den 41 des zweiten Berichtes 33, von den 83 Fällen des dritten Berichtes 68 die Stadtteile an der Elbe und am Hafen.

Erkrankungsfälle nach Stadtteilen:

	erkrankt	†
Nördliche Neustadt	401	225
Südliche „	349	179
Nördliche Altstadt	206	79
Südliche „	584	298
Niederhafen	91	40
Oberhafen	56	38
Vorstadt St. Pauli	169	87
„ St. Georg	220	84
Stadtdeich	71	35
Marschlande	319	152
Geestlande	120	68
	2586	1285

Von den 2586 Erkrankungsfällen betrafen 947 die Stadtteile, welche dem Hafen und der Elbe fern lagen (Nördl. Neustadt, Nördl. Altstadt und St. Georg und Geestlande). Die Bedeutung der Hafengegend für die Ausbreitung der Seuche über die Stadt würde sehr wahrscheinlich in allen Epidemien noch mehr hervortreten, wenn bei den einzelnen Erkrankungsfällen jedesmal auch die Arbeitsstelle der Patienten angegeben wäre. Solche Angaben besitzen wir indessen nur für die anfängliche Ausbreitung der Epidemie des Jahres 1873; bezüglich aller früheren Epidemien ist die Verteilung der Cholerafälle über die einzelnen Stadtteile nur nach den Wohnungen der Erkrankten festgestellt.

Von den Erkrankungen im Landgebiete kamen nach Reinckes Zusammenstellung 308 auf die Marsch und 119 auf die Geest; nach Bueks Bericht sind die Zahlen 319 resp. 120. Unter den Erkrankungsfällen auf der Geest sind besonders die 21 Erkrankungen in Eppendorf und die 26 Erkrankungen in Barmbeck*) von Interesse, insofern diese beiden Vororte schon damals eine grössere Zahl von Erkrankungen hatten, obwohl sie damals noch nicht von der centralen Wasserleitung versorgt waren.

---

*) Bezüglich der Cholerafälle in Barmbeck ist bemerkenswert, dass ihre Zahl (26) genau derjenigen im Jahre 1855 entspricht, und dass Barmbeck, wie es im Jahre 1859 die meisten Cholerafälle unter den Geestvororten hatte (s. Reincke, S. 59), so auch im Jahre 1892 von den Geestvororten am schwersten befallen war (s. Tabelle, S. 93, und zur Veranschaulichung der Bodenverhältnisse S. 94, Absatz 2).

Die vierte Cholera-Periode Hamburgs (1866—67) im Verhältnis zur vierten Pandemie (1863—75).

Während der vierten Cholera-Pandemie (1863—75) war Hamburg betroffen in den Jahren 1866—67 (vierte Periode) und 1871 und 1873 (fünfte Periode Hamburgs).

Die vierte Pandemie (1863—75) begann mit einer schweren Epidemie im Gangesgebiete im Jahre 1863; 1864 zeigte sich die Seuche an der arabischen Küste. Im Jahre 1865 trat sie in grösserer epidemischer Ausbreitung auf, welche sich erstreckte auf Arabien (Cholera-Ausbruch in Mekka im April 1865), die Türkei, Russland, Italien, Südfrankreich und Spanien. Die nicht erwähnten Staaten Europas blieben 1865 verschont oder hatten nur in sehr geringem Masse zu leiden. Deutschland blieb 1865 verschont bis auf Sachsen, wo sich das epidemische Auftreten der Seuche auf ganz kurze Strecken des Pleisse-,*) Mulde- und Elsterthales an den Abhängen des Erzgebirges beschränkte; ebenso war auch Hamburg 1865 verschont trotz regster Verbindung mit dem verseuchten Italien und Südfrankreich.

Im Jahre 1866 dagegen gelangte die Krankheit in Deutschland, Oesterreich, Nordfrankreich, Belgien, den Niederlanden, England und Schweden zu epidemischer Ausbreitung; in diesem Jahre erlitt auch Hamburg eine schwere Epidemie. 1867 hinwiederum trat die Seuche nur in den Rheinlanden, wo sie überwintert hatte, mit einiger Heftigkeit auf und rief in der Schweiz vereinzelte Erkrankungen hervor; in diesem Jahre hatte auch Hamburg nur eine geringe Zahl von Erkrankungen.

---

*) Auftreten der Cholera in Altenburg im August 1865, von wo die Seuche nur südlich thalaufwärts, und nicht im geringsten nördlich thalabwärts ging. Das nahe gelegene Leipzig blieb verschont, während das entferntere hochgelegene Werdau viel heftiger als Altenburg ergriffen wurde. — 1866 dagegen wurde Leipzig auf das heftigste ergriffen und starben in ganz Sachsen 6731 Personen an Cholera, während 1865 nur 358 Personen gestorben waren. (v. Pettenkofer a. a. O. S. 160.)

Die Choleragefahr für Hamburg
im Jahre 1865.

Nach dem Generalberichte über die Gesundheitsverhältnisse im Landphysikate Hamburg im Jahre 1865 steigerte sich im Juli, im Beginn des dritten Quartals, die Wärme zu einer seltenen, fast tropischen Hitze und nur abwechselnd und auf kurze Zeit hatte man Regen und Gewitterschauer. Die durchschnittlich grösste Wärme betrug $+ 22^1/_2{}^0$ R., die geringste $+ 11^2/_3{}^0$ R.; an den wärmsten Tagen inmitten des Monats betrug die Temperatur über 29^0 R. Mit der beständig zunehmenden ungewöhnlichen Hitze traten überall häufig Darmkatarrhe und Cholerinen auf. Im August mässigte sich die erdrückende Hitze in Etwas und erhebliche Regengüsse wirkten sehr erfrischend; die grösste Wärme war $+ 24^0$ R. und sie sank selbst bis zu $+ 7^3/_1{}^0$ R. Ein ganz ähnliches Verhalten zeigte der September und blieb durchgehends schön und warm, so dass man am wärmsten Tage einen Thermometerstand von $+ 22^1/_2{}^0$ R. hatte. Indessen waren im September die Regen so selten, dass die Vegetation ersichtlich litt. Besonders im August und auch im September war Cholera nostras eine ungemein häufige Erscheinung, „die in einzelnen Fällen eine Symptomengruppe von solcher Intensität aufwies, dass man Cholera vera vor sich zu haben glaubte. Indessen kam kein einziger Todesfall vor, selbst nicht bei Kindern."

Am 6. Oktober 1865 richteten drei ärztliche Mitglieder des Gesundheitsrates an den Präses des Gesundheitsrates, Senator Dr. Petersen, ein Promemoria, in welchem auf die Gefahr hingewiesen wurde, welche Hamburg durch eine zur See erfolgende Einschleppung der Cholera aus Südeuropa, insbesondere aus Südfrankreich drohe. Es wurde hingewiesen auf den bisherigen Weg, den die Cholera im Laufe des Jahres von Alexandrien aus nördlich und besonders nordwestlich auf Schiffen genommen hätte, wie sie zuerst nach Ancona, dann nach Malta und endlich Barcelona, Cadix, Marseille und Toulon nachweislich durch den Schiffsverkehr aus infizierten Häfen gelangt sei. Hervorzuheben sei besonders, dass gegen Ende Oktober und in den folgenden Monaten der Verkehr des Hamburger Hafens mit den Häfen des mittelländischen Meeres immer ein gesteigerter zu sein pflege, indem besonders viele Fruchtschiffe von dort kämen. In der 3—5wöchentlichen Dauer der Fahrt könne ein absoluter Schutz gegen die Einschleppung nicht erblickt werden. Es erschiene geboten, darüber in Beratung zu treten, wie eine Kontrolle des Gesundheitszustandes auf Schiffen aus infizierten Häfen, bevor sie in den Hafen kämen, und der Mannschaft, bevor sie mit dem Lande oder dem Hafen frei verkehren dürfe, zu bewerkstelligen sei, und welche Massregeln zur Verhütung der Weiterverbreitung der Krankheit von solchen Schiffen oder deren Mannschaft zu ergreifen seien.

Nach Beratung dieser Eingabe beschloss der Senat am 11. Oktober 1865 mit Rücksicht namentlich auf die landwärts drohende Gefahr der Cholera-Einschleppung (Altenburg) von ausserordentlichen Quarantäne-Massregeln gegen Schiffe aus dem mittelländischen Meere abzusehen, um so mehr als diese Massregeln mit Rücksicht auf die Beschaffenheit der in Frage stehenden Schiffe nicht einmal vollständig durchzuführen sein würden. In dem Referate des damaligen Bürgermeisters Petersen heisst es: „Dass unter Umständen die Cholera ansteckend sein kann, möchte nicht zweifelhaft, dass sie allgemein ansteckend sei, möchte überaus zweifelhaft sein." — Ferner wird darauf hingewiesen, dass die Cholera, die schon in Altenburg und Werdau wäre, ohnehin zu Lande ihren Weg auch nach Hamburg in nicht allzuferner Zeit finden würde, und dass der Ansteckungsstoff, welcher etwa vorhanden sein möchte, sich auf der mehrwöchentlichen Seereise nach Hamburg allem Vermuten nach verlieren dürfte.

Es ist eine interessante epidemiologische Thatsache, dass Hamburg im Jahre 1865 von der Cholera verschont blieb; schienen doch alle Bedingungen für eine epidemische Ausbreitung der Seuche erfüllt. Bei dem uneingeschränkten lebhaften Verkehr mit Italien, Südfrankreich und Spanien, wo überall die Cholera herrschte, musste die Gefahr der Einschleppung unvermeidlich erscheinen. Die klimatischen Verhältnisse waren der Art, dass sich im August und September die Cholera nostras zu solcher Intensität steigerte, dass die Aerzte asiatische Cholera vor sich zu haben glaubten. Die für die Bodenfeuchtigkeit wichtigsten Monate März, April und Mai waren ungewöhnlich regenarm gewesen, nur der Juli hatte grosse Regenmengen gebracht, der September war wieder sehr trocken und die jährliche Regenmenge (464,4) blieb weit unter dem Mittel (626,8). Aus den Regenverhältnissen könnte man die Immunität des Jahres 1865 also nur in der Weise erklären, dass dasselbe zu trocken gewesen sei. Bemerkenswert ist im übrigen, wie wir schon bei dem Ueberblick über die vierte Pandemie gesehen haben, dass auch ganz Deutschland im Jahre 1865 verschont blieb bis auf Sachsen, wo sich das epidemische Auftreten der Seuche auf ganz kurze Strecken des Pleisse-, Mulde- und Elsterthales an den Abhängen des Erzgebirges beschränkte.

1866.

Die Epidemie des Jahres 1866 begann mit den zwei ersten Fällen am 30. Juni und endete mit dem letzten Erkrankungsfall am 22. Oktober. In dieser Zeit wurden 2254 Erkrankungsfälle gemeldet, darunter 855 Männer, 767 Frauen, 324 Knaben und 308 Mädchen. In die öffentlichen Krankenhäuser wurden aufgenommen 356; in privater Pflege verblieben 1898. Als geheilt wurden 1096, als gestorben 1158 gemeldet.

Der Verlauf*) zeigt die ganz allmähliche Zunahme der Erkrankungsfälle im Verlaufe des Juli und August, die Steigerung in den letzten Tagen des August und den beiden ersten Septemberwochen, den Abfall um Mitte September und das allmähliche Erlöschen im Oktober.

Der Beginn der Epidemie wird von Dr. Gernet in seinem Physikatsberichte für das Landgebiet in folgender Weise geschildert. Die ersten zwei Fälle kamen am 30. Juni auf dem kleinen Grasbrook (Elbinsel, Marschboden) vor, „ohne dass es gelungen wäre, auch nur die leiseste Spur einer Uebertragung aufzufinden.“ Rasch und in einer für die Bevölkerungszahl nicht geringen Anzahl von meist schnell tötlichen Erkrankungen breitete sich die Seuche auf der benachbarten Elbinsel Steinwärder aus, welche von dem kleinen Grasbrook durch einen tiefen und rasch strömenden kleinen Arm der Elbe (Reiherstieg) getrennt ist. Fast um dieselbe Zeit zeigte sich die Krankheit auf dem Stadtdeich (am Oberhafen), von wo aus sie sich rasch über den Hammerbrook, Billwärderneuendeich, Grünendeich u. s. w. verbreitete. Hier (in diesen tiefliegenden Marschdistrikten am Wasser) erreichte die Epidemie erst gegen die Mitte Oktober ihr Ende, während sie auf Steinwärder in kaum 4 Wochen verlief. Nächst der höchst intensiven, aber kurz dauernden Epidemie auf Steinwärder war die Gegend des Stadtdeichs bis Rothenburgsort, und das, was sich unmittelbar daran schliesst, am stärksten heimgesucht, so dass hier etwa der 13. Teil sämtlicher Erkrankungen vorkam. Es ist von besonderem Interesse, dass also in Rothenburgsort, in unmittelbarer Nähe der Stadtwasserkunst und ihrer Schöpfstelle, die Krankheit am stärksten auftrat, ohne dass der zeitliche Verlauf der Epidemie mit seiner ganz allmählichen Zunahme und ebenso erfolgenden Wiederabnahme der Erkrankungsfälle an eine Infektion des Wassers der centralen Leitung mit specifischen Krankheitskeimen denken liesse.

---

*) s. S. 302 und 303.

Bezüglich des Ortes, wo die ersten Erkrankungsfälle vorkamen, ist auch der erste Bericht des Physikus Dr. Buek jun.
vom 24. Juli 1866 von Interesse.

	erkrankt	gestorben
Nördliche Neustadt . .	3	3
Südliche „ . .	5	4
Nördliche Altstadt . .	1	1
Südliche „ . .	25	21
Niederhafen	8	6
Oberhafen	1	1
Vorstadt St. Pauli . . .	2	2
„ St. Georg . .	6	2
Stadtdeich	3	2
Marschlande	25	23
Geestlande	8	5
	87	70

Von diesen 87 ersten Erkrankungsfällen betrafen 67 die Stadtteile in der Nähe der Elbe und des Hafens; resp. die Elbinseln.

Erkrankungsfälle nach Monaten:

Juni	. . . .	2
Juli	. . . . .	273
August	. . .	787
September	. .	1130
Oktober	. . .	62
		2254

Der Verlauf der Epidemie gestaltete sich in folgender Weise:

Juni 30	. . . . .	2	Juli 27	. . . . .	7
Juli 1	. . . . .	3	28	. . . .	19
2	. . . .	1	29	. . . .	10
3	. . . .	2	30	. . . .	14
4	. . . .	1	31	. . . .	10
5	. . . .	3	August 1	. . . . .	17
6	. . . .	3	2	. . . .	16
7	. . .	1	3	. . .	13
8	. . . .	—	4	. . . .	2
9	. . . .	—	5	. . . .	13
10	. . . .	5	6	. . . .	11
11	. . . .	2	7	. . . .	18
12	. . . .	1	8	. . . .	9
13	. . . .	6	9	. . . .	10
14	. . . .	5	10	. . . .	12
15	. . .	5	11	. . . .	11
16	. . .	12	12	. . . .	19
17	. . .	19	13	. . . .	27
18	. .	17	14	. . .	35
19	. . .	18	15	. . . .	41
20	. . .	25	16	. . . .	25
21	. . . .	16	17	. . . .	20
22	. . . .	13	18	. . . .	36
23	. . .	15	19	. . . .	23
24	. . . .	14	20	. . . .	28
25	. . . .	7	21	. . .	20
26	. .	17	22	. . .	27

August	23	. . . .	33		Septbr.	21	. . . . .	6
	24	. . . .	35			22	. . . . .	16
	25	. . . .	37			23	. . . . .	11
	26	. . . .	34			24	. . . . .	16
	27	. . . .	34			25	. . . . .	11
	28	. . . .	38			26	. . . . .	20
	29	. . . .	35			27	. . . . .	16
	30	. . . .	41			28	. . . . .	11
	31	. . . .	59			29	. . . . .	9
Septbr.	1	. . . .	66			30	. . . . .	8
	2	. . . .	62		Oktbr.	1	. . . .	10
	3	. . . .	113			2	. . . .	6
	4	. . . .	92			3	. . . .	9
	5	. . . .	65			4	. . . .	4
	6	. . . .	73			5	. . . .	12
	7	. . . .	85			6	. . . .	6
	8	. . . .	58			7	. . . .	1
	9	. . . .	57			8	. . . .	1
	10	. . . .	64			9	. . . .	2
	11	. . . .	62			10	. . . .	2
	12	. . . .	52			11	. . . .	2
	13	. . . .	28			12	. . . .	—
	14	. . . .	24			13	. . . .	3
	17	. . . .	20			14	. . . .	—
	18	. . . .	11			15	. . . .	2
	19	. . . .	7			16	. . . .	1
	20	. . . .	11			22	. . . .	1

Verteilung der Erkrankungsfälle über die einzelnen Stadtteile:

	erkrankt	gestorben
Nördliche Neustadt	268	142
Südliche „	298	176
Nördliche Altstadt	166	83
Südliche „	480	237
Niederhafen . .	72	46
Oberhafen	38	21
Vorstadt St. Pauli .	208	121
„ St. Georg	191	85
Stadtdeich . . .	88	44
Marschlande . . .	291	141
Geestlande . . .	154	62
	2254	1158

Das Jahr 1866 zeichnete sich im Ganzen durch einen ungewöhnlich niedern Krankenbestand und durch eine fast völlige Abwesenheit von sonstigen epidemischen Krankheiten aus. Trotz der Cholera blieb das Verhältnis der Mortalität ein günstiges, im Gegensatz zum Jahre 1865.

Ueber die Witterungsverhältnisse des Jahres 1866 in ihrem Einfluss auf die Morbidität im Allgemeinen entnehmen wir dem Berichte Dr. Gernets über das Landphysikat folgendes.

Der April wurde durch einige Gewitter mit reichlichem, aber warmem Regen eingeleitet, dann folgte eine lange Reihe von fast immer schönen Tagen mit einer durchschnittlichen Wäme von $+ 18^0$ R. Der Mai war durch scharfe Winde am Tage und Nachtfröste sowie durch sehr auffallende Temperaturschwan-

kungen ausgezeichnet. Im Gegensatze zum Mai brachte der Juni
eine fast durchgehends intensive Hitze; die durchschnittlich grösste
Wärme betrug 20° R.; am heissesten Tage hatte man 26° R.
Erst unter dem Einfluss dieser ungewöhnlich grossen, anhaltenden
Hitze des Juni zeigte sich gegen die Mitte desselben eine nicht
unerhebliche Zunahme des Krankenstandes und an Stelle der
Respirationskatarrhe fanden sich überall gastrische Störungen ein,
häufiger schon in der Form von Cholerine, doch ging auch
deren Zahl im Ganzen kaum über das gewöhnliche Mass hinaus,
welches fast immer bei anhaltender Wärme den Sommermonaten beobachtet wird. Am 30. Juni kam dann, ohne dass in der
Bevölkerung die sonst so oft bemerkten Prodromalsymptome sich
gezeigt hätten, der erste Cholerafall auf dem kleinen Grasbrook vor.

Weder im Juli noch im August hatte man im allgemeinen
hohe Temperaturen. Im Juli betrug die durchschnittliche grösste
Wärme nur 18° R. bei unausgesetzt SW-Winden; an nicht wenigen
Tagen war die Atmosphäre bei bedeckter Luft und nicht sel-
tenem Regen für die vorgerückte Jahreszeit fast kühl zu nennen.
In ähnlicher Weise verlief auch der September, in dessen erstem
Drittel die Epidemie ihren Höhepunkt erreichte. Der Oktober,
in welchem die Seuche allmählich erlosch (22. Oktober), brachte
eine mittlere Temperatur bei meistens östlichen Winden; auch
der November, in dem Hamburg gewöhnlich den ersten Vor-
winter mit stärkerem Frost zu haben pflegt, zeichnete sich durch
ungewöhnlich mildes Wetter aus; bei vorherrschendem Nebel,
bei viel Sturm und Regen brachte der kälteste Tag nur — $3^1/_4$° R.
Ebenso war der Dezember ein sehr milder Wintermonat. Nach
dem 22. Oktober kamen Cholerafälle nicht mehr zur Beobachtung.

Von allen ausserordentlichen Massnahmen in Bezug auf die
Cholera wurde Abstand genommen, ohne dass, wie es in dem
Physikatsberichte pro 1866 heisst, Anlass gegeben wurde, dies
zu bereuen. Indessen wurde das Publikum über die Wichtigkeit
der Desinfektion und ihre Ausführung belehrt und ihm Gelegenheit gegeben, sich die Desinfektionsmittel zu den billigsten Preisen
zu verschaffen. In welcher Weise diese Desinfektion ausgeführt
wurde, ist nicht angegeben. Dr. Gernet sagt in seinem Berichte
nur, dass die Desinfektion auf die Latrinen und Nachtgeschirre
beschränkt sei, die so sehr wünschenswerte Desinfektion der be-
schmutzten Betten aber sehr im argen liege.

Dr. Gernet fügt noch hinzu: „In früheren Epidemien (1857
und 1859) war man geneigt, vorzugsweise dem unleidlichen
kloakenartigen Zustande der Deichwetterung das Umsichgreifen
der Cholera am Stadt- und Billwärder-Neuendeich zuzuschreiben,
und deshalb wurde 1866 die Wetterung durch regelmässige
Spülung in einem so guten Zustande gehalten, wie es seit Jahren
nicht gewesen war, und trotzdem hat sich die Cholera dort
höchster Intensität entfaltet.“

Die Epidemie des Jahres 1866 hat insofern ein besonderes Interesse, als die Cholera von Hamburg aus durch die Truppen des hamburgischen Kontingents nach Unterfranken und Baden verschleppt worden sein soll. Herrn Dr. Brauer in Hamburg, welcher das Kontingent als Bataillonsarzt begleitete, verdanken wir die näheren Nachrichten über die in dem Truppenteile vorgekommenen Cholerafälle. *)

Am 22. Juli 1866, also 3 Wochen nach den ersten Cholerafällen, als die tägliche Erkrankungsziffer schon auf 25 gestiegen war, verliess das hamburgische Kontingent per Eisenbahn Hamburg, um sich in Bayern und Baden mit den Truppen des norddeutschen Bundes zu vereinigen. Am 20. Juli war in der Kaserne ein Cholerafall vorgekommen, welcher in wenigen Stunden tötlich verlief. Die Truppen fuhren von Hamburg direkt nach Frankfurt am Main, bezw. Aschaffenburg durch und durchzogen vom 23. Juli bis 26. August Teile von Unterfranken und Baden. Auf dem Marsche wurde der erste Cholerakranke vom zweiten Bataillon, welches direkt von Hamburg nach Aschaffenburg durchgefahren war, am 24. Juli daselbst einem preussischen Lazarett übergeben. An den folgenden, durch schwüle Hitze und Staub überaus anstrengenden Marschtagen kam kein „ernstlicher" Cholerafall vor; erst am 29. Juli trat der erste, rasch tötlich verlaufende Fall auf. — Vom 1. August an wurden die Truppen über weitere Gegenden zerstreut, während die Cholera unter den Bewohnern ärgere Verwüstungen (nach badischen Berichten in einigen Ortschaften 7—15 $^0/_0$ der Bevölkerung) anrichtete, als unter den Truppen. Im ganzen starben bis zum 6. August, also innerhalb 9 Tagen, von den hamburgischen Truppen (1695 Mann) 13 Mann. Nach dem 6. August kam kein besorgniserregender Fall mehr vor.

v. Pettenkofer hat nun die amtliche Marschroute der hamburgischen Truppen durch die verschiedenen Ortschaften mit dem Auftreten der Cholera in denselben verglichen und festgestellt, dass von den 40 in Betracht kommenden Ortschaften 23 ganz frei blieben, 13 Orte sporadische Fälle und nur 4 Orte Epidemien hatten. Als sehr bemerkenswert fügt v. Pettenkofer hinzu, dass, obwohl auch noch andere Truppenteile der preussischen Armee, welche 1866 in Franken und Baden operierten, an Cholera litten, die Krankheit doch so auffallend beschränkt blieb. Alle epidemisch ergriffenen Orte in Unterfranken und Baden lagen nämlich innerhalb des Dreiecks, welches die Krümmung des Mains bildet, soweit der Fluss von Ochsenfurt nördlich über Würzburg nach Gemünden, dann wieder südlich über Lohr, Rothenfels und Wertheim bis Milterberg wieder herab bis fast zur gleichen Breite mit Ochsenfurt geht. Auf bayerischem Gebiete

---

*) s. den Bericht von Dr. Brauer bei v. Pettenkofer: Der gegenwärtige Stand der Cholerafrage. München und Leipzig 1887. S. 162.

waren 11, auf badischem 10 Ortsepidemien. Die Truppenzüge haben sich bekanntlich nicht auf dieses Dreieck beschränkt . (s. S. 164.)   Seite 165 heisst es weiter: Zwischen diesen beiden epidemischen Strichen liegen nun, namentlich auf bayerischem Gebiete, zahlreiche Ortschaften, welche Mittelpunkte strategischer Operationen waren und von Krieg, Einquartierung und Spitälern am meisten und teilweise sehr zu leiden hatten, und doch frei von Epidemien blieben.   Im besonderen weist v. Pettenkofer dann noch hin auf die Städte Würzburg und Heidingsfeld, wo trotz aller Einquartierungen cholerainfizierter preussischer Truppen die Cholera doch keinen epidemischen Fuss fassen konnte, und schliesst seine Betrachtung mit dem Hinweis darauf, dass solche von jeder Theorie unabhängigen Thatsachen doch viel eher an die Cholerawoge der Autochthonisten in Indien, als an die Ansteckung der Kontagionisten durch die Exkremente Cholerakranker erinnerten und auf atmosphärische und lokale Einflüsse zurückzuführen wären.

Von Interesse ist noch, dass in New York folgende Schiffe aus Hamburg mit einer grösseren Zahl von Cholerafällen ankamen:

15. August: Dampfschiff „Bavaria" mit 278 Passagieren und 6 Todesfällen,

7. Novbr.: Segelschiff „John Bertram" mit 455 Passagieren und 36 Todesfällen,

12.   Segelschiff „Washington" mit 207 Passagieren und 19 Todesfällen,

28.   Segelschiff „Jessie" mit 241 Passagieren und 16 Todesfällen. *)

Sehr bemerkenswert ist, dass in der ganzen Zeit der Epidemie vom 30. Juni bis 22. Oktober auf von Hamburg ausgehenden Schiffen nur die eine Schiffsepidemie auf der „Bavaria" beobachtet ist; die drei letzten Schiffe hatten Hamburg schon zu einer Zeit verlassen, wo die Seuche erloschen war: die Krankheitsursache hatte sich in den letzten Fällen vom 16. und 22. Oktober in Hamburg geltend gemacht. Dasselbe gilt von den beiden Schiffsepidemien des Jahres 1867. (s. dort.)

---

*) Uebereinstimmend berichtet in den Annual Reports of the commissioners of emigration of the state of New-York und in den Jahresberichten der Deutschen Gesellschaft der Stadt New-York.   Reincke a. a. O. S. 66.

1867.

Im Jahre 1867, wo die Cholera in Deutschland nur in den Rheinlanden mit einiger Heftigkeit auftrat und in der Schweiz vereinzelte Erkrankungen vorkamen, war auch Hamburg nur in geringem Grade von der Seuche heimgesucht.

In dem Generalbericht über das Landphysikat Hamburg im Jahre 1867 schreibt Dr. Gernet: „Von einer Cholera-Epidemie blieben wir allerdings, wie in der Stadt, so auch im Landgebiet im Jahre 1867 verschont; dennoch sind vom Juli bis November allmonatlich einige Fälle vorgekommen, in denen besonders Kinder unter Cholera-Symptomen starben. Im Oktober ereignete es sich, dass in der Stadt auf dem Kehrwieder (also am Hafen!) kurz nach einander binnen zwei Tagen 4 Kinder in derselben Familie unter den ausgesprochensten Erscheinungen der Cholera asphyctica erkrankten und sämtlich rasch daran starben. Die Legalsektion setzte es ausser Zweifel, dass sie die Cholera gehabt hatten. Kaum 8 Tage später erkrankten in der nördlichen Neustadt (auf den hohen Bleichen) in einem Hause 3 Personen, nämlich 2 Kinder und deren Vater auf eben die Weise und starben binnen ganz kurzer Zeit, und gleichfalls erkrankten nach einigen Tagen in einer Familie (im Schaarhof bei dem Teilfeld) in der südlichen Altstadt zwei Kinder, die auch starben. Es war in allen diesen Fällen keine rechte ursächliche Beziehung aufzufinden, gerade in der Zeit, in welcher sie stattfanden, waren nirgends sonst choleraähnliche Erkrankungen bemerkt worden, auch herrschten keine Diarrhoen. Zwischen den verschiedenen befallenen Familien bestand gar kein Konnex. Diese Fälle von plötzlich auftretender intensivster Cholera asphyctica mit schnell tötlichem Ausgang erschienen völlig isoliert wie ein Meteor und liessen sich in keiner Weise in Bezug auf ihre Genese befriedigend erklären. Im ganzen ergaben die Todeslisten eine Zahl von 74 Personen, unter denen aber nur 9 Erwachsene und 65 Kinder, welche von Juli bis Anfang November als gestorben unter der Bezeichnung Cholera infantum, Cholera und Cholera asiatica aufgeführt werden, darunter eine sehr kleine Zahl vom Landgebiete. Unter den 9 Erwachsenen waren mehrere sehr alte Leute. Die bei weitem meisten dieser Fälle kamen im August und September vor. Die jetzt angestellten regelmässigen Grundwassermessungen haben ein brauchbares Resultat nicht ergeben.“

In den Zusammenstellungen des Gesundheitsrates werden 15 Todesfälle an asiatischer Cholera aufgeführt; nach den eben angeführten Ausführungen von Gernet darf angenommen werden, dass auch die Mehrzahl dieser Fälle in den August und September gefallen sind.

Dass es sich wirklich um Cholera in Hamburg gehandelt hat, geht auch daraus hervor, dass Altona in diesem Jahre 59 Erkrankungen und 44 Todesfälle hatte.

Sehr bemerkenswert sind zwei schwere Schiffs-Epidemien, welche sich auf den von Hamburg ausgegangenen Auswanderer-Segelschiffen „Lord Brougham" und „Leibnitz" ereigneten. Das erstere Schiff, das am 6. Dezember in New-York eintraf, hatte unter 383 Passagieren 78 Cholera-Todesfälle gehabt, das andere, das Hamburg am 2. November verlassen hatte und am 12. Januar 1868 in New-York anlangte, unter 543 Passagieren 107 Cholera-Todesfälle.*) Hervorzuheben ist, dass diese schweren Schiffs-Epidemien sich in einem Jahre ereigneten, wo in Hamburg eine so geringe Zahl von Cholerafällen vorkam, dass von einer Epidemie nicht die Rede sein kann, und dass sie zwei Schiffe betrafen, welche Hamburg zu einer Zeit verlassen hatten, wo die Zeit des gehäuften Auftretens vereinzelter Fälle längst überschritten war (August und September) und wo auch die vereinzelten Fälle aufhörten (Anfang November).

---

*) cf. Annual Reports of the commissioners of emigration of the state of New-York und Jahresberichte der Deutschen Gesellschaft der Stadt New-York; ferner Obergerichtliches Erkenntnis nebst den Entscheidungsgründen in Angelegenheit des Hamburger Schiffes „Leibnitz". Hamburg 1868. Die Zahlen des in dieser Schrift niedergelegten ausführlichen Gutachtens des Physikus Buek sen. stimmen, wie Reincke anführt, nicht völlig mit den New-Yorker Zahlen.

Die fünfte Cholera-Periode Hamburgs 1871
im Verhältnis
zu der vierten Pandemie (1863—75).

Die fünfte Cholera-Periode Hamburgs im Jahre 1871 erfolgte während der vierten Pandemie (1863—75).

In den Jahren 1869 und 1870 trat überall ein Stillstand der Seuche ein; nur auf russischem Gebiete dauerte dieselbe fort.

1871 kam die Cholera wieder zu grösserer Ausbreitung, welche Russland, Galizien, Ungarn, Böhmen und Mähren und Preussen betraf; im August des Jahres trat die Seuche auch wieder in Hamburg auf.

1871.

In der Zeit vom 1. August bis 24. September 1871 kamen 1288 Erkrankungen an Durchfall, Brechdurchfall und Cholera zur Anmeldung mit 173 Todesfällen. Darunter waren 187 Kinder im ersten Lebensjahre, von denen 53 starben. Als Cholera wurden 171 Erkrankungen bezeichnet, von welchen 101 einen tötlichen Ausgang nahmen; darunter waren 4 Kinder im ersten Lebensjahre.

Bezüglich der anfänglichen Ausbreitung der Seuche ist eine Notiz des „Hamburgischen Correspondenten" vom 12. September 1871 von Interesse, in welcher es heisst, dass das Hauptkontingent der bis dahin vorgekommenen Erkrankungsfälle von der 1700 Köpfe starken Arbeiterabteilung, die mit dem Bau der Venloer Bahn*) beschäftigt war, gestellt wurde und von den in der Nähe befindlichen Uferdistrikten. Um die Ausbreitung der Seuche von diesem Krankheitsherde aus nach Möglichkeit zu beschränken, wurde auf dem Grasbrook eine aus 4 Aerzten bestehende ärztliche Station eingerichtet, um sämtliche Arbeiter einer täglichen ärztlichen Inspektion zu unterwerfen und die der Cholera-Erkrankung fast regelmässig vorangehenden Durchfälle sofort zu behandeln. Hand in Hand mit dieser Massregel ging die sofortige Errichtung eines Lazaretts auf dem Grasbrook, in welches etwa erkrankende Erdarbeiter aufgenommen wurden, so dass Kranke in ihre Wohnungen überhaupt nicht mehr zurückzukehren brauchten.

Am 23. August 1871 wurde auf Antrag des Senates von der Bürgerschaft eine Summe von 150,000 Mark für die durch die Cholera möglicherweise notwendig werdenden Massregeln bewilligt.

Die Cholera-Kommission veranlasste in ihrer ersten Sitzung am 26. August 1871 zunächst eine sofortige gründliche Reinigung der im Landgebiete befindlichen öffentlichen Wasserläufe, sowie eine Verhinderung einer Verunreinigung derselben durch zugeleitete Schmutzwässer. Eine besondere Aufmerksamkeit wurde der Wasserversorgung der Elbinsel Steinwärder zugewandt, welche in der Weise geregelt wurde, dass das filtrierte Wasser der Altonaer Leitung in einer eisernen Wasserschute überführt und durch eine Dampfpumpe in die auf der Insel aufgestellten Reservoirs gehoben wurde. Alle gewerblichen Etablissements, welche animalische Stoffe verarbeiteten oder in denen eine grosse Arbeiterzahl beschäftigt wurde, alle Schulen, Herbergen und

---

*) Auf einer der Stadt vorgelagerten Elbinsel mit Marschboden.

Auswandererhäuser, sowie die Wohnungen in den Gängen und Höfen wurden einer sanitätspolizeilichen Untersuchung unterworfen. Die Errichtung von Baracken vier verschiedenen Plätzen in der Stadt wurde vorgesehen.

Für leicht erreichbare ärztliche Hilfe wurde durch Einrichtung von Hilfsstationen gesorgt und die Apothekenbesitzer angewiesen, die Medikamente für Unbemittelte auf Staatskosten zu verabfolgen.

Die nach § 13 der hamburgischen Medizinal-Ordnung bestehende Verpflichtung der sofortigen Anmeldung von Erkrankungen an Cholera wurde durch Verfügung des Gesundheitsrates vom 31. August 1871 auf alle Durchfälle und Brechdurchfälle ausgedehnt. Bei Todesfällen musste ein Duplikat des Totenscheins an das Bureau der Gesundheits-Kommission unverzüglich eingeschickt werden, damit von diesem die nötigen sanitären Massregeln in Bezug auf Beerdigung und etwaige Desinfektion sogleich eingeleitet werden könnten.

Zur Desinfektion in Fällen von Blattern- und Cholera-Erkrankungen wurde von seiten des Gesundheitsrates empfohlen: zwecks Reinigung der Luft in den Wohnungen Cholerakranker das Aufstellen von Chlorkalk in flachen Schalen bei verschlossenen Thüren und Fenstern, einige Stunden lang, sodann gründliche Lüftung. Zur Desinfektion der Abtritte, Nachtgeschirre, Steckbecken und Kofferstühle wurde Karbolsäure in 1 % Lösung oder als Karbolstreupulver empfohlen. Für Bett- und Leibwäsche sowie für Kleidungsstücke wurde das Auskochen in Wasser als das sicherste Desinfektionsmittel bezeichnet; wo dies nicht unmittelbar nach dem Gebrauch geschehen könnte, müsste das Zeug wenigstens in eine 1 % Chlorkalklösung gelegt werden. Die Reinigung und Desinfektion der Betten und Kleider geschähe am sichersten in eigens dafür eingerichteten Anstalten, deren es zwei gab. Zur Desinfektion im grossen, z. B. von Schwindgruben, Düngerstätten, Schlachtergruben u. s. w. wurde das reichliche Bestreuen mit Chlorkalk empfohlen.

Zur Desinfektion der von Cholera oder Pocken betroffenen Wohnungen Unbemittelter wurden zwei Desinfektoren angestellt, welche verpflichtet waren, die Desinfektionen nach einer ihnen erteilten Instruktion unentgeltlich auszuführen. Aussserdem waren 25 konzessionierte Heildiener nach empfangener Unterweisung beauftragt, Desinfektionen gegen eine angemessene Bezahlung zu übernehmen.

Das gehäufte Auftreten von Cholera-Erkrankungen unter der 1700 Köpfe starken Arbeiterabteilung, welche am Bau der Venloer Bahn beschäftigt war, am Oberhafenkanal, wo die Sielabflüsse des eingedeichten Marschgebietes (Hammerbrook) in die Elbe (Oberhafen) übergepumpt wurden, legte die Befürchtung nahe, dass eine direkte Verunreinigung der nicht allzufern gelegenen

und jedenfalls bei der Flut erreichbaren Schöpfstelle der Stadtwasserkunst stattfinden könne. Es wurde infolgedessen am 15.
September d. J. eine Untersuchung des an der Schöpfstelle entnommenen Wassers veranlasst, deren Resultat in folgender Veröffentlichung bekannt gegeben wurde:

Resultat einer Unter-suchung des Leitungs-wassers.

Die unterzeichnete Behörde hat in Anlass der neuerdings
mehrfach in den öffentlichen Blättern ausgesprochenen Bedenken
über die Qualität des von der Stadtwasserkunst gelieferten Wassers,
namentlich über die mögliche Verschlechterung desselben durch
die Abflüsse der Sielpumpe bei Brandshof, den Chemiker Herrn
Dr. Ulex, zu einer Untersuchung desselben aufgefordert, und sie
will nicht unterlassen, das von dem Genannten abgegebene Gutachten, in welchem jene Bedenken als durchaus unbegründet
nachgewiesen werden, zur Kenntnis des Publikums zu bringen.
Dasselbe lautet wie folgt:

„Infolge einiger Reklamationen über die Qualität des von
der Stadtwasserkunst gelieferten Wassers, von dem behauptet
worden, dass es von dem Ausflusse der Sielpumpe bei Brandshof
zu Zeiten durch die veränderten Wasserströmungen verunreinigt
werde, welche daselbst durch Erdschüttungen und Kanalanlagen,
im Zusammenhange mit der Venloer Eisenbahn, ausgeführt worden
sind, hat die Deputation für die Stadtwasserkunst den Wunsch
gehegt, die Qualität des den Ablagerungs-Bassins zufliessenden
Wassers einer möglichst unparteiischen Prüfung unterzogen zu sehen.

Mit dieser beauftragt, habe ich in folgender Weise die Aufgabe zu lösen versucht.

Um die Proben unter den ungünstigsten Verhältnissen zu
nehmen, wurde angeordnet, dass am 15. September d. J., als
nach dem Kalender die Flut um $1^1/_4$ Uhr eintrat und um $5^1/_2$ Uhr
Hochwasser war, die Sielpumpe um 1 Uhr ihre Thätigkeit beginnen und bis $5^1/_2$ Uhr ununterbrochen fortsetzen sollte. Nachdem ich mich von der Ausführung dieser Anordnung überzeugt
hatte, begab ich mich nach den Ablagerungs-Bassins auf Rothenburgsort, und füllte um $4^1/_4$ Uhr dort an der Stelle, wo das
Elbwasser in das Bassin strömte, eine Anzahl Flaschen mit
demselben.

Das so geschöpfte Wasser bildete das Material für nachstehende Untersuchungen.

I. Mikroskopische Untersuchung.

Eine Flasche des obigen Wassers wurde s o f o r t an Herrn
Dr. Haussmann in Berlin gesandt, welcher dasselbe einer eingehenden mikroskopischen Untersuchung unterwarf. Die Einzel-
heiten derselben übergehend, fällt er schliesslich folgendes Urteil:

„Nach dem Erfolge der Untersuchungen muss das frische
Wasser, als mikroskopisch von ausgezeichneter Reinheit betrachtet werden, da es ausser spärlichen, und für

den menschlichen Körper in keiner Weise nachteiligen Algen, eine verschwindende Zahl von Infusorien, und gar keine Vibrionen und Bakterien, die schädlichsten und gefährlichsten Beimengungen, enthält. Die Untersuchung des Wassers nach längerem Stehen lehrt aber ferner, dass es in einem gut verschlossenen Gefässe erst am 19. September, also vier Tage nach seiner Füllung, reichlich Schizomyceten enthält."

II. Chemische Untersuchung.

Das etwas trübe Wasser ist geruch- und geschmacklos. In der Ruhe klärt es sich und bildet einen Absatz. Aus einem Liter (1000 Gramm) erhält man an suspendierten Stoffen: 0,018 Gramm, welche aus

    0,007 gr Thon und
    0,011   organischen Stoffen bestehen.

1 Liter des klaren Wassers hinterlässt beim Eindampfen 0,2572 Gramm Rückstand.

Dieser besteht aus:

    0,0806 gr Kochsalz,
    0,0765   schwefelsaurer Kalk,
    0,0151   kohlensaurer Kalk,
    0,0139   Chlormagnesium,
    0,0006   Eisenoxyd,
    0,0001   Manganoxyd,
    0,0034   Kieselerde,
    0,0370   organische Stoffe,
                 Phosphorsäure, Salpeter und salpetrige Säure, Ammoniak, in einem Liter Wasser durch Reagentien nicht nachweisbar.

    0,2572 gr.

Obiger Untersuchung zufolge ist das abgeklärte Elbwasser ungemein rein, und enthält weniger Salze in Lösung als die meisten Ströme Europas.

Dass Phosphorsäure, Salpeter und salpetrige Säure und Ammoniak, wesentliche Bestandteile faulender Auswurfstoffe, nicht nachgewiesen werden konnten, beweist die unendliche Verdünnung verunreinigender Zuflüsse durch die mächtige Wassermasse unserer Elbe.

Nach 14 Tagen war das in offenen und verschlossenen Gefässen aufbewahrte Probewasser noch geruch- und geschmacklos.

Auf Grund der mikroskopischen Beobachtung und chemischen Untersuchungen halte ich die Eingangs dieses Schreibens erhobenen Reklamen und aufgestellten Behauptungen für irrtümlich und unbegründet."   gez.: Dr. G. L. Ulex.

Hamburg, den 10. Oktober 1871.

Die Sektion für die Stadtwasserkunst.

Uebersicht

über die im Monat August und bis zum 10. September 1871 vorgekommenen Fälle an Durchfall, Brechdurchfall und Cholera.

(Veröffentlicht vom Sanitäts-Polizeibureau am 13. September 1871. Hamb. Correspond. Nr. 215.)

	Durchfall	Brech-durchfall	Cholera	Todes-fälle	Davon Kinder im ersten Lebensjahre			
					Durchfall	Brech-durchfall	Cholera	Todes-fälle
Altstadt, Norderteil	15	19	5	3	—		—	1
Altstadt, Süderteil	29	17	6				—	
Neustadt, Norderteil	36	30	3			6	—	
Neustadt, Süderteil	13	19	9	10	1		—	
St. Georg mit Hohenfelde und Borgfelde	41	23	6	9	4			
St. Pauli	12	19	8	9	3	4		1
Geestlande	9	24				4		
Marschlande	20	11	33	18	—	—	1	1
	175	162	72	66	16	23	1	15
		409				40		

Uebersicht

der vom 11.—-17. September 1871 angemeldeten Fälle von Durchfall, Brechdurchfall und Cholera.

	Durchfall	Brech-durchfall	Cholera	Todes-fälle	Davon Kinder im ersten Lebensjahre			
					Durchfall	Brech-durchfall	Cholera	Todes-fälle
Altstadt. Norderteil	23	36	11		3		1	
Altstadt, Süderteil	36	15	6	8				
Neustadt. Norderteil	28	19	4		6	9		1
Neustadt, Süderteil	18		11	10	6	12	—	4
St. Georg mit Hohenfelde und Borgfelde	49	37	12	13		10	—	
St. Pauli	14	24				4	—	1
Geestlande	56				11		1	4
Marschlande	80		16	14			—	1
	304	220	68	69	38	59	2	22
Im ganzen seit dem 1. August d. J.:	479	382	140	135	54	82	3	37
	1001			135	139			37

Uebersicht
der vom 18.—24. September 1871 angemeldeten Fälle von Durchfall, Brechdurchfall und Cholera.

	Durchfall	Brech-durchfall	Cholera	Total	Davon Kinder im ersten Lebensjahre			
					Durchfall	Brech-durchfall	Cholera	Total
Altstadt, Norderteil	10	23	8	41	3	6	1	10
Altstadt, Süderteil	18	7	6	31	4		—	4
Neustadt, Norderteil	15	20				4	—	
Neustadt, Süderteil	8	8		18	2	—		
St. Georg mit Hohenfelde und Borgfelde	18	11	3	32	1	4	—	
St. Pauli	5	7	1	13	1	4	—	
Geestlande	21	17		40	6		—	11
Marschlande	53	15			3	1		4
	148	108	31	287	23	24	1	48
Davon Todesfälle:	2	14	22	38	2	13	1	16
Im ganzen vom 1. August bis 24. Septbr.:	627	490	171	1288	77	106	4	187
Davon Todesfälle:	12	60	101	173	7	42	4	53

Abweichend von diesen Zahlen des Sanitäts-Polizeibureaus gibt Med.-Rat Kraus in seinem Jahresberichte über die medizinische Statistik des hamburgischen Staates für das Jahr 1872 an, dass Hamburg im Jahre 1871 141 Cholera-Todesfälle hatte, nämlich: August 12, September 123, Oktober 5, November 1.

Verteilung der Erkrankungsfälle über die einzelnen Stadtteile:

Nördliche Neustadt	9
Südliche „	22
Nördliche Altstadt	24
Südliche „	18
St. Georg mit Hohenfelde und Borgfelde	21
St. Pauli	14
Geestlande	7
Marschlande . .	56
	171

Die Abwehrmassregeln betrafen im Jahre 1871 Sorge für Reinhaltung der Strassen, Versorgung Steinwärders mit filtriertem Wasser, Errichtung von einigen neuen Freibrunnen auf dem Stadtdeich und Abstellung von sanitären Uebelständen nach Feststellung durch Kommissionen, welche aus je einem Arzt und einem Techniker bestanden. *Abwehrmassregeln.*

Für diejenigen Grundstücke, welche nicht in ihrer ganzen Ausdehnung mit Sielen versehen waren, sondern oberirdische Schmutzwasserläufe hatten, wurde eine sorgfältige Reinhaltung der Entwässerungsanlagen polizeilich vorgeschrieben (Aug. 1871).

In ihrer ersten Sitzung beschäftigte sich die Cholera-Kommission mit der Wasserversorgung von Steinwärder und man beschloss, das Wasser der Altonaer Wasserkunst auf Schuten hinüberzuschaffen, „weil es vor dem hamburgischen Wasser den Vorteil voraus habe, dass es filtriert sei.“

Bei Besprechung dieser Angelegenheit schreibt der „Hamb. Correspondent“ (Nr. 198; 1871, 24. Aug.): „Von der Bevölkerung der Insel wird die Versorgung durch ein Trinkwasser, welches aus anderer Quelle geschöpft ist denn aus derselben, in welche die Exkremente der Bewohner abfliessen, von Jahr zu Jahr peinlicher vermisst.

Die sechste Cholera-Periode Hamburgs (1873)
in ihrem Verhältnis
zu der vierten Pandemie (1863—75).

Die sechste Cholera-Periode Hamburgs im Jahre 1873 fiel in die vierte Pandemie (1863—75).

In den Jahren 1872 und 1873 herrschte die Cholera in den Ländern der österreichischen Monarchie und in Deutschland. In Bayern und Oberschlesien überdauerte sie den Winter 1873/74, während sie sonst mit dem Eintritt der kalten Jahreszeit zu erlöschen pflegt.

Während im Jahre 1872 Norddeutschland fast ganz frei von der Seuche geblieben war, wurde es im Jahre 1873 von einem epidemischen Auftreten der Cholera betroffen, welche in den östlichen und südöstlichen Grenzländern fortdauernd epidemisch herrschte. Die Aufmerksamkeit der preussischen Sanitätsbehörden war noch vorzugsweise auf diese historischen Einfallspforten der Krankheit gerichtet, als die Seuche urplötzlich in Magdeburg ausbrach (13. April 1873). Spätere Nachforschungen ergaben, dass schon seit dem 5. April, und zwar an ganz verschiedenen Punkten der Stadt, schwere, und zwar zum grossen Teile tötlich verlaufene Erkrankungen unter den Erscheinungen der Cholera vorgekommen waren; aus den Kirchenbüchern wurde festgestellt, dass in der Neustadt von Ende April bis Ende Juli 53 Individuen an „Brechdurchfall" erlegen waren. Erst als am 29. Juli gehäufte Todesfälle an diesem „Brechdurchfall" auftraten, wurde, wie es in dem Berichte der Cholera-Kommission für das Deutsche Reich heisst, das Vorherrschen von „Cholera" offiziell anerkannt. Es haben also hier offenbar dieselben natürlichen Schwierigkeiten die amtliche Erklärung vom Vorhandensein der Seuche um 3 Monate verzögert, welche auch heute noch die Behörden veranlassen können, zumal wenn es sich um die Erklärung des Ausbruches einer Epidemie in einer Welthandelsstadt handelt, mit solcher Erklärung zu zögern, bis der Nachweis des gehäuften Erkrankens resp. der epidemischen Ausbreitung erbracht ist.

Nächst Magdeburg zeigte sich die Cholera 1873 zuerst in der Provinz Posen. Am 19. Mai wurde ein Fall in der Stadt Posen bei einem Flösserknecht konstatiert. Weitere Erkrankungen kamen indessen in Posen selbst bis zum 22. Juli nicht vor. Ende Mai trat die Seuche an mehreren Orten der Reg.-Bezirke Bromberg, Marienwerder und Oppeln auf; in den ersten Tagen des Juli in dem russisch-preussischen Grenzlande des Reg.-Bezirks Gumbinnen.

Die Cholera-Erkrankungen in Hamburg fallen in die Zeit vom 14. Juni bis 8. November 1873, während das Jahr 1872 für Hamburg wie für ganz Norddeutschland cholerafrei

1873.

Der Anstieg der Epidemie war ein allmählicher: es kamen in der Zeit vom 14. Juni bis 25. Juli 54 Erkrankungen vor; die Akme fiel in die Zeit vom 2. August bis 6. September mit 1403 Erkrankungsfällen; vom 15. September bis zum 8. November zählte man 102 Erkrankungen.

Von den 1729 Erkrankungs- und 1005 Todesfällen betrafen 107 resp. 68 Fälle Erkrankungen auf Schiffen, so dass, wenn diese in Abrechnung gebracht werden, von der Gesamtbevölkerung, auf rund 350,000 veranschlagt, ca. 4,7 pro Mille erkrankt und 2.7 pro Mille erlegen sind.

Bezüglich der anfänglichen Ausbreitung der Epidemie wird in dem amtlichen Berichte des Medizinal-Inspektors Dr. Kraus hervorgehoben, dass die ersten Cholerafälle in der Stadt vorzugsweise Arbeiter betrafen, die auf oder an der Elbe beschäftigt waren, „so dass die Einschleppung von dem Wasserverkehr her kaum zu verkennen ist."

Von den 76 Erkrankungsfällen, welche in die Zeit vom 14. Juni bis zum 28. Juli fielen, betrafen 18 die Elbinsel Steinwärder, wo sich der erste Fall am 14. Juni ereignete; 17 die Elbinseln Moorfleth, Finkenwärder und das ührige Marschgebiet Veddel, Billwärder a. E.; 14 Fluss- resp. Seeschiffe (und zwar 9 Fluss- und 5 Seeschiffe). In der südlichen Altstadt betrafen alle 4 Fälle Personen, welche auf dem Wasser oder am Hafen beschäftigt waren. Ebenso betraf der erste Fall in der südlichen Neustadt am 7 Juli, also in der vierten Woche nach den ersten Erkrankungsfällen auf Steinwärder, einen Schiffszimmermann; der zweite Fall in der südlichen Neustadt erfolgte erst am 22. Juli und betraf eine Frau in der Schlachterstrasse. Der erste Fall in der nördlichen Altstadt am 15. Juni betraf den 40jähr. Nachtwächter auf dem Venloer Bahnhof, wohnhaft Klingberg 2; der zweite und dritte Fall ereigneten sich hier erst am 27. Juli und betrafen einen Architekten in der Deichthorstrasse und eine Näherin am Messberg. Die nördliche Neustadt war bis zum 28. Juli vollständig frei; am 28. Juli erkrankte denn ein Grünhöker am alten Steinweg. In der Vorstadt St. Pauli betraf der erste Fall am 25. Juli ein Kind am Pinnas, der zweite Fall am 28. Juli einen Jollenführer. In der Vorstadt St. Georg betrafen drei Fälle den Stadtdeich, drei Fälle ein Haus im Hammerbrook (Marschboden); ein Fall einen Krankenwärter am Allgemeinen Krankenhause und ein Fall einen 60jähr. Arbeiter hinter dem Strohhause. In vier Fällen (25. und 26. Juli) fehlt die Angabe, in welchem Teile von St. Georg die Erkrankung erfolgte. Die Geestlande blieben bis zum 3. August völlig frei. Bergedorf und Ritzebüttel hatten je einen von Hamburg eingeschleppten Fall. Zwei Fälle betrafen Obdachlose.

Die 76 ersten Erkrankungsfälle in der Zeit vom 14. Juni bis 28. Juli nach Zeit und Ort der Erkrankung, resp. Wohnort und Arbeitsstelle der Erkrankten.

Datum	Zahl der Erkrankungs-fälle	Ort der Erkrankung	Bemerkungen über Beschäftigung, Wohnort und Arbeitsstelle der Erkrankten
Juni 14	1	Steinwärder	
15	1	Altstadt-Norderteil	Nachtwächter auf dem Venloer Bahnhof, wohnhaft Klingberg.
17	2	auf Flussschiffen	
20	1	"	
21	1	"	
22	1	auf einem Seeschiff	
24	1	Steinwärder	
26	1	auf einem Flussschiff	
28	1	Altstadt-Süderteil	ein Arbeiter der am Oberhafen gearbeitet hatte und am Dovenfleet wohnte.
	10		
Juli 3	1	obdachlos	
4	1	auf einem Flussschiff	
7	1	Neustadt-Süderteil	ein Schiffszimmermann, wohnhaft Eichholz.
8		St. Georg	ein Krankenwärter am Allgem. Krankenhause und ein 60jähr. Arbeiter hinter dem Strohhause.
9	1	"	ein 6 jähr. Knabe am Stadtdeich.
10	3	Steinwärder	
		Billwärder a. E.	Frau eines Bahnbeamten im Billwärder-Ausschlag.
		auf einem Flussschiff	
11	1	obdachlos	
12	1	Bergedorf	Eingeschleppt von Hamburg.
13	4	3 auf Steinwärder	
		1 Altstadt-Süderteil	ein Ewerführer, wohnhaft Kehrwieder.
14	1	Steinwärder	
16	3	1 auf Steinwärder	
		1 im Marschgebiet	Allermöhe (eingeschleppt v. Hamburg).
		1 auf einem Flussschiff	
17	3	1 Altstadt-Süderteil	ein Arbeiter, der am Quai in Ottensee arbeitete.
		1 im Marschgebiet	ein Schenkwirt in Moorfleth.
		1 im Marschgebiet	ein Kind auf der Veddel.
18		1 in St. Georg	ein am Stadtdeich wohnhafter Arbeier.
		1 im Marschgebiet	ein Feldarbeiter in Moorfleeth.
	34		

Datum	Zahl der Er-krankungs-fälle	Ort der Erkrankung	Bemerkungen über Beschäftigung, Wohnort und Arbeitsstelle der Erkrankten
	34		
Juli 19	4	2 auf Steinwärder	
		1 im Marschgebiet	ein 7 jähr. Knabe in Moorfleth in dem Hause, wo der 1. Fall am 17. Juli vorkam.
21	1	1 auf einem Seeschiff auf Steinwärder	
22	6	1 Neustadt-Süderteil	eine Frau, wohnhaft Schlachterstrasse,
		1 St. Georg	ein Dienstmädchen. wohnhaft am Stadtdeich.
		1 auf Steinwärder	
		2 im Marschgebiet	in Moorfleth in dem Hause, wo am 17. und 19. Erkrankungen vorgekommen waren.
		1 auf einem Seeschiff	
23		1 im Marschgebiet	in Allermöhe (eingeschleppt).
		1 auf einem Seeschiff	
24	3	1 Altstadt-Süderteil	der Bademeister an der John'schen Elb-Badeanstalt.
		2 auf Steinwärder	
25	4	3 St. Georg	zwei in Hammberbrook (Marsch), Süderstr. 4, einer ohne nähere Angabe.
		1 St. Pauli (1. Fall dort)	ein Kind am Pinnas.
26	10	4 St. Georg	einer im Hammerbrook (Marsch), Süderstr. 4. drei ohne nähere Angabe.
		2 auf Steinwärder	
		2 im Marschgebiet	in Moorfleth und Veddel.
		1 in Finkenwärder	
		1 auf einem Seeschiff	
27	7	2 Altstadt-Norderteil	ein Architekt in der Deichthorstrasse und eine Näherin am Messberg.
		2 auf Steinwärder	
		1 im Marschgebiet	auf der Veddel.
		2 im Marschgebiet	in Billwärder a. E.
28	5	1 Neustadt-Norderteil	dieser erste Fall in dem Neustadt-Norderteil betraf einen Grünhöker am alten Steinweg.
		1 St. Pauli	ein Jollenführer, wohnhaft Sophienstr.
		1 im Marschgebiet	
		1 im Marschgebiet	in Billwärder a. E.
		1 auf einem Flussschiff	
Bis z. Juli 28	76		
29	13		
30	20		
31	15		
	116		
Aug. 1	12		

Bei der Betrachtung dieser 76 Erkrankungsfälle der ersten
6 Wochen (bis 28. Juli) müssen wir zunächst ausschalten die
zwei Obdachlosen, die zwei nach Bergedorf und Ritzebüttel eingeschleppten Fälle, die vier Erkrankungen (am 25. und 26. Juli)
in St. Georg, bei welchen eine nähere Angabe fehlt, ferner den
Wärter im Allgemeinen Krankenhause, über dessen Erkrankungsursache nichts berichtet wird.

Von den noch bleibenden 67 Fällen betrafen nun 41 die
Elbinseln und das übrige Marschgebiet und 14 Fälle im Hafen
liegende Fluss- und Seeschiffe. 7 Fälle betrafen in der Stadt
resp. den Vorstädten wohnende Personen, die auf dem Wasser
oder am Hafen beschäftigt waren, und nur in 5 in verschiedenen
Teilen der Stadt vorgekommenen Fällen sind Beziehungen zum
Hafen nicht nachweisbar. Es sind dies folgende Fälle Am
22. Juli erkrankte eine Frau in der südlichen Neustadt (Schlachterstrasse); am 25. ein Kind in St. Pauli (Pinnas); am 27. ein
Architekt und eine Näherin in der nördlichen Altstadt; am 28.
ein Grünhöker in der nördlichen Neustadt. Diese ersten Erkrankungen in bis dahin freien Stadtteilen erscheinen, wie sie einerseits keinerlei Beziehung zum Hafen nachweisen lassen, andererseits zeitlich als Vorläufer der unmittelbar bevorstehenden epidemischen Ausbreitung der Seuche.

Es ergibt sich aus dieser Betrachtung unzweideutig, dass
die Krankheit ihren Ausgang und ihre anfängliche Verbreitung
auf den Elbinseln und am Hafen genommen hat, und dass bis
Ende Juli noch kein Moment zu einer epidemischen Ausbreitung
über die ganze Stadt mitgespielt hat. Ein solches könnte erst
nach dem 28. Juli in Betracht kommen, indem man vom 2. August
bis 6. September eine Verteilung der Erkrankungsfälle über das.
ganze Gebiet der Stadt und der Vorstädte gleichzeitig mit einer
Zunahme des epidemischen Erkrankens im Gebiet der Geest- und
Marschlande, sowie auf den zuerst befallenen Elbinseln und auf
den Schiffen des Hafens beobachtete. Es wird das am besten
illustriert durch folgende Tabelle (S. 323), welche der Statistik
des Med.-Rats Dr. Kraus entnommen ist und welche deutlich
zeigt, dass sich die Choleraursache im ganzen städtischen Gebiete
sowie auf den Elbinseln geltend gemacht hat, ohne dass bei der
geringen Zahl der Erkrankungsfälle etwa an eine Infektion des
Wassers der centralen Leitung zu denken wäre.

Verteilung der Erkrankungsfälle über die einzelnen Monate:

Juni	10
Juli	116
August	1189
September	355
Oktober	55
November	4

Verteilung

der Cholera-Erkrankungen über die einzelnen Teile der Stadt und des Gebietes während der Akme der Epidemie vom 2. August bis 6. September 1873.

(Die Tabelle ist der Statistik des Med.-Rats Dr. Kraus entnommen.)

Datum	Altstadt		Neustadt		St. Georg	St. Pauli	Geestlande	Elbinsel Steinwärder	Moorfleth	Finkenwärder	Moorburg	Veddel etc.	Billwärder a. B.	Billwärder a. E.	Uebriges Marschland	Bergedorf	Ritzebüttel	Flussschiffe	Seeschiffe	1 Auswandererschiff	Obdachlos	Summa
	Süderteil	Norderteil	Süderteil	Norderteil																		
August 2	3	4	1	4	7	2	—	2	—	2	—	1	2	3	—	—	—	2	1	—	—	34
3	2	3	3	5	2	2	1	1	—	—	—	2	—	5	—	—	—	2	1	—	—	29
4	1	4	—	—	5	—	1	2	—	—	—	1	—	—	—	—	—	1	1	—	—	16
5	4	3	2	3	1	2	2	1	—	2	—	2	—	3	—	—	—	1	1	—	—	27
6	3	7	4	—	—	2	1	3	—	—	—	3	—	4	—	—	2	1	1	—	—	31
7	3	5	3	2	6	—	1	1	1	—	—	—	—	3	—	—	1	—	2	—	—	28
8	5	5	7	3	1	3	—	3	—	1	—	2	—	9	—	—	—	—	—	—	—	39
9	4	1	3	5	4	5	2	2	—	2	—	1	1	4	—	—	—	—	—	—	—	34
10	3	5	6	4	5	2	—	2	—	—	—	6	—	9	—	1	—	3	2	—	—	48
11	3	5	5	3	3	6	1	1	1	4	—	8	1	7	—	—	—	1	—	—	1	50
12	4	8	7	1	2	2	1	1	—	—	—	2	—	1	—	—	—	—	—	—	—	29
13	—	5	3	2	1	1	2	2	—	1	1	1	—	4	—	—	1	—	1	—	—	25
14	3	6	2	2	1	1	2	—	—	1	1	1	—	4	—	—	1	1	2	—	—	28
15	2	10	3	5	4	2	3	1	—	1	—	2	1	3	—	—	—	—	3	—	—	40
16	4	4	4	6	1	4	3	—	—	2	1	3	1	3	—	—	—	—	1	—	—	37
17	3	3	2	3	2	4	4	1	1	3	1	2	—	2	—	—	—	—	1	—	—	32
18	6	5	5	10	6	2	5	—	—	—	—	—	1	4	—	—	1	3	2	—	—	50
19	8	2	1	2	3	3	2	—	—	5	—	—	—	2	1	—	1	—	3	—	—	33
20	1	—	—	7	3	4	1	—	2	—	—	—	—	4	1	—	—	—	—	—	—	23
21	5	4	—	8	5	3	2	—	2	—	—	1	2	3	—	—	—	—	1	—	—	36
22	5	1	5	3	5	6	1	2	—	1	—	—	1	1	—	—	1	1	1	—	—	34
23	2	4	1	2	1	—	2	—	—	1	1	—	1	7	—	1	—	—	—	—	—	23
24	4	1	6	4	7	3	4	1	1	4	2	—	1	2	—	2	—	—	—	—	—	41
25	8	5	5	4	2	1	2	—	—	1	2	1	1	—	—	—	—	—	—	—	—	32
26	4	12	3	3	9	3	4	—	—	1	3	—	—	1	—	—	—	2	—	—	1	46
27	4	7	2	3	13	5	6	1	—	1	2	—	—	2	—	—	—	—	—	—	—	46
28	7	7	9	15	10	6	14	1	—	2	—	—	—	3	—	—	—	—	—	—	1	75
29	7	11	12	2	7	8	4	—	—	—	4	—	2	2	—	—	1	—	—	—	—	60
30	8	15	12	12	15	13	4	—	1	1	1	—	1	7	—	2	—	—	3	—	—	95
31	8	11	3	3	3	7	8	—	—	—	4	—	—	4	1	—	—	1	—	—	3	56
Sept. 1	4	15	12	7	4	7	9	—	—	—	—	—	—	2	—	—	—	—	—	—	1	61
2	4	5	5	4	3	5	3	—	—	—	3	—	—	2	—	—	1	—	1	—	1	37
3	3	7	4	—	4	3	4	—	—	—	3	—	—	—	1	—	—	—	2	—	—	31
4	5	6	2	1	2	2	2	—	—	—	5	—	—	2	—	—	—	—	1	—	—	28
5	7	4	3	3	6	—	4	—	1	—	—	—	—	1	—	—	1	—	1	—	—	31
6	6	3	5	5	3	1	1	—	—	—	3	—	—	1	—	—	—	—	—	—	—	28

Die Beschäftigungen der 697 erkrankten Männer waren folgende: Arbeiter 245; Handwerker 180; Handel- und Gewerbetreibende 67, Wasserverkehr 91 (nämlich 83 Schiffer, Fischer und Seeleute; und 8 Ewer- und Jollenführer); Angestellte 29; sonstige Beschäftigungen 83, darunter 4 Krankenwärter resp. Leichenträger.

Eigentliche örtliche Verbreitungsbezirke sind nur in folgenden Fällen bemerkt: 1. Die Krankenstation des Kurhauses, wohin alle diejenigen Kranken zunächst gebracht werden, deren Wohnung und Personalien nicht festzustellen sind; 2. ein Wohnungskeller auf dem kleinen Grasbrook; 3. ein Haus in Moorfleth; 4. ein Haus im Hammerbrook (Süderstrasse 4); 5. das Auswandererschiff „Elwood Cooper".

Das Befallensein der einzelnen Teile der Stadt, des Gebietes, der Schiffe.

Die Verteilung der Erkrankungsfälle über die einzelnen Teile der Stadt war eine auffallend gleichmässige, wie sich aus nachstehender Tabelle ergibt:

Verteilung der Erkrankungs- und Sterbefälle über die einzelnen Teile der eigentlichen Stadt.

Stadtteil	Einwohnerzahl	Erkrankungsfälle		Todesfälle	
		ab-solut	per Mille	ab-solut	per Mille
Altstadt, Süderteil	32,142	177	5,51	92	2,9
Altstadt, Norderteil	42,978	235	5,47	120	2,8
Neustadt, Süderteil.	38,105	172	4.5	106	2,8
Neustadt, Norderteil	46,128	170	3.7	106	2,3
Total:	159,353	754	4,75	424	2,7

In der Vorstadt St. Georg erkrankten im vierten Bezirk, dem Hammerbrook, einem tiefliegenden, von Kanälen durchzogenen Marschdistrikt, welcher gegen die Bille und Elbe durch Deiche (Grünerdeich und Stadtdeich) geschützt ist, 6mal mehr Personen als im ersten Bezirk, welcher allerdings hoch auf der Geest liegt. Ebenso waren die beiden anderen Bezirke St. Georgs, die auf Geestboden liegen, im Vergleich zum vierten erheblich weniger befallen. Das Verhältnis war folgendes:

(Geest)	I. Bezirk:	0,21 % Erkrankungen:	0,1 % Todesfälle,
	II. „	0,22 %	0,15 %
	III. „	0,4 %	0,25 %
(Marsch)	IV. „	1,2 %	0,7 % „

In der Vorstadt St. Pauli, wo sich der erste Fall erst am 25. Juli ereignete, trat die Krankheit in fast allen Teilen derselben auf, erreichte jedoch nirgends eine besondere örtliche Verbreitung.

Im Gebiete der Geestlande, d. h. in den Vororten, welche auf den nur von den Alsterniederungen durchschnittenen Geesthöhen liegen und dem Hafen ganz fern sind, traten an verschiedenen Orten vereinzelte Erkrankungen auf, die in dem amtlichen Bericht des Medizinal-Inspektorates als „Einschleppungen aus der Stadt bezeichnet werden, mit welcher der innigste Verkehr stündlich stattfindet." Eine eigentliche weitere Ausbreitung in örtlichen Herden fand nicht statt; nur trat die Krankheit in einigen Arbeiterwohnungen und Mietskasernen in kleineren Endemien auf. Bezüglich der sanitären Verhältnisse in der Umgebung solcher Wohnungen, z. B. bezüglich der Gräben am Hammerdeich heisst es, dass dieselben jeder Beschreibung spotten. „Es kann nicht auffallen, dass die Krankheit hier einen günstigen Boden findet, nur das ist auffällig, dass sie so gelinde auftrat und wieder verschwand, ohne zur Verbreitung zu gelangen." Bemerkenswert ist, dass in den Teilen des Geestgebietes, welche stärker heimgesucht waren, besonders betroffen waren die thatsächlich auf der Marsch gelegenen, wie Borstelmannsweg und der eben erwähnte Hammerdeich (Reincke a. a. O. S. 78).

Am schwersten heimgesucht waren die tiefliegenden, von Armen der Elbe und Bille durchgezogenen Marschlande, wo die Krankheit zuerst aufgetreten war (14. Juni) und sich zuerst zu endemischer Ausbreitung entwickelt hatte (10. Juli); wo ferner die ersten sporadischen Fälle in der Stadt sich sehr wahrscheinlich infiziert hatten, wo die Seuche sich dann zur Zeit des epidemischen (2. August bis 6. September) Erkrankens in der Stadt zur Epidemie entwickelte und wo sie sich schliesslich am längsten hielt (3. November). Ungünstige Bodenverhältnisse und mangelhafte sanitäre Zustände wirken hier zusammen. Die Wohnungen z. B. auf den Elbinseln sind erbaut auf dem durch Baggerung gewonnenen aufgefahrenen Elbschlamm, die meisten Kanäle dienen als Abflussorte der Fabriken und bei dem Fehlen jedes Abfuhrwesens vielfach zur Aufnahme der Fäkalien; dabei liefern sie zugleich Gebrauch- und Trinkwasser. — In dem am stärksten befallenen Distrikt, im Billwärder Ausschlag, waren die Wohnungen längst dem Elbdeich (Billwärder Neuer Deich und Rothenburgsort) und am Billhörner Röhrendamme „als infizierte Wohnungen", wie es in dem amtlichen Berichte heisst, zu betrachten. „Die am Röhrendamm vor kurzem auf feuchtem Marschgrunde aufgeführten Wohnungskasernen für Arbeiter, die Gräben hinter den Deichen und in dem ganzen Distrikt, welche ein schlammiges, faulendes und stinkendes Wasser führen, der Spülung gänzlich entbehren, die mangelhafte Beseitigung der Immunditien und das ungenügende Trinkwasser bilden sanitäre Uebelstände, die es begreiflich machen, dass die Cholera hier einmal eingeführt, einen günstigen Boden für die Weiterverbreitung findet." Es ist jedoch bemerkenswert, dass in benachbarten Marschdistrikten trotz ähnlicher lokaler Verhältnisse erheblich viel weniger Erkrankungsfälle vorkamen, die ausserdem mit grösster Wahrscheinlichkeit auf Einschleppung zurückzuführen waren und zu einer epidemischen Ausbreitung nicht Anlass gaben. (Billwärder an der Bille, Allermöhe, Reitbrook, Ochsenwärder, Tatenberg, Spadenland, Moorwärder.)

In dem amtlichen Berichte über die Epidemie des Jahres 1873 ist den Erkrankungen auf Schiffen eine besondere Beachtung geschenkt. Dieselben werden unterschieden in Flussschiffe und Seeschiffe. Unter Flussschiffen sind begriffen die sogenannten Oberländer Kähne, ausserdem Ewer und Fahrzeuge von den Gegenden unterhalb Hamburgs. Erstere bilden bei weitem die Hauptsache. Diese Fahrzeuge lagen im Wilhelmshafen, im Pragerhafen bei dem Venloer Bahnhof, beim Theerhof und an einzelnen Stellen der Fleete und des Unterhafens. Auf diesen Schiffen wohnt nicht selten die Familie des Schiffers. Auf diesen Fahrzeugen erkrankten in der Zeit vom 17. Juni bis 6. September 35 Menschen; ein vereinzelter Fall am 8. November ist höchst wahrscheinlich eingeschleppt. Von den 36 Erkrankten starben 19. Dem Geschlechte nach waren 25 Männer, 8 Frauen, 2 Knaben und 1 Mädchen; von den Männern waren 21 Schiffer und 4 Arbeiter auf Schiffen.

Die ersten Erkrankungen auf diesen Schiffen gehören mit zu den ersten Erkrankungen in Hamburg überhaupt. Der allererste Fall am 14. Juni allerdings betraf einen Arbeiter auf einer Werft am kleinen Grasbrook;*) der zweite Fall den Nachtwächter am Venloer Bahnhof am 15. Juni. Es hat nun ein besonderes Interesse, dass der dritte und vierte Fall die Frau und Tochter des Schiffers auf einem Elbkahn betraf, welcher im Baakenhafen am Venloer Bahnhof lag und seit dem 3. April im Hamburger Hafen war. Am 20. Juni erkrankte und starb wieder ein Schiffer auf seinem Kahn am Venloer Bahnhof.**) Es ist bemerkenswert, dass in der Nähe der Baustelle des Venloer Bahnhofes die Sielabflüsse des Hammerbrooks und Billwärder Ausschlags in die Elbe, resp. einen Elbarm, übergepumpt wurden. Am 21. Juni erkrankte ein Schiffer auf einem Elbkahn, welcher dem Seemannshause gegenüber lag. Unter den ersten 12 Erkrankungen in der Zeit vom 14. Juni bis 4. Juli fallen sechs auf Flussschiffe (Nr. 3, 4, 5, 6, 9, 12).

---

*) Auch der erste Cholerafall des Jahres 1892 betraf einen Arbeiter (Sahling), welcher auf dem kleinen Grasbrook die Sieleinläufe zu beaufsichtigen hatte (s. S. 105).

**) Auf der der Stadt vorgelagerten, der Marsch angehörigen Elbinsel, wo der Venloer Bahnhof erbaut wurde, fand auch die anfängliche Ausbreitung der Seuche im Jahre 1871 statt (s. S. 310 ff.).

Bezüglich der Möglichkeit der Einschleppung ist in dem amtlichen Berichte bemerkt, „dass die ersten Fälle auf diesen Flussschiffen wohl nicht eingeschleppt sind;“ indessen findet sich an
einer anderen Stelle die Wahrscheinlichkeit ausgesprochen, dass
die Krankheit von den Elbgegenden oberhalb Hamburgs (durch
die Oberländer Kähne) eingeschleppt sei.

Bezüglich der Erkrankungen auf Seeschiffen ist zunächst
zu bemerken, dass kein Fall zur Anmeldung kam, wo ein Seeschiff
mit Cholerakranken an Bord in Hamburg angekommen wäre.
Die Erkrankungen traten vielmehr erst im Hamburger Hafen auf,
und zwar namentlich bei Matrosen, deren Schiffe am kleinen
Grasbrook*) lagen, so auf den Dampfboten der Hamburg-Amerikanischen Packetfahrt-Akt.-Ges., während die Schiffe im Dock
lagen. So ereignete sich auch der erste Fall am 22. Juni auf
einem Dampfschiff, welches im Dock auf dem kleinen Grasbrook
sass, wo am 14. Juni der erste Cholerafall auf einer Werft vorgekommen war. Von der übrigen Besatzung litten mehrere an
einer mehr oder weniger heftigen Diarrhoe. Es ist bemerkenswert, dass in der Zwischenzeit zwischen dem 14. und 22. Juni
an zwei anderen Stellen des Hafens auf Oberländerkähnen drei
Cholerafälle vorgekommen waren, bevor dann am 22. der erste
Fall auf einem Seeschiff zur Beobachtung kam.

In der Zeit vom 21. Juni bis 9. September kamen einschliesslich einer Erkrankung am 31. Oktober auf der Rhede von Cuxhaven im ganzen 45 Erkrankungsfälle auf Seeschiffen vor, von
welchen 33 tötlich verliefen. Unter den Erkrankten waren
2 Capitäne, 3 Steuerleute, 4 Steward, Koch und Bäcker, 1 Ma-
schinist, 3 Kohlenträger, 7 Heizer, 4 Schiffsjungen und 17 Matrosen. Dem Geschlechte nach waren 41 Männer, 3 Knaben,
1 Mädchen.

Von allen Schiffen, welche im Hamburger Hafen von Erkrankungen betroffen waren, ist nach ihrer Wegfahrt weder auf
der Elbe noch bei ihrer Rückkehr ein Fall von weiterer Erkrankung gemeldet; auch hat sich auf keinem Schiffe ein Infektions-
herd gezeigt, indem immer nur höchstens zwei Erkrankungen
auf dasselbe Schiff kamen.

Es ist hier der Ort, darauf hinzuweisen, dass die Trinkwasserbehälter der Hamburger Schiffe durchgehends und sogar
besonders gern mit Elbwasser gefüllt werden, weil es weniger
leicht fault als andere Wässer. Die Wasserschuten, welche den
Schiffen das Wasser übermitteln, pflegen ihren Vorrat aus der
Leitung an einer besonderen Zapfstelle in St. Pauli oder direkt
aus der Elbe oberhalb des Hafens und oberhalb der Elbbrücken,
also unfern der Schöpfstelle der Stadtwasserkunst, zu entnehmen.

---

*) s. Anmerkung auf voriger Seite.

In den Tanks der Seeschiffe verweilt das Wasser oft Wochen- und Monate lang, sehr oft auch unter hohen Temperaturen.

Nur auf dem Auswandererschiff „Elwood Cooper", welches am 11. Oktober mit 300 Auswanderern (aus Island. Norwegen. Pommern und Holstein) und einer Besatzung von 12 Mann Hamburg verliess, brach die Seuche am 15. Oktober an Bord aus. während das Schiff vor Glücksstadt auf der Rhede lag. Am 19. Oktober ging dasselbe nach der Rhede von Cuxhaven. In der Zeit vom 15. bis 26. Oktober erkrankten 26 Auswanderer. von denen 16 starben. Der Zeit nach erfolgten die Erkrankungen so:

15. Oktober	12	17. Oktober	6	24. Oktober	3
16.	1	18.	2	26.	2.

Es ist bemerkenswert, dass die Erkrankungen nur die Auswanderer betrafen, von denen 6 Mädchen. 8 Knaben, 3 Frauen und 9 Männer befallen wurden.

Es machte sich bei dieser Gelegenheit das Fehlen einer Quarantäne-Anstalt, deren Errichtung in Cuxhaven die Sanitätsbehörde im Anfang der Epidemie gewünscht hatte, in sehr bedauerlicher Weise geltend.

Massregeln zur Bekämpfung der Seuche. Die Sanitätsbehörde richtete von vornherein ihre ganze Aufmerksamkeit auf die Gegenden des Hafens, wo die Krankheit zuerst auftrat.

Da die ersten Fälle im Oberhafen und auf den Baggerschuten vorgekommen waren, so wurde für die Arbeiter auf den Baggerschuten am Oberhafen und für die Insassen der Oberländer Kähne eine zweimal tägliche ärztliche Kontrolle angeordnet. Für die zahlreichen Erdarbeiter auf dem Venloer Bahnhof ward von den Betriebsinspektoren die Beschaffung eines guten Trinkwassers durch Zuleitung der Stadtwasserkunst (!) und durch Zusatz von Rum zum Wasser eingerichtet; für die Arbeiter auf der Werft am kleinen Grasbrook ward „eine Verbesserung des täglichen Getränks empfohlen." Die Elbinsel Steinwärder und der kleine Grasbrook, wo die Krankheit zuerst epidemisch aufgetreten war, wurden in hinreichender Menge mit Trinkwasser aus der Altonaer Wasserleitung versehen. „Nachdem diese Wasserversorgung eingerichtet war, nahm die Verbreitung der Krankheit entschieden ab, wenn auch noch immer bis in den Herbst einzelne Krankheitsfälle in diesen Gegenden vorkamen."

Von einer Absperrung der Elbinseln Steinwärder und kleiner Grasbrook zum Zwecke der Verhinderung der Ausbreitung der Seuche sah die Sanitätsbehörde aus folgenden Gründen ab: Zunächst weil Tausende von Arbeitern auf Steinwärder und dem kleinen Grasbrook täglich in Verkehr mit dem übrigen Gebiet treten; sodann weil stetig ein reger Verkehr mit den zahlreichen, längs dem Ufer liegenden Schiffen, den Werften, Docks, Fabriken und Lägern stattfindet und somit eine strenge Abschliessung als undurchführbar erachtet werden musste. Es durfte ferner nicht übersehen werden, dass auch am Oberhafen, in Moorfleth und im Billwärder Ausschlag die Krankheit aufgetreten war und dass endlich der Verkehr mit den Elbgegenden oberhalb Hamburgs, „von wo aus wahrscheinlich die Einschleppung stattgefunden hatte", sich jeder Kontrolle entziehen konnte.

Es ist eine interessante epidemiologische Thatsache, dass trotz dieses ungehinderten Verkehrs mit den Orten, wo sich die Krankheitsursache am intensivsten geltend machte, die Seuche doch im städtischen Gebiete nur mit so geringer Intensität auftrat. (s. Reincke Tafel 7.)

Bezüglich der Desinfektion der Wohnungen bemerkt Med.-Rat Kraus selbst, dass die gewöhnliche Methode der Anwendung der Desinfektionsmittel eine wirkliche Desinfizierung nicht erreiche und nur den Wert der Beförderung einer allgemeinen Reinigung und den einer anscheinenden Desinfektion habe. Bei der Desinfektion der Wohnungen auf den Elbinseln Steinwärder und kleiner Grasbrook kam hinzu, dass dieselben keine anderen Ableitungs-Vorrichtungen hatten, als den Abfluss in die durch das Gebiet ziehenden Kanäle, die wieder das Gebrauchs- und Trinkwasser lieferten.

Eine Evakuierung solcher Wohnungen, in welchen mehrere Personen erkrankt waren, fand nur in zwei Fällen statt: in einem Keller auf dem kleinen Grasbrook, wo vom 10. bis 14. Juli eine Mutter mit 3 Kindern starben, und im Kurhause in der Stadt. Man evakuierte in solchen Fällen die Gesunden, machte aber die Erfahrung, dass diese anscheinend Gesunden nach einigen Tagen in ihrem neuen Domizil erkrankten und ihre neue Umgebung gefährdeten, „so dass gerade die Massregel, welche gegen die Verbreitung gerichtet war, die Verbreitung förderte." Zudem erwies sich die Evakuierung der in Frage kommenden Arbeiterwohnungen, die sehr gewöhnlich mitten in grossen Wohnungskomplexen lagen, im Verlaufe der Epidemie als unmöglich, weil es sich um eine Dislozierung von 5—8000 Menschen gehandelt haben würde.

Die Sanitätsbehörde liess sich bei ihren Massnahmen zur Bekämpfung der Seuche im Jahre 1873 von den Erfahrungen der vergangenen Jahrzehnte leiten, in welchen die Cholera Hamburg so oft heimgesucht hatte.

„Als Mitte Juni 1873 einige plötzliche Todesfälle mit den Symptomen des Brechdurchfalls auftraten, schreibt Med.-Rat Dr. Kraus in seinem Berichte über die Epidemie, musste man darauf gefasst sein, dass die Cholera-Epidemie sich in Hamburg entwickeln werde. Demgemäss wurden zunächst die Vorbereitungen zur Aufnahme vieler Kranken in das Allgemeine Krankenhaus und zur eventuellen Benutzung der Cholera-Baracken auf dem grossen Grasbrook getroffen." Die Ruhe, mit welcher, nach diesen Worten und Vorkehrungsmassregeln zu urteilen, die hamburgische Sanitätsbehörde sich auf den Empfang des schlimmen Gastes vorbereitete, resultierte aus der Erfahrung, dass die Mehrzahl der in so früher Jahreszeit beginnenden früheren Hamburger Epidemien einen allmählichen Anfang genommen (s. Tabelle S. 21) und den Behörden stets Zeit gelassen hatten, die vorhandenen Mittel zur Fürsorge für die Kranken und zur Bekämpfung der Seuche der wachsenden Gefahr entsprechend allmählich zu ergänzen. Auch die Epidemie des Jahres 1873 sollte die früheren Erfahrungen in dieser Beziehung bestätigen. „Die Massnahmen zur Pflege der Kranken, zum raschen Transport der Erkrankten in die Krankenhäuser, zur raschen Aufnahme der Verstorbenen in die Leichenhäuser, zur Desinfektion der Räume, wo ein Cholerakranker verstorben war, stellten sich als genügend heraus. Die für den Notfall einer Ueberfüllung der Krankenhäuser errichteten und zur sofortigen Belegung völlig eingerichteten Cholera-Baracken sind gar nicht benutzt": heisst es in dem amtlichen Bericht.

Specieller Teil.

Anhang.

Die Cholera in Altona.
1831, 1832, 1859, 1866, 1867, 1871, 1873.

1831.

Im Jahre 1831 wurden in Altona, das damals 25—30,000 Einwohner hatte, in der Zeit vom 14. Oktober bis 10. November 23 Erkrankungsfälle konstatiert, wovon ein Fall auf Ottensen kam. Die Cholerafrequenz Altonas betrug also, die Einwohnerzahl zu 25,000 angenommen, 0,88 °/oo Erkrankungsfälle. Dagegen hatte die benachbarte Hamburger Vorstadt St. Pauli 12,88 °/oo, die eigentliche Stadt Hamburg 6,5 °/oo Erkrankungsfälle.

Nach den amtlichen Berichten der General-Gesundheits-Kommission ereignete sich in Altona der erste Cholerafall am 14. Oktober und zwar betraf derselbe eine Bürgersfrau, welche noch am selben Tage starb. Es handelte sich um eine sehr ordentliche, mit durchaus keinem Cholerakranken in Berührung gekommene. etwa 60 jähr. Wittwe, die auf dem Brauerhofe, ungefähr 100 Schritte von der Elbe entfernt, wohnte; dieselbe starb in wenigen Stunden. Auch die beiden folgenden Erkrankungsfälle am 16. und 17. Oktober betrafen Personen, die unweit der Elbe wohnten.

Wenn man in ärztlichen Kreisen Hamburgs zu der Annahme neigte, dass die Cholera asiatica als eine höchst potenzierte Modifikation und Gradation der europäischen Cholera aufzufassen sei und aus einer vorhandenen Krankheits-Konstitution sich allmählich entwickelt habe, so hatte man in Altona dazu eigentlich viel mehr Veranlassung. Schon im Juli waren hier gastrische Affektionen an der Tagesordnung, auch kamen einzelne Fälle von Cholera (sporadica) nicht ganz selten vor, und es war eine Andeutung zu Krankheiten, die der epidemischen Cholera (wenn auch nur entfernter) verwandt schienen, nicht zu verkennen. Dasselbe war auch im August und September noch in vermehrtem Grade der Fall.

Dem ersten Cholerafalle in Hamburg vom 6. (resp. 5.) Oktober 1831 folgten aus demselben Lokale bald mehrere, und auch in anderen, namentlich mehr am Elbufer gelegenen Teilen der Stadt Hamburg ereigneten sich in den nächsten Tagen mehrere Cholerafälle, die fast alle tötlich verliefen. In Altona war bis dahin alles ruhig, schreibt Dr. Behrc, ungeachtet der Verkehr mit

dem nahegelegenen Hamburg und dem unmittelbar an Altona
angrenzenden, nur durch einen schmalen, leicht zu überspring-
genden, aber fast immer mephitischen Stadtgraben getrennten
Hamburgerberge (jetzige Vorstadt St. Pauli) ununterbrochen und
täglich fortdauerte. Erst in der Nacht vom 14. auf den 15. Oktober
kam der schon eben erwähnte erste Cholerafall bei einer sehr
ordentlich lebenden, mit durchaus keinem Cholerakranken in
Berührung gewesenen, etwa 60jähr. Witwe, die auf dem Brauerhofe, ungefähr 100 Schritte von der Elbe entfernt, wohnte, vor,
und endigte in wenigen Stunden tötlich. — Diesem folgte am
16. Oktober der zweite sehr vernachlässigte Fall bei einem dem
Trunke sehr ergebenen Stadtsoldaten, der ebenfalls dem Elbufer
nahe wohnte; auch mit schnell tötlichem Ausgange.

Der dritte Fall ereignete sich am 17. Oktober morgens bei
einem ordentlich lebenden Maurergesellen, der in einem kleinen
Hofe des Osterteiles, auch unweit der Elbe, einen ziemlich geräumigen Sahl bewohnte.

In den nächsten Tagen nun vermehrten sich die Erkrankungsfälle, meistens aber in den tiefer gelegenen, dem Elbufer nahen
Gegenden der Stadt, und auf einzelnen im Hafen gelegenen
Schiffen vorkommend, die höher gelegenen, vom Elbufer entfernten Gegenden der Stadt aber fast ganz verschonend. — So
geschah es denn auch, dass im Oster- und Süderteile die meisten
Erkrankungsfälle vorkamen, während im Norderteile nur ein
Cholerafall, Westerteile ebenfalls nur ein einziger gemeldet
wurde. Im ganzen hatte Altona mit Einschluss von Ottensen
(wo nur ein Cholerafall sich ereignete) nur 23 Cholerafälle, von
denen 8 im Hospital und 15 in Privatwohnungen behandelt
wurden; es starben 15 und genasen 8.

Wie in Hamburg, so ereigneten sich 1831 auch in Altona
die meisten Erkrankungsfälle in der letzten Woche des Oktober;
mit Anfang des November verminderte sich die Krankheit und
seit dem 6. November kamen in Altona keine neuen Cholerafälle vor, ungeachtet auf dem Hamburgerberge (jetzige Vorstadt
St. Pauli), sowie in Hamburg selbst, die Krankheit, freilich in
geringer Ausbreitung, fortwährend andauerte, ohne dass deshalb
auch nur im geringsten der gegenseitige Verkehr der beiden
Nachbarstädte, selbst nur im Entferntesten, gehemmt ward.
(Behre a. a. O. S. 224). „Dieses günstige Verhältnis“, schreibt
auch Dr. Zimmermann (a. a. O. S. 50), „ist um so mehr bemerkenswert, weil Altona mit Hamburg in steter Kommunikation
stand, in beiden Städten keine Absperrungen eingeführt waren,
und besonders die so sehr von der Seuche heimgesuchte Vorstadt
Hamburgerberg so nahe liegt.“ Diese Vorstadt, das jetzige
St. Pauli, welche damals eigentlich nur in dem Altona zunächst
liegenden Teile (zwischen Davidstrasse und Altonaer Grenze)

bebaut war, und von Altona nur durch einen schmalen, leicht zu überspringenden, fast immer mephitischen Stadtgraben getrennt war, war mit 12,88 %/oo Erkrankungsfällen noch stärker betroffen als die eigentliche Stadt Hamburg (6,5 %/oo), während Altona nur 23 Erkrankungsfälle hatte (= 0,88 %/oo). Hamburg hatte im November 360, im Dezember 33 und im Januar noch 24 Erkrankungsfälle, während in Altona der letzte Cholerafall sich am 6. November ereignete.

In ähnlicher Weise wie Dr. Behre äussert sich Dr. Zimmermann (S. 30) über das Befallensein Altonas im Jahre 1831.

„Höchst bemerkenswert ist hier der wichtige Umstand, dass, trotz des stets ungestörten und unbeschränkten Verkehrs unserer Stadt mit Altona und den benachbarten Dörfern, in Altona die Epidemie so langsame und geringe Fortschritte machte, auf den benachbarten Dörfern aber fast kein oder höchst selten nur ein Fall von wahrer Cholera vorkam, während überall in diesen Orten häufig Fälle der gutartigen sporadischen Brechruhr sich zeigten; dass, ohngeachtet Holstein und die meisten holsteinischen Städte gar nicht oder nur sehr unvollkommen cerniert sind, die Verbindung mit allen diesen Orten, besonders aber mit Kiel, fast unbeschränkt und sehr stark ist, nirgends bis jetzt sich Spuren der Cholera gezeigt haben. Dass sie selbst nach dem nur sehr unvollständig geschützten Lübeck nicht hingetragen ist, während man durchaus will, dass sie zu uns, die wir sehr geschützt waren, gebracht sein soll. Dass Harburg und Cuxhaven und Ritzebüttel, mit denen vorzüglich ein starker Schifferverkehr stattfindet, freigeblieben sind. Wie ist dies zu erklären, wenn die Cholera sich nur durch Verschleppung verbreitete oder Verschleppung so leicht möglich wäre?“

So schreibt auch Dr. Buchheister (a. a. O. S. 30): „Die Cholera verschonte höher gelegene Gegenden fast gänzlich, ungeachtet des regsten Verkehrs, den diese mit den vorzüglich befallenen Distrikten unterhielten. Die Nachbarstadt Altona, die rücksichtlich ihrer Lage nur der höher gelegene Teil Hamburgs genannt werden kann, hatte im ganzen nur 23 Kranke, da doch täglich mindestens fünftausend Menschen Hamburgs und Altonas mit einander im regsten Verkehr standen. Ebenso hat das Hamburg umgrenzende Land fast gar keine Kranke aufzuweisen, welche es im reichen Masse haben müsste, wäre die Krankheit kontagiös, denn die täglich zur Stadt kommenden Landleute wurden durch nichts abgehalten, im genauesten Umgange mit jedem Distrikte der Stadt zu sein. Die Cholera zeigte sich hier als eine rein epidemische Krankheit, indem sie wohl Leute aus jeder Gegend befällt, die in Hamburg leben, diese aber die Krankheit ihrem Orte nicht mitteilen, wenn sie dahin zurückkehren. Es starb eine Frau, die sich mehrere Tage

in Hamburg aufgehalten hatte, in einem nahe (bei Altona) gelegenen Dorfe Bahrenfeld, ohne dass ausser ihr ein einziger Bewohner dieses Dorfes erkrankt wäre. Sie hatte also in Hamburg
eine hinreichende Menge des Miasma aufgenommen, aber in
jenem Dorfe waren die krankhaften tellurischen Bedingungen noch
nicht eingetreten, damit der Erdboden das Cholera-Miasma in
die Luft ausströmen liesse.“

Die Wasserversorgung bot im Jahre 1831 jedenfalls keine
Anhaltspunkte für das verschiedene Befallensein der beiden
Städte: Altona hatte noch keine zentrale Wasserversorgung mit
filtriertem Elbwasser und in der benachbarten Hamburger Vorstadt St. Pauli finden wir im Jahre 1832 nur in der Silbersackstrasse einen einzigen öffentlichen Brunnen, welcher von der Bieberschen Wasserkunst mit unfiltriertem Elbwasser gespeist wurde.

1832.

Bezüglich der Cholerafrequenz Altonas im Jahre 1832 fehlen nähere Nachrichten. Auch Reincke hat nur die Notiz gefunden, dass unter den ca. 25,000 Einwohnern Altonas im Jahre 1832 in der Zeit vom 1. Advent 1831 bis dahin 1832 100 Personen an Cholera gestorben seien*) und im Kreise Pinneberg 16 Personen.

---

*) Königl. privil. Altonaer Adress-Comptoir-Nachrichten, 22. Dezember 1832, Nr. 102. Neue Schleswig-Holstein-Lauenburgische Provinzial-Berichte, Jahrgang 1833. Altona. S. 180.

Altonas
Wasserversorgung und Besielung.

Bis zur Eröffnung des Altonaer Wasserwerkes am 4. August 1859 war Altona vorwiegend mit Brunnenwasser versorgt aus Pumpen, welche ein gutes, hartes Wasser lieferten. „Dieser grössere Reichtum Altonas an gutem Quellwasser", schreibt Reincke,[*) „mag teils dadurch begründet sein, dass Altona viele grosse Gärten hatte und sehr viel weitläufiger angelegt war, als die ehemalige Festung Hamburg mit ihrer sehr dichten Bebauung und Bepflasterung, teils durch einen grösseren Wasserreichtum dieses Geestrückens an sich. Der Hamburger Catharinen-Feldbrunnen kam vom Altonaer Gebiet, noch jetzt finden sich sehr ergiebige Quellen am Elbabhange gleich hinter Altona in und unter dem Donner'schen Garten, an vielen Stellen der Stadt gab es kleine Teiche und öffentliche Brunnen. In einer General-Feuerordnung vom 3. Oktober 1765 wird eine grosse Reihe derselben aufgezählt. Eine besonders ergiebige Quelle auf der Neuenburg ward 1719 gefasst und zu einer Wasserleitung benutzt, welche die östlichen Strassen der Stadt längs der Grenze von St. Pauli und im Süden den Fischmarkt und die grosse Elbstrasse bis zum Fischerplatz versorgte. Erst als mit dem Sielbau (1857) begonnen wurde, fingen diese Quellen an nach und nach zu versiegen, und Ende 1884 wurde das Bassin zugeworfen."

„Neben den Brunnen gab es einzelne Wasserwagen, die aber nicht Trinkwasser umherfuhren, sondern weiches Nutzwasser, namentlich zum Waschen, und zwar Elbwasser, da das Brunnenwasser dafür zu hart war, und da die in jedem Hausstand reichlich vorhandenen Regentonnen oft den Bedarf nicht deckten." (Reincke, S. 12.)

In den Jahren 1857—59 wurde die Altona und Ottensen gemeinsame, nirgends nach Hamburg hinübergreifende Wasserleitung erbaut, welche ihr Wasser wie Hamburg gleichfalls der

---

*) Reincke. Die Cholera in Hamburg und ihre Beziehungen zum Wasser. Hamburg, 1894. S. 12 und 13.

Elbe entnimmt, aber etwa 11 Kilometer unterhalb Altonas in Blankenese. Dadurch erhält sie, wie Reincke*) ausführt, natürlich zu allen Jahreszeiten. bei Ebbe sowohl wie bei Flut ein Wasser, das durch die sämtlichen Sielabgänge Hamburg-Altonas verunreinigt ist, denn auch die Flut bringt ja kein anderes Wasser zurück als das, was einige Stunden vorher schon einmal durch die Elbe vorübergeführt war. Die Schmutzwässer erleiden nach Reincke's Berechnung in dem Wasser der Altonaer Leitung nur eine 120 millionfache Verdünnung, während die Verdünnung in der Hamburger Leitung eine 720 millionfache ist. Es kommt hinzu, dass die Gefahr der Wasserverunreinigung für Altona insofern eine grössere ist, als es nicht wie Hamburg im Winter durch geringe Flutgrössen geschützt ist.

„Dafür aber wird das Wasser der Altonaer Leitung durch Sandfiltration vortrefflich gereinigt“, schreibt Reincke weiter, „so dass es jederzeit völlig klar erscheint, auch wenn die Elbe und das Hamburger Leitungswasser durch beigemischten Thon eine schmutzig-grüne, gelbbraune Farbe angenommen hat. Auch in bakteriologischer Hinsicht thun die Filter für gewöhnlich offenbar ihre Pflicht; doch scheinen Störungen vorzukommen, die nicht sämtlich auf lokale Ursachen zurückgeführt werden können.“ So wurden erhebliche Steigerungen des Bakteriengehaltes im Altonaer Wasser im Dezember 1885 und im Februar und März 1886 beobachtet, wo, wie Reincke bemerkt, der Typhus gleichzeitig oder gleich nachher explosionsartig in die Höhe ging.**)

Seit dem 4. August 1859, wo die Eröffnung des Altonaer Wasserwerkes erfolgte, war also Altona, wenn das Filtrat auch

---

*) Reincke. Der Typhus in Hamburg. Hamburg, 1890. S. 37.

**) Reincke weist selbst darauf hin, wie leicht ein solches Zusammentreffen zufällig sein kann, und wie der Typhus der Störung in den Filtern so prompt gefolgt zu sein scheint, dass kaum eine Zeit für die Inkubation übrig bleibt. Besonders aber macht er aufmerksam auf die Typhus-Vorkommnisse in den zahlreichen kleinen Ortschaften. welche bei Altona zwischen Ottensen und Blankenese gelegen sind und die gleichfalls ihren Hauptbedarf an Wasser aus der Altonaer Leitung decken. Die an die Altonaer Leitung angeschlossenen Ortschaften blieben während der grossen Typhus-Epidemien Hamburgs und Altonas 1885—88 zum teil fast völlig frei: ferner fiel die grosse Masse der Erkrankungen in diesen sämtlichen Dörfern in den Sommer und Herbst, also nicht in dieselbe Zeit mit der Epidemie in Altona-Ottensen; ferner waren eine Reihe dieser Ortschaften schon in den Jahren 1883 und 1884, als Hamburg und Altona verhältnismässig frei waren, nicht unerheblich vom Typhus befallen; und schliesslich hat der Typhus in diesen ländlichen Gebieten nicht nur von 1885—87 von Jahr zu Jahr zugenommen, sondern er befiel dann um 1888 in immer noch grösserer Ausdehnung die einzelnen Ortschaften, auch die, welche gar nicht an die Altonaer Leitung angeschlossen sind, während in Altona-Ottensen längst der Abfall eingetreten war. Und dasselbe gilt von dem gesamten benachbarten Pinneberger Physikatskreise, .während die Hamburg ferner gelegenen Distrikte Schleswig-Holsteins keine nennenswerte Steigerung des Typhus aufweisen. (s. Reincke, der Typhus in Hamburg. S. 38/39.)

nicht dauernd den Anforderungen entsprochen haben mag, welche jetzt an den Filterbetrieb gestellt werden, „mit einem filtrierten Elbwasser versorgt, welches, obgleich aus der Elbe geschöpft, nachdem dieselbe die sämtlichen Sielausflüsse beider Städte aufgenommen hat, jederzeit ungleich besser war als das Wasser der Hamburger Leitung." (Reincke S. 13.)

Die Besielung Altonas wurde im Jahre 1857 begonnen; bis dahin bestand durchgängig das Abfuhrsystem. Die Altonaer Siele münden sämtlich unterhalb des Geeststammsieles in die Elbe aus. Während aber Hamburg seine Bodenentwässerung bereits 1876 mit dem Geeststammsiel abgeschlossen hatte, so dass dort nur noch neu ausgelegte Baugebiete mit Sielen zu belegen waren, wurde in Altona erst im Jahre 1886 das Parallelsiel fertiggestellt, erst in den folgenden Jahren der Anschluss des nördlichen Stadtteiles an das Hamburger Gesamtsiel vollendet und erst Ende der 80er Jahre die Entwässerung der Stadt vervollständigt. Auch der Anschluss der Grundstücke an die öffentlichen Siele ist erst in den letzten Jahren mehr und mehr erreicht worden, nachdem durch eine Polizeiverordnung die Eimerabtritte beseitigt und die Einleitung aller Schmutzwässer in das öffentliche Siel vorgeschrieben war.

1859.

Im Jahre 1859 erkrankten im Physikatsbezirke Altona 373
Personen an Cholera asiatica, von welchen 165 starben. Bemerkenswert ist, dass auch im übrigen Holstein die Krankheit
heftig auftrat. Herr Med.-Rat Bockendahl hat die Cholera-
Erkrankungen in Holstein im Jahre 1859 in folgender Tabelle*)
nach Physikatsbezirken zusammengestellt.

Cholera asiatica 1859.

		erkrankt	gestorben
Physikat	Heide	1	1
	Meldorf	31	14
	Rendsburg	10	3
	Kiel	10	7
	Preetz	2	—
	Oldenburg, Lütjenburg .	7	2
	Neustadt	—	—
	Ploen	32	8
	Neumünster	1	1
	Segeberg	10	2
	Oldesloe	47	8
	Trittau, Ahrensburg . . .	130	28
	Altona	373	165
	Pinneberg	61	16
	Glückstadt	314	161
	Itzehoe	5	4
	Wilster	245	128
	Zusammen	1279	548

Diese Cholerafälle in Holstein fielen nach Bockendahl in
die Zeit von Juni bis Oktober, also in denselben Zeitraum, in
welchem sich die Hamburger Epidemie des Jahres 1859 abspielte.
Hamburg hatte in der Zeit vom 9. Juni bis 5. Oktober 2586
Erkrankungs- und 1285 Todesfälle.

Von den 1279 Erkrankungs- und 548 Todesfällen Holsteins
fielen 373 resp. 165 † auf Altona, das in diesem Jahre, wie
auch Reincke hervorhebt, schwerer als sonst von der Cholera
zu leiden hatte (Reincke, S. 60), obwohl am 4. August 1859
die Eröffnung des Altonaer Wasserwerkes stattfand und die Stadt
seitdem mit durch Sand filtriertem Elbwasser versorgt war. Als
Ursache dieser der bakteriologischen Auffassung höchst unbequemen
Thatsache nimmt Reincke Störungen oder Unregelmässigkeiten
im Filterbetriebe an, gibt jedoch zugleich zu, dass „das Altonaer
Leitungswasser, obgleich es aus dem Strom geschöpft wird, nachdem er die sämtlichen Sielausflüsse beider Städte aufgenommen
hat, jeder Zeit ungleich besser war als das Wasser der Hamburger Leitung." (Reincke, a. a. O. S. 12 und 13.)

Nach dem Jahre 1859 war Altona wie Hamburg und das ganze
übrige Deutschland bis zum Jahre 1866 von Cholera vollständig frei.

---

*) Die Zahlenangaben der Tabelle verdanke ich einer schriftlichen
Mitteilung des Herrn Med.-Rat Dr. Bockendahl.

1866.

Im Jahre 1866 hatte Altona unter 60,167 Einwohnern 132 Cholerakranke, von welchen 82 starben. Wie im Jahre 1859 die stärkere Cholerafrequenz, so entsprach im Jahre 1866 die geringere dem Befallensein Holsteins.

Der erste Cholerafall in Altona im Jahre 1866 kam 19. Juli zur Anzeige; demselben folgten im Laufe des Juli 9 weitere Fälle. Im August hatte Altona 40, September 78 und Oktober 4 Erkrankungen.

Es ist von Interesse, das Auftreten der Cholera in Altona im Zusammenhange mit den Erkrankungen in ganz Holstein zu betrachten, wie uns das durch den nachfolgenden Bericht des Herrn Med.-Rat Bockendahl ermöglicht ist.

Cholerafälle

in den Physikatsbezirken Holsteins im Jahre 1866.
(Zusammengestellt von Med.-Rat Bockendahl.)*)

1866	Brunsbütteler Hafen	Altona	Wedel, Blankenese. Haseldorf, Schulau, Pinneberg	Wilster Marsch	Glückstadt, Elmshorn	Wandsbeck, Schiffbeck, Meiendorf, Oejendorf	Ploen	Oldesloe u. Reinfelder Gegend	Rendsburg	Zusammen
Juli	1	10	5	1	—	—	—	—		17
August	—	40	11	12	18	1	—	—	—	82
Septbr.	—	78	12	4	3	5	6	4	—	112
Oktober	—	4	—	—	—	10	5		1	
November	—		—	—	—	9	—	—	—	9
zusammen	1	132	28	17	21	25	11	7	1	243
davon starben	1	82	20	8	17	14	6	4	—	152

*) Nach einer schriftlichen Mitteilung des Herrn Med.-Rat Bockendahl an den Verfasser.

1867.

1867 hatte Altona 59 Cholerafälle, von denen 44 starben. Darunter waren nur 3 Schiffer. Es bildeten sich zwei Herde, der Kehrwiederhof im Westen der Stadt (die späteren Epidemien lassen diese Gegend fast ganz frei) und der Gählersplatz mit Umgebung. „Für diesen lagen damals vielleicht örtliche Ursachen (Sielbau mit Aufstauung eines höher gelegenen Siels, Auspumpen seines Inhaltes in die Rinnsteine bei Regenwetter, Verderb des Grundwassers und gewisser Brunnen am Gählersplatz 8) zu Grunde," schreibt Wallichs in seinem Berichte über die Epidemie.*)

Der erste Fall ereignete sich am 6. November; im November erkrankten 11, im Dezember 48 Personen. Am 25. Dezember erlosch die Seuche.

Den nachstehenden ausführlichen Bericht über die Cholera-Erkrankungen Altonas im Jahre 1867 verdanken wir der Güte des Herrn Med.-Rat Bockendahl.**)

„Am 3. August wurde das Wiederinkrafttreten der V.-O. vom 14. August und 1. Oktober vorigen Jahres verfügt.

Am 6. November 1867 brach die Cholera in Altona in einem Hause der kleinen Fischerstrasse (also südöstliche Abdachung) aus; die folgenden Fälle aber zeigten sich im Norden der Stadt und in Ottensen.

In den ersten vier Wochen beobachtete man 13 Fälle mit 9 Sterbefällen. Das Auftreten der Krankheit war ganz sporadisch, jedoch hatten sich solche sporadische Fälle bereits an der Gählerstrasse und am Kehrwieder gezeigt, welche in den beiden folgenden Wochen sich zu zwei deutlichen Choleraherden ausbildeten. Die erste Gruppe: Gählersplatz, Gählerstrasse, Neuerweg, Holsten-, Georg- und Wilhelmstrasse lieferten 23 Erkrankungen, die zweite: Kehrwieder, Roland- und Westernstrasse, Mörkenfeld- und Grotjanstrasse zusammen 10. Mit dem Jahre erlosch die Epidemie, nachdem sie von 59 Erkrankten 44 getödtet hatte.

November erkrankten 11, starben 7,
Dezember   „   48,   „ 37.

	Erkrankungen	Todesfälle
1. Woche 6.—13. Nov.	2	2
2. „	2	1
3. „	6	3
4. „	3	3
5. „	11	8
6. „	29	22
7. „	6	5

*) Wallichs: Die Cholera-Epidemie des Jahres 1873. Altonaer Merkur vom 19. April 1874, Nr. 91. Beilage.
**) Das Manuskript befindet sich im Besitz des Verfassers.

Es erkrankten:

```
im Alter von ½—10 J.              25        mit       21 †
            15—30 „       2 M. mit 2 †        7 W. mit 5 †
            30—40 „       4  „   „ 2 „        3  „   „  2 „
            40—50 „       —  „   „ — „        3  „   „  1 „
            50—60 „       5  „   „ 4 „        4  „   „  2 „
            60—70 „       1  „   „ 1 „        1  „   „  1 „
            über 70 „     1  „   „ 1 „        1  „   „  1 „
         unbek. Alters    1  „   „ 1 „        1  „   „  1 „
                         ─────────────────────────────────
         zusammen              59 Erkrank. u. 44 †
```

```
27. Nov.— 4. Dez. Neuerweg 2            6 Fälle mit  4 †
                  Kehrwieder 3          5   „    „   4 „
                  Gählerplatz 12        3   „    „   3 „
                        „     6         3   „    „   2 „
                  Holstenstrasse 42     2   „    „   1 „
                  Gählerstrasse 7       2   „    „   1 „
4. Dez. —11.  „   Wilhelmstrasse 49     2   „    „   2 „
                  Neuerweg 17 a         2   „    „   1 „
                * Königstrasse 198      2   „    „   1 „
                  Rosengang 14          2   „    „   1 „
                  ein Haus in Ottensen  2   „    „   2 „
          ** u. 28 Häuser m. je 1 Fall 28   „    „  22 „
                                       ─────────────────────
                                       59 Fälle mit 44 †
```

Die Entstehung der ersten Fälle ist durchaus unaufgeklärt geblieben.

Kehrwieder bildet eine hofartige Sackgasse, von den 39 befallenen Häusern haben nur die bekreuzten (3) Sielanschluss.

Das Gebiet am Gählersplatz ist wasserreich, aufgeschüttet auf früheren Bleichen. Es war noch nicht besielt. Im Sommer 1867 war die Sielstrecke bis nahe an den Gählersplatz gelegt worden. Man musste das zu oberflächlich liegende Krankenhaussiel dicht unterhalb des Gählerplatzes abdämmen und sein Wasser in die Rinnsteine pumpen. Bei den bedeutenden Regenfällen des Jahres gab das, sobald die Pumpen dem Zufluss nicht genügten, eine Aufstauung im Siele, die sich über den Neuenweg hinaus bis in den Mühlendamm bemerklich machte. Das Grundwasser der Gegend kann dadurch verunreinigt sein, ebenso das Wasser der Pumpen am Gählerplatz 8.

Zu den Altonaer Cholerafällen kommen nur noch hinzu 3 in Blankenese und 2 in Eidelstedt. Sie sind zweifelhaft, weil sie dem Physikus nicht angezeigt worden und weil sie sich im Juli und August ereigneten. Man wird sie demnach nicht für Cholerafälle zu halten haben."

1871.

Im Jahre 1871, das für Altona durch Infektionskrankheiten aller Art (Pocken, Typhus) und eine hohe Sterblichkeit ausgezeichnet war, erlagen in Altona in der Zeit vom 19. August bis 17. Oktober 105 Personen an Cholera; während in Hamburg in der Zeit vom 20. August bis 24. September 171 Erkrankungs- und 101 Todesfälle an Cholera zur Anmeldung kamen.

Die ersten drei Cholerafälle in Altona erfolgten am 19. August und verliefen binnen 12 Stunden tötlich. Dieselben betrafen eine bereits öfter an Brechdurchfall leidende Frau, einen dem Trunke ergebenen Musiker und einen Cigarrenarbeiter; bei allen Dreien ergab, wie in dem Berichte des Med.-Rates Bockendahl pro 1871 hervorgehoben wird, die sorgfältige Untersuchung, dass sie in der letzten Zeit Altona nicht verlassen und keinen Verkehr mit Auswärtigen gehabt hatten.

In der Zeit vom 19. August bis 17. Oktober 1871 starben im ganzen an der Colera 105 Personen (61 männlichen und 44 weiblichen Geschlechts); an Brechdurchfall 184 (92 männlichen und 92 weiblichen Geschlechts).

Die zeitliche Verteilung der Todesfälle war folgende:

		Cholera	Brech- durchfall				Cholera	Brech- durchfall
Aug.	3.	—	2		Sept.	1.	5	4
	5.	—	1			2.	5	2
	11.	—	1			3.	7	1
	12.	—	2			4.	5	5
	13.	—	1			5.	2	2
	15.	—	6			6.	3	6
	16.	—	4			7.	2	2
	17.	—	6			8.	2	3
	19.	3	9			9.	2	5
	20.	1	9			10.	1	3
	21.	3	6			11.	2	5
	22.	1	8			12.	3	2
	23.	4	6			13.	2	2
	24.	3	13			14.	3	2
	25.	5	5			15.	1	1
	26.	6	14			16.	1	3
	27.	6	5			17.	3	2
	28.	3	5			18.	3	1
	29.	4	3			19.	1	2
	30.	3	5			20.	1	2
	31.	2	3			21.	1	—
August		**44**	**114**		**Uebertrag**		**55**	**55**

	Cholera	Brech-durchfall			Cholera	Brech-durchfall
Uebertrag	55	55	Okt. 1.		1	—
Sept. 22.	1	4	2.		1	
23.	1	—	16.		—	1
24.	—	4	17.		—	1
25.	—	1				
26.	1	1	Oktober		2	2
27.		—				
28.	—	1				
29.	—	1				
30.	1	1				
September	59	68				

Monatliche Verteilung der Todesfälle an Cholera und
Brechdurchfall in Altona 1871.

	Cholera:	Brechdurchfall:
August	44	114
September	59	68
Oktober	2	2
	105	184*)

Dem Auftreten der ersten Cholerafälle am 19. August waren
seit dem 3. August eine grössere Anzahl von Brechdurchfällen
voraufgegangen, von welchen 23 tötlich verlaufen waren.

In den Tagen vom 11. bis 18. August war von der Altonaer Wasserkunst unfiltriertes Elbwasser verabreicht worden, mit
welchem Umstande Bockendahl und Reincke den Cholera-
Ausbruch in Verbindung zu bringen geneigt scheinen. Demgegenüber ist zu bemerken, dass vom 19. August an das Wasser
der städtischen Leitung wieder filtriert wurde, dass aber trotzdem
die Zahl der Erkrankungen und Todesfälle an Cholera und Brechdurchfall in den nächsten beiden Wochen sich auf ihrem Höhepunkt erhielt, um dann in den folgenden Wochen von Woche
zu Woche abzunehmen und noch mit einzelnen Fällen in den
Oktober hineinzureichen.

Der zeitliche Verlauf der Altonaer Epidemie, wie er in der
nachfolgenden Tabelle nach der Zahl der wöchentlichen Todesfälle festgestellt ist, lässt einen günstigen Einfluss der seit dem
19. August thatsächlich besseren Wasserversorgung durchaus nicht
erkennen.

Zahl der wöchentlichen Todesfälle an Cholera und Brechdurchfall in Altona 1871.

	Cholera:	Brechdurchfall:	Zusammen:
bis zum 19. August	—	23	23
vom 19.—25. August	20	56	76
26. Aug.— 1. Sept.	29	39	68
Uebertrag	49	118	167

*) Bockendahl gibt als Summe der Todesfälle an Brechdurchfall 186
statt 184 an; aus seinen eigenen Zahlenreihen ergibt sich aber die Zahl 184.
(s. Generalbericht pro 1871. S. 20.)

	Cholera:	Brechdurchfall:	Zusammen:
Uebertrag	49	118	167
2. Sept.— 8. „	26	21	47
9. „ —15.	14	20	34
16. —22.	11	14	25
23. — 29. „	2	8	10
30. „ — 6. Okt.	3	1	4
16. Oktober	—	1	1
17.	—	1	1
	105	184	289

Ein Vergleich des zeitlichen Auftretens und der Frequenz
der Cholera in Altona und Hamburg 1871 ergibt folgendes,
wenn wir die Altonaer Zahlen mit den beiden von einander abweichenden Berichten über die Epidemie des Jahres 1871 vergleichen.

Nach dem Berichte des Medizinal-Inspektors Kraus hatte
Hamburg im Jahre 1871 — Altona

		Altona
August	12	44
September	123	59
Oktober	5	2
November	1	—
141 Choleratodesfälle		105 †

Nach dem Berichte des Sanitäts-Polizei-Bureaus gestaltete
sich der Vergleich folgendermassen:

Todesfälle an Durchfall, Brechdurchfall und Cholera.

	Hamburg			Altona
August— 10. Sept.	66	davon im 1. Lebensjahr	15	221
10. Sept.—17. „	69		22	36
18. „ —24. „	38		16	21
	173	davon im 1. Lebensjahr	57	278
25. Sept.— 1. Oktober				8
2.				1
16.				1
17.				1
				289
		davon im 1. Lebensjahr		130.

Bezüglich des Befallenseins der einzelnen Stadtteile bemerkt
Geh. Rat Wallichs, dass die Umgebung des Fischmarktes (am
Hafen) mehr befallen war als die meisten anderen Stadtteile;
aber die Zahl der hier vorkommenden Fälle war im ganzen
doch gering. Bei weitem die Ueberzahl der Erkrankungen fiel
in den Norder- und Nordwesterteil, in welchem vorzugsweise
mittellose Einwohner in Mietskasernen leben. Zudem ist der
Norderteil zum teil auf aufgeschüttetem Boden (frühere Bleichen
mit schmutzigen Gräben) erbaut und war nur noch zum kleinen
Teil mit Sielen versehen. Von den 105 Todten gehörten 55
diesen beiden Stadtteilen an. Bemerkenswert ist, dass von den

105 Todten nur 3 auf Schiffen erkrankt waren. Die durchschnittliche Schiffsbevölkerung schätzte Geh. Rat Wallichs im Jahre 1873 auf 200.

Verteilung der Cholera-Todesfälle über die einzelnen Stadtteile:

Osterteil	14	0,84 ⁰/₀₀
Süderteil	12	1.35 ⁰/₀₀
Westerteil . . .	14	
Nordwesterteil . . .	22	1,42 ⁰/₀₀
Norderteil	35	2,13 ⁰/₀₀

5 Todesfälle betrafen Ottensen; nur 3 ereigneten sich auf Schiffen.

Gehäufte Todesfälle fanden statt: in 10 Häusern je 2 und in 4 Häusern je 3.

Diese Verteilung der Todesfälle über die einzelnen Teile der Stadt ist erfolgt nach der Wohnung der Verstorbenen, ohne Berücksichtigung der Arbeitsstelle, wo möglicherweise die Infektion erfolgt sein könnte.

Die Todesfälle an Cholera und Brechdurchfall mit Rücksicht auf das Alter:

	Cholera:	Brechdurchfall:
Unter 1 Jahr	5	130
1— 5 Jahr	8	45
5—15 „	7	4
15—50 „	60	2
50—70 „	20	3
über 70 „	5	2

Dem Stande nach waren die Verstorbenen:

	Cholera:	Brechdurchfall:
Kinder	21	179
Erwachsene weibl. Geschlechts	28	5
Arbeiterinnen	3	—
Arbeiter	23	—
Handwerker	13	2
Fuhrleute	2	—
Seeleute	4	—
Cigarrenarbeiter	3	—
Musiker	2	—
Schulläufer	1	—
Rentier und Kaufleute . . .	3	—
nicht anzugeben	2	—

1873.

Die Zahl der Erkrankten in Altona und Ottensen betrug vom 17. Juli, wo der erste zweifellose Fall vorkam, bis zum 24. Dezember 145; davon starben 102 und genasen 43. Die Mortalität betrug also 70 $^0/_{00}$. Es ist dabei zu bedenken, dass wohl manche leichtere Fälle nicht zur Anmeldung gekommen sind. Von der ganzen Einwohnerzahl Altonas und Ottensens erkrankten nach Wallichs*) 1,7 $^0/_{00}$, und starben 1,2 $^0/_{00}$; in Hamburg erkrankten ca. 4,7 $^0/_{00}$ und starben 2,7 $^0/_{00}$.**) Es wird jedoch in dem Berichte des Herrn Geh. Rat Dr. Wallichs bemerkt, dass von den zahlreichen Todesfällen kleiner Kinder infolge von Darmkatarrhen nur die wenigen mitgerechnet sind, welche einen nahen zeitlichen und örtlichen Zusammenhang mit Cholera-Erkrankungen älterer Individuen hatten.

Der erste Fall in Altona trat am 17. Juli auf (in Hamburg am 14. Juni), der letzte am 24. Dezember (in Hamburg am 8. November). Es zogen sich also die Erkrankungen ungemein lange hin, sie waren an keinem Tage zahlreich.

Die zweite und vierte Woche des August und die erste Septemberwoche zeigten eine grössere Häufung der Zahlen, während in der übrigen Zeit vereinzelte Fälle auftraten.

Die höchste Zahl wies der 26. August auf mit 8 Fällen; vom 22. August bis 7. September kamen die meisten Fälle vor (beinahe wie 1892). Besondere Herde liessen sich in der Stadt kaum nachweisen.

Die Epidemie erlosch auffallend langsam. Vom 22. September bis 24. Dezember traten nach mehrtägigen (bis zu elftägigen) Zwischenräumen immer wieder vereinzelte Erkrankungen, und zwar meistens mit tötlichem Ausgang auf.

Geh. Rat Wallichs*) schildert das erste Auftreten der Cholera 1873 in Altona folgendermassen:

„Nachdem die gewöhnlichen Brechdurchfälle des Sommers ziemlich zahlreich sich im Juli gezeigt hatten, erkrankte zuerst am 17. desselben Monats ein Quaiarbeiter an unzweifelhafter Cholera, und zwar hatte dieser in einer Baggerschute geschlafen,

---

*) Wallichs: Die Cholera-Epidemie des Jahres 1873. Beilage zu Nr. 91 des „Altonaer Merkur" vom 14. April 1874.

*) Nach Reincke betrugen die Zahlen für Altona 1,86 resp. 1,31 $^0/_{00}$ †; für Hamburg 5,00 resp. 2,89 $^0/_{00}$ †.

welche in der Mitte den Hauptraum für Aufnahme des aus-
gebaggerten Schlammes und an beiden Enden Schlafstellen für
je 4 und 2 Mann enthielt. Dieser Arbeiter starb im Hamburger
Krankenhause. Aus derselben Schute kamen zwei andere am
19. resp. 24. Juli mit weniger heftigen Symptomen ins Altonaer
Krankenhaus. wo sie genasen. Gleichzeitig erkrankten an demselben 19. Juli in ihrer in Altona belegenen Wohnung ein Heizer
von einem Hamburger Dampfschiff und ein auf dem Grasbrook
beschäftigter Eisenbahnarbeiter; beide starben. Drei Tage nach
dem Heizer starb in demselben Stockwerk (III. Etage) ein alter
Gartenarbeiter. Die Fälle, welche zunächst folgten, betrafen
entweder in Hamburg beschäftigte Leute oder kamen von Schiffen
im Hafen (einer z. B. war mit einem Elbkahn von Brandenburg
gekommen).

Geh. Rat Wallichs hat die Fälle nach den Ursachen und
dem Ursprung in folgender Weise gruppiert:

Wohnen in der Nähe der Elbe oder Beschäfti- gung auf Schiffen	50
Aufenthalt auf Schiffen	18
Aufenthalt in Hamburg	27
Direkte oder indirekte Uebertragung in der Stadt selbst (erschlossen aus zeitlichem und örtlichem Zusammenhang)	25—30.

Es ist dazu zu bemerken, dass eine Anzahl Fälle   den
einzelnen Gruppen mehrfach gezählt sind.

Nach dieser Zusammenstellung nimmt Bockendahl etwa
die Hälfte der Fälle als „insoweit originär entstanden an. als
ihr Erkranken nicht auf die obengenannten Ursachen zurückzuführen war."

Bezüglich des Einflusses der Bodenverhältnisse schreibt
Geh. Rat Wallichs: „Allerdings ist die Alluvialgegend des Elbufers wiederholt in den Epidemien der letzten Jahre in stärkerem
Masse befallen gewesen, aber es sind die Unterschiede von dem
Ergriffensein anderer Stadtteile, des schroffen Uferabhangs oder
der hochgelegenen Strassen. welche auf Diluvium (Geschiebethon
und Geschiebesand) erbaut sind, oder zu einem geringen Teil
aufgeschütteten Untergrund haben, doch nicht auffallend gross."

Erkrankungen auf Schiffen wurden während der ganzen
Dauer der Epidemie beobachtet: nämlich im Juli 5 Fälle, im
August 8, im September 3 und im Oktober 2. Zu denselben
bemerkt Geh. Rat Wallichs: „Das Wasser der Elbe, welches
durch fast alle Auswurf- oder Abfallstoffe der grossen Städte
Hamburg und Altona verunreinigt ist, wird von den Schiffern
vielfach getrunken, — dass es den Krankheitskeim den dafür
Disponierten direkt zuführt, ist wenigstens möglich.

In Altona verteilte sich die Krankheit in folgender Weise über die einzelnen Teile der Stadt:

Osterteil	16.739	Einwohner	31	Fälle	=	1,85 °/oo
Süderteil	8,895	„	27	„	=	3,04 °/oo
Norderteil	16.407	„	19	„	=	1,16 °/oo
Nordwesterteil . . .	15,476	„	23	„	=	1,49 °/oo
Ottensen	9.277	„	13	„	=	1,4 °/oo
[Direkt von Schiffen ca.	200	„	18	„	=	90,0 °/oo].*)

Es ergibt sich aus dieser Zusammenstellung, dass die Gegend an der Elbe, der südliche Abhang des hohen Flussufers, der niedrige Uferrand selbst (gr. Elbstrasse) und die sanfte östliche Abdachung (nach dem St. Pauli-Grenzgraben zu) am schwersten betroffen war. (Süderteil: 3,04 °/oo); nächstdem die Strassenzüge an der Hamburger Grenze (Osterteil: 1,85 °/oo).

Von den 145 Erkrankten waren 99 männlichen, 46 weiblichen Geschlechts. „Nicht wenige Frauen erkrankten nach ihren Männern." (Wallichs.)

Eine Abhängigkeit in der Zu- oder Abnahme der Erkrankungen von Steigerungen der Wärme oder von den atmosphärischen Niederschlägen liess sich nicht wahrnehmen. Der August war nicht heiss, der September kühl, — beide brachten ziemlich viel Regen, so dass keinenfalls der Grundwasserstand ein ungewöhnlich niedriger war.

Die sanitätspolizeilichen Massnahmen bestanden darin, dass eine Desinfektion der öffentlichen Abtritte angeordnet und eine solche der privaten empfohlen wurde, dass für eine tägliche Abfuhr und vermehrte Strassenreinigung gesorgt und sofortige Meldung der Erkrankungsfälle Aerzten und Einwohnern zur Pflicht gemacht wurde. Ueberall, wo Erkrankungen vorkamen, wurde sorgfältige Reinigung und Desinfektion erstrebt. Für die Arbeiter am Quaibau wurden besondere Vorsichtsmassregeln getroffen, z. B. eine tägliche ärztliche Ueberwachung angeordnet. Die Krankheit gewann unter ihnen keine weitere Ausbreitung.

---

*) Den übrigens von Wallichs selbst in Klammern gesetzten Prozentzahlen der Schiffsbevölkerung dürfte eine Bedeutung nicht beizulegen sein aus denselben Gründen, welche wir S. 89 und 90 gegen die von Reincke für die Hamburger Schiffsbevölkerung berechneten Zahlen anführen mussten.

Cholera-Erkrankungen in Altona 1873.

Datum	Juli erkrankt	Juli gestorben	August erkrankt	August gestorben	September erkrankt	September gestorben	Oktober erkrankt	Oktober gestorben	November erkrankt	November gestorben	Dezember erkrankt	Dezember gestorben
1	—	—	1	—	—	3	—	1	—	—	—	—
2	—	—	5	2	2	1	—	—	—	—	—	—
3	—	—	1	4	1	1	—	—	—	—	—	1
4	—	—	1	1	4	1	—	—	—	—	1	—
5	—	—	—	—	2	2	2	1	—	—	—	—
6	—	—	1	—	5	2	—	1	—	—	1	1
7	—	—	2	—	2	2	—	—	—	—	—	1
8	—	—	1	1	1	3	—	—	—	—	—	—
9	—	—	1	1	1	—	—	—	—	—	—	—
10	—	—	2	2	—	—	—	—	1	1	1	—
11	—	—	5	3	—	—	—	—	2	—	—	—
12	—	—	2	4	—	—	—	—	—	—	—	—
13	—	—	6	2	—	—	1	1	—	—	—	—
14	—	—	4	3	—	—	—	—	—	—	—	—
15	—	—	—	—	—	—	3	1	—	1	—	—
16	—	—	2	—	1	—	—	—	—	—	—	—
17	1	—	2	1	—	1	—	—	—	1	1	—
18	—	—	—	2	1	—	—	—	—	—	—	—
19	3	1	4	—	1	—	—	1	—	—	1	1
20	—	—	—	2	3	1	1	—	—	—	1	—
21	—	—	—	—	2	2	—	—	1	—	1	1
22	1	—	6	—	1	1	—	—	2	1	—	1
23	—	2	1	1	—	1	—	—	—	—	—	—
24	1	—	2	1	—	—	—	—	—	1	1	1
25	1	—	2	2	—	—	—	1	1	—	—	—
26	—	1	8	3	—	—	—	—	—	—	—	—
27	—	—	5	6	1	—	—	—	—	1	—	—
28	2	—	4	2	—	—	1	—	—	—	—	—
29	1	—	4	2	—	—	—	—	1	—	—	—
30	—	—	4	3	1	1	—	1	—	—	—	—
31	2	1	4	4			—	—			—	—
	12	7	80	52	29	22	8	8	8	6	8	7

Vergleichende Statistik der 3 Cholera-Epidemien Hamburgs

in den Jahren 1848, 1859 und 1866

mit Berücksichtigung der Höhenlage der einzelnen Strassenzüge.

Von **Physicus Gustav Buek jun.**

(Manuskript in den Akten des Medizinal-Kollegiums zu Hamburg; Duplikat im Privatbesitz des Herrn Dr. Engel-Reimers zu Hamburg.)

Anmerkung: Die Todesfälle sind von Physicus G. Buek aus den ärztlichen Todesbescheinigungen ausgezogen. — Die Bewohnerzahlen sind von dem Bureau für Steuerstatistik geliefert und beruhen für 1848 und 1859 auf den Umschreibungen durch das Bürgermilitär, für 1866 auf der in demselben Jahre vorgenommenen Volkszählung.

A. Elb-Marsch.

I. Inseln.

I. Distrikt: Grasbrook-Insel.

Strassen	Höhe über Null	1848			1859			1866		
		Be-woh-ner	Todes-fälle	Mor-talität ⁰/₀₀	Be-woh-ner	Todes-fälle	Mor-talität ⁰/₀₀	Be-woh-ner	Todes-fälle	Mor-talität ⁰/₀₀
Städtischer Teil	} 18'	—	} 5	—	189	} 2	} 10,58	202	—	} 0,00
Ländlicher Teil	} 22'	—		—	—			381	—	
Total	18'-22'	—	5	—	189	2	10,58	583	—	0.00

II. Distrikt: Brook-Insel (Südl. Altstadt).

Strassen	Höhe über Null	Be-woh-ner	Todes-fälle	Mor-talität ⁰/₀₀	Be-woh-ner	Todes-fälle	Mor-talität ⁰/₀₀	Be-woh-ner	Todes-fälle	Mor-talität ⁰/₀₀
Brookthor-wall quai	18'	—	1	—	54	2	37,04	16	—	0,00
Bei St. Annen	16'	74	2	27,03	39	—	0,00	51	—	0,00
Holländ. Brook	17'	309	3	9,71	318	5	15,72	437	4	9,15
Triepenkissen	—	19	—	0,00	16	—	0,00	11	—	0,00
Holländ. Reihe	—	360	8	22,22	365	6	16,44	400	2	5,00
Militär-Kranken-haus .	17'-16'	ca. 50	—	—	ca. 60	—	—	64	—	—
AltstädterNeuer-weg .	17'-16'	697	12	17,22	694	4	5,76	805	4	4,97
Dienerreihe .	—	70	—	0,00	56	—	0,00	60	—	0,00
Kannengiesserort	17'-16'	79	—	0,00	61	1	16,39	151	1	6,62
Beim klein. Fleet	18'-17'	1050	19	18,10	1381	9	6,52	1091	9	8,25
Pickhuben	17'	394	7	17,77	474	2	4,22	480	3	6,25
Kibbeltwiete ·	18'	315	8	25,40	394	5	12,69	427	4	9,37
Brook	18'-21'	2443	48	19,65	2640	23	8,71	2918	12	4,11
Brooksbrücke	—	42	—	0,00	37	—	0,00	41	—	0,00
Hinter den Boden	16'	477	7	16,77	499	5	10,02	564	1	1,77
Auf dem Sande	18'	458	8	15,28	416	6	14,42	514	3	5,84
Kehrwieder	19'-18'	2932	42	14,32	3360	38	11,31	4093	29	7,09
Sandthorquai .	—	—	—	—	—	—	—	33	—	0,00
Total	16'-21'	9769	165	16,89	10864	106	9,76	12156	72	5.92

III. Distrikt: Wandrahm-Insel (Südl. Altstadt).

Strassen	Höhe über Null	Be-woh-ner	Todes-fälle	Mor-talität ⁰/₀₀	Be-woh-ner	Todes-fälle	Mor-talität ⁰/₀₀	Be-woh-ner	Todes-fälle	Mor-talität ⁰/₀₀
Theerhof Bastion Ericus	—	299	6	20,07	330	7	21,21	256	3	11.72
Wendrahmsbrücke	—	69	2	28,99	70	—	0,00	91	—	0,00
Poggenmühle	19'-17'	173	3	17,34	206	4	19,42	224	1	4,46
Alter Wandrahm Infanteriekaserne	17'-15'	445 ca. 600	—	—	546 ca. 600	3	5,49	603 685	1	1,65
Kleiner Bauhof	15'	15	—	—	16	—	0,00	21	—	0,00
Wandbereiterbrook	16'	124	3	24,19	161	—	0,00	153	1	6,54
Neuer Wandrahm	15'	177	—	0,00	136	1	7,35	191	—	0,00
Kl. Jungfernstieg	—	20	—	0,00	44	—	0,00	51		0,00
Total	15'-19'	1922	14	7,28	2109	15	7,11	2278	6	2.63

Strassen	Höhe über Null	1848			1859			1866		
		Bewohner	Todesfälle	Mortalität °/₀₀	Bewohner	Todesfälle	Mortalität °/₀₀	Bewohner	Todesfälle	Mortalität °/₀₀

IV Distrikt: Gröningerstrassen-Insel (Südl. Altstadt).

Strassen	Höhe über Null	Bewohner 1848	Todesfälle 1848	Mort. 1848	Bewohner 1859	Todesfälle 1859	Mort. 1859	Bewohner 1866	Todesfälle 1866	Mort. 1866
Winserbrücke	—	9	—	0,00	8	—	0,00	6	—	0,00
Beim Winserbaum .	—	70	1	14,29	71	—	0,00	100	—	0,00
Dovenfleet	14'-13'-15'	1700	14	8,24	2022	12	5,93	2207	11	4,98
Gerkentwiete	14'-17'	117	—	0,00	123	2	16,26	175	1	5.71
Hinter der Lemkentwiete .	13'-17'	21	—	0,00	22	—	0,00	20	2	100,00
Lemkentwiete	15'	222	2	9,01	235	1	4,26	289		0,00
Brauerstr.-Brücke	—	4		0,00	7	—	0.00	7	—	0.00
Brauerstrasse	17'	466	1	2,15	548		0,00	591	2	3,38
Hüxter	17'-16'	216	2	9.26	265	2	7,55	317	—	0.00
Zweite Brandstwiete	16'	162	—	0,00	193	2	10,56	205	—	0,00
BeimZippelhause	14'	409	3	7,33	533	—	0,00	630	4	6,35
Hankentwiete	—	109	1	9,17	99		0,00	132	—	0,00
Hänkentwiete	—	173	1	5,78	215	2	9,3	202	3	14.85
Alte Gröningerstr.	16'-17'	439	5	11,39	407	—	0,00	562	1	1,78
Neue Gröningerstr.	15'-17'	136	1	7,35	104	—	0,00	123	—	0.00
Catharinenkirchhof	18'	228	1	4,39	251		0,00	284	2	7.04
Grinna . .	17'	197	1	5,08	268	1	3,73	365	2	5,48
Zollenbrücke . .	—	82	—	0,00	115	2	17,39	109	2	18.35
Total	13'-18'	4760	33	6,93	5486	24	4,37	6324	30	4.74

V. Distrikt: Catharinenstrassen-Insel (Südl. Altstadt).

Strassen	Höhe über Null	Bewohner 1848	Todesfälle 1848	Mort. 1848	Bewohner 1859	Todesfälle 1859	Mort. 1859	Bewohner 1866	Todesfälle 1866	Mort. 1866
Catharinenbrücke	17'-18'	33	1	30,30	28	—	0,00	31	—	0.00
Stekelhörn	15'-18'	215	—	0,00	309	—	0,00	349	—	0.00
Bei den Mühren	18'	1026	14	13,65	1189	5	4,21	1507	14	9,29
Catharinenstr.	18'-19'	494	1	2,02	534	4	7,49	566	—	0,00
Reimerstwiete	18'	198	2	10,10	264	3	11,36	320	—	0.00
Mattentwiete	18'-19'	317	1	3,15	333	—	0,00	405	2	4.94
Neuer Krahn	17'	148	—	0,00	167	3	17,96	199	—	0.00
Cremon . . .	17'-19'	219	1	4,57	339	1	2,95	39٬	1	2.51
Total	15'-19'	2650	20	7,55	3163	16	5,06	3775	17	4.50

VI. Distrikt: Reichenstrassen-Insel (Südl. Altstadt.)

Strassen	Höhe über Null	Bewohner 1848	Todesfälle 1848	Mort. 1848	Bewohner 1859	Todesfälle 1859	Mort. 1859	Bewohner 1866	Todesfälle 1866	Mort. 1866
Hopfensack	—	99	—	0,00	65	—	0.00	46	—	0,00
Kl. Reichenstr.	17'	330	—	0,00	371	4	10.78	410	1	2.44
Erste Brandstwiete	17'	131	1	7,63	176	—	0,00	154	—	0.00
Gr. Reichenstr.	17'-16'	547	3	5.48	604	1	1.66	645	3	4,65
Rolandsbrücke	—	31	—	0,00	24	—	0,00	28	—	0.00
Brodschraagen	16'	63	—	0,00	67	1	14,93	107	—	0.00
Ness	—	105	—	0,00	105	—	0.00	114	—	0,00
Beim alten Rathause		5	—	0,00	21	—	0.00	19	—	0,00
Bei d. alten Börse	—.	95	—	0.00	91	—	0,00	100	—	0.00
Total	16'-17'	1406	4	2,84	1524	6	3,94	1618	4	2,47

Strassen	Höhe über Null	1848			1859			1866		
		Bewohner	Todesfälle	Mortalität °/oo	Bewohner	Todesfälle	Mortalität °/oo	Bewohner	Todesfälle	Mortalität °/oo

VII. Distrikt: Neueburg-Insel (Südl. Altstadt.)

Strassen	Höhe über Null	Bewohner	Todesfälle	Mortalität °/oo	Bewohner	Todesfälle	Mortalität °/oo	Bewohner	Todesfälle	Mortalität °/oo
Trostbrücke	—	23	—	0,00	22	—	0,00	34	—	0,00
Bohnenstr.	23'-21'	268	1	3,73	267	2	7,49	328	3	9,15
Neueburg .	22'-23'	341	—	0,00	333	—	0,00	338	—	0,00
Hopfenmarkt .	21'	476	2	4,20	677	8	11,82	761	2	2,63
Holzbrücke		27		0,00	76	—	0,00	98	—	0,00
Kleiner Burstah	21'	144	—	0,00	240	1	4,17	217		0,00
Grosser Burstah	21'	788	1	1,27	825		0,00	946	1	1,06
Hahntrapp	—	50	—	0,00	73	—	0,00	100		0,00
Deichstrasse	15'-21'	874	1	1,14	922	3	3,25	1083	—	0,00
Hohebrücke	—	31	—	0,00	52	—	0,00	56	—	0,00
Steintwiete	18'-20'	253	2	7,91	276	1	3,62	323	—	0,00
Kajen .	15'-16'	448	3	6,70	509	7	13,75	632	3	4,75
Görttwiete .	-	181		0,00	218		0,00	274	—	0,00
Rödingsmarkt	16'-21'	806	1	1,24	958	7	7,31	1115	2	1,79
Heiligengeist-kirchhof .	20'	30		0,00	38	1	26,32	31	—	0,00
Heiliger Geist Hospital	-	166	—	0,00	172	—	0,00	174	—	0,00
Graskeller	21'	206	1	4,85	238	—	0,00	236	—	0,00
Kaakstwiete	18'	59		0,00	81	—	0,00	86	3	34,88
Herrlichkeit	—	408	3	7,35	522	6	11,49	698	2	2,87
Kammermannstwiete .	—	4	—	0,00	4	—	0,00	4	—	0,00
Slamatjenbrücke	—	4	—	0,00	1	—	0,00	4	—	0,00
Beim alten Waisenhause . .	16'	69	—	0,00	80	—	0,00	103	1	9,71
Total	15'-23'	5656	15	2,65	6584	36	5,47	7642	17	2,22

VIII. Distrikt: Admiralitätstrassen-Insel (Südl. Neustadt.)

Strassen	Höhe über Null	Bewohner	Todesfälle	Mortalität °/oo	Bewohner	Todesfälle	Mortalität °/oo	Bewohner	Todesfälle	Mortalität °/oo
Küterwall		35	—	0,00	33	—	0,00	7	—	0,00
Admiralitätstr.	19'-22'	550	—	0,00	532	7	13,16	708	—	0,00
Pulverturms-brücke . .	—	25	—	0,00	32	—	0,00	37	—	0,00
Ellernthorbrücke	22'-36'	239	—	0,00	274	1	3,65	268	—	0,00
Steinhöft	17'-18'	179	1	5,59	240	4	16,67	289	—	0,00
Schaarthor	18'	144	1	6,94	192	2	10,42	268	2	7,46
Schifferhaus	—	14	—	—	15	—	—	16	—	—
Baumwall . . .	17'	73	1	13,70	75	1	13,33	95	—	0,00
Total	17'-36'	1259	3	2,38	1393	15	10,77	1688	2	1,18

Strassen	Höhe über Null	1848			1859			1866		
		Bewohner	Todesfälle	Mortalität ⁰/₀₀	Bewohner	Todesfälle	Mortalität ⁰/₀₀	Bewohner	Todesfälle	Mortalität ⁰/₀₀

II Elbmarsch in Verbindung mit den Geesthöhen.
IX. Distrikt: Oestlicher Teil.
Strassen zur südlichen Altstadt gehörig.

Strassen	Höhe über Null	Bewohner	Todesfälle	Mortalität	Bewohner	Todesfälle	Mortalität	Bewohner	Todesfälle	Mortalität
Klingberg		169	3	17,75	173	—	0,00	341	1	2,93
Messberg . . .	20'-15'	697	6	8,61	751	13	17,31	877	3	3,42
Bei dem Bauhof	—	146	2	13,70	136	1	7.35	191		0.00
Erste Klosterstr.	—	—	—	—	244	2	8,20	242	2	8.26
Zweite Klosterstr.	—	—	—	—	—	—	—	106	—	0.00
Bergedorferstr.	20,-23'	—	—		156	—	0,00	291	3	10.31
Bahnhofstrasse	23'-21'	—	—	—	127	1	7,87	167	—	0.00
Bahnhofpl. u. Bahnhof	—	45		0.00	127		0,00	160	—	0.00
Deichthorstrasse	—	—	1	—	91	—	0,00	113	—	0.00

b. Strassen, zu der Vorstadt St. Georg gehörig.

Strassen	Höhe über Null	Bewohner	Todesfälle	Mortalität	Bewohner	Todesfälle	Mortalität	Bewohner	Todesfälle	Mortalität
Oberhafenstrasse	—	—	—	—	53	2	37,74	54	—	0.00
Stadtdeich	—	1508	41	27,19	1888	34	18,01	1691	25	14,78
Banksstrasse	—	372	16	43,01	579	3	5.18	1066	4	3.75
Amsinckstrasse	—	41	1	24,39	364	1	2,75	555	1	1.80
Woltmannstrasse	—	45	—	0,00	123	3	24,39	364	1	2.75
Spaldingstrasse	—	105	2	19,05	529		0.00	779	3	3,85
Repsoldstrasse		205	2	9.76	325	—	0,00	567	1	1,76
Sonninstrasse	—	41	1	24,39	76		0,00	82	—	0,00
Hammerbrookstr.	—	147	8	54,42	202		0,00	326	2	6,14
Rosenallee	—	79	—	0,00	163	—	0,00	235	—	0,00
Schultzweg . .	—	154	—	0,00	260	—	0,00	414	1	2,42
Total	15'-23'	3754	83	22,11	6367	60	9,42	8621	47	5.45

X. Distrikt: Westlicher Teil. (Südliche Neustadt.)

Strassen	Höhe über Null	Bewohner	Todesfälle	Mortalität	Bewohner	Todesfälle	Mortalität	Bewohner	Todesfälle	Mortalität
Beim Hafenthor	—	—	—	—	53	—	0,00	81	—	0,00
Johannisbollwerk	17'-21'	743	15	20,19	804	6	7,46	926	4	4.32
Langereihe	—	62	—	0,00	94	—	0,00	124	—	0.00
Zweite Vorsetzen	16'-17'	1044	24	22,99	1176	10	8.50	1383	1	0.72
Erste Vorsetzen	15'-16'	672	22	32,74	775	3	3,87	893	3	3.36
Neustädter Neuerweg	16'-14'	444	10	22,52	491	7	14,26	709	2	2.82
Erste Neumannstr.	14'	302	5	16,56	405	1	2,47	561	4	7,13
Zweite „	14'	252	6	23,81	300	7	23,33	374	3	8.02
Bleichergang	14'-16'	588	11	18,71	721	3	4,16	908	5	5,51
Schaarmarkt	14'-29'	440	1	2,27	485	10	20,62	607	3	4.94
Eichholz	18'-22'	2261	20	8,85	2534	17	6,71	2787	14	5,02
Brauerknechtsgraben	18'-14'	982	19	19,35	1106	9	8,14	1406	18	9.31
Schaarsteinweg	18'-15'	648	12	18,66	798	3	3,76	931	7	7.52
Kl. Bäckergang	19'	117	2	17,09	90		0,00	137	—	0.00
Gr. Bäckergang	15'-22'	1648	18	10,92	1653	12	7.26	1992	10	5.02
Lieschengang	19'	244	7	28,69	285	2	7,02	380	3	9,09
Stubbenhak	15'-18'	314	2	6,37	425	3	7.06	460	3	6.52
Herrengraben	18'-29'	712	10	14,04	745	6	8,05	1065	9	8,45
Entbindungsanstalt daselbst .	—	ca. 20	—	0,00	ca. 20		0,00	23	—	0.00
Total	14'-29'	11488	184	16,02	12960	99	7,64	15697	84	5,35

B. Alster-Marsch.

XI. Distrikt: a. Strassen, zur nördlichen Altstadt gehörig. b. Strassen, zur nördlichen Neustadt gehörig.

Strassen	Höhe über Null	Bewohner 1848	Todesfälle 1848	Mortalität °/₀₀ 1848	Bewohner 1859	Todesfälle 1859	Mortalität °/₀₀ 1859	Bewohner 1866	Todesfälle 1866	Mortalität °/₀₀ 1866
a) Strassen, zur nördlichen Altstadt gehörig:										
Alsterdamm	21′	203	2	9,85	332	—	0,00	371	—	0,00
Plan .	22′	—	—	—	76	—	0,00	106	—	0,00
Reesendamm .	22′	—	—	—	71		0,00	60	—	0,00
Rathhausmarkt (u. Alte Schauenburgerstrasse)	22′	93	—	0,00	162	—	0,00	194	—	0,00
Gr. Johannisstr.	22′-21′	255	2	7,84	243	—	0,00	255	—	0,00
Adolphsplatz (u. Börsenarkaden)	20′	166	2	12,05	178	—	0,00	230	—	0,00
Mönkedamm	20′-21′	218	—	0,00	213	—	0,00	186	—	0,00
Alterwall	22′-21′	579	4	6,91	751	1	1,33	837	2	2,39
b) Strassen, zur nördlichen Neustadt gehörig:										
Altenwallbrücke	—	33		0,00	42	—	0,00	39	—	0,00
Adolphsbrücke	21′-22′	57	—	0,00	84	—	0,00	79		0,00
Schleusenbrücke (u. Wassertwiete)	22′	91	—	0,00	82	—	0,00	93	—	0,00
Neuerwall .	21′-22′	1354	14	10,34	1451	8	5,51	1546	1	0,65
Bohnsplatz	—	230	—	0,00	279	—	0,00	284	—	0,00
Alsterarkaden	—	115	—	0,00	128	2	15,625	112	—	0,00
Poststrasse	21′-16′	168	—	0,00	206	—	0,00	191	—	0,00
Bleichenbrücke	22′	179	2	11,17	207	2	9,66	259	—	0,00
Gr. Bleichen	16′-20′-23′	834	6	7,19	1040	1	0,96	997		2,01
Alter Jungfernstieg	22′-21′	536	1	1,87	695	1	1,44	899	—	0,00
ScholviensPassage		142	—	0,00	113	—	0,00	98	—	0,00
Neuer Jungfernstieg	20′-19′	208	—	0,00	251	—	0,00	197	1	5,08
Total	16′-23′	5461	33	6,04	6604	15	2,27	7033	6	0,85

Strassen	Höhe über Null	1848			1859			1866		
		Bewohner	Todesfälle	Mortalität º/₀₀	Bewohner	Todesfälle	Mortalität º/₀₀	Bewohner	Todesfälle	Mortalität º/₀₀

C. Östliche Geesthöhe.

XII. Distrikt: Höhen-Distrikt (zur nördlichen Altstadt gehörig).

Strassen	Höhe über Null	Bew. 1848	Todesf. 1848	Mort. 1848	Bew. 1859	Todesf. 1859	Mort. 1859	Bew. 1866	Todesf. 1866	Mort. 1866
Schweinemarkt	58'–58'	451	—	0,00	544	1	1,84	598	1	1,67
Langemühren	52'–58'	1318	6	4,55	1257	9	7,16	1404	6	4,27
Kurzemühren	52'–40'	480	3	6,25	491	—	0,00	463	2	4,32
Steinthorwall	—	—	—	—	—	—	—	41	—	0,00
Georgsplatz	40'	159	—	0,00	168	—	0,00	144	—	0,00
Lilienstrasse	40'–45'	818	1	1,22	977	3	3,07	1070	1	0,93
Breitestrasse	45'–40'	713	—	0,00	901	—	0,00	1002	2	2,00
Spitalerstrasse .	52'–45'	1987	13	6,54	2325	8	3,44	2581	12	4,65
St. Hiobshospital	—	—.	—	—	—	—	—	96	—	0,00
Gr. Barkhof	45'–47'	686	2	2,92	753	6	7,97	874	3	3,43
Kl. Barkhof	—	28	—	0,00	27	—	0,00	26	—	0,00
Jacobikirchen-twiete . .	—	75	—	0,00	91	1	10,99	90	—	0,00
Jacobikirchhof	—	239	—	0,00	272	2	7,35	307		0,00
Jacobitwiete	—	28	—	0,00	35		0,00	46	–	0,00
Steinstrasse	58'–39'	3060	20	5,46	4270	18	4,22	4674	11	2,35
Speersort .	39'–42'	400	—	0,00	340	5	14,71	312	2	6,41
Bei d. Petrikirche	42'–37'	94	—	0,00	100	1	10,00	85	1	11,76
Total	37'–58'	11136	45	4,04	12551	54	4,30	13813	41	2,97

XIII. Distrikt: Alster-Abhang der östlichen Geesthöhe. (Nördl. Altstadt.)

Strassen	Höhe über Null	Bew. 1848	Todesf. 1848	Mort. 1848	Bew. 1859	Todesf. 1859	Mort. 1859	Bew. 1866	Todesf. 1866	Mort. 1866
Maria Magdalen. Kloster	—	30	—	0,00	50	—	} 0,00	52	—	} 0,00
Glockengiesser-wall .	49'–22'	223	1	4,48	383	—		402	—	
Brandsende	37'–21'	258	3	11,63	303	—	0,00	335	—	0,00
Rosenstrasse .	37'–30'	981	6	6,12	1398	4	2,86	1413	7	4,95
Kl. Rosenstrasse	30'	201	—	0,00	280	—	0,00	310	—	0,00
(Gotteshof) Gertrudenkirch-hof .	45'–34'	171	—	0,00	173	—	0,00	14 / 166	—	} 0,00
Gertrudenstrasse	34'–21'	281	1	3,56	353	1	2,83	368	—	0,00
Raboisen	30'–26'	1241	8	6,45	1743	6	3,44	1867	4	2,14
(Zuchthaus) Ferdinandstrasse	22'	ca. 50 / 674	—	} 0,00	ca. 100 / 707	1	0,00 / 1,41	108 / 733	—	} 0,00
Hinter der Markt-halle .	—	78	—	0,00	48	—	0,00	56	—	0,00
Pferdemarkt	40'–30'	1092	2	1,83	1162	3	2,58	1211	3	2,48
Beim Alsterthor	30'–21'	184	4	21,74	223	—	0,00	225	—	0,00
Paulstrasse	42'–26'	297	—	0,00	394	2	5,08	437	1	2,29
Hermannstrasse	22'	494	2	4,05	538	1	1,86	591	2	3,38
Bergstrasse	37'–22'	434	1	2,30	454	—	0,00	481	2	4,16
Knochenhauer-strasse	28'–22'	233	1	4,29	261	—	0,00	248	1	4,03
Rathhausstrasse	37'–22'	382	1	2,62	472	2	4,24	458	—	0,00
Total	21'–49'	7304	30	4,11	9042	20	2,21	9475	20	2,11

Strassen	Höhe über Null	1848			1859			1866		
		Bewohner	Todesfälle	Mortalität ‰	Bewohner	Todesfälle	Mortalität ‰	Bewohner	Todesfälle	Mortalität ‰

XIV. Distrikt: Elbabhang der östlichen Geesthöhe.
(Südliche Altstadt.)

Strassen	Höhe über Null	Bewohner 1848	Todesfälle 1848	Mortalität ‰ 1848	Bewohner 1859	Todesfälle 1859	Mortalität ‰ 1859	Bewohner 1866	Todesfälle 1866	Mortalität ‰ 1866
Bei den Pumpen	33'-20'	479	13	27,14	525	2	3,81	602	2	3,32
Fischertwiete	28'-15'	205	2	9.76	252	3	11,90	273	—	0,00
Depenau	—	121	1	8.26	164	1	6,10	183	4	21.86
Niedernstrasse	28'-23'	2023	16	7.91	2633	8	3.04	3027	15	4,96
Schützenpforte	33'	82	1	12,20	70	—	0,00	113	1	8,85
Schützenstrasse	58'-33'	13	1	76.92	32	—	0.00	88	—	0,00
St. Johanniskloster u. Wittwenhaus	—	24	—	0.00	35	—	0,00	49	—	0,00
Altstädter Neustrasse	—	756		3,97	958		2,09	1081	11	10.18
Alte Springeltwiete	—	867	6	6,92	1080	8	7,41	1254	} 8	} 4,90
Neue Springeltwiete	—	216	3	13,89	308	1	3,25	379		
Altstädter Fuhlentwiete	47'-28'	496	1	2,02	672	9	13,39	1010	2	1,98
Kattrepelsbrücke	—	37		0,00	38	—	0,00	32		0,00
Kattrepel	39'-25'	650	4	6,15	712	5	7,02	785		3,82
Curienstrasse	—	98	—	0,00	105	—	0,00	142	—	0,00
Schopenskehl	25'-22'	240	1	4,17	410	1	2,44	456	2	4,39
Domstrasse	—	80	—	0,00	83	—	0,00	61	—	0,00
Schulstrasse	—	97	—	0,00	99	—	0,00	108	—	0,00
Schmiedestrasse	37'-25'	315	2	6,35	351	1	2.85	406	2	4,93
Fischmarkt	17'-25'	93	—	0,00	118	—	0,00	140	—	0,00
Kl. Bäckerstrasse	25'-24'	478	—	0,00	579	4	6,91	707	5	7,07
Dornbusch	24'-21'	75	—	0,00	120	1	8.33	142	2	14,08
Pelzerstrasse	28'-24'	253	1	3,95	315	1	3,17	351	—	0,00
Schauenburgerstr.	37'-21'	588	7	11.90	852	3	3,52	877	6	6,84
Kl. Johannisstr.	21'	162	1	6.17	170	—	0,00	171	—	0,00
Gr. Bäckerstrasse	21'	196	—	0,00	259	2	7.72	270	—	0,00
Börsenbrücke	21'	102	—	0.00	99	—	0,00	110	—	0,00
Total	15'-58'	8746	63	7,20	11039	52	4,71	12817	63	4,92

D. Westliche Geesthöhe.

XV Distrikt: Höhen-Distrikt. (Nördliche und südliche Neustadt.)

Strassen	Höhe über Null	Bewohner 1848	Todesfälle 1848	Mortalität ‰ 1848	Bewohner 1859	Todesfälle 1859	Mortalität ‰ 1859	Bewohner 1866	Todesfälle 1866	Mortalität ‰ 1866
a) Strassen, zur nördl. Neustadt gehörig:										
Mühlenberg	—	63	—	0,00	62	—	0,00	71	—	0,00
Zeughausmarkt	75'-77'	536	3	5,60	586	3	5,12	709	3	4,23

Strassen	Höhe über Null	1848			1859			1866		
		Bewohner	Todesfälle	Mortalität ⁰/₀₀	Bewohner	Todesfälle	Mortalität ⁰/₀₀	Bewohner	Todesfälle	Mortalität ⁰/₀₀
b) Strassen, zur südl. Neustadt gehörig:										
Grünersood		522	1	1,92	554	1	1.81	575	4	6,96
Platz b. Grünen-Sood	—	844	9	10,66	843	1	1.19	857	4	4,67
Eiskuhle	—	382	4	10,47	355	2	5,63	442	2	4,52
2. Jakobstrasse	71'-65'	505	1	1.98	538	4	7,43	531	3	5,65
Rothesoodstrasse	65'-70'	440	2	4,55	446	—	0,00	498	1	2.01
Böhmkenstrasse	59'-65'	621	3	4,83	699	1	1,43	737	2	2,71
Bei d. gross. Michaeliskirche	—	11	—	0,00	13	—	0,00	10	—	0,00
Kraienkamp	59'	698	5	7,16	903	6	6,64	1008		0,00
Englische Planke	59'-60'	142	—	0,00	163	—	0,00	190	—	0,00
Mühlenstrasse	71'	885	9	10,17	894	3	3,36	1253	7	5,59
Schlachterstr.	71'-68'	1020	11	10,78	1145	8	6,99	1296	6	4,63
Kirchenstrasse	68'-59'	260	3	11,54	279		0,00	303	—	0,00
I. u. II. Brunnenstrasse		144	2	13.89	153	—	0,00	195	3	15.38
Klefeckerstrasse	—	283	6	21,20	250	2	8.00	256	—	0,00
c) Strassen, zur nördl. Neustadt gehörig:										
Elbstrassen	71'-74'	1281	9	7,03	1358	2	1,47	1634	6	3.67
Neuer Steinweg	59'-75'	2088	14	6,70	2047	11	5,37	2554	11	4.31
Gross. Neumarkt	64'-69'	1019	6	5,89	1339	4	2,99	1039	2	1,92
Thielbeck	64'-63'	207	1	4,83	196	2	10.20	227	1	4.41
Kaserne	—	—	—	—	—	—	—	102	—	—
Kohlhöfen	63'-67'	637	1	1,57	681	4	5,87	752	2	2,66
Poolstrasse	67'	739	9	12,18	756	6	7,94	865	3	3.47
Beim Dragonerstall	66'-60'	272	1	3,68	312	1	3,21	336	1	2.98
Pilatuspool	66'-69'	452	4	8,85	374	2	5,35	448	1	2.23
Kräte	—	199	4	20,10	218	2	9,17	257	—	0.00
Kurzestrasse	66'-69'	522	10	19.16	536	4	7,46	667		0.00
Marienstrassen	66'-69'	562	5	8.90	728	8	10,99	912	4	4.39
Peterstrasse	63'-76'	1371	22	16,05	1592	5	3,14	1750	3	1.71
Marktstrassen	69'	754	3	3,98	1108	4	3,61	1490	5	3.36
Wache	—	ca. 40		0,00	ca. 50	—	0,00	51	—	0,00
Hütten	69'-75'	1260	9	7,14	1350		2,22	1629	5	3,07
Hinter d. Hütten	—	242	—	0,00	285	—	0,00	369		0,00
Holstenstrasse u. Holstenwall	—	—		—	170	—	0,00	210		0,00
Millernthorwall	—	12	—	0,00	23		0,00	22	—	0,00
Total	59'-77'	19013	157	8.26	21006	89	4.24	24245	79	3,26

Strassen	Höhe über Null	1848			1859			1866		
		Bewohner	Todesfälle	Mortalität $^0/_{00}$	Bewohner	Todesfälle	Mor. talität $^0/_{00}$	Bewohner	Todesfälle	Mortalität $^0/_{00}$

XVI. Distrikt: Elb-Abhang der westlichen Geesthöhe.
(Südliche Neustadt.)

Strassen	Höhe über Null	Bewohner	Todesfälle	Mortalität	Bewohner	Todesfälle	Mor.	Bewohner	Todesfälle	Mortalität
Kuhberg	58'-22'	262	3	11,45	262	1	3.82	293	1	3.41
Nicolaistrasse	58'-57'	611	10	16.37	638	2	3,13	704	5	7,10
Erste Jacobsstr.	65'-57'	235	1	4,26	306	2	6,54	392	1	2,55
Venusberg	57'-29'	770	5	6,49	866	1	1.15	919	11	11.97
Hohlerweg	59'-29'	355	2	5,68	378	4	10,58	531	4	7,53
Druvenhof	—	104	—	0,00	102	1	9.80	134	1	7,46
Anberg	—	95	1	10,53	142	—	0,00	141	—	0,00
Matthiasstr.	—	248	1	4,08	326	3	9.20	395	—	0.00
Schaarhof	—	130	—	0,00	145		0.00	203	—	0,00
Teilfeld	58'-22'	655	13	19,85	776	4	5,15	869	5	5.75
Saegerplatz	39'-41'	456	1	1.52	401	10	15,36	476	1	1,29
Detentions-, Kur- u. Strafarbeits- haus	—	ca. 200			ca. 250			302		
Pastorenstrasse	51'-44'	138	—	0,00	151	1	6.62	162	—	0,00
Gr. Michaelisstr.	59'-44'	227	—	0,00	250	2	8.00	132	1	7,58
Bei d. kl. Micha- eliskirche	44'-30'	514	—	0.00	470	2	4,26	634	1	1,58
Düsternstrasse	30'-36'	205	3	14.63	261	—	0,00	278	—	0,00
Alter Steinweg	64'-36'	945	3	3.17	1287	3	2,33	1721	6	3,49
Paradieshof	—	303	—	0,00	346	—	0,00	392	—	0,00
Ellernthorsbrücke (VIII. Distrikt cf.)										
Total	22'-65'	6448	43	6.67	7357	36	4,89	8678	37	4.26

XVII. Distrikt: Alster-Abhang der westlichen Geesthöhe
(Nördl. Neustadt.)

Strassen	Höhe über Null	Bewohner	Todesfälle	Mortalität	Bewohner	Todesfälle	Mor.	Bewohner	Todesfälle	Mortalität
Rademachergang	63'-40'	612	12	19,61	865	8	9,25	834	3	3,60
Gr. Trampgang	—	342	1	2,92	363	4	11,02	197	1	5,08
Kl. Trampgang	—	28	1	85,71	30	—	0.00	—	—	—
Amidammacher- gang	—	434	4	9.22	428	3	7,01	82	—	0,00
Ebraeergang	—	207	3	14,49	187	2	10,70	276	—	0,00
Brettergang	—	138	4	28,99	124	2	16,13	4	—	0,00
Kugelsort	39'	188	2	10,64	193	1	5,18	110	1	9,09
Schulgang	—	405	8	7,41	410	1	2,44	463	1	2,16
Breitergang	58'-60'	719	7	9,74	820	2	2,44	1030	1	0,97
Kornträgergang	46'-53'	657	13	19,79	849	4	4,71	1003	12	11,96
Langergang	54'-20'	700	10	14,28	772	2	2,59	723	4	5,53
Bäckerbreiter- gang	60'	1042	15	14,40	1278	14	10,95	1543	7	4,54
Specksgang	53'-50'	686	8	11,66	753	2	2,66	1018	3	2,95

Strassen	Höhe über Null	1848 Bewohner	Todesfälle	Mortalität °/oo	1859 Bewohner	Todesfälle	Mortalität °/oo	1866 Bewohner	Todesfälle	Mortalität °/oo
Specksplatz	50'	124	—	0,00	140	1	7,14	207		0,00
Neustädter Neustr.	60'-48'	1109	15	13,53	1354	7	5.17	1685	3	1.78
Neustädter Fuhlentwiete	48'- / 19'-36'	2163	26	12,02	2296	10	4,36	3016	2	0,66
Caffamacherreihe (Anscharplatz)	46'-47'	357		0,00	415	—	0,00	541	1	1,85
Valentinskamp	60'-27'	1499 }	5	3,13	1850 }	5	2,54	2521 }	8	3,01
Concerthof-Kaserne	—	ca.100 }			ca.120 }			134 }		
Ulricusstrasse	50'-51'	494	4	8,10	474	6	12,66	679	—	0,00
Kleine Drehbahn	46'-48'	436	—	0,00	415	5	12,05	565	2	3,54
Reitbahn		ca.10 }	1	1,99	ca.10 }	2	2.95	8 }	2	2,26
Grosse Drehbahn (Fürstenplatz)	47'-34'	492 }			668 }			877 }		
Dammthorwall	59'-29'	1144 }	9	7,35	1192 }	21	16,38	1345 }	4	
Freimaurerkrankenhaus u.Kaserne	—	ca.80 }			ca.90 }			98 }		
ABC strasse	47'-26'	493	—	0,00	636	2	3,14	865	1	1,16
Neue ABCstrasse	—	144	—	0,00	151	—	0,00	135	—	0,00
Amelungstrasse	38'-29'	169	—	0,00	159	—	0,00	167	—	0,00
Hohe Bleichen	25'-26'	432	2	4,63	566	—	0,00	628	1	1,61
Heuberg	—	149	—	0,00	186	1	5,38	73		0,00
Königstrasse	14' / 16'-26'	376	4	10,64	440	5	11,36	522	8	15,33
Gänsemarkt	27'-21'	1139		4,39	1333	7	5.25	1552	6	3,87
Dammthorstrass.	27'-29'	434		0,00	630	5	7,94	735	—	0,00
Welckerstrasse	—	—	—	0,00	103		0.00	84	—	0,00
Gr. Theaterstr.	19'-30'	244	—	0,00	289	—	0,00	355	2	5,63
Kl. Theaterstr.	—	73	—	0,00	57	—	0,00	57	—	0,00
Schwiegerstrasse	—	91	—	0,00	96	2	20,83	104	1	9,62
Büschstrasse	22'	117	—	0,00	110	—	0,00	103		0,00
1.Fehlandtstrasse	18'	178 }	1	3,17	174 }	1	3,16	232 }		4,98
2.Fehlandtstrasse	18'	137 }			142 }			170 }		
Lomberdsbrücke	—	—	—	—	—	—	—	—	—	—
Esplanade . . .	29'-20'	544	2	3,68	559	1	1,79	659	—	0,00
Total	14'-63'	18886	157	8,31	21727	126	5.80	25395	76	2.99

Recapitulation.

Distrikte.	Höhe über Null	1848			1859			1866		
		Bewohner	Todesfälle	Mortalität $‰$	Bewohner	Todesfälle	Mortalität $‰$	Bewohner	Todesfälle	Mortalität $‰$

A. Elbmarsch.
I. Inseln.

Distrikte.	Höhe über Null	Bewohner	Todesfälle	Mort.	Bewohner	Todesfälle	Mort.	Bewohner	Todesfälle	Mort.
1. Grasbrook-Insel	18'-22'	—	5	—	189	2	10,58	583	—	0,00
2. Brook-Insel	16'-21'	9769	165	16,89	10864	106	9,76	12156	72	5,92
3. Wandrahm-Insel	15'-19'	1922	14	7,28	2109	15	7,11	2278	6	2,63
4. Groeninger-strassen-Insel	13'-18'	4760		6,93	5486	24	4,37	6324	30	4,74
Katharinen-strassen-Insel	15'-19'	2650	20	7,55	3163	16	5.06	3775	17	4,50
6. Reichenstrassen-Insel	16'-17'	1406	4	2,84	1524	6	3,94	1618	4	2,47
Neueburg-Insel	15'-23'	5656	15	2.65	6584	36	5,47	7642	17	2.22
8. Admiralitäts-strassen-Insel	17'-36'	1259	3	2,38	1393	15	10.77	1688	2	1,18
	13'-36'	27422	259	9,44	31312	220	7,03	36064	148	4,10

II. Elbmarsch in Verbindung mit den Geesthöhen.

Distrikte.	Höhe über Null	Bewohner	Todesfälle	Mort.	Bewohner	Todesfälle	Mort.	Bewohner	Todesfälle	Mort.
9. Oestlicher Teil	15'-23'	3754	83	22,11	6367	60	9,42	8621	47	5,45
10. Westlicher Teil	14'-29'	11488	184	16,02	12960	99	7,64	15697	84	5,35
	14'-29'	15242	267	17,52	19327	159	8,23	24318	131	5,39
I. u. II. Zusammen:		42664	526	12.33	50639	379	7.48	60382	279	4,62

B. Alstermarsch.

Distrikte.	Höhe über Null	Bewohner	Todesfälle	Mort.	Bewohner	Todesfälle	Mort.	Bewohner	Todesfälle	Mort.
11. Distrikt	16'-23'	5461	33	6,04	6604	15	2,27	7033	6	0,85

C. Oestliche Geesthöhe.

Distrikte.	Höhe über Null	Bewohner	Todesfälle	Mort.	Bewohner	Todesfälle	Mort.	Bewohner	Todesfälle	Mort.
12. Höhen-Distrikt	37'-58'	11136	45	4,04	12551	54	4,30	13813	41	2,97
13. Alster-Abhang	21'-49'	7304	30	4,11	9042	20	2,21	9475	20	2.11
14. Elb-Abhang	15'-58'	8746	63	7,20	11309	52	4,71	12817	63	4,92
	15'-58'	27186	138	5,08	32902	126	3,83	36105	124	3,43

D. Westliche Geesthöhe.

Distrikte.	Höhe über Null	Bewohner	Todesfälle	Mort.	Bewohner	Todesfälle	Mort.	Bewohner	Todesfälle	Mort.
15. Höhen-Distrikt	59'-77'	19013	157	8,26	21006	89	4,24	24245	79	3,26
16. Elb-Abhang	22'-65'	6448	43	6,67	7357	36	4.89	8678	37	4,26
17. Alster-Abhang	14'-63'	18886	157	8.31	21727	126	5,80	25395	76	2,99
	14'-77'	44347	357	8.05	50090	251	5.01	58138	192	3,29

Recapitulation (Schluss und Endresultat).

Distrikte	Höhe über Null	1848			1859			1866		
		Bewohner	Todesfälle	Mortalität %o	Bewohner	Todesfälle	Mortalität %o	Bewohner	Todesfälle	Mortalität %o
A. Elbmarsch	13′-36′	42664	526	12,33	50639	379	7,48	60382	279	4,62
B. Alster-Marsch	16′-23′	5461	33	6,04	6604	15	2.27	7033	6	0,85
C. Östliche Geesthöhe	15′-58′	27186	138	5,08	32902	126	3,83	36105	124	3,43
D. Westl. Geesthöhe	14′-77′	44347	357	8,05	50090	251	5,01	58318	192	3,29
Total	13,-77′	119658	1054	8,81	140235	771	5,50	161838	601	3,71

Litteratur.

———

Hamburg.

1831.

Tägliche allgemeine Hamburg-Altonaische Nachrichten über Cholera-, Gesundheits-, Quarantäne- und andere Angelegenheiten. Herausgegeben in der Zeit vom 15. Oktober bis 30. November 1831 von J. H. Meldau in Hamburg. 1831.

Geschichtliche Darstellung des Ausbruchs der asiatischen Cholera in Hamburg. Nach Akten und amtlich angestellten Untersuchungen von J. C. G. Fricke, Dr. Hamburg. Perthes & Besser. 1831.

Erfahrungen über die Cholera asiatica in Hamburg im Herbst 1831 von J. C. Buchheister, Dr., Arzt am Cholera-Hospital Hornwerk und C. Noodt, Apotheker daselbst. Altona bei Karl Aue. 1831.

Die Cholera-Epidemie in Hamburg während des Herbstes 1831 von Dr. K. G. Zimmermann. Hamburg. 1831.

Nachtrag zu der geschichtlich - medizinischen Darstellung der Cholera - Epidemie in Hamburg im Herbste und Winter 1831/32 von Dr. Zimmermann. Hamburg. 1832.

Berichte der General-Gesundheits-Kommission über die Cholera-Krankheitsfälle (14. Oktober 1831 bis 31. Januar 1832).

Not- und Hülfsbüchlein bei der Cholera-Epidemie. Herausgegeben von dem Hamburgischen Gesundheitsrate im August 1831.

Verordnung betreffend die Organisation des Gesundheits-Polizeiwesens für den Fall des Ausbruchs der asiatischen Cholera. Beliebt durch Rat- und Bürgerbeschluss vom 30. Juli 1831.

Schriftliche Urkunden der wissenschaftlichen Hauptversammlungen des ärztlichen Vereins zu Hamburg 1831 und 1832. Im Vereinsarchiv.

Akten betreffend die Cholera-Epidemie 1831/32. Im Archiv des ärztlichen Vereins zu Hamburg.

Aktenstücke betreffend die Cholera-Epidemie von 1831. Im Archiv des Med.-Kollegiums zu Hamburg.

Die Heilanstalten für Cholerakranke in Hamburg. Hamburg. 1832.

1832.

Die Cholera-Epidemie des Jahres 1832 in Hamburg. Von Dr. J. N. C. Rothenburg. Hamburg. 1836.

1833—34—35.

Die Arbeit von Dr. Rothenburg über die Epidemie von 1832 enthält am Schlusse Bemerkungen über die Cholerafälle den Jahren 1833, 1834 und 1835 nach den Feststellungen von Dr. Schrödter, der die bezüglichen Fälle aus den Totenscheinen der drei Jahre zusammengestellt hat.

1836.

Warburg: Witterungs- und Krankheits-Konstitution zu Hamburg, während des Jahres 1836. Zeitschrift für die gesammte Medicin. Hamburg. 1837. S. 148.

1837.

Ein Verzeichnis der Cholerafälle des Jahres 1837 befindet sich im Archiv des ärztlichen Vereins zu Hamburg.

Warburg: Witterungs- und Krankheits-Konstitution zu Hamburg im Jahre 1837. Zeitschrift für die gesammte Medicin. Bd. 9. Hamburg. 1838. S. 9.

1848.

Bericht über die Cholera-Epidemie des Jahres 1848. Von Physikus Dr. Buek. Manuskript im Archiv des ärztlichen Vereins zu Hamburg.

Akten über die Cholera-Epidemie des Jahres 1848. Im Archiv des Med.-Kollegiums zu Hamburg.

1849—1867.

Akten über die Cholera-Epidemie des Jahres 1849. Im Archiv des Med.-Kollegiums zu Hamburg.

Tägliche Generalberichte des Physikus Dr. Buek pro 1849. Im Archiv des ärztlichen Vereins zu Hamburg.

Für die Epidemien von 1849, 1850, 1853, 1854, 1855, 1856, 1857, 1859 und 1866 finden sich im Archiv des ärztlichen Vereins zu Hamburg die täglichen Generalberichte, erstattet von Physikus Dr. Buek sen., in handschriftl. Aufzeichnung.

Akten über die Cholera-Epidemien der Jahre 1850 und 1853. Im Archiv des Hamburger Med.-Kollegiums.

Generalberichte des Landphysikats pro 1865, 1866, 1867, 1868. — In den Akten des Med.-Kollegiums und im Archiv des ärztlichen Vereins zu Hamburg.

Physikus Dr. Gustav Buek jun.: Cholera-Statistik der Jahre 1848, 1859 und 1866 in Hamburg. Manuskript im Besitze des Herrn Dr. Engel-Reimers-Hamburg und in den Akten des Med.-Kollegiums zu Hamburg.

Vergleichende statistische Ausarbeitungen über die Epidemien von 1848, 1859 und 1866. Von Dr. Engel-Reimers zu Hamburg. Manuskript im Privatbesitz desselben.

1871.

Akten über die Cholera-Epidemie des Jahres 1871. Im Archiv des Med.-Kollegiums zu Hamburg.

1873.

Die Cholera in Hamburg im Jahre 1873. Von Med.-Inspektor Dr. Kraus. Hamburg. 1873. Voigts Buchdruckerei.

Berichte der Cholera-Kommission des Deutschen Reiches. Berlin. 1875/76.

Bericht des Medizinal-Inspektorats über die med. Statistik des Hamburgischen Staates für das Jahr 1873: Statistik der Cholera-Erkrankungen während des Jahres 1873.

Nessmann: Die Cholera-Epidemie im Jahre 1873. Statistik des Hamburgischen Staates. Heft VII. S. 44.

1892.

Arbeiten aus dem Kaiserl. Gesundheitsamte. X. Bd. 1894—95.
Heft 1. Die Cholera im Deutschen Reiche im Herbst 1892
und Winter 1892/93.
I. Die Cholera in Hamburg. Von Prof. Dr. Gaffky.
Heft 2. Die Verbreitung der Cholera im Elbegebiete von Reg.-
Rat Dr. Kübler.
Heft 3. Die Cholera in den westlich vom Elbegebiete belegenen
Teilen des Reiches. Von Reg.-Rat Dr. Wutzdorff.

R. Koch. Die Cholera in Deutschland während des Winters
1892/93. Aus dem Institut für Infektionskrankheiten. Zeitschrift für Hygiene und Infektionskrankheiten. XV. S. 89—165.

Die Cholera in Hamburg in ihren Ursachen und Wirkungen. Im
Verlage der A.-G. „Neue Börsenhalle". Hamburg 1893—95.
I. Oekonomische Ursachen. Von Dr. L. v. Halle und
Dr. G. Koch.
II. Medizinischer Teil von Dr. F. Wolter.
1. Ein Rückblick auf Hamburgs frühere Cholera-
Epidemien.
2. Die Epidemie des Jahres 1892.
III. Teil.
a) Die Notstandspflege. Von Dr. E. Münsterberg.
b) Der Einfluss der Cholera auf Grossindustrie und
Gewerbe. Von Dr. Steinert.
c) Der Einfluss der Cholera auf Handel und Schiff-
fahrt. Von H. Benrath.

Dr. Reincke: Die Cholera in Hamburg 1892. Deutsche med.
Wochenschrift 1893; Nr. 3, 4, 5.

Prof. Dr. Rumpf: Die Diagnose der ersten Cholerafälle in den
Staatskrankenanstalten zu Hamburg 1892. Deutsche med.
Wochenschrift Nr. 38; 1892.

Dr. Eugen Fraenkel: Die Cholera in Hamburg. Deutsche med.
Wochenschrift Nr. 36; 1892.

Dr. F. Wolter: Berichte über die Cholera-Epidemie Hamburgs
im Jahre 1892. Berliner klin. Wochenschrift 1892; Nr. 38,
39, 40, 42, 43, 46.

Dr. F. Wolter: Kritische Bemerkungen zu dem Berichte des
Herrn Prof. Dr. Gaffky über Hamburgs Cholera-Epidemie
im Jahre 1892. Münchener med. Wochenschrift 1895;
Nr. 25 und 26.

Physikus Dr. Deneke: Nachträgliches zur Hamburger Cholera-Epidemie von 1892. Münchener med. Wochenschrift 1895; Nr. 41.

Dr. F. Wolter: Nachträgliches zur Hamburger Cholera-Epidemie von 1892. Münchener med. Wochenschrift 1895; Nr. 47 u. 48.

Bemerkung zu dem Aufsatz von F. Wolter: Nachträgliches zur Hamburger Cholera-Epidemie von 1892. Von Reg.-Rat Dr. Kübler. Münchener med. Wochenschrift 1896; Nr. 50.

Dr. F. Wolter: Bemerkungen zu dem Berichte des Herrn Reg.-Rates Dr. Kübler über die Verbreitung der Cholera im Elbgebiete 1892. Münchener med. Wochenschrift 1896; Nr. 2.

Entgegnung auf F. Wolters Bemerkungen zu meinem Berichte über die Cholera im Elbegebiete. Von Dr. Kübler, kaiserl. Regierungsrat und Mitglied des Gesundheitsamts. Münchener med. Wochenschrift Nr. 4; 1896.

Bericht des Med.-Inspektorates über die med. Statistik des Hamburgischen Staates für das Jahr 1892.

W. Krebs: Grundwasserstau- und Gesundheitsverhältnisse in europäischen Städten. Deutsche med. Wochenschrift Nr. 38; 1896.

Das Kranken-Transportwesen in Hamburg, seine Entwicklung und Organisation. Herausgegeben im Auftrage der Polizeibehörde. Hamburg 1892.

Dr. Schumburg: Die ersten Etappen der Cholera-Epidemie von 1892 im Orient. Deutsche med. Wochenschrift Nr. 42; 1894.

Dr. J. Guttmann: Die Cholera in Frankreich. Deutsche med. Wochenschrift Nr. 37; 1892.

M. v. Pettenkofer: Cholera-Explosionen und Trinkwasser. Münchener med. Abhandlungen. V Reihe. 5. Heft. München, 1894.

M. v. Pettenkofer: Cholera-Explosion und Wasserversorgung von Hamburg. Münchener med. Wochenschrift Nr. 46; 1895.

Prof. Dr. F. Hueppe-Prag: Die Cholera-Epidemie in Hamburg 1892. Berliner klin. Wochenschrift 1893; Nr. 4, 5, 6, 7.

Verhandlungen des XII. Kongresses für innere Medizin in Wiesbaden, 12.—15. April 1893.

Denkschrift über die Cholera-Epidemie 1892. Reichstagsdrucksache Nr. 56 der II. Session 1891/92.

1893.

Arbeiten aus dem Kaiserl. Gesundheitsamte. X. Band, Heft 3. Med.-Rat Dr. J. Reincke: Die Cholera in Hamburg 1893.

Dr. Th. Rumpel: Die Hamburger Cholera-Erkrankungen im Sommer 1893. Berliner klin. Wochenschrift 1894; Nr. 32, 33, 34.

Bericht des Medizinal-Inspektorates über die med. Statistik des Hamburgischen Staates für das Jahr 1893.

Altona.

1831.

Aphorismen über das Erscheinen der epidemischen Cholera in Altona 1831 von Dr. G. Behre. Mitteilungen aus dem Gebiete der gesamten Heilkunde. Herausgegeben von einer med.-chirurg. Gesellschaft in Hamburg. 11. Band. Hamburg, 1833. p. 218 ff.

Nagel: Ueber die Cholera in Altona. Gerson und Julius Magazin. Bd. 23. Hamburg, 1832.

1832.

Königl. privilegierte Altonaer Adress - Comptoir - Nachrichten. 22. Dezember 1832, Nr. 102.

Neue Schleswig-Holstein-Lauenburgische Provincial-Berichte, Jahrgang 1833. Altona. S. 180. (Zahl der Altonaer Sterbefälle an Cholera vom 1. Advent 1831 bis 1. Advent 1832. = 100; im Kreise Pinneberg = 16.)

1859. 1866. 1867.

Bockendahl: Ueber Cholera. Mitteilungen für den Verein Schleswig-Holsteinischer Aerzte. Neue Folge. Jahrgang I. September 1892. Nr. 2. S. 28.

Handschriftliche Mitteilungen über die Epidemien von 1859, 1866 und 1867. Von Med.-Rat Dr. J. Bockendahl. Mitgeteilt in dieser Arbeit.

1871.

Bockendahl: Generalbericht über das öffentliche Gesundheitswesen der Provinz Schleswig-Holstein für das Jahr 1871.

1873.

Die Cholera-Epidemie des Jahres 1873 in Altona und Ottensen
mit Notizen über das Befallensein Altonas in den Jahren
1866, 1867 und 1871. Von Geh. Rat Dr. Wallichs. Beilage zu Nr. 91 des Altonaer Mercur vom 19. April 1874.

Bockendahl: Generalbericht über das öffentliche Gesundheitswesen der Provinz Schleswig-Holstein für das Jahr 1873.

1892.

Bockendahl: Mitteilungen für den Verein Schleswig-Holsteinischer Aerzte. Neue Folge. 1892. Nr. 2. S. 28.

Gesamtbericht über das öffentliche Gesundheitswesen der Provinz
Schleswig-Holstein, umfassend die Jahre 1889, 1890 und
1891, erstattet von Med.-Rat Dr. J. Bockendahl. Kiel, 1893.

Derselbe Bericht pro 1892—1893—1894.

Die Cholera in Altona 1892 Von Geh. Rat Wallichs. Deutsche
med. Wochenschrift 1892; Nr. 37 und 46.

1893.

Bezüglich der Cholera in Altona 1893 ist zu vergleichen der
Reincke'sche Bericht über die Cholera in Hamburg 1893.
Arbeiten aus dem Kaiserl. Gesundheitsamte. XI. Bd. 3. Heft.

Wandsbeck.

1892.

Kreisphysikus Dr. Hunnius: Die Cholera im Physikatsbezirk
Wandsbeck 1892. Deutsche med. Zeitschrift 1893; Nr. 6,
7, 8 und 9.

Prof. Dr. Griesinger: Handbuch der speziellen Pathologie und Therapie. II. Bd. II. Abteilung: Infektionskrankheiten. Erlangen, 1857.

M. v. Pettenkofer: Verbreitungsart der Cholera in Indien. Braunschweig, 1871. S. 23.

M. v. Pettenkofer: Zum gegenwärtigen Stand der Cholerafrage. München und Leipzig, 1887.
Dr. J. J. Reincke: Die Cholera in Hamburg und ihre Beziehungen zum Wasser. Hamburg, 1894.

James Cuningham: Die Cholera. Was kann der Staat thun, sie zu verhüten? Uebersetzt und mit einem Vorworte versehen von Geh. Rat von Pettenkofer. Braunschweig, 1885.

Die Cholera. Entstehung, Wesen und Verhütung derselben. Von Dr. Otto Riedel, Hilfsarbeiter im Kaiserl. Gesundheitsamte. Berlin, 1887.

Dr. H. Haeser: Lehrbuch der Geschichte der Medizin und der Volkskrankheiten. Jena, 1845.

Die Influenza in dem Winter 1889/90 nebst einem Rückblick auf die früheren Influenzapandemien. Von Dr. J. Ruhemann. Leipzig, 1891.

Prof. Dr. A. Cantani-Neapel: Cholerabehandlung. Berliner klin. Wochenschrift Nr. 37; 1892.

Der Typhus in Hamburg mit besonderer Berücksichtigung der Epidemien von 1885 bis 1888. Unter Benutzung amtlicher Quellen bearbeitet von Dr. J. J. Reincke. Hamburg, 1890.

Hamburg in naturhistorischer und medizinischer Beziehung. Von Dr. P. Schmidt. Hamburg, 1831.

Hamburg in naturhistorischer und medizinischer Beziehung. Von Dr. J. Reincke. Hamburg, 1876. — Mit einem Nachtrag von F. A. Meyer und Dr. J. Reincke. Hamburg, 1880.

August Fölsch: Die Stadtwasserkunst in Hamburg. Hamburg, 1851.

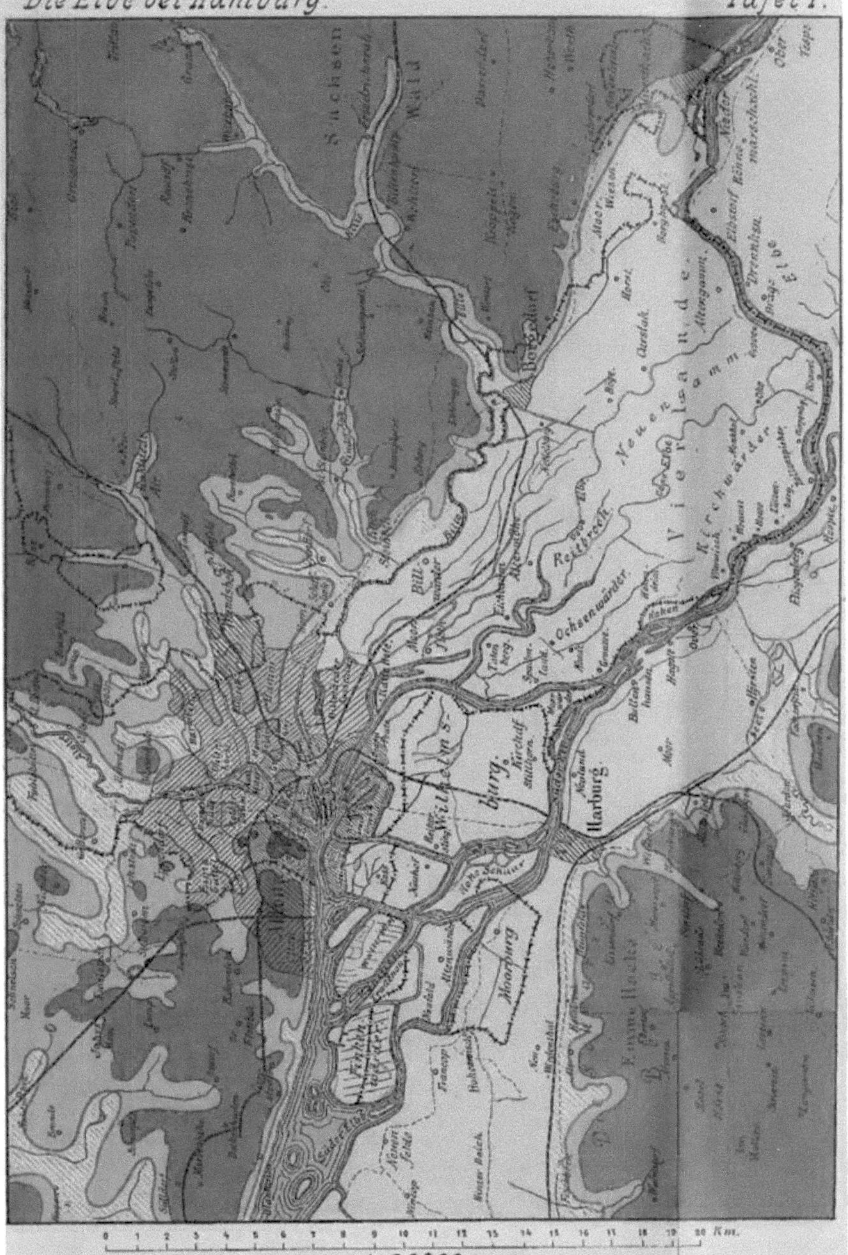
Die Elbe bei Hamburg.
Tafel 1.
1 : 20000.
Marsch
Geest
Höhenschichten über Null.
Hamburgische Staatsgrenze.

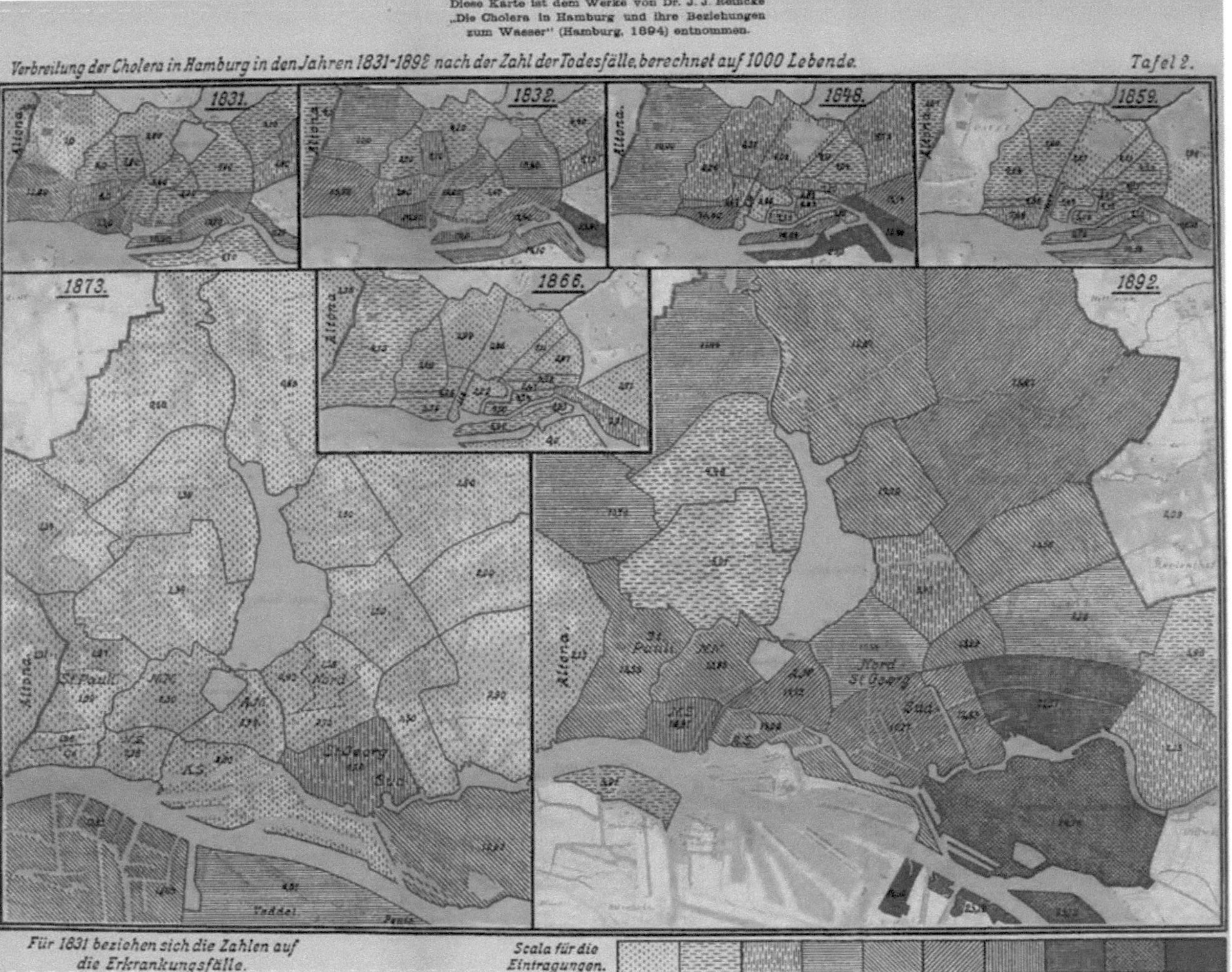

Diese Karte ist dem Werke von Dr. J. J. Reincke
„Die Cholera in Hamburg und ihre Beziehungen
zum Wasser" (Hamburg, 1894) entnommen.

Verbreitung der Cholera in Hamburg in den Jahren 1831-1892 nach der Zahl der Todesfälle, berechnet auf 1000 Lebende.

Tafel 2.

1831.
1832.
1848.
1859.
1873.
1866.
1892.

Altona.
St. Pauli.
Nord
St. Georg
Süd.

Für 1831 beziehen sich die Zahlen auf
die Erkrankungsfälle.

Scala für die
Eintragungen.

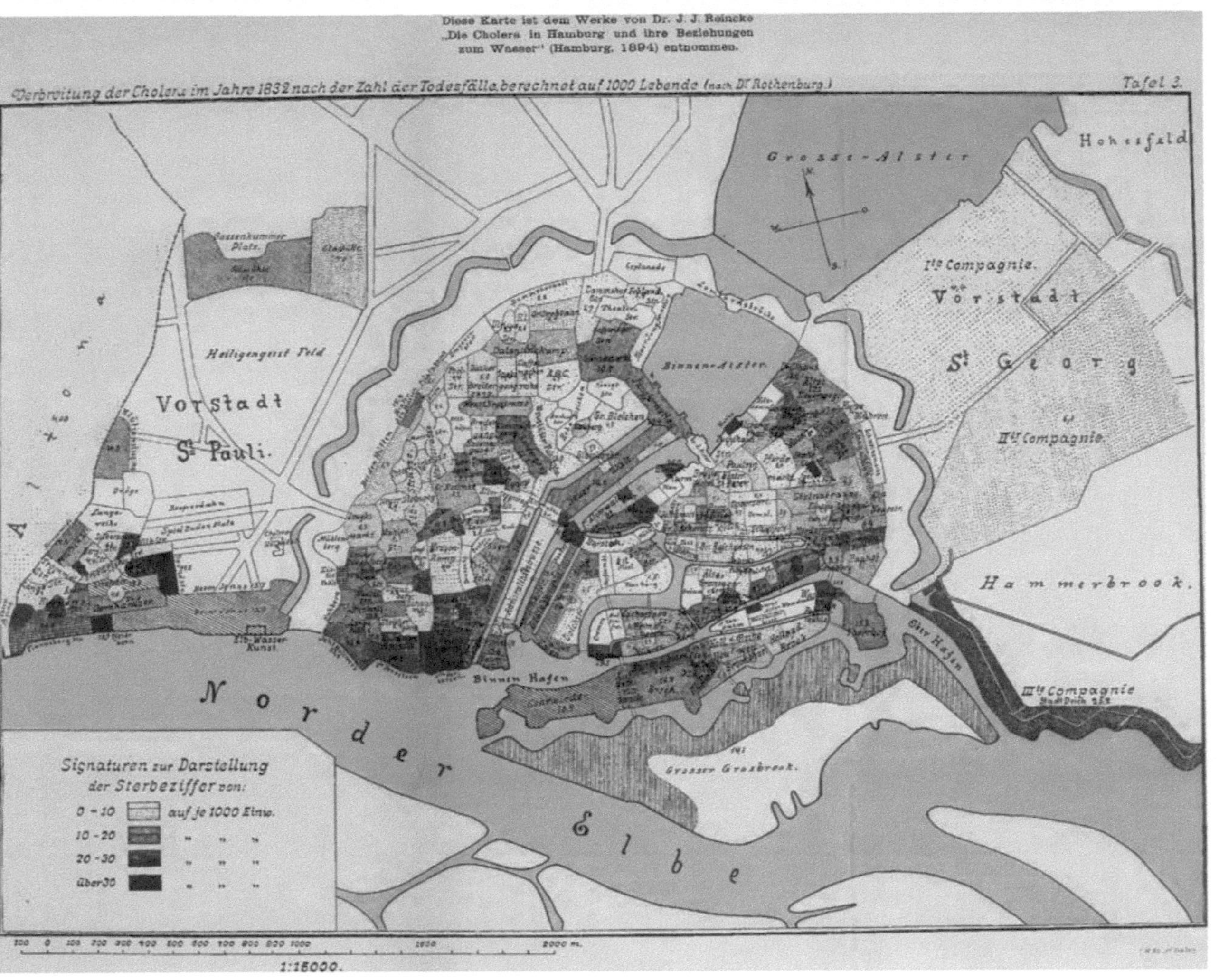

Diese Karte ist dem Werke von Dr. J. J. Reincke
„Die Cholera in Hamburg und ihre Beziehungen
zum Wasser" (Hamburg, 1894) entnommen.
Verbreitung der Cholera im Jahre 1832 nach der Zahl der Todesfälle, berechnet auf 1000 Lebende (nach Dr Rothenburg.)
Tafel 3.
Hohesfeld
Grosse-Alster
Iste Compagnie.
Vorstadt
St Georg
IIte Compagnie.
Hammerbrook.
IIIte Compagnie
Stadt Deich
Grosser Grasbrook.
Stor Hafen
Binnen-Alster
Esplanade
Gassenkummer Platz.
Heiligengeist Feld
Vorstadt
St Pauli.
Binnen Hafen
Tib-Wasser-Kunst.
Norder
Elbe
Signaturen zur Darstellung
der Sterbeziffer von:
0 – 10   auf je 1000 Einw.
10 – 20   „   „   „
20 – 30   „   „   „
über 30   „   „   „
100   0   100 200 300 400 500 600 700 800 900 1000   1500   2000 m.
1:15000.